医学高等专科教育"十三五"规划教材

Pharmacology in Nursing Practice

护用药理学

（第2版）

供护理、助产等专业用

主　编　韩　蕾　秦红兵

副主编　李志毅　刘军英

编　委　（按姓氏笔画排序）

王　侃（钟山职业技术学院）

王　蕾（江苏卫生健康职业学院）

王锦淳（江苏卫生健康职业学院）

刘军英（山东省济宁卫生学校）

李志毅（商丘工学院医学院）

张子英（内蒙古医科大学）

陈跃玲（毕节医学高等专科学校）

秦红兵（江苏医药职业学校）

韩　蕾（江苏卫生健康职业学院）

程　皙（江苏省连云港中医药高等职业技术学校）

U0332337

江苏凤凰科学技术出版社

国家一级出版社　全国百佳图书出版单位

·南京·

图书在版编目(CIP)数据

护用药理学 / 韩蕾,秦红兵主编. —2 版. —南京:
江苏凤凰科学技术出版社,2021.1
医学高等专科教育"十三五"规划教材
ISBN 978 - 7 - 5537 - 9128 - 9

Ⅰ.①护… Ⅱ.①韩… ②秦… Ⅲ.①护理学-药理
学-医学院校-教材 Ⅳ.①R96

中国版本图书馆 CIP 数据核字(2018)第 069521 号

护用药理学

主　　　编	韩　蕾　秦红兵	
责 任 编 辑	楼立理	
责 任 校 对	杜秋宁	
责 任 监 制	刘文洋	
出 版 发 行	江苏凤凰科学技术出版社	
出版社地址	南京市湖南路 1 号 A 楼,邮编:210009	
出版社网址	http://www.pspress.cn	
照　　　排	南京紫藤制版印务中心	
印　　　刷	盐城市华光印刷厂	
开　　　本	880 mm×1 230 mm　1/16	
印　　　张	19	
字　　　数	520 000	
版　　　次	2021 年 1 月第 2 版	
印　　　次	2021 年 1 月第 1 次印刷	
标 准 书 号	ISBN 978 - 7 - 5537 - 9128 - 9	
定　　　价	62.00 元	

图书如有印装质量问题,可随时向我社出版科调换。

医学高等专科教育"十三五"规划教材
建设指导委员会

再 版 说 明

全国医学高等专科教育"十二五"规划教材诞生于"十二五"的第一年——2011年。在全国医学高等专科院校的推广使用中,得到了广大师生的普遍认可。凤凰出版传媒集团江苏凤凰科学技术出版社积极响应教育部的教改工作和教材建设的部署,特意与全国医学高等专科教材专家委员会一起,再次组织全国从事一线教学、科研、临床工作的中青年专家、学者和教授,根据《教育部关于"十二五"职业教育教材建设的若干意见》要求,配合《高等职业学校专业教学标准(试行)》贯彻实施,对全套教材进行了整体修订,于2014年出版了第2版教材。

为了全面深入推进医学基础教育改革,江苏凤凰科学技术出版社于2017年启动了**第3版——全国医学高等专科教育"十三五"规划教材**的修订出版。

本套教材的修订突出"必需、实用、新颖"的特点。其编写特点如下。

1. 保留了第2版教材注重实践、重点突出、激发学生学习兴趣的特点,注重职业教育学生的思维特点,并与教师的授课方式相结合,方便教师教学、学生学习。

2. 充分吸收和借鉴国内外有关护理学专业的最新研究成果,削减既往超出专科教育教学大纲的研究性知识。做到基础知识与专业课程紧密结合,临床课程与工作实践无缝链接,充分体现行业标准、规范和程序,将培养高素质技能型人才的宗旨落到实处。

3. 内容的修订遵循课程—岗位—资格证书对接一致的原则。坚持以就业为导向、以岗位需求为标准的职业教育办学指导思想,结合就业岗位的基本技能、专业技能、综合技能要求编排各章节,使知识与应用相结合,以期达到教学就业一体化的目标。同时,章节后设置的习题,不仅紧密结合国家护士执业资格考试大纲要求,努力做到学历证书与执业资格证书对接,还充分体现国家护士执业资格考试偏重实践应用、淡化理论知识死记硬背的理念,切合新的考试大纲的要求。

4. 进一步完善了整套教材的系统性和整体性,突出专业特色,使各门教材之间有机衔接,避免不必要的重复。

5. 遵循新老内容替换的原则,注意把新的知识和新的典型案例引用到教材中,体现时代气息。

6. 根据教学需求,部分课程设有配套实训教材,遵循课程实训内容与岗位需求一致的原则。

本套教材旨在通过此次全面修订,在内容、形式上进行全面补充、完善和提高。希望新版教材的面世,能对我国医护高职高专教育的教学改革和人才培养有所裨益。

第 2 版前言

  《护用药理学》是在江苏凤凰科学技术出版社 2014 年 7 月出版的《护用药理学》的基础上进行修订的版本。本次修订主要更正了原教材中存在的一些疏漏，并将部分临床用药进行了增减，以进一步保证更加贴近临床、准确实用。

  在编写理念上，本教材本着"贴近岗位，强调实用"的编写理念，以现代药理学理论为基础，结合临床护理工作实际，使学生能够在掌握药物应用护理的基本知识和基本理论的基础上，具备一定的用药护理、健康咨询和预防保健宣教的能力。

  在编写内容上，充分体现实用性的原则。在总论部分的"药物一般知识"章节中，介绍与临床用药护理相关的药物剂型、贮存、质量检查等知识；各论部分除介绍药物的作用、临床应用、不良反应等知识外，对重点药物的用药护理加以突出。每章均编写了适量的自我检测练习题，方便学生进行自测，并在重点章节增加了案例分析题，以期培养学生分析问题、解决问题的能力。

  在教材编写体例上充分考虑了教育教学规律，通过"学习目标"环节使学生能够在学习伊始明确学习目标，通过"点滴积累"环节使学生能够掌握学习重点，通过"目标检测"环节使学生在学习结束后能够自我测验。此外，通过"知识拓展"环节适当介绍新药物、新理论、新观点等，从而达到拓展学生知识面的目的。

  本教材虽几经修改，但鉴于编者的学识水平、编写经验有限，疏漏之处在所难免，恳请各位读者批评指正。

韩　蕾　秦红兵

目　　录

第一章 绪 论

学习目标

1. 熟悉药物、药理学、药效学、药动学的概念;护士在临床用药中的作用。
2. 了解药物发展简史。
3. 树立合理用药、全心全意为人类健康服务的理念。

一、药理学的概念和研究内容

药物(drug)是指可以改变或查明机体的生理功能及病理状态,可用于预防、诊断、治疗疾病的化学物质。

药理学(pharmacology)是研究药物与机体(含病原体)相互作用及作用规律的学科。其主要研究内容包括药物效应动力学(pharmacodynamics,简称药效学)及药物代谢动力学(pharmacokinetics,简称药动学)。药物效应动力学主要研究药物对机体的作用,包括药物的药理作用、作用机制、临床应用和不良反应等。药物代谢动力学主要研究机体对药物的处置过程,包括药物的体内过程及其影响因素、血药浓度随时间变化的规律等。

护用药理学是药理学的重要分支,它将药理学与现代护理理论相结合,以整体护理为基础,阐述药物的作用、临床应用、不良反应和用药护理等知识,从而确保患者能够安全、有效、合理用药。

【点滴积累】

1. 药理学的研究内容包括药物效应动力学及药物代谢动力学两部分。
2. 药物效应动力学主要研究药物对机体的作用;药物代谢动力学主要研究机体对药物的处置过程。

二、药理学发展简史

1. 古代本草学阶段 药物的起源可以追溯到五六千年以前,人类通过长期的生产劳动实践逐步认识到某些天然物质可以用于治疗疾病和伤痛,并在此基础上记载编写成书籍,称之为本草。我国早在公元 1 世纪前后就著有《神农本草经》,这是世界上最早的一部药物学著作,收载药物 365 种,其中大黄导泻、麻黄平喘等理论沿用至今。公元 659 年,唐朝政府颁布了《新修本草》,这是我国也是世界上最早的一部药典。公元 1596 年,明代著名医药学家李时珍编著出版了《本草纲目》,全书内容丰富,共 52 卷,约 190 万字,收载药物 1892 种,药方 11 000 余条,插图 1160 幅,后被译成英、法、俄、德、拉丁文等七种文本,传播到世界各地,成为一部世界性的重要药物学文献。在国外,埃及的《纸草书》、古巴比伦的《诊断手册》等也是民间医药实践经验积累的经典著作。由于社会发展的限制,直到18世纪末,人类对于天然药物的利用与研究仍然局限在经验总结上,带有一定的主观性。

2. 近代药理学阶段　19世纪初,随着化学、解剖生理学等学科的发展,科学家们不断地从植物中提纯出活性成分,并验证其药理作用,实验药理学从而得以形成并发展。1806年,德国人F. W. Sertürner首先从植物鸦片中提取得到了吗啡,并通过对狗的实验证明了其具有镇痛作用。1819年,法国人F. Magendie用青蛙实验证明了士的宁的作用部位在脊髓。此外,奎宁、咖啡因、阿托品等药物也在这一时期相继问世。在此期间,德国人R. Buchheim(1820—1879)建立了世界上第一个药理实验室,编写了第一本药理学教材,这标志着药理学成为一门独立的学科。

3. 现代药理学阶段　20世纪初开始,药学工作者利用人工合成的化合物及改造天然有效成分的分子结构作为新的药物来源,从而发现了大量的新药。德国微生物学家P. Ehrlich从近千种有机砷化合物中筛选出能够有效地治疗梅毒的药物砷凡纳明,开创了化学药物治疗传染病的新纪元。此外,目前临床上常用的药物,如抗生素、合成抗疟药、抗组胺药、镇痛药、抗高血压药中的许多药物都是这一时期研制开发的。

近年来,随着分子生物学、细胞生物学、生物技术的迅猛发展和高新技术在药理学研究中的应用,药理学与其他学科之间的交叉、融合日益深入,并逐渐形成了分子药理学、生化药理学、临床药理学、免疫药理学、遗传药理学、基因组药理学等药理学分支学科。现代药理学已经逐步发展成为与基础医学、临床医学等多学科密切相关的一门综合学科,药理学的进步也在不断地推动其他生命科学的发展。

【知识链接】

药　品

药品,是指用于预防、治疗、诊断人的疾病,有目的地调节人的生理功能并规定有适应证或功能主治、用法和用量的物质,包括中药材、中药饮片、中成药、化学原料药及其制剂、抗生素、生化药品、放射性药品、血清、疫苗、血液制品和诊断药品等。

三、护士在护理用药中的地位和作用

药物治疗是临床医疗的基本措施。在临床实践中,护士是药物治疗的直接实施者,可以最先观察与评估药物作用,也是防止用药差错的最后防线。要想达到理想的药物治疗效果,除依靠医师制订合理的给药方案外,更有赖于护士正确地执行医嘱、科学地使用药物和良好的用药护理。

为提高药物治疗效果,护士应发挥如下作用:

1. 用药前　① 全面了解患者的相关情况,包括病情和检查结果,患者的自我照顾能力,患者是否存在危险因素,如是否存在肝肾功能损害、药物过敏、服用多种药物等情况。此外,对于孕妇、老人、幼儿、体重过低、有遗传危险因素等特殊患者应予以关注。② 对药物制剂进行外观质量检查,明确药物相互作用,准确换算药物剂量。③ 配制药物时应根据药物性质选择适宜的载体溶媒,防止发生配伍禁忌等。

2. 用药中　① 严格执行"三查七对"制度。"三查"是指护士用药要做到操作前检查、操作中检查、操作后检查;"七对"是指在用药时,要做到核对床号、患者姓名、药物名称、药物剂量、药物浓度、用药方法及用药时间。② 用药过程中进行过程监护,包括有关数据监测、生命体征的变化、不良反

应的发生及程度等。

3. 用药后 ① 评估治疗效果,并根据药理学知识提出合理化建议,配合医师调整治疗方案。② 进行用药宣教,促进患者依从性,提高药物疗效。

近年来,随着医疗卫生事业改革的不断深入,社区和家庭护理在医疗体系中的重要性日益突出,护理工作的内容由临床用药护理拓展到了预防保健、用药指导、健康咨询等多个方面,这就对护士的药理学知识水平提出了更高的要求,学好药理学已经成为提升护理人员医疗服务水平的现实需求。

思考题

1. 什么是药物、药理学?

2. 护士在临床用药中的作用有哪些?

（韩 蕾）

第二章　药物效应动力学

学习目标
1. 掌握药物作用的两重性及相关概念；受体激动药、拮抗药的概念。
2. 熟悉药物的量-效关系及相关概念；受体的特性、受体的调节及其意义等。
3. 了解药物的基本作用、作用方式、选择性及其意义；药物非受体作用机制。

药物效应动力学是研究药物对机体的作用，包括药物的药理作用、作用机制、临床应用和不良反应等内容的学科。

第一节　药　物　的　作　用

一、药物的基本作用

药物的基本作用是指药物对机体原有功能活动的影响，包括兴奋作用（excitation）和抑制作用（inhibition）。

1. 兴奋作用　药物使机体组织器官原有功能水平增强的作用称为兴奋作用，如肾上腺素加快心率、毛果芸香碱促进腺体分泌等作用。

2. 抑制作用　药物使机体组织器官原有功能活动减弱的作用称为抑制作用，如普萘洛尔减慢心率、阿托品抑制腺体分泌等作用。

当某些药物剂量过大时，其过度兴奋作用可以转化为抑制作用，如大量或快速使用中枢兴奋药时，可引起全身肌肉强直、惊厥，甚至引起超限抑制，导致死亡。

二、药物的作用方式

1. 局部作用和吸收作用　局部作用是指药物未吸收入血液之前，在用药局部所产生的作用，如乙醇对皮肤的消毒作用，口服氢氧化铝中和胃酸作用等；吸收作用又称全身作用，指药物吸收入血后分布到机体组织器官所呈现的作用，如阿托品的平滑肌解痉作用等。

2. 直接作用和间接作用　直接作用指药物与组织或器官直接接触后所产生的作用。由直接作用引发的其他作用称为间接作用。例如，去甲肾上腺素通过激动血管平滑肌上 α 受体使血管收缩、血压升高，属于直接作用；由于血压升高引起减压反射导致心率减慢则属于间接作用。

三、药物作用的选择性

药物在治疗剂量时，只对少数组织或器官有明显作用，而对其他组织器官作用不明显或无作用称为药物作用的选择性,如强心苷对心脏的选择性较强。

药物的选择性是相对的,与用药剂量有关,一般随着剂量的增加,药物选择性降低。如尼可刹米小剂量时选择性兴奋延髓呼吸中枢,而随着剂量的增加,可产生大脑皮质兴奋作用,甚至引起脊髓兴奋,诱发惊厥。

四、药物作用的两重性

药物对机体既有治疗作用,又可产生对机体不利的不良反应,两者常同时存在,称为药物作用的两重性。

(一)治疗作用

凡符合用药目的或能达到治疗疾病效果的作用称为治疗作用。根据治疗目的的不同,可分为对因治疗和对症治疗。

1. 对因治疗 用药目的在于消除原发致病因子,彻底治愈疾病,称为对因治疗,又称治本。如使用抗生素杀灭病原微生物,即为对因治疗。

2. 对症治疗 用药目的在于消除或缓解症状称为对症治疗,又称治标。如发热患者给予阿司匹林退热、失眠患者服用镇静催眠药等。对症治疗虽不能消除病因,但在诊治病因未明或无法根治的疾病中却是必不可少的。例如,在某些危重急症(如高热、休克、剧痛、惊厥等)情况时,需立即进行对症治疗,以防病情继续恶化,为对因治疗争取时间。

在临床实践中,应遵循中医提倡的"急则治标,缓则治本,标本兼治"的原则,妥善处理对因治疗与对症治疗的关系。

(二)不良反应

凡不符合用药目的并给患者带来不适或痛苦的反应统称为药物不良反应。多数药物的不良反应是药物的固有效应,在多数情况下是可以预知的,但不一定能完全避免。少数较严重的、较难恢复的药物不良反应,称为药源性疾病,如氨基苷类引起的耳聋。

1. 副作用 指在治疗量下出现的与用药目的无关的作用,又称副反应。副作用是药物本身固有的作用,可给患者带来不适或痛苦,可以预知,但一般危害不大,故只需适当对症处理。

副作用产生的原因是药物作用的选择性低、作用范围广泛,当某一作用作为治疗目的时,其他作用就成为了不良反应。副作用与治疗作用可随用药目的的不同而相互转化,如阿托品用于麻醉前给药时,其抑制腺体分泌为治疗作用,而当阿托品用于治疗胃肠绞痛时,由于抑制腺体分泌而引起的口干则成为副作用。

2. 毒性反应 指用药剂量过大或用药时间过长,药物在体内蓄积过多而引起的机体损害性反应,一般比较严重。毒性反应可以预知,可通过调整剂量和用药时间而避免。

根据毒性反应发生的快慢可将毒性反应分为急性毒性反应和慢性毒性反应。用药后迅速发生的毒性反应称为急性毒性反应,多损害循环系统、呼吸系统及神经系统功能;长期用药时,药物在体内逐渐蓄积后产生的毒性称为慢性毒性反应。慢性毒性反应多损害肝、肾、骨髓、内分泌等功能。此外,"三致反应"(致癌、致畸、致突变)属于药物引起的特殊毒性反应。

- -

【知识链接】

"反应停"事件的启示

沙利度胺是德国格仑南苏制药厂开发研制的镇静催眠药,于1957年获得上市。该药曾一度在欧美等多个国家用于治疗恶心、呕吐等妊娠反应,因此被称为"反应停"。20世纪60年代前后,这些国家中出生了约1.2万名由该药物导致的短肢畸形的婴儿,由于形同海豹,故被称为"海豹肢畸形"。这就是历史上有名的严重药害事件——"反应停"事件。该事件是当时药物审批制度不完善的结果,提示人们应保持对药物毒副作用的警觉,应从药物毒理研究、新药上市审批、药物不良反应监测等多个环节严把药物安全关。

- -

3. 超敏反应 是一类免疫反应,是指药物作为抗原或半抗原,经接触机体后引发的生理功能紊乱或组织细胞损伤等异常的适应性免疫应答反应。反应性质与药物作用和剂量无关,使用药理性拮抗药解救无效。具体表现从轻微的皮疹、发热、哮喘至造血系统功能障碍、肝肾损害、休克等,可能只有一种症状,也可能多种症状同时出现。

护士在患者用药前须详细询问药物过敏史,对超敏反应发生率较高的药物要按照要求进行皮肤过敏试验,对该药有过敏史或过敏试验阳性者应禁用,但即使进行皮试,仍有少数假阳性或假阴性反应。

注射前须做皮试的常用药物包括:青霉素、链霉素、头孢菌素类、破伤风抗毒素、细胞色素 C、泛影葡胺、普鲁卡因等。

4. 后遗效应 指停药后血药浓度已降至最低有效血药浓度以下时残存的药理效应。如应用巴比妥类催眠药的次日清晨仍有头晕、乏力的现象。

5. 停药反应 指突然停药后原有疾病加剧的现象,又称反跳现象。例如,长期服用普萘洛尔降低血压,突然停药后血压可迅速回升,甚至超过用药前水平。

6. 特异质反应 少数特异体质患者对某些药物反应特别敏感,属于遗传性异常的反应。反应性质与药物固有的药理作用基本一致,反应的发生及严重程度与剂量相关,使用药理拮抗药可能有效。例如,葡萄糖-6-磷酸脱氢酶(G-6-PD)缺乏者,服用伯氨喹、磺胺等药物时可发生高铁血红蛋白血症,引起发绀、溶血性贫血。

7. 继发反应 又称治疗矛盾,是指药物发挥治疗作用所引起的不良后果。如长期使用广谱抗生素,体内敏感菌被抑制或杀灭,非敏感菌大量生长繁殖,导致菌群失调,引起新的感染(又称二重感染),即属于继发反应。

- -

【点滴积累】

1. 药物的基本作用包括兴奋作用和抑制作用。

2. 局部作用和吸收作用的主要区别在于是否吸收入血。

3. 药物作用的选择性与剂量相关。

4. 药物的不良反应包括副作用、毒性反应、超敏反应、后遗效应、停药反应、特异质反应、继发反应等。

第二节 药物的量-效关系

药物剂量与效应之间的关系称为量-效关系。一般认为在一定剂量范围内,随着药物剂量的增加,药物效应也相应增强。当剂量超过一定限度时可产生中毒反应,甚至引起死亡。

一、药物剂量

药物剂量(dosage)指临床用药的分量。根据量-效关系,剂量从低到高可依次分为以下六种:

1. 无效量 不引起药效的剂量。

2. 阈剂量 又称最小有效量,指引起药效的最小剂量。

3. 治疗量　又称常用量,指介于最小有效量和最大治疗量之间,能产生药效但不引起毒性反应的剂量范围。

4. 极量　又称最大治疗量,指能引起最大效应而不引起中毒的剂量,是《中华人民共和国药典》规定的允许使用的最大剂量,非特殊情况一般不得超过。

5. 中毒量　超过极量,能引起轻度中毒的最小剂量称为最小中毒量,介于最小中毒量与最小致死量之间的剂量范围称为中毒量。

6. 致死量　指引起中毒死亡的剂量。

二、量-效曲线及其意义

以药物效应为纵坐标、药物剂量(或浓度)为横坐标作图,可以得到剂量-效应曲线,简称为量效曲线。

药理效应按性质不同可分为量反应和质反应两种。

1. 量反应量-效曲线　效应的强弱呈连续增减变化,可用具体数量或最大反应百分率表示的称为量反应,如血压升降、平滑肌张力变化等。

以药物的剂量或血药浓度为横坐标,以效应强度为纵坐标,可得到直方双曲线;如将横坐标改为对数剂量或对数浓度,则曲线呈典型的对称 S 形(图 2-1)。

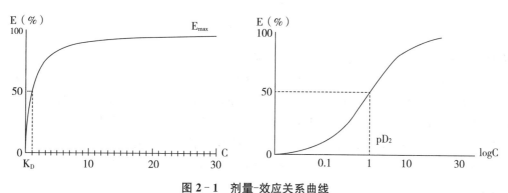

图 2-1　剂量-效应关系曲线

从量反应量-效曲线上可以得出以下基本概念:

(1)效能(efficacy):又称最大效应,指药物所能产生的最大效应,反映药物内在活性的大小。

(2)效价强度(potency):简称效价,指产生同等效应时所需的药物剂量,即药物的等效剂量,常用 50% 的效能所对应的剂量表示。达到同等效应所需的剂量越大,则效价强度越小(图 2-2)。评价一种药物,应综合考虑效能与效价强度两个方面。

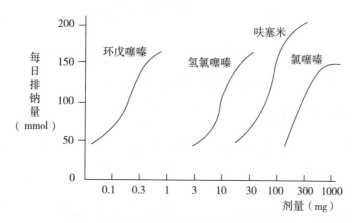

图 2-2　几种利尿药的效能和效价强度比较

2. 质反应量-效曲线　药理效应不是随着药物剂量或浓度的增减呈连续性量的变化,而是表现为阴性或阳性(有效或无效、生存或死亡等)的反应,称为质反应,如死亡与生存、惊厥与不惊厥等,研究对象为一个群体。如以对数剂量或对数浓度为横坐标,以累加阳性率为纵坐标,也可得到典型的对称 S 形曲线(图 2-3)。

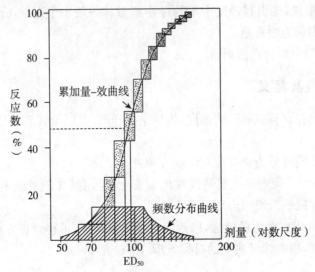

图 2-3　质反应量-效曲线

从质反应量-效曲线上可以得出以下基本概念:

(1)半数有效量(50% effective dose,ED_{50})和半数致死量(50% lethal dose,LD_{50}):半数有效量指能引起 50% 的实验动物出现阳性反应时的药物剂量;如效应为死亡,则称为半数致死量。

(2)治疗指数(therapeutic index,TI):指药物 LD_{50}/ED_{50} 的比值,用于表示药物的安全性。评价药物的安全性还可以采用可靠安全系数和安全范围,可靠安全系数是指药物的 LD_1/ED_{99} 的比值,安全范围指 $ED_{95} \sim LD_5$ 的距离。通常上述三个指标的值越大药物越安全。

【点滴积累】

1. 药物剂量与药物效应之间的关系称为量-效关系,量-效关系曲线呈对称 S 形曲线。

2. 评价一种药物,应综合考虑效能与效价强度两个方面的因素。

3. 治疗指数＝LD_{50}/ED_{50},治疗指数、可靠安全系数和安全范围可用于评价药物的安全性。

第三节　药物作用机制

药物作用机制是解释药物为什么起作用和如何起作用的理论。了解药物作用机制,有助于加深理解药物作用和不良反应的本质,更好地指导临床合理用药。

一、药物的非受体作用途径

1. 改变细胞周围环境的理化因素　改变细胞周围环境的理化因素的作用机制是通过化学反应或物理作用而产生药理效应。如抗酸药通过中和过多的胃酸来治疗消化性溃疡;静脉滴注高渗甘露醇溶液,可通过渗透性脱水作用消除脑水肿。

2. 参与或干扰代谢过程　某些药物可通过影响核酸代谢而发挥药理作用,如抗癌药氟尿嘧啶通过阻断 DNA 合成而抑制肿瘤生长,磺胺类药物通过抑制细菌体内叶酸代谢而干扰核酸合成等。有些药物如维生素、铁剂等可补充机体缺乏的相应物质,参与机体的代谢过程。

3. 影响酶的活性 机体内酶的种类繁多且分布广泛,在细胞的生命活动中发挥重要作用,很多药物通过影响酶活性从而产生药理作用。如新斯的明能够可逆性抑制乙酰胆碱酯酶,减少乙酰胆碱的水解;质子泵抑制剂奥美拉唑通过抑制 H^+,K^+- ATP 酶从而抑制胃酸的分泌。

4. 影响物质转运 许多内源性物质和代谢产物在体内的转运过程需要载体的参与,干扰这一环节可以产生明显的药理效应,如利尿药呋塞米通过抑制肾小管对 Na^+- K^+- $2Cl^-$ 的共同转运从而发挥利尿作用。细胞膜上存在着 Na^+、Ca^{2+} 等多种离子通道,药物可通过影响离子跨膜转运而改变细胞功能,如硝苯地平可阻滞血管平滑肌上的钙离子通道,引起血管扩张。

5. 改变机体的免疫功能 正常免疫反应是机体清除入侵微生物和自身变异细胞的重要机制。免疫增强药(如左旋咪唑)及免疫抑制药(如环孢素)可通过改变机体的免疫功能而发挥疗效;糖皮质激素类药物能够抑制机体的免疫功能,可用于治疗自身免疫性疾病及防止器官移植时的排斥反应。

二、药物的受体作用途径

研究表明,大多数药物通过与受体相结合而产生作用。

(一)受体的概念

受体(receptor)是存在于细胞膜或细胞内,能识别、结合特异性配体并通过信息传递引起特定生物效应的蛋白质。能与受体结合并产生效应的配体包括神经递质、激素、自体活性物质及药物等。

药物与受体多数通过离子键、氢键或范德华键结合形成可逆性复合物,少数药物以共价键结合,比较牢固,属于不可逆性结合。

(二)受体的特性

1. 特异性 受体能特异地识别与其结构相吻合的配体,并与之结合。

2. 灵敏性 是指受体只需与很低浓度的配体结合就能产生显著的效应。

3. 饱和性 由于受体数目有限,因此配体与受体结合具有饱和性,作用于同一受体的配体之间存在竞争现象。

4. 可逆性 配体与受体的结合是可逆的,配体-受体复合物可以解离。

5. 多样性 同一类型的受体存在多种亚型,生物效应也不同。

(三)药物与受体的相互作用

药物与受体结合引起生物效应必须具备亲和力和内在活性两个条件。亲和力是指药物与受体结合的能力,内在活性是指药物与受体结合后产生效应的能力。根据药物与受体的亲和力、内在活性的大小可将药物分为三类。

1. 激动药 与受体既具有亲和力又有较强内在活性的药物。如去甲肾上腺素可以激动 α 受体,引起血管收缩。

2. 拮抗药 与受体有较强的亲和力而无内在活性的药物,其所呈现的效应完全依赖于阻断特异激动药与受体的结合。如纳洛酮本身无明显药理效应,但在体内和吗啡竞争同一受体,具有对抗吗啡的药理作用。

根据拮抗药与受体结合是否具有可逆性,将其分为竞争性拮抗药和非竞争性拮抗药。

(1)竞争性拮抗药:能可逆性地与激动药竞争受体,其结合只降低激动药的亲和力,不影响内在活性。通过增加激动药浓度与拮抗药竞争受体,可使激动药的量-效曲线平行右移,效能不变。

(2)非竞争性拮抗药:能不可逆地与激动药竞争受体,其结合可降低激动药的亲和力和内在活性。通过增加激动药浓度可使激动药的量-效曲线右移,但效能下降。

3. 部分激动药　与受体有较强的亲和力,但只有较弱的内在活性,因此单独应用时能产生较弱的效应;而与激动药合用时,则表现出对抗激动药的效应。

(四) 受体调节

在生理、病理或药理等因素的影响下,受体的数目、亲和力或效应力发生改变的现象称为受体调节。

1. 向上调节　指长期使用受体拮抗药时,出现受体数目增加、敏感性增加、效应增强的现象。表现为该受体对激动药的敏感性增加,出现受体高敏或超敏现象。如高血压患者长期应用 β 受体拮抗药普萘洛尔,一旦突然停药,因 β 受体出现向上调节,对去甲肾上腺素的敏感性增加而产生心动过速、血压升高等现象。这也是反跳现象产生的原因之一。

2. 向下调节　指长期使用受体激动药时,出现受体数目减少、敏感性降低、效应减弱的现象。表现为该受体对激动药的敏感性降低,出现受体脱敏或耐受现象。如长期使用阿片受体激动药吗啡,由于受体的向下调节,需要加大用量才能获得欣快感。受体的向下调节是药物产生耐受性的原因之一。

【点滴积累】

1. 药物的作用机制包括受体及非受体途径。

2. 受体的特性包括特异性、灵敏性、饱和性、可逆性、多样性。

3. 药物与受体结合引起生物效应必须具备亲和力和内在活性两个条件,受体激动药与拮抗药的主要区别在于是否具有内在活性。

【知识链接】

受体与配体相互作用的学说

1. 占领学说　该学说认为,受体只有与药物结合才能被激活并产生效应,而效应的强度与被占领的受体数量成正比,全部受体被占领时出现最大效应。

2. 速率学说　该学说认为,决定药物效应强弱的因素不在于被占领受体数量的多少,而是取决于单位时间内药物与其受体接触的总次数是否成正比。

3. 二态学说或变构学说　该学说认为,受体蛋白大分子本身就存在两种构象状态,即活化态(R*)和非活化态(R),两者处于动态平衡,可以互相转化。激动药与 R* 结合产生效应,拮抗药与 R 结合不产生效应。若激动药和拮抗药共存时,则两者竞争受体,效应取决于激动药-R* 复合物与拮抗药-R 复合物的比例。若激动药-R* 比例大,则激动效应强;若拮抗药-R 比例大,则拮抗激动药的效应。部分激动药和 R* 有不同程度的亲和力,故既有弱的激动效应,也有拮抗激动药的部分效应。

思考题

1. 解释不良反应、副作用、毒性反应、受体激动药、受体拮抗药的概念。

2. 药物不良反应的类型有哪些?

3. 受体的特点有哪些?

4. 患者,男性,25 岁,因窦性心动过速服用普萘洛尔(β 受体拮抗药)6 个月,自我判断已痊愈,故擅自停用药物,停药后出现头晕、心悸、心率达 150 次/min。

请从受体调节角度分析上述症状产生的原因。

(韩　蕾)

第三章　药物代谢动力学

学习目标

1. 掌握影响药物跨膜转运的因素,药物体内过程的相关概念,药物代谢动力学基本参数及其意义。

2. 熟悉药物的体内过程及其影响因素;药物消除动力学及其意义。

3. 了解时-量关系曲线的意义。

- -

药物代谢动力学简称药动学,主要研究机体对药物的处置过程,包括药物吸收、分布、代谢、排泄的体内过程及其影响因素,体内血药浓度随时间变化的规律等。通过学习药动学的相关知识,可以为临床护理人员监控、预测血药浓度,发挥药物最佳疗效,减少不良反应的发生等提供理论依据。

第一节　药物的跨膜转运

药物在体内吸收、分布、代谢和排泄时跨越各种生物膜(包括细胞膜、细胞器膜)的过程称为药物跨膜转运。药物跨膜转运的方式主要有被动转运、主动转运和其他转运方式。

一、被动转运

药物依赖膜两侧的浓度差,由高浓度一侧向低浓度一侧的转运称为被动转运。被动转运是一种不耗能的顺浓度差转运,大多数药物在体内的转运采用这种方式进行。被动转运具体分为简单扩散和滤过两种方式。

1. 简单扩散　指药物以其脂溶性溶于细胞膜的脂质层而通过细胞膜的扩散,又称脂溶性扩散。脂溶性高、极性小、分子量小、解离度小的药物容易透过生物膜。多数药物为弱酸性或弱碱性化合物,在体内以解离型或非解离型的形式存在,非解离型药物脂溶性高,极性小,易于通过细胞膜;解离型药物脂溶性低,极性大,不易通过细胞膜,被限制在膜的一侧,形成离子障。通过改变体液的 pH 环境可影响药物的解离程度,从而影响其跨膜转运。弱酸性药物在酸性环境中,解离度小,易跨膜转运;而在碱性环境中,则解离度大,不易跨膜转运。弱碱性药物则相反(表 3 - 1)。因此,临床上当发生弱酸性药物中毒时,可采用碳酸氢钠碱化尿液的方式减少重吸收,加速其排泄。

表 3-1　弱酸性药物与弱碱性药物在不同 pH 环境下跨膜转运的比较

分类	体液环境	解离度	非离子型	脂溶性	跨膜难易
弱酸性药物	酸性	小	多	高	易
	碱性	大	少	低	难
弱碱性药物	酸性	大	少	低	难
	碱性	小	多	高	易

2. 滤过　药物分子借助流体静压或渗透随体液通过细胞膜上的水性通道,由膜一侧到达另一侧称为滤过。如药物经肾小球时即是通过滤过的方式。

二、主动转运

主动转运是指药物借助特殊的载体蛋白逆浓度差进行跨膜转运。其特点是逆浓度差、需耗能、需特殊的载体、有饱和现象和竞争抑制现象。主动转运的药物不多,最常见于肾小管、肝细胞中。如青霉素在肾小管上皮细胞主动转运至管腔随尿液排出等。

三、其他转运方式

除上述转运方式外,体内药物转运还可通过易化扩散、胞饮、胞吐等方式进行。

【点滴积累】

1. 脂溶性高、极性小、分子量小、解离度小的药物容易透过生物膜。
2. 弱酸性药物在酸性环境中,解离度小,易跨膜转运;在碱性环境中,解离度大,不易跨膜转运。

第二节　药物的体内过程

药物的体内过程包括药物的吸收、分布、代谢(生物转化)、排泄过程。

一、吸收

药物自用药部位进入血液循环的过程称为吸收(absorption)。药物吸收的速度和程度直接影响药物作用出现的快慢和强弱。不同的给药途径具有不同的药物吸收过程和特点,除静脉给药外,其他给药途径均需通过吸收才能进入血液循环。

(一)临床常用给药途径

1. 经消化道给药

(1)口服给药:是临床最常用的给药方法,具有方便、经济、无创伤的优点,且大多数药物能够充分吸收。除少数弱酸性药物(如阿司匹林等)可在胃内少量吸收外,绝大多数弱酸性药物和弱碱性药物主要在肠道吸收。某些经胃肠道吸收的药物在经过肠黏膜和肝脏时,被该处酶代谢灭活,使进入体循环的药量减少、药效下降的现象称为首关消除(首关效应)。如硝酸甘油首关消除现象明显,故治疗心绞痛急性发作时宜舌下含服,不宜采用口服给药方式。口服给药的缺点是吸收慢、不完全。在胃肠道易被破坏、刺激性大或首关消除明显的药物不适宜口服,婴儿及昏迷患者等也不能口服给药。

(2)舌下给药:可从舌下静脉迅速吸收,在很大程度上可避免首关消除。由于吸收面积小,仅适用于少数脂溶性高、用量小的药物。

（3）直肠给药：药物制成栓剂或溶液，经肛门或用灌肠的方式给药。其优点在于可在一定程度上避免首关消除，可避免药物对上消化道的刺激等，适用于刺激性强的药物或不能口服药物的患者。

2. 消化道外给药

（1）注射给药：静脉注射或滴注可使药物直接、迅速地进入体循环，没有吸收过程，起效迅速，但因其以较高的浓度、较快的速度到达靶器官，因此对机体可能的危害也最大。肌内注射与皮下注射给药途径相比，由于肌组织血流量较皮下组织丰富，故吸收相对更迅速。临床上，可通过在注射的局部麻醉药物中加入少量缩血管物质（如肾上腺素等），来延缓药物吸收，延长药物的局部作用时间。

（2）呼吸道给药：由于肺泡表面积较大且血流丰富，吸收十分迅速。临床上，气体或挥发性液体麻醉药和其他气雾剂型可采用吸入给药方式，如采用沙丁胺醇气雾剂治疗支气管哮喘等。有些药物如色甘酸钠难溶于一般溶剂，水溶液又不稳定，可制成直径约 $5\ \mu m$ 的极微细粉末，进行吸入给药。

（3）经皮给药：少数高脂溶性的药物可以缓慢透过皮肤吸收，如许多有机磷酸酯类杀虫药可以经由皮肤吸收而致中毒，硝酸甘油可制成贴皮剂用于预防心绞痛的发作。

（二）影响药物吸收的因素

1. 药物方面　包括药物本身的理化性质、剂型、药物的溶解度和给药途径等。

2. 机体方面　吸收部位的血流量、pH 值、胃排空和肠蠕动的快慢、胃内容物、吸收面积等因素均可直接或间接影响药物的吸收。

二、分布

分布（distribution）是指药物吸收后通过血液循环到达机体各个器官和组织的过程。药物在体内的分布受多种因素的影响，包括药物的血浆蛋白结合率、理化性质和体液 pH 值、组织器官的血流量、药物与组织的亲和力以及一些特殊屏障等。

（一）血浆蛋白结合率

血浆蛋白结合率是指药物进入体循环后与血浆蛋白结合的比率。与血浆蛋白结合的药物称为结合型药物，未结合的药物称为游离型药物，不同药物的血浆蛋白结合率各不相同。

结合型药物具有如下特点：

1. 可逆性　药物与血浆蛋白的结合是可逆的，游离型药物与结合型药物处于动态平衡，只有游离型药物可以跨膜转运分布到靶组织、靶器官，真正发挥药理活性。

2. 暂时失去药理活性　结合型药物由于分子量变大而不能进行跨膜转运，也不能被代谢或排泄，故暂时失去药理活性而贮存于血液中。

3. 特异性低　药物与血浆蛋白结合的特异性低，相同的血浆蛋白可以和不同的药物相结合。

4. 饱和性与竞争性置换　由于药物与血浆蛋白结合的位点有限因而具有饱和性，当同时应用高血浆蛋白结合率药物时，可能发生竞争性置换现象。如抗凝药华法林（血浆结合率达 99%）当与解热镇痛药保泰松（血浆结合率达 98%）合用时，前者被后者置换而使血浆蛋白结合率下降 1% 时，则游离型药物浓度在理论上将增加 1 倍，可能导致抗凝作用增强，甚至引起出血。药物也可能与内源性代谢物竞争与血浆蛋白的结合，如磺胺类药可以置换胆红素与血浆蛋白的结合，用于新生儿可能导致胆红素脑病；注射白蛋白可与药物结合而影响疗效；当肝肾功能降低时，因血浆蛋白的减少可使药物血浆蛋白结合率下降，容易发生不良反应。

（二）药物理化性质和体液 pH 值

除药物的脂溶性、分子量、极性、解离度等可影响跨膜转运的因素以外，体液 pH 值也可影响药物的分布。人体细胞内液 pH 值(约 7.0)略低于细胞外液 pH 值(约 7.4)，弱碱性药物在细胞内浓度略高，弱酸性药物在细胞外液浓度略高。临床上当弱酸性药物(如巴比妥类)中毒时，可采用 $NaHCO_3$ 碱化血液和尿液，促进脑细胞内药物向血浆转移并加速其从尿液排泄，是重要的救治措施之一。

（三）器官血流量和药物与组织的亲和力

肝、肾、脑、心等血流丰富的器官以及与药物亲和力大的组织中(如碘在甲状腺中高度富集)，药物分布较快、较多。部分药物还存在再分布的现象，表现为先向血流量大的器官分布，再向血流量小的部位转移。如硫喷妥钠的脂溶性高，首先分布到血流丰富的脑组织中发挥麻醉作用，然后向脂肪等组织转移，麻醉效应很快消失。

（四）体内屏障

1. 血-脑脊液屏障　简称血-脑屏障，是血液-脑组织、血液-脑脊液以及脑脊液-脑组织三种屏障的总称。虽然脑组织血流量较丰富，但毛细血管内皮细胞紧密相连，内皮细胞间无间隙且外表面为星形胶质细胞包围，只有脂溶性高、分子量小及少数水溶性药物可以进入脑组织中。在某些病理状态下(如脑膜炎)，血-脑脊液屏障的通透性增加，一些正常情况下无法透过的药物(如青霉素等)也可在脑脊液中达到有效治疗浓度。

2. 胎盘屏障　是胎盘绒毛与子宫血窦之间的屏障，其通透性与一般毛细血管无明显差别，严格地说所有药物均能通过胎盘进入胎儿体内，只是程度有所差别。因此，在妊娠期间应禁用能够影响胎儿发育的药物，尤其是妊娠第 3 周至第 3 个月末为致畸敏感期，在此期间用药应尤为注意。

三、代谢

药物在体内发生的化学结构的变化称为代谢(metabolism)，又称生物转化。肝脏是药物体内代谢的主要器官，其次是肠、肾、肺等。

1. 药物代谢的步骤　通常分为两个时相进行，Ⅰ相反应为氧化、还原、水解，Ⅱ相反应为结合。通过Ⅰ相反应可使多数药物灭活，但有少数药物经由此反应反而被活化，故生物转化不能简单地称为灭活过程。通过Ⅱ相反应可与内源性葡萄糖醛酸、甘氨酸、硫酸、谷胱甘肽或乙酰基等结合，从而使药物活性降低或灭活，极性加大，水溶性增加，易于排出体外。

2. 药物代谢的意义　绝大多数药物经过代谢后，其药理作用减弱或失去，称为灭活。少数药物需经过代谢才具有药理活性，称为活化。有些药物经代谢后的产物可引起不良反应，也有药物在体内不被代谢而以原形从肾排出。

3. 药物代谢酶　药物代谢需要酶的参与，酶可分为专一性酶和非专一性酶。

(1)专一性酶：指只对特定的化学结构基团进行代谢的特异性酶，如胆碱酯酶、单胺氧化酶分别只能代谢乙酰胆碱和单胺类药物。

(2)非专一性酶：主要是指存在于肝细胞微粒体的混合功能氧化酶系统，简称肝药酶，其中主要的氧化酶系是细胞色素 P_{450}。肝药酶具有专一性低、个体差异大和酶活性有限的特点。有些药物能使肝药酶的活性增强或合成增加称为药酶诱导剂，可加速药物自身和其他药物的代谢，从而降低自身及其他药物的血药浓度和药效。如苯巴比妥为药酶诱导剂，连续用药能加速自身的代谢，久用容易产生耐受性。有些药物能使药酶活性降低或合成减少称为药酶抑制剂，与其他药物合用时可减慢其他药物的代谢，使其血药浓度增加，药效增强或毒性增大。

【知识链接】

肝药酶

细胞色素 P_{450} 为一类亚铁血红素-硫醇盐蛋白的超家族,在哺乳动物主要存在于微粒体和线粒体中,参与内源性物质和外源性物质(如药物等)的代谢。其基本作用是从辅酶Ⅱ及细胞色素 B_5 获得两个 H^+,另外接受一个氧分子,其中一个氧原子使药物羟化,另外一个氧原子与两个 H^+ 结合成水,因没有相应的还原产物,故又称单加氧酶,能对数百种药物起反应。P_{450} 酶系成员众多,是一个超家族,依次分类为家族、亚(或次)家族和酶个体三级。其命名一般通称为细胞色素 P_{450},缩写为CYP,家族用阿拉伯数字表示,如CYP2;亚族用大写英文字母表示,如CYP2C;不同的酶个体用阿拉伯数字编序,如CYP2C19,在人类肝 P_{450} 酶系中,以CYP3和CYP2C两个家族常与临床主要的药物代谢有关。因为遗传多态性和其他因素的影响,酶水平或活性的个体差异较大的酶是CYP2D6和CYP2C。据统计,约1/3的药物可被CYP3A4代谢。

四、排泄

药物原型及代谢物经排泄或分泌器官排出体外的过程称为排泄(excretion)。

1. 肾排泄　肾是药物的主要排泄器官。多数游离型药物及代谢产物能通过肾小球滤过进入肾小管,随着原尿中水分的重吸收,肾小管中药物浓度逐渐升高,那些极性低、脂溶性大的药物可顺浓度差向血浆扩散而被重吸收。而极性高、水溶性的药物和代谢物则重吸收少、排出多。有些药物在近曲小管由载体主动分泌到肾小管,排泄较快,同类药物间可能存在竞争性抑制。如丙磺舒抑制青霉素在肾小管的主动分泌,使青霉素排泄减慢,药效延长并增强。

某些药物在服用后,可使患者尿液颜色产生变化,如维生素 B_2 可致尿液呈黄色,利福平可致尿液呈橙红色等。发生的原因多数是由于药物本身或其代谢产物的颜色所致,少数则是药物不良反应的表现。

2. 胆汁排泄　某些药物从肝细胞经胆汁排入肠腔后,再由肠道重吸收入血的过程,称为肝肠循环。肝肠循环使药物的作用时间明显延长,如地高辛、洋地黄毒苷等。某些药物及其代谢产物可自胆汁排泄,如红霉素、利福平经胆汁排泄较多,故胆汁浓度较高,有利于胆道感染的治疗。

3. 其他途径排泄　乳汁的 pH 值略低于血浆,某些弱碱性药物如少量吗啡可从乳汁排泄,可能引起婴儿中毒,故哺乳期妇女禁用。肺是某些挥发性药物的主要排泄途径,如检测呼出气中乙醇量是判断酒后驾车的快速、简便方法。药物也可自唾液及汗液排泄,粪便中所排泄的药物多数是口服未被吸收的药物。

此外,药物排泄的速度可影响药物作用持续的时间。排泄迅速的药物在体内存留的时间短,作用时间也短,反之则长,为了达到疗效,需要反复多次给药或采用长效制剂。当肾功能受损时,药物排泄速度变慢,易导致药物蓄积,甚至中毒。

【点滴积累】

1. 首关消除明显的药物不宜采用口服给药的方式。

2. 药物与血浆蛋白结合的特点包括可逆性、暂时失去药理活性、特异性低、存在饱和性与竞争性置换。

3. 药酶诱导剂与抑制剂可加速或减慢其他药物的体内代谢过程,从而影响药物疗效。

4. 肝肠循环明显的药物作用时间明显延长。

第三节　药物代谢动力学的基本概念和参数

药物在体内的吸收、分布、代谢和排泄是一个始终处于动态变化的过程。为了定量描述药物体内过程的动态变化,常要借助数学原理和方法来阐明体内药量随时间变化的规律。

一、时-量关系曲线

药物的吸收和消除可直接影响血浆中药物浓度以及药物作用的强弱。一般而言,血药浓度与作用强度呈平行关系,血药浓度随时间变化的动态过程可用时-量关系来表示。通常在给药后不同时间采血,进行血药浓度测定,以时间为横坐标、血药浓度为纵坐标,绘制得到时-量关系曲线(图 3-1),也称药时曲线。该曲线可分为潜伏期、持续期和残留期三期。潜伏期是指从开始用药到血药浓度达到最低有效浓度的时间,静脉注射给药一般无潜伏期,潜伏期的长短主要取决于药物吸收和分布的速度。持续期是指血药浓度维持在最低有效浓度之上的时间,其数值取决于药物的吸收和消除速度。残留期是指药物浓度降至最低有效浓度以下,其数值取决于药物的消除速度。残留期长说明药物在体内有蓄积现象,在此期间多次反复用药易致蓄积性中毒。

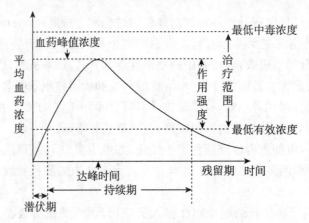

图 3-1　时-量关系曲线(非静脉给药)

二、药物消除动力学

药物的消除是指经代谢和排泄使血药浓度降低或消失的过程。药物在体内的消除可分为以下两种方式。

1. 一级动力学消除　又称恒比消除,是指单位时间内药物按恒定比例进行消除。血中药物浓度消除速率与血药浓度成正比,即血药浓度高,单位时间内消除的药量多;血药浓度下降后,药物消除速率也成比例下降。大多数药物呈一级动力学消除。

2. 零级动力学消除　又称恒量消除,是指单位时间内药物以恒量消除,即单位时间内消除的药量相等。血中药物消除速率与血药浓度无关。当机体消除功能下降或用药剂量过大超过机体最大消除能力时,机体消除能力达到饱和,此时药物按零级动力学消除。

三、药动学的基本参数

(一)表观分布容积

表观分布容积(apparent volume of distribution, V_d)是指药物在体内达到动态平衡时体内药物按血浆药物浓度在体内分布所需体液容积。

$$V_\mathrm{d}(\mathrm{L})=\frac{A[\text{体内药物总量(mg)}]}{C[\text{血药浓度(mg/L)}]}\times100\%$$

V_d值仅是一种比例关系,并非代表药物在体内分布的真正容积。临床上可根据V_d值的大小推测药物在体内分布的情况。如对于体重70 kg的正常健康人,如V_d为5 L左右时,相当于全身血浆容量,提示药物主要分布在血浆;V_d为20 L时,相当于细胞外液容量,提示药物分布于细胞外液中;V_d为40 L时,提示药物分布于全身体液;当$V_\mathrm{d}>100$ L时,提示药物在某一组织或器官有浓集或蓄积现象。

（二）血浆半衰期

血浆半衰期(half life time,$t_{1/2}$)是指血药浓度下降50％所需的时间。因为大多数药物按一级动力学消除,所以其血浆半衰期是个恒定值。血浆半衰期的临床意义如下:

1. 反映药物在体内消除的快慢　半衰期长则消除慢,半衰期短则消除快。

2. 确定给药间隔时间　根据半衰期的长短确定给药方案,如某药物半衰期为8 h,则每日给药3次。

3. 调整给药剂量的参考　当肝肾功能不良时,药物在体内的消除减慢,半衰期延长,易发生蓄积中毒,应适当减少用药剂量或延长给药间隔时间。

药物的血浆半衰期与其在体内蓄积量和消除量有密切关系,一般按一级动力学消除的药物,1次给药后经过5个半衰期,体内药量消除96.87％,可以认为药物已基本消除。

（三）稳态血药浓度

临床治疗为了维持有效的血药浓度,常采用多次给药的方法。按照一级动力学消除的药物,如果以半衰期为间隔重复恒量给药,经过5个半衰期血药浓度基本达到相对稳定水平,称为稳态血药浓度(steady state concentration,Css),又称坪值(图3-2A)。

按维持剂量给药时,增加剂量或缩短给药间隔时间均不能提前达到稳态血药浓度,如果患者急需达到稳态血药浓度以迅速控制病情时,只能通过提高药物浓度的方法,即负荷剂量给药法。负荷剂量是指首次剂量加大,其后再给予维持剂量,可使稳态血药浓度提前产生(图3-2B)。口服间歇给药如采用每隔1个$t_{1/2}$给药一次,负荷剂量可采用首剂加倍;持续静脉滴注时,负荷剂量可采用第1个$t_{1/2}$的静脉滴注剂量的1.44倍进行静脉推注。

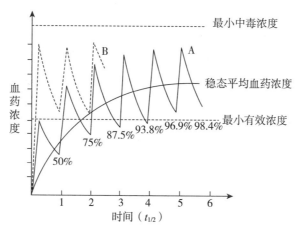

图3-2　连续给药的时-量曲线

但需要注意的是使用负荷剂量存在以下风险:敏感性较高的患者可能出现毒性反应;$t_{1/2}$较长的药物如血药浓度过高则需要较长时间降低至合适浓度;由于给药剂量较大,易在血药浓度迅速达到平衡的部位产生毒性反应。

(四) 生物利用度

生物利用度(bioavailability,F)是指药物被吸收利用的速度和程度,亦即一种药物制剂进入体循环的相对数量和速度,是评价制剂吸收程度的重要指标。

$$F=\frac{A(进入体循环药量)}{D(实际给药量)}\times 100\%$$

药物的吸收程度用时-量曲线下的面积(AUC)来估算。生物利用度可分为绝对生物利用度和相对生物利用度,其计算公式如下:

$$绝对生物利用度=\frac{口服制剂\ AUC}{静脉注射制剂\ AUC}\times 100\%$$

$$相对生物利用度=\frac{受试药物\ AUC}{标准药物\ AUC}\times 100\%$$

(五) 清除率

清除率(clearance,CL)是指机体消除器官在单位时间内清除药物的血浆容积,即单位时间内有多少容积血浆中所含的药物能被机体清除。清除率是反映药物从体内消除的重要指标。若仅计算某一器官在单位时间能将多少容积血浆中的药物清除,则称为该器官的清除率,如肝清除率、肾清除率等,它反映人体的肝肾功能,在肝肾功能不全时清除率值会下降。肝清除率易受肝功能、血浆蛋白结合率及肝药酶诱导剂或肝药酶抑制剂的影响。肝清除率小的药物首关消除少,其口服生物利用度大;反之则首关消除多,其口服生物利用度小。

- -

【点滴积累】

1. 绝大多数药物采用一级动力学消除方式消除。

2. 血浆半衰期是指血药浓度下降50%所需的时间,是反映药物消除快慢的重要指标。

3. 按照一级动力学消除的药物,以半衰期为间隔重复恒量给药,经过5个半衰期可达到稳态血药浓度。

- -

思考题

1. 请解释首关消除、肝肠循环、药酶诱导剂和药酶抑制剂的概念。

2. 解热镇痛抗炎药阿司匹林(乙酰水杨酸)呈酸性,试分析解救阿司匹林中毒的方法及机制。

3. 患者,男性,65岁,30余年吸烟史。一日因与家人争吵,突然感到胸闷、胸骨后压榨性疼痛,立即前往医院就医。诊断为急性心绞痛发作,立即给予硝酸甘油 0.3 mg 舌下含服,症状很快得到缓解。

为什么硝酸甘油不采用口服给药方式而是舌下含服?

(韩　蕾)

第四章　影响药物作用的因素

学习目标
1. 掌握耐受性、耐药性、药物依赖性的概念。
2. 熟悉药物因素、机体因素对药物作用的影响。
3. 能根据药物和患者的实际情况,为患者正确合理地使用药物提供指导。

药物在体内产生的效应常常受药物和机体多种因素的影响,存在明显的个体差异,在绝大多数情况下表现为"量"的差异,即药物产生的作用大小或是作用时间长短的不同,少数情况下则表现为"质"的差异,即出现不同性质的反应。产生上述差异的原因包括药物方面的因素,如剂量、剂型、给药途径、给药时间和次数、药物的相互作用等;机体方面的因素,如年龄、性别、遗传变异、病理状态、生理、心理因素及机体对药物反应的改变。临床用药时,应全面熟知并掌握各种影响药物作用的因素,根据个体情况,选择合适的药物和剂量,做到个体化给药。

第一节　药　物　因　素

一、药物的剂量、剂型

药物在体内的浓度是由剂量决定的,在一定范围内,剂量越大,血药浓度越高,药效越好。过量时会出现质的变化,引起不良反应甚至死亡。因此,应严格掌握用药的剂量。

药物的剂型可影响药物的体内过程,同一种药物的不同剂型,在吸收和消除方面表现不同。如固体制剂口服吸收速度的顺序为胶囊剂＞片剂＞丸剂;肌内注射时吸收速度的顺序为水溶液＞混悬液＞油剂。某些缓释剂、控释剂可使药物作用时间延长,进而可以减少给药次数,减少不良反应。需要注意的是肠溶片、缓释片、控释片等特殊剂型在服用时不可嚼碎或掰开服用。

二、给药途径

给药途径的不同直接影响药物起效的快慢和作用的强弱,不同给药途径起效快慢的顺序依次为静脉给药＞气雾吸入＞舌下＞直肠＞肌内注射＞皮下注射＞口服＞经皮给药。对于某些特殊药物,给药途径不同也可能导致其作用性质的不同,如硫酸镁口服时不能吸收入血,会产生导泻、利胆的局部作用,而注射给药时可进入体循环,从而产生降压、抗惊厥作用。

三、给药时间和次数

给药时间可影响药物的疗效。临床用药时,需视具体药物和病情确定给药时间。如催眠药应睡前服用;助消化药应在饭前或饭时服用;驱肠虫药宜空腹或半空腹服用;对胃肠道有刺激的药物应饭后服用;降血糖药胰岛素应餐前注射。受生物节律影响明显的药物应按其节律用药,如长期服用糖皮质激素的患者,为最大限度减少对肾上腺皮质功能的影响,应在其分泌的高峰期(即上午8:00左右)给药。

每日用药的次数,除根据病情需要外,药物半衰期是给药间隔的基本参考依据。一般来说,半衰期较短的药物,每日给药次数需相应增多;半衰期较长的药物,每日给药次数需相应减少,以避免出现蓄积中毒。当肝、肾功能不全时,某些药物的半衰期延长,也需调整用药次数。

四、药物的相互作用

药物相互作用是指两种或两种以上药物同时或先后应用时,由于药物之间或药物与机体之间相互影响,使药物的作用或不良反应发生变化的现象。

在体外,药物配伍时所发生的物理或化学的相互作用,如出现浑浊、沉淀、变色等,使疗效降低或毒性增大的现象称为药物配伍禁忌,护士给药时应尤为关注药物配伍禁忌。

在体内,药物的相互作用包括药物效应动力学及药物代谢动力学两个方面。药物效应动力学方面,两药合用使药效增强称为协同作用。如吗啡与阿托品合用治疗胆绞痛,吗啡具有镇痛作用,阿托品可解除胆道痉挛,两药合用可产生协同作用。两药合用使药效减弱称为拮抗作用,如镇静催眠药可拮抗麻黄碱引起的中枢兴奋作用。药物代谢动力学方面,药物可通过改变体液 pH 值、药酶诱导或抑制作用、竞争同血浆蛋白的结合等途径,对其他药物的体内过程产生影响(详见第三章第二节)。

第二节　机体因素

一、年龄

1. 小儿　尤其是新生儿与早产儿的各种生理功能,包括自身调节功能尚未完善,对药物的代谢和排泄能力差,对药物的反应一般比较敏感。此外,新生儿体液占体重比例较大,水盐转换率较快;血浆蛋白总量较少,药物血浆蛋白结合率较低;肝肾功能尚未发育健全,药物清除率低,尤其在6个月以内与成人差异更为明显;小儿的体力与智力都处于迅速发育阶段,易受药物影响等。故药典对儿童用药剂量有明确规定,应严格遵守。

小儿的用药剂量可根据年龄、体重、体表面积等不同方法进行折算,其中根据体重进行折算是儿科最常用、最基本的计算方法。其计算公式如下:

每日(次)剂量=患儿体重(kg)×每日(次)每千克体重所需药量

如遇到未提供小儿剂量的药物时,则可按成人剂量进行折算,计算公式如下:

$$小儿剂量=\frac{成人剂量×小儿体重(kg)}{50}$$

2. 老年人　在医学上将 65 岁以上的人称为老年人。老年人生理功能衰退及调节机制逐渐降低,表现为血浆蛋白量较低,故药物血浆蛋白结合率偏低;体液少、脂肪多,故水溶性药物分布容积较小而脂溶性药物分布容积较大。由于肝肾功能逐渐减退,故药物血浆半衰期有所延长。在药物效应动力学方面,老年人对中枢抑制药、心血管系统药物、抗胆碱药等反应特别敏感,如应用地西泮类药物易致精神错乱,心血管药物易致血压剧烈变化、心律失常、便秘及青光眼发作等。老年人的用药剂量一般为成人剂量的 2/3。

二、性别

妇女在月经期、妊娠期、哺乳期用药时应特别注意。妇女月经期不宜服用泻药和抗凝药物以免月经增多。妊娠期特别在妊娠早期,避免使用可能引起胎儿畸形或流产的药物。在妊娠晚期及哺乳期还应考虑药物通过胎盘及乳汁对胎儿、婴儿发育的影响。如哺乳期妇女使用抗甲状腺药可导致新生儿出现呆小症。妊娠妇女本身对药物的反应也需特别注意,如产前应禁用阿司匹林以防分娩时出血不止,不可使用吗啡等能够延长产程的药物等。

三、遗传异常

遗传异常主要表现为药物体内转化的异常,可影响药物的体内过程和药物效应。如不同人群对异烟肼的代谢不同,可根据速度分为快代谢型和慢代谢型,快代谢型药物灭活较快,慢代谢型灭活较慢,故较易出现外周神经炎等不良反应。特异质反应(详见第二章第一节)属于遗传异常。

四、病理状态

疾病可影响药物的疗效。肝、肾功能不全时分别影响在肝转化及自肾排泄药物的清除率,使药物在体内蓄积,导致作用增强,甚至引起不良反应,临床上可以考虑适当延长给药间隔或减少药物剂量。神经功能抑制时,如巴比妥类中毒时能耐受较大剂量中枢兴奋药而不致惊厥,而患者惊厥时能耐受较大剂量苯巴比妥。此外要注意患者有无潜在性疾病影响药物的疗效,如在抗菌治疗时白细胞缺乏、未引流的脓疡、糖尿病等都会影响疗效。

五、精神、心理因素

药物的治疗效果不仅取决于药物,在一定程度上也与患者的精神状态、心理因素关系密切,如医护人员的言语、态度等都会影响治疗效果。这就要求医护人员在药物治疗的基础上,对患者积极开展心理治疗,通过自己的行为、态度、语言消除患者的消极情绪,帮助其增强信心,使药物更好地发挥作用。

临床上在治疗某些疾病,如头痛、心绞痛、手术后痛、上呼吸道感染、咳嗽、神经症等经常使用安慰剂。安慰剂是一种不具药理活性的剂型(如含乳糖或淀粉的片剂或含生理盐水的注射剂),在上述疾病的治疗中可获得 30%~50% 的疗效。安慰剂对受自主神经系统调控的血压、心率、胃酸分泌、呕吐、性功能等影响较大。安慰剂在新药临床研究双盲对照中也极其重要,可用以排除假阳性疗效或假阳性不良反应。

六、机体对药物反应的改变

在连续用药一段时间后机体对药物的反应可能发生改变。

1. 耐受性 指患者在连续用药后出现药效逐渐降低,需要增加剂量以达到原有疗效的现象。如果药物在短时间内反复应用数次后,药效递减直至消失,这种现象称为快速耐受性,如麻黄碱在静脉注射 3~4 次后升压反应逐渐消失,停药后机体可逐渐恢复敏感性。

2. 耐药性 又称抗药性,指病原体及肿瘤细胞等对化学治疗药物敏感性降低的现象。一旦产生耐药性,常需要改用其他药物。

3. 药物依赖性 指连续使用某些药物后,患者对该药产生了精神性的或生理性的依赖和强烈的需求,分为精神依赖性和生理依赖性。

(1)精神依赖性:又称心理依赖性或习惯性,是指精神上渴求,并有主动觅药行为,但停药无戒断症状的一种依赖性。

（2）生理依赖性：又称躯体依赖性或成瘾性，是指对药物不仅有精神上渴求，而且机体对其产生生理性依赖，如果突然停药，即可产生严重的生理功能紊乱，导致一系列的异常反应（即戒断症状）。如吗啡等麻醉药品，用药时产生欣快感，停药后出现烦躁不安、出汗、流泪、腹痛、腹泻、呕吐等戒断症状。

此外，长期用药后部分药物还会出现停药反应（反跳现象），可通过逐渐减量的停药方式避免该现象的出现。

【知识链接】

麻醉药、麻醉药品、药物依赖与药物滥用

麻醉药与麻醉药品是两类性质完全不同的药物。麻醉药是指能暂时引起机体感觉（特别是痛觉）消失的药物，包括局部麻醉药和全身麻醉药。麻醉药品是指易产生依赖性的药品。药物滥用是指与医疗目的无关，用药者采用自身给药的方式，反复大量使用有依赖性的药物，如阿片类、苯丙胺类、巴比妥类、乙醇、咖啡因等。药物滥用和药物依赖不仅是医学问题，更是一个严重的社会问题，因此指导合理用药，防止药物滥用是医务工作者的一项重要职责。

思考题

1. 耐受性、耐药性、药物依赖性的概念是什么？
2. 影响药物作用的因素有哪些？

（韩　蕾）

第五章　药物的一般知识

学习目标

1. 熟悉药物的分类、处方药和非处方药的概念;药品的保管及质量外观检查方法;配伍禁忌的规律。

2. 了解特殊药品的管理办法。

第一节　药物的名称、分类及管理

一、药物的名称

目前市场上的药品往往有多种名称,一般情况下药品名称有通用名、商品名和别名之分。

1. 通用名　即国际非专有名称,指在全世界都可通用的名称,如吗啡、阿司匹林等。我国药品通用名称是由国家药典委员会按照《中国药品通用名称命名原则》组织制定并报国家卫生健康委备案的药品法定名称,即同一种成分或相同配方组成的药品在我国境内的通用名称,具有强制性和约束性。

2. 商品名　许多生产企业为了树立自己的形象和品牌,往往给自己生产的产品注册商品名,以示区别。作为护理工作者应弄清药品的通用名,了解其所含成分,同时提醒患者根据通用名区分药物,避免重复用药。

3. 别名　由于某些原因造成某药曾在一段时间使用过一个名称,后又统一改为现今的通用名,即称为别名,如异烟肼别名为雷米封等。

二、药物的分类

药物分类的方法很多,按照其来源不同可分为天然药物、化学药物、生物制品;按照药物的产地不同可分为国产药和进口药;按药物的使用分为处方药与非处方药;按照药物的管理方式不同可分为普通药品和特殊药品;按照医疗保险的种类不同可分为基本药物和非基本药物。

1. 处方药(prescription drug)　是指必须凭执业医师处方才能从正规药房或药店得到并要在医师监控或指导下使用的药物。处方药一般包括以下四种。

(1)刚上市的新药,对其活性、不良反应还要进一步观察。

(2)可产生依赖性的某些药物,如吗啡类镇痛药及某些镇静催眠药物等。

(3)本身毒性较大的药物,如抗肿瘤药物等。

(4)某些疾病必须由医师和实验室进行确诊,使用药物需医师处方,并在医师指导下使用,如心血管系统疾病药物等。

2. 非处方药(over the counter drug,OTC)　是指消费者不需要持有执业医师处方就可直接从药房或药店购买的药物。这类药物常用于上呼吸道感染、发热、咳嗽、消化系统疾病、头痛、关节疾病、超敏反应性疾病(如过敏性鼻炎等)。此外,还包括营养补充剂,如维生素、某些中药补剂等。

三、特殊药品及其管理

特殊药品是指麻醉药品、精神药品、医疗用毒性药品和放射性药品,《中华人民共和国药品管理法》规定对上述药品实行特殊管理。

1. 麻醉药品　是指连续使用后易产生身体依赖性且能成瘾的药品。麻醉药品只限于医疗、教学、科研使用,麻醉药品的采购、保管、调配、使用必须按照《麻醉药品和精神药品管理条例》执行。麻醉药品标识如图 5-1A。

2. 精神药品　是直接作用于中枢神经系统,使之兴奋或抑制,连续使用能够产生依赖性的药品。医师应根据医疗需要合理使用精神药品,严禁滥用。一类精神药品(如咖啡因、司可巴比妥等)每方不超过 3 日常用量;二类精神药品(如苯二氮䓬类)每方不超 7 日常用量,实行专柜保管。一类精神药品需逐日登记消耗,定期检查。精神药品要定期盘点,处方应保存两年备查。精神药品标识如图 5-1B。

3. 医疗用毒性药品　是指药理作用剧烈、治疗剂量与中毒剂量相近、用量不当会致人中毒或死亡的药品。毒性药品的收购、供应、使用必须按《医疗用毒性药品管理办法》执行。必须建立保管、验收、领发、使用核对制度,须由责任心强、业务熟练的中级职称以上的药师负责保管,专柜加锁。毒性药品包装容器及存放专柜必须印有毒药标志。医疗用毒性药品标识如图 5-1C。

4. 非医疗性毒性试剂药品　其管理使用,应以医疗用毒性药品的管理方案为标准,由责任心强的专人负责,调配毒性试剂时必须做好个人防护。称量、配液需双人复核实行双签字。所有毒性试剂配制单保存两年备查。

5. 放射性药品　是指用于临床诊断或者治疗的放射性核素制剂或标志物。放射性药品标识如图 5-1D。

A. 麻醉药品　　　　B. 精神药品　　　C. 医疗用毒性药品　　　D. 放射性药品

图 5-1　特殊药品标识

四、基本药物

基本药物是适应基本医疗卫生需求,剂型适宜,价格合理,能够保障供应,公众可公平获得的药品。政府举办的基层医疗卫生机构全部配备和使用基本药物,其他各类医疗机构也都必须按规定使用基本药物。

第二节　药物制剂、药品的保管和外观质量检查

一、药物制剂

药物制剂是根据医疗需要将药物进行适当加工制成具有一定形态和规格,便于使用和保存的制品。制剂的形态类型,称为剂型。常用的剂型有液体剂型(如注射剂)、固体剂型(如片剂)、半固体剂型(如软膏型)、气体剂型(如喷雾剂)。根据分散系统的不同又可分为溶液型、胶体溶液型、乳状液型、混悬液型、气体分散型、固体分散型等。

- -

【知识链接】

新型递药系统

药物制剂是实现药物临床应用的最终形式,其质量的优劣、制剂的先进程度直接影响药物的疗效发挥和不良反应。因此,新型递药系统的研究和应用在创新药物领域发挥着越来越重要的作用,如何运用靶向策略、纳米技术、智能递药和新型功能材料来提高药物疗效、改善药物不良反应显得尤为重要。如当前医疗界在尝试采用可以在体内"主动"寻找肿瘤细胞的实用性强的寻靶分子,并将其修饰在纳米尺度的递药系统表面,把化疗药物或基因药物递送到肿瘤组织的肿瘤细胞内,有选择性地杀死肿瘤细胞,从而实现提高化疗药物抗肿瘤效果、降低其不良反应的目标。

- -

二、药品的保管

影响药物稳定的因素包括空气、光线、温度、湿度、时间和微生物等,在保管时要根据具体情况采用不同的保管方法。

1. 易受空气、光线影响而变质药品的保管方法　凡遇光易引起变化的药品,要采用棕色瓶或用黑色纸包的玻璃器皿包装,放在阴凉、干燥、光线不易直射的地方,如硝普钠静脉给药时药瓶及输液管路均需避光。容易氧化分解的药品,必须保存于密闭的容器中。

2. 易受温度影响而变质药品的保管方法　一般药品在室温条件下贮存。如标明"阴凉处"是指温度不超过20℃的地方,"凉暗处"是指避光且温度不超过20℃的地方,"冷处"是指温度为2～10℃的地方。

3. 易受湿度影响而变质药品的保管方法　对易吸湿的药品,应密封保存,用磨口玻璃或软木塞加石蜡熔封。

三、药品的外观质量检查

药品的外观质量检查是指使用药品前通过视觉、触觉、听觉、嗅觉等感官试验对药品的包装、容器、标签及外观质量等进行检查,以初步判定药品的质量优劣。

1. 药品的包装、容器、标签检查

(1)包装:应检查药品的包装是否符合质量要求,有无形态、颜色的变化等。

(2)容器:均应无毒、洁净,内容物与容器不应发生化学反应。检查其封口是否良好,铝盖有无松动等。

(3)标签:标签或者说明书上必须注明药品的品名、规格、生产企业、批准文号、产品批号等。

2. 药品的外观质量检查　不同剂型药品的外观质量检查内容如表5-1所示。

表5-1　不同剂型药品的外观质量检查

剂型	药品外观质量检查内容
固体制剂:片剂、胶囊剂、散剂等	形态是否完好,有无缺损、潮解、松软、结块或变硬、变色等;糖衣片不应有色斑及粘连
液体制剂:合剂、糖浆剂、乳剂等	应检查是否有霉变、变色、絮状物以及异味
液体制剂(注射剂):溶液、混悬液、乳状液以及现用现配的灭菌粉末制剂等	除混悬剂或特殊药品另有规定外,注射剂必须澄明、无变色及沉淀异物;粉针剂必须加入适当溶媒后溶解至澄明
半固体制剂:软膏、乳膏、糊膏等	质地是否均匀,有无霉变、变色,有无酸败及异味;栓剂要求质地较硬

第三节 药品批号、有效期、失效期的识别及配伍禁忌

一、药品批号、有效期、失效期的识别

正确判断药品的批号、生产日期、有效期、失效期，对于合理、安全、有效、正确使用药品具有重要意义。

1."批"与"批号" 在药剂学上，"批"是指在规定限度内具有同一性质和质量，并在同一生产周期中生产出来的一定数量的药品。"批号"是指用于识别"批"的一组数字或字母加数字。

2.生产日期 是指某种药品完成所有生产工序的最后日期，如某产品生产日期是20110521，说明这批产品是2011年5月21日生产的。在我国，药品批号绝大多数情况下与药品生产日期相一致，但也不排除存在着批号与生产日期无直接联系的情况，因此不宜将批号与生产日期硬性联系。

3.有效期 是指药品在一定条件下，能够保证药品质量的期限。由于药品的理化性质和贮存条件的差别，有效期往往长短不一，一般来说药品的有效期为1～5年。如某药品生产日期为20110521，有效期为2年，则该药可使用至2013年5月20日。若某药标明有效期为2013年10月，则该药可使用至2013年10月31日。没有规定或标明有效期的药品一般按5年计算。

4.失效期 指药品在规定的贮存条件下，其质量达不到国家认可的质量规范和要求，不能继续使用的日期，与有效期是含义不同的两种表示方法。如某药标明失效期为2011年7月，则该药品可使用到2011年6月30日，2011年7月1日就失效不能再使用；如标明有效期为2011年7月，则该药可使用至2011年7月最后一日，即7月31日。失效期表明的是药品开始不能使用的起始时间，有效期标明的是药品能够使用的最后期限，两者极易混淆，一定要区分开。

二、配伍禁忌

配伍禁忌是护士在工作中需要重点注意的问题。有些药品配伍使药物的治疗作用减弱，导致治疗失败；有些药品配伍使不良反应或毒性增强，引起严重不良反应；还有些药品配伍使治疗作用过度增强，超出了机体所能耐受的能力，也可引起不良反应，甚至危害患者生命等。这些配伍均属配伍禁忌。配伍禁忌一般包括以下规律。

1.静脉注射的非解离性药物，如葡萄糖等，较少与其他药物产生配伍禁忌，但应注意其溶液的pH值。

2.无机离子中的Ca^{2+}和Mg^{2+}常易形成难溶性沉淀。I^-不能与生物碱配伍。

3.阴离子型的有机化合物，如生物碱类、拟肾上腺素类、盐基抗组胺药类、盐基抗生素类，其游离基溶解度均较小，如与pH值高的溶液或具有大缓冲容量的弱碱性溶液配伍时可能产生沉淀。

4.阴离子型有机化合物与阴离子型有机化合物的溶液配伍时，也可能出现沉淀。

5.两种高分子化合物配伍可能形成不溶性化合物，常见的如两种电荷相反的高分子化合物溶液相遇会产生沉淀，如抗生素类与水解蛋白、胰岛素与肝素等。

6.使用某些抗生素(青霉素类、红霉素类等)时，要注意溶媒的pH值。溶媒的pH值应与抗生素稳定的pH值相接近，差距越大，分解失效越快。

【点滴积累】

1. 非处方药(OTC)是指消费者不需要持有执业医师处方就可直接从药房或药店购买的药物。

2. 护士在工作中应密切关注配伍禁忌。

思考题

1. 简述处方药和非处方药的概念。

2. 说出下列药品的正确保管方法:氨茶碱、多酶片、胰岛素注射液、破伤风抗毒素。

3. 患者,女性,30 岁,因上呼吸道感染就诊,处方:青霉素 G 钠 80 万 U×6 支静脉滴注,1 日 2 次。护士询问无青霉素过敏史后将青霉素 G 钠粉针剂采用生理盐水 200 ml 溶解,因患者临时有急事离开故将配制好的药液置于室温下 4 h,待其返回后再行静脉滴注,后患者出现严重的过敏性休克。

试分析该护士有哪些错误的操作。

(韩　蕾)

第六章 传出神经系统药物概述

学习目标
1. 掌握传出神经系统受体的分类及生理效应。
2. 熟悉传出神经系统按递质分类及药物的作用方式。

传出神经是指把中枢神经系统的兴奋传到各个器官或外周部分并支配效应器活动的神经。传出神经系统包括自主神经系统和运动神经系统。自主神经包括交感神经和副交感神经,主要支配心脏、平滑肌、腺体等效应器。自主神经从中枢发出后,经过神经节中的突触更换神经元,然后到达所支配的效应器,故自主神经有节前纤维和节后纤维之分。运动神经自运动中枢发出后,中途不更换神经元,直接到达骨骼肌支配其运动(图6-1)。

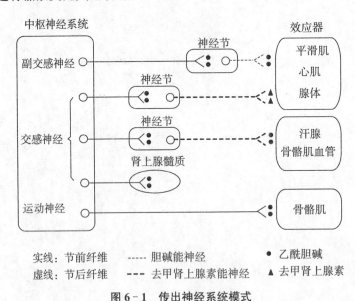

图6-1 传出神经系统模式

传出神经末梢释放的递质主要有乙酰胆碱(acetylcholine,ACh)和去甲肾上腺素(noradrenaline,NA)。根据神经末梢所释放递质的不同,传出神经又可分为胆碱能神经和去甲肾上腺素能神经两大类。胆碱能神经包括全部交感神经和副交感神经的节前纤维、全部副交感神经的节后纤维、极少数交感神经的节后纤维(如支配汗腺分泌和骨骼肌血管舒张的神经)及运动神经。去甲肾上腺素能神经包括大部分交感神经节后纤维。

传出神经系统药物通过直接或间接影响传出神经的化学传递过程而改变效应器官的功能活动。

28

第一节 传出神经系统的递质

一、乙酰胆碱

乙酰胆碱主要在胆碱能神经末梢生物合成。胆碱能神经末梢内的胆碱和乙酰辅酶 A,在胆碱乙酰转移酶的催化下合成乙酰胆碱。乙酰胆碱形成后即进入囊泡,与 ATP、蛋白多糖共同贮存于囊泡中。当神经冲动到达神经末梢时,囊泡中的乙酰胆碱以胞裂外排的方式释放至突触间隙,与突触后膜上的胆碱受体结合,并使效应器产生生理效应。在呈现作用的同时,数毫秒内即被突触间隙中的胆碱酯酶(acetylcholinesterase,AChE)水解为胆碱和乙酸。约 50% 的胆碱被突触前膜再摄取,供合成乙酰胆碱用(图 6-2)。

二、去甲肾上腺素

去甲肾上腺素主要在去甲肾上腺素能神经末梢生物合成。酪氨酸是合成去甲肾上腺素的基本原料,从血液循环进入神经元后,经酪氨酸羟化酶催化生成多巴(dopa),再经多巴脱羧酶的催化生成多巴胺(dopamine,DA),多巴胺进入囊泡中,经多巴胺 β-羟化酶的催化,转变为去甲肾上腺素。去甲肾上腺素形成后,与 ATP 及嗜铬颗粒蛋白结合,贮存于囊泡中,以避免被胞质中的单胺氧化酶(mono-amine oxidase,MAO)所破坏。在肾上腺髓质嗜铬细胞中,NA 在苯乙醇胺-N-甲基转移酶的催化下,进一步生成肾上腺素(adrenaline,AD)。当神经冲动到达去甲肾上腺素能神经末梢时,囊泡中的递质以胞裂外排的方式释放至突触间隙,释放的去甲肾上腺素在产生作用的同时,75%~95% 被突触前膜再摄取,大部分重新贮存于囊泡中,以供再次释放,这种神经末梢的再摄取过程被称为摄取-1。摄取-1 对去甲肾上腺素的选择性大于肾上腺素,它是释放至突触间隙的神经递质作用终止的主要方式,部分未进入囊泡的去甲肾上腺素可被胞质中线粒体膜上的 MAO 所破坏。非神经组织(如心肌、平滑肌等)也能摄取 NA,称为摄取-2。摄取-2 对肾上腺素的选择性大于 NA。递质被摄取后由细胞内的儿茶酚氧位甲基转移酶(catechol-O-methyltransferase,COMT)和 MAO 所代谢破坏。此外,还有小部分 NA 从突触间隙扩散到血液,最终被肝、肾等组织中的 COMT 和 MAO 所破坏(图 6-3)。

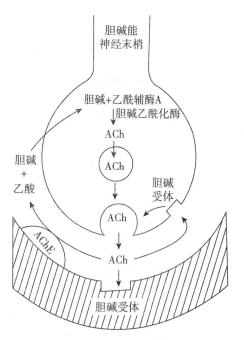

图 6-2 胆碱能神经递质的体内过程

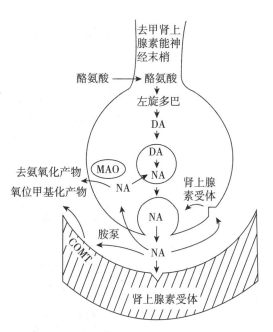

图 6-3 去甲肾上腺素能神经递质的体内过程

【点滴积累】
1. 乙酰胆碱的主要消除方式是胆碱酯酶水解。
2. 去甲肾上腺素的主要消除方式是被突触前膜再摄取。

第二节　传出神经系统的受体与效应

一、胆碱受体与效应

能选择性地与乙酰胆碱结合的受体称为胆碱受体,可分为毒蕈碱型受体(简称 M 受体)和烟碱型受体(简称 N 受体)。

1. M 受体与效应　能选择性地与毒蕈碱(muscarine)结合的胆碱受体称为 M 受体,主要分布在副交感神经节后纤维所支配的效应器细胞膜上。根据不同组织 M 受体与配体的亲和力不同,将 M 受体分为五种亚型。M_1 受体主要分布于胃壁细胞、自主神经节、中枢神经系统等,受体激动时可引起去甲肾上腺素分泌减少、胃酸分泌增加、中枢兴奋等;M_2 受体主要分布于心脏,被激动时可引起心肌收缩力减弱、心率减慢、传导减慢等;M_3 受体主要分布于胃肠壁、膀胱壁、支气管平滑肌、胃肠及膀胱括约肌、瞳孔括约肌、血管内皮和腺体等,激动时可引起胃肠壁、膀胱壁、支气管平滑肌收缩、胃肠及膀胱括约肌舒张、瞳孔缩小、血管舒张、腺体分泌增加等。M 受体激动所产生的效应常称为 M 样作用。

2. N 受体与效应　能选择性地与烟碱(nicotine)结合的胆碱受体称为 N 受体,可分为 N_N 和 N_M 受体两种亚型。N_N 受体位于自主神经节突触后膜和肾上腺髓质,激动时可引起神经节兴奋和肾上腺髓质分泌增加;N_M 受体位于骨骼肌,激动时可引起骨骼肌收缩。N 受体激动所产生的效应常称为 N 样作用。

二、肾上腺素受体与效应

能与去甲肾上腺素或肾上腺素结合的受体称为肾上腺素受体,可分为 α 肾上腺素受体(简称 α 受体)和 β 肾上腺素受体(简称 β 受体)。

1. α 受体与效应　α 受体可分为 α_1 受体和 α_2 受体两种亚型。α_1 受体主要分布于血管平滑肌、瞳孔开大肌、胃肠和膀胱括约肌等,激动时可引起血管收缩,瞳孔扩大,胃肠和膀胱括约肌收缩等;α_2 受体主要分布于去甲肾上腺素能神经末梢突触前膜、胰岛 β 细胞、血小板、血管平滑肌等,激动时可引起去甲肾上腺素释放减少、胰岛素分泌减少、血小板聚集、血管收缩等(表 6-1)。α 受体激动所产生的效应常称为 α 样作用。

表 6-1　传出神经系统的受体分布与效应

效应器		胆碱能神经兴奋		去甲肾上腺素能神经兴奋	
		受体	效应	受体	效应
心脏	窦房结	M_2	心率减慢	β_1	心率加快
	传导系统	M_2	传导减慢	β_1	传导加快
	心肌	M_2	收缩力减弱	β_1	收缩力增强

续表

效应器		胆碱能神经兴奋		去甲肾上腺素能神经兴奋	
		受体	效应	受体	效应
血管平滑肌	皮肤、黏膜	—	—	α	收缩
	内脏	—	—	α	收缩
	骨骼肌	M_3	舒张(交感神经)	β_2、α	舒张、收缩(弱势效应)
	冠状动脉	—	—	β_2	舒张
内脏平滑肌	支气管	M_3	收缩	β_2	舒张
	胃肠壁	M_3	收缩	α_2、β_2	舒张
	膀胱壁	M_3	收缩	β_2	舒张
	胃肠括约肌	M_3	舒张	α_1	收缩
	膀胱括约肌	M_3	舒张	α_1	收缩
	子宫	M_3	收缩	β_2、α	舒张、收缩
眼内肌	瞳孔开大肌	—	—	α_1	收缩(扩瞳)
	瞳孔括约肌	M_3	收缩(缩瞳)	—	—
	睫状肌	M_3	收缩	β	舒张(弱势效应)
代谢	肝	—	—	β_2、α	肝糖原分解及糖异生
	骨骼肌	—	—	β_2	肌糖原分解
	脂肪	—	—	β_3	脂肪分解
其他	汗腺	M_3	分泌增加	α	分泌增加
	胃壁细胞	M_1	胃酸分泌增加	—	—
	肾上腺髓质	N_N	—	—	儿茶酚胺释放
	骨骼肌	N_M	收缩	—	—

2. β受体与效应 β受体可分为β_1、β_2和β_3受体三个亚型。β_1受体主要分布于心脏、肾,激动时可引起心脏兴奋(心肌收缩力增强,心率加快,传导加速)、肾素释放量增加;β_2受体主要分布于支气管平滑肌、骨骼肌血管、冠状血管和肝等,激动时可引起支气管平滑肌松弛,血管平滑肌舒张,糖原分解、血糖升高等;β_3受体分布于脂肪组织,激动时可引起脂肪分解(表6-1)。β受体激动所产生的效应常称为β样作用。

- -

【点滴积累】

1. M受体激动的效应主要是内脏平滑肌兴奋、心脏抑制、瞳孔缩小、血管舒张、腺体分泌增加等;N_M受体激动的效应主要是骨骼肌收缩。

2. α受体激动的效应主要是瞳孔扩大、血管收缩;β受体激动的效应主要是心脏兴奋、支气管平滑肌松弛、冠状血管和骨骼肌血管舒张、血糖升高、脂肪分解等。

第三节 传出神经系统药物的作用方式及分类

一、传出神经系统药物的作用方式

(一)作用受体

某些传出神经系统药物能直接与胆碱受体或肾上腺素受体结合而产生效应。凡结合后能激动受体并产生与递质相似作用的药物,称为拟似药或受体激动药,如拟胆碱药和拟肾上腺素药;结合后不能激动受体,并阻碍递质或激动药与受体结合,产生与递质相反作用的药物,称为拮抗药或受体阻断药,如抗胆碱药和抗肾上腺素药。

(二)影响递质

某些药物通过影响递质生物转化而产生效应,如抗胆碱酯酶药通过抑制胆碱酯酶而阻碍 ACh 水解,使突触间隙的 ACh 含量增加,激动胆碱受体而发挥拟胆碱作用。有些药物可通过影响递质的合成、贮存、释放或摄取而产生效应,如间羟胺可促进 NA 的释放而发挥拟肾上腺素作用。

二、传出神经系统药物的分类

传出神经系统药物可根据其作用方式和对受体及其亚型作用的选择性进行分类,可分为拟似药和拮抗药(表 6-2)。

表 6-2　传出神经系统药物的分类

拟似药	拮抗药
(一)胆碱受体激动药	(一)胆碱受体拮抗药
1.M、N 受体激动药(卡巴胆碱)	1.M 受体拮抗药
2.M 受体激动药(毛果芸香碱)	(1)非选择性 M 受体拮抗药(阿托品)
3.N 受体激动药(烟碱)	(2)M_1 受体拮抗药(哌仑西平)
(二)抗胆碱酯酶药(新斯的明)	2.N 受体拮抗药
(三)肾上腺素受体激动药	(1)N_N 受体拮抗药(樟磺咪芬)
1.α 受体激动药、β 受体激动药(肾上腺素)	(2)N_M 受体拮抗药(泮库溴铵)
2.α 受体激动药	(二)肾上腺素受体拮抗药
(1)α_1 受体激动药、α_2 受体激动药(去甲肾上腺素)	1.α 受体拮抗药
(2)α_1 受体激动药(去氧肾上腺素)	(1)α_1 受体拮抗药、α_2 受体拮抗药(酚妥拉明)
(3)α_2 受体激动药(可乐定)	(2)α_1 受体拮抗药(哌唑嗪)
3.β 受体激动药	2.β 受体拮抗药
(1)β_1 受体激动药、β_2 受体激动药(异丙肾上腺素)	(1)β_1 受体拮抗药、β_2 受体拮抗药(普萘洛尔)
(2)β_1 受体激动药(多巴酚丁胺)	(2)β_1 受体拮抗药(阿替洛尔)
(3)β_2 受体激动药(沙丁胺醇)	3.α 受体拮抗药、β 受体拮抗药(拉贝洛尔)

【点滴积累】

1. 传出神经系统药物的作用方式是作用受体和影响递质。

2. 传出神经系统药物可分为拟似药和拮抗药。

思考题

1. 乙酰胆碱和去甲肾上腺素的作用消除方式是什么?

2. 简述 M 受体激动和 β 受体激动的效应。

(秦红兵)

第七章 拟胆碱药

学习目标

1. 掌握毛果芸香碱、新斯的明的药理作用、临床应用、不良反应和用药护理。

2. 了解其他拟胆碱药的特点。

拟胆碱药(cholinominmetic drugs)是一类与胆碱能神经递质 ACh 作用相似的药物。根据拟胆碱药作用机制的不同,分为 M 受体激动药和胆碱酯酶抑制药。

第一节 M 受体激动药

毛果芸香碱

毛果芸香碱(pilocarpine)又称匹罗卡品,是从毛果芸香属植物叶子中提取的生物碱,其水溶液稳定,现已可人工合成。1‰滴眼液滴眼后,易穿透角膜,10~30 min 开始缩瞳,降眼压作用的达峰时间约 75 min,可维持 4~8 h。调节痉挛作用约维持 2 h。

【药理作用】 毛果芸香碱能直接激动 M 受体,产生 M 样作用,对眼和腺体的作用最为明显。

1. 对眼的作用 毛果芸香碱溶液滴眼,可产生缩瞳,降低眼内压和调节痉挛等作用。

(1)缩瞳:毛果芸香碱能直接激动瞳孔括约肌上的 M 受体,使瞳孔括约肌收缩,瞳孔缩小(图 7-1)。

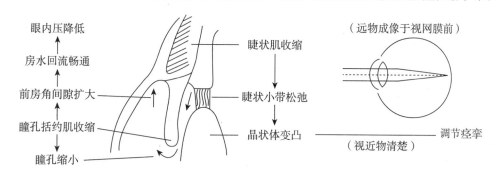

图 7-1 M 受体激动药对眼的作用

(2)降低眼内压:房水是由睫状肌上皮细胞分泌及虹膜后房血管渗出而生成,通过瞳孔、前房角间隙,经滤帘流入巩膜静脉窦而进入血液循环。房水可使眼球内具有一定的压力,称为眼内压。房水回流障碍可致眼内压升高,眼内压持续升高可致青光眼。毛果芸香碱通过缩瞳作用,使虹膜向中心方向收缩后根部变薄,前房角间隙扩大,房水易通过小梁网经巩膜静脉窦进入血液循环,使眼内压降低。

（3）调节痉挛：毛果芸香碱能激动睫状肌环状纤维上的 M 受体，使睫状肌向瞳孔中心方向收缩，悬韧带松弛，晶状体因本身弹性而自然变凸，屈光度增加，从而使远距离的物体不能成像在视网膜上，导致视近物清楚，而视远物模糊，这一作用称为调节痉挛。

2. 对腺体的作用　毛果芸香碱吸收后，能激动腺体上的 M 受体，使腺体分泌增加，以汗腺和唾液腺分泌增加最为明显。

【临床应用】

1. 青光眼　青光眼的主要特征是眼内压升高，引起头痛、视力减退等症状，严重时可致失明。青光眼可分为闭角型青光眼和开角型青光眼，闭角型青光眼是由于前房角狭窄，房水回流不畅而使眼内压升高；开角型青光眼主要是滤帘及巩膜静脉窦变性或硬化，阻碍房水回流而使眼内压升高。毛果芸香碱能使前房角间隙扩大，眼内压降低，对闭角型青光眼疗效较佳；对开角型青光眼的早期也有一定疗效。

2. 虹膜炎　与扩瞳药交替应用，可防止虹膜与晶状体粘连；术后或验光检查眼底后，用毛果芸香碱滴眼可以对抗扩瞳药的作用。

3. M 受体拮抗药中毒　皮下注射，可用于阿托品等药物中毒的解救。

【不良反应和用药护理】

1. 吸收过量可出现流涎、多汗、腹痛、腹泻、支气管痉挛等 M 样症状，可用阿托品对抗。

2. 教会患者正确的滴眼方法，将下眼睑拉成袋状，同时以中指压迫内眦鼻泪管开口，然后将药液滴入眼内。每次滴药后，应轻压内眦 2～3 min，以免药液经鼻黏膜吸收引起全身不良反应。

3. 遇光易变质，应避光保存。

【点滴积累】

毛果芸香碱为 M 受体激动药，主要用于治疗青光眼。

第二节　胆碱酯酶抑制药

胆碱酯酶抑制药又称抗胆碱酯酶药，能抑制乙酰胆碱酯酶活性，使乙酰胆碱水解减少，导致乙酰胆碱在突触间隙堆积而激动 M 受体、N 受体，呈现 M 样及 N 样作用。按药物与胆碱酯酶结合后水解速度的快慢，可分为易逆性胆碱酯酶抑制药和难逆性胆碱酯酶抑制药，易逆性胆碱酯酶抑制药如新斯的明、毒扁豆碱等；难逆性胆碱酯酶抑制药主要为有机磷酸酯类杀虫药。

一、易逆性胆碱酯酶抑制药

新 斯 的 明

新斯的明（neostigmine）又称普洛斯的明（prostigmine），为人工合成的季铵类化合物，脂溶性较低。口服吸收缓慢而不规律，给药后 1 h 显效，持续 3～4 h；皮下注射或肌内注射 15 min 显效，作用可持续 2～4 h。不易透过血-脑脊液屏障，无明显中枢作用。滴眼时，不易透过角膜，对眼的作用很弱。

【药理作用】　作用具有选择性，对骨骼肌的兴奋作用最强，对胃肠平滑肌和膀胱平滑肌兴奋作用较强，对心血管、腺体、眼和支气管等作用较弱。其作用机制除抑制胆碱酯酶外，还能直接激动骨骼肌运动终板上的 N_M 受体和促进运动神经末梢释放乙酰胆碱。

【临床应用】

1. 重症肌无力 新斯的明通过兴奋骨骼肌,可改善肌无力症状。一般口服给药,即可使症状改善,重症患者或紧急情况时,可采用皮下注射或肌内注射。疗效不够满意时,可并用糖皮质激素类或硫唑嘌呤等免疫抑制药。

【知识链接】

重症肌无力

重症肌无力是因神经-肌肉接头传递功能障碍所引起的一种慢性自身免疫性疾病,表现为受累骨骼肌极易疲劳,主要特征是肌肉经过短暂重复的活动后,出现肌无力症状,如眼睑下垂,声音嘶哑,复视,表情淡漠,四肢无力,咀嚼、吞咽困难,严重者可致呼吸困难。此病临床少见,但近年来有上升趋势。病情进展很快,约40%的患者在数月至两年内转化成全身型肌无力,发展至后期阶段会导致瘫痪、呼吸困难,甚至严重缺氧,危及生命。

----

2. 腹气胀和尿潴留 新斯的明可增强胃肠道平滑肌和膀胱逼尿肌的张力,促进排气和排尿,可用于治疗术后腹气胀和尿潴留。

3. 阵发性室上性心动过速 新斯的明通过 M 样作用,可使心率减慢,在压迫眼球或颈动脉窦等兴奋迷走神经措施无效时有效。

4. 非除极化型肌肉松弛药中毒的解救 用于非除极化型肌肉松弛药过量中毒时的解救,但禁用于除极化型肌肉松弛药过量的解救。

【不良反应和用药护理】 治疗量时不良反应较少,可引起恶心、呕吐、腹痛、心动过缓、呼吸困难、肌肉震颤等。过量可引起胆碱能危象,出现肌无力症状加重,严重者可发生呼吸肌麻痹。机械性肠梗阻、尿路梗阻和支气管哮喘患者禁用。静脉注射氨基苷类、林可霉素类、多黏菌素类、利多卡因等可使骨骼肌张力减弱,拮抗新斯的明的作用,故不宜与上述药物合用。

毒扁豆碱

【药理作用和临床应用】 毒扁豆碱(physostigmine)脂溶性高,口服、注射和黏膜给药均可吸收,易透过血-脑脊液屏障进入中枢神经系统;滴眼时易透过角膜。吸收后的外周作用与新斯的明相似;中枢作用表现为小剂量兴奋,大剂量抑制。本品吸收后选择性低,毒性大,较少全身使用。对眼的作用与毛果芸香碱相似,但作用强、起效快而持久。缩瞳作用和降低眼内压作用可维持1～2日。主要用于治疗青光眼,常以 0.25%溶液滴眼。

【不良反应和用药护理】 滴眼后可致睫状肌强烈收缩而伴有头痛、眼痛,且本品刺激性强,患者不易耐受,故不宜久用。滴眼时需压迫内眦,以免药物吸收引起中毒。本品全身不良反应较新斯的明严重,大剂量中毒时可引起呼吸肌麻痹。溶液不稳定,滴眼剂以 pH 值 4～5 的缓冲液配成;应避光保存,见光时易变红色失效且刺激性增加,不可使用。

吡斯的明(pyridostigmine) 作用较新斯的明弱,起效缓慢,作用维持时间较长。主要用于重症肌无力,也可用于腹气胀和尿潴留。不良反应较少,较少引起胆碱能危象。禁忌证同新斯的明。

安贝氯铵(ambenonium) 作用与新斯的明相似,作用维持时间较长。用于重症肌无力,尤其是不能很好耐受新斯的明或吡斯的明的患者。

地美溴铵(demecarium bromide) 作用时间较长,滴眼 15～60 min 后瞳孔缩小,24 h 后其降眼内压作用达高峰,并可持续 9 日以上。适用于治疗无晶状体畸形的开角型青光眼及用其他药物治疗无效的青光眼患者。

【点滴积累】

1. 新斯的明为易逆性胆碱酯酶抑制药,主要用于治疗重症肌无力、术后腹气胀和尿潴留。治疗量时不良反应较少,过量可引起胆碱能危象。

2. 毒扁豆碱主要用于治疗青光眼。

二、难逆性胆碱酯酶抑制药

有机磷酸酯类(organophosphates)属于难逆性抗胆碱酯酶药,包括对硫磷(parathion,1605)、内吸磷(systox,E1059)、马拉硫磷(malathion)、敌百虫(dipterex)、乐果(rogor)、敌敌畏(DDVP)等环境卫生杀虫剂,以及沙林(sarin)、索曼(soman)和塔崩(tabun)等化学战争毒气。有机磷酸酯类脂溶性高,可经皮肤、呼吸道、消化道等多种途径进入体内,吸收后的有机磷酸酯类与胆碱酯酶牢固结合,不易水解,使胆碱酯酶难以复活,对人畜均有强烈毒性。

【中毒机制】 有机磷酸酯类与胆碱酯酶的结合十分牢固。胆碱酯酶的酯解部位中的丝氨酸含有羟基,其上的氧原子具有亲核性,而有机磷酸酯类分子中的磷原子具有亲电性,磷、氧原子间易于形成共价键,生成难以水解的磷酰化胆碱酯酶,使胆碱酯酶失去水解乙酰胆碱的能力,导致乙酰胆碱在体内大量聚积,引起一系列中毒症状。如抢救不及时,胆碱酯酶可能在数分钟或数小时内发生"老化"现象。"老化"过程可能是磷酰化胆碱酯酶的磷酰化基团上的一个烷氧基断裂,生成更加稳定的单烷氧基磷酰化胆碱酯酶。一旦发生,即使使用胆碱酯酶复活药,也不能恢复酶活性,必须等待新生的胆碱酯酶形成,才能水解聚积的乙酰胆碱,此过程可能需要数日。因此,一旦发生有机磷酸酯类中毒,必须迅速抢救。

【中毒症状】

1. 急性中毒 因乙酰胆碱作用广泛,故有机磷酸酯类中毒的症状表现多样化。轻者以 M 样症状为主;中度中毒者可同时有 M 样症状和 N 样症状;严重中毒者除外周 M 样症状和 N 样症状外,还有中枢神经系统症状。

(1)M 样症状:由乙酰胆碱激动 M 胆碱受体所致,表现为瞳孔缩小、视物模糊、眼痛,流涎、流泪、流涕、出汗、呼吸道分泌物增多、肺部有湿性啰音,胸闷、气短、呼吸困难、肺水肿,恶心、呕吐、腹痛、腹泻、大小便失禁,心率减慢、血压下降等。

(2)N 样症状:由乙酰胆碱激动神经节 N_N 受体和骨骼肌 N_M 受体所致。在胃肠道、腺体和眼等组织,由于胆碱能神经占优势,神经节 N_N 受体兴奋的表现与 M 样症状相一致;在心血管系统,则以去甲肾上腺素能神经占优势,故神经节 N_N 受体兴奋的表现为心动过速、血压升高;骨骼肌 N_M 受体兴奋表现为肌肉震颤、抽搐、肌无力,严重者可致呼吸肌麻痹。

(3)中枢症状:有机磷酸酯类脂溶性较高,易于透过血-脑脊液屏障进入中枢,导致脑内乙酰胆碱含量过高而产生中枢中毒症状。表现为先兴奋、不安、谵妄以及全身肌肉抽搐,进而转为抑制,出现意识模糊、共济失调、反射消失、昏迷,并因血管运动中枢抑制引起血压下降及呼吸中枢麻痹导致呼吸衰竭。

2. 慢性中毒 多发生在生产农药的工人或长期接触农药的人员中。表现为血中胆碱酯酶活性显著而持久地下降,但与临床症状并不平行。主要症状有神经衰弱综合征、腹胀、多汗,偶有肌肉抽搐及瞳孔缩小。在慢性中毒的基础上,一次稍大剂量的吸收,也可能引起急性中毒症状。

【中毒防治】

1. 预防 坚持预防为主的方针,严格执行农药生产、管理制度,加强生产和使用农药人员的安全防护措施及安全知识教育,有效地防止有机磷酸酯类中毒。

2. 急性中毒的解救　解救有机磷酸酯类急性中毒,临床用药应遵循"早期、联合、足量、反复"用药的原则,才能取得良好疗效。

(1)迅速清除毒物:发现有机磷酸酯类中毒,应及时将患者移出现场,并立即清除毒物,以防继续吸收。经皮肤吸收者,用温水或肥皂水清洗皮肤;眼部染毒时,可用生理盐水或2%碳酸氢钠溶液冲洗眼;经口中毒者,可用1%盐水或2%碳酸氢钠溶液反复洗胃,也可使用0.02%的高锰酸钾溶液洗胃,直至洗出液中不含农药味,然后再用硫酸镁或硫酸钠导泻。需要注意的是,敌百虫中毒时不可用碱性溶液清洗皮肤或洗胃,因其在碱性溶液中可转化为毒性更强的敌敌畏;对硫磷中毒时不得使用高锰酸钾溶液洗胃,否则可氧化成为毒性更大的对氧磷;有机磷农药重度中毒出现呼吸抑制时,不可用硫酸镁导泻,避免镁离子大量吸收加重呼吸抑制。

(2)及早使用解毒药:应选用 M 胆碱受体拮抗药与胆碱酯酶复活药进行解毒。阿托品是治疗急性有机磷酸酯类中毒的特异性高效解救药,应及早、足量、反复使用。阿托品不仅能迅速解除有机磷酸酯类中毒时的 M 样症状,也能解除部分中枢神经系统中毒症状,促使昏迷患者苏醒;大剂量应用时还有神经节阻滞作用,从而对抗有机磷酸酯类的神经节兴奋症状。阿托品对 N_M 受体无作用,也不能使胆碱酯酶恢复活性。因此,对中重度中毒患者必须与胆碱酯酶复活药联合应用。需要注意的是,当胆碱酯酶复活后,机体对阿托品的敏感性增强,易发生阿托品中毒,故两类药物合用时应适当减少阿托品的剂量。

(3)其他措施:根据患者的情况,可再配合能改善循环及维持呼吸等适当措施,缓解症状,促进康复。

第三节　胆碱酯酶复活药

胆碱酯酶复活药(cholinesterase reactivators)是一类能使已被有机磷酸酯类抑制的胆碱酯酶恢复活性的药物,常用药物有碘解磷定和氯解磷定等。它们的应用不仅能使单用阿托品所不能控制的严重中毒患者得到解救,而且也可显著缩短一般中毒患者的病程。

碘　解　磷　定

碘解磷定(pralidoxime iodide,PAM)简称派姆,为临床最早应用的胆碱酯酶复活药。水溶性差,且不稳定,久置可释放出碘,故以结晶封存于安瓿内备用。

【体内过程】　本品静脉注射后迅速分布至全身各组织,在肝、肾、脾、心等组织的含量较高,肺、骨骼肌和血中次之,仅有少量进入脑内。本品部分经肝代谢,主要经肾排泄,血浆半衰期不到 1 h,故需反复给药。

【药理作用】

1. 复活胆碱酯酶　碘解磷定进入有机磷酸酯类中毒者体内,其分子中带正电荷的季铵氮即与磷酰化胆碱酯酶的阴离子部位以静电引力相结合,结合后使其肟基趋向磷酰化胆碱酯酶的磷原子,进而与磷酰基形成共价键结合,生成磷酰化胆碱酯酶-碘解磷定复合物。此复合物进一步裂解成为磷酰化碘解磷定和胆碱酯酶,使胆碱酯酶游离出来,恢复其水解乙酰胆碱的活性。

2. 直接与有机磷酸酯结合　碘解磷定也能与体内游离的有机磷酸酯类直接结合,成为无毒的磷酰化碘解磷定,由尿排出,从而阻止游离的有机磷酸酯类,继续抑制胆碱酯酶活性。

【临床应用】　用于各种有机磷酸酯类中毒的解救,应及早应用,以免发生酶的"老化"。碘解磷定恢复酶活性的作用对骨骼肌最为明显,能迅速制止肌束颤动;对自主神经系统功能的恢复较差;对中枢神经系统的中毒症状也有一定改善。碘解磷定不能直接对抗体内积聚的乙酰胆碱,故应与阿托品合用,以便及时控制症状。

碘解磷定的解毒效果因有机磷酸酯类不同而异,对内吸磷、对硫磷和马拉硫磷中毒的疗效较好,对敌百虫、敌敌畏中毒的疗效稍差,而对乐果中毒则无效。因乐果中毒时所形成的磷酰化胆碱酯酶数分钟即"老化",不可复活,加之乐果乳剂含有苯,可能同时有苯中毒。

【不良反应和用药护理】

1. 本品含碘,刺激性大,必须静脉给药。若药液漏至血管外可致剧痛,偶有口苦、咽痛和其他碘反应。

2. 如静脉注射过快(每分钟超过 500 mg)或剂量超过 2 g 时,可产生轻度乏力、视物模糊、眩晕,有时出现恶心、呕吐和心动过速等,故应缓慢静脉注射。

3. 剂量过大,碘解磷定本身也可抑制胆碱酯酶活性,加重有机磷酸酯类的中毒程度,故切勿过量。

4. 在碱性溶液中可分解生成剧毒的氰化物,故禁与碱性药物混合使用。

氯解磷定(pyralidoxime chloride,PAM－CL) 药理作用和临床应用与碘解磷定相似,复活胆碱酯酶的作用较碘解磷定强。本品水溶性高,性质稳定,可肌内注射或静脉给药,特别适用于农村基层使用和应急救治。本品不良反应较碘解磷定轻,偶见轻度头痛、头晕、恶心、呕吐和视物模糊等。过量应用也可抑制胆碱酯酶活性,故静脉注射宜缓慢,切勿过量。禁与碱性药物混合使用。因本品使用方便、不良反应小、价格低廉,已成为胆碱酯酶复活药中的首选药物。

双复磷(obidoxime) 药理作用及用途与碘解磷定相似,但作用强而持久,且易透过血-脑脊液屏障,有阿托品样作用。本品对有机磷酸酯类中毒的 M 样、N 样及中枢神经系统中毒症状均有一定疗效。注射过快可致口干、颜面潮红、口舌发麻、心率加快和血压波动等;剂量过大时可出现神经-肌肉传导阻滞,也可引起室性期前收缩、传导阻滞或心室颤动;偶见中毒性黄疸,应予以重视。

【点滴积累】

1. 有机磷酸酯类为难逆性胆碱酯酶抑制药,可引起 M 样、N 样及中枢神经系统中毒症状。
2. 有机磷酸酯类急性中毒需采用阿托品和胆碱酯酶复活药进行解救。

思考题

1. 毛果芸香碱用于滴眼时应注意什么?
2. 如何预防新斯的明过量引起的胆碱能危象?
3. 有机磷酸酯类中毒需采用何种药物进行解救?
4. 患者,女性,18 岁。眼睑下垂、斜视和复视,常在下午或傍晚运动后加重,早晨和休息后减轻,呈规律的晨轻暮重波动性变化。经检查被确诊为重症肌无力。患者住院治疗,经使用新斯的明等药物治疗 1 周后,症状没有缓解。

(1)为什么使用新斯的明治疗后患者的症状没有缓解? 可能的原因有哪些?

(2)在药物治疗过程中如何进行用药护理?

常用制剂和用法

硝酸毛果芸香碱 滴眼液或眼膏:1%～2%。1 次 1～2 滴,1 日 3～5 次,或按需要使用,晚上或需要时涂眼膏。长效毛果芸香碱眼用缓释药膜:药膜放入眼结膜囊内后缓慢释放,1 周 1 片。

溴化新斯的明　片剂:15 mg。口服,1 次 15 mg,1 日 3 次。极量 1 次 30 mg,1 日 100 mg。

甲基硫酸新斯的明　注射剂:0.5 mg/1 ml、1 mg/2 ml。1 次 0.25～1.0 mg,1 日 1～3 次,皮下注射或肌内注射。极量 1 次 1 mg,1 日 5 mg。

水杨酸毒扁豆碱　滴眼液或眼膏:0.25%,每 4 h 1 次或按需要决定滴眼次数。

溴吡斯的明　片剂:60 mg。口服,1 次 60 mg,1 日 3 次。

安贝氯铵　片剂:5 mg、10 mg、25 mg。口服,1 次 5～25 mg,1 日 3～4 次。

地美溴铵　滴眼液:0.125%～0.25%。先以低浓度及小量试用,根据疗效增减用量。

碘解磷定　注射剂:0.5 g/20 ml。轻度中毒:可 1 次静脉注射 0.5 g,必要时 2 h 后重复 1 次;中度中毒:首次静脉注射 0.8～1 g,以后每 2 h 重复注射 0.5～0.8 g;重度中毒:1 次静脉注射 1～1.2 g,30 min 后效果不明显重复注射 1 次。

氯解磷定　注射剂:0.25 g/2 ml,0.5 g/2 ml。轻度中毒:肌内注射,每次 0.25～0.5 g,必要时 2～4 h 后重复 1 次;中度中毒:肌内注射或静脉注射,每次 0.5～0.75 g,必要时 2～4 h 后重复肌内注射 0.5 g;重度中毒:首次静脉注射 1 g,再以 1～2 g 溶于 500 ml 生理盐水中缓慢静脉滴注,或在首次静脉注射后间隔 1～2 h 后重复静脉注射 0.5 g。每日总量不超过 8 g。

(秦红兵)

第八章 抗胆碱药

学习目标

1. 掌握阿托品的药理作用、临床应用、不良反应和用药护理。
2. 熟悉山莨菪碱、东莨菪碱及溴丙胺太林的作用特点和临床应用。
3. 了解后马托品、琥珀胆碱、泮库溴铵等的作用特点和临床应用。

抗胆碱药（anticholinergic drugs）是一类能与胆碱受体结合而不激动或极少激动胆碱受体的药物，可竞争性拮抗乙酰胆碱或胆碱受体激动药与受体结合，从而产生抗胆碱的作用。根据其对胆碱受体选择性的不同，可分为 M 受体拮抗药和 N 受体拮抗药。

第一节 M 受体拮抗药

一、阿托品类生物碱

阿 托 品

【体内过程】 阿托品（atropine）口服易吸收，生物利用度约 50%，1 h 后作用达高峰，持续 3～4 h；注射给药起效更快，$t_{1/2}$ 为 2～4 h；眼科局部使用，作用可长达数日。吸收后分布广泛，可透过血-脑脊液屏障及胎盘屏障，80% 以上经肾排泄，少量可随乳汁和粪便排出。

【药理作用】 阿托品为非选择性 M 受体拮抗药，其作用广泛。

1. 松弛内脏平滑肌 阿托品通过拮抗内脏平滑肌上的 M 受体，松弛多种内脏平滑肌，对处于过度活动或痉挛状态的平滑肌作用尤为明显，其中对胃肠平滑肌松弛作用最强，对尿道和膀胱壁平滑肌次之，对胆管、输尿管和支气管平滑肌松弛作用较弱，对子宫平滑肌影响很小。

2. 抑制腺体分泌 阿托品抑制汗腺和唾液腺作用最强，小剂量可使其分泌减少；对支气管腺体抑制作用较强；大剂量时能抑制胃液分泌，对胃酸分泌影响较小。

3. 对眼的作用

(1)扩瞳：阿托品能拮抗瞳孔括约肌上的 M 受体，瞳孔括约肌松弛，使去甲肾上腺素能神经支配的瞳孔开大肌功能占优势，瞳孔扩大（图 8-1）。

(2)升高眼内压：由于瞳孔扩大，虹膜退向四周外缘，前房角间隙变窄，妨碍房水回流入巩膜静脉窦，造成眼内压升高。

(3)调节麻痹：阿托品能拮抗睫状肌上的 M 受体，睫状肌松弛而退向边缘，使悬韧带拉紧，晶状体变扁平，屈光度降低，不能将近距离的物体清晰地成像在视网膜上，导致视远物清楚，视近物模

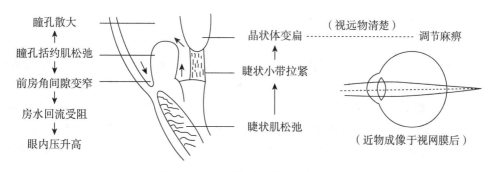

图8-1 M受体拮抗药对眼的作用

糊,这一作用称为调节麻痹。

4. 对心血管的作用

(1)加快心率:较大剂量(1~2 mg)的阿托品能拮抗窦房结的M_2受体,解除迷走神经对心脏的抑制,使心率加快。心率加快的程度取决于迷走神经张力,对迷走神经张力高的青壮年,其心率加快作用明显,对婴幼儿及老年人影响较小。对心肌梗死的患者,由于阿托品加快心率,可加重心肌缺血缺氧,应慎用。

(2)加快房室传导:阿托品可拮抗迷走神经过度兴奋所致的房室传导阻滞和心动过缓,使房室传导加快。

(3)舒张血管:由于多数血管床缺少胆碱能神经支配,故治疗量的阿托品对血管和血压均无明显影响。大剂量阿托品可引起血管舒张,解除小血管痉挛,增加组织的血液灌注量,改善微循环。扩血管作用与拮抗M受体无关,可能是阿托品引起体温升高后的代偿性散热反应,也可能是阿托品直接舒张血管的作用。

【知识链接】

修 氏 理 论

1983年4月正在美国进修的中国医学科学院基础医学研究所助理研究员修瑞娟,在全美微循环学会会议上宣读了她关于人体微循环新理论的论文,折服了美国的医学权威。"修氏理论"随即被公认,并被评为"1983年世界十大科技进展之一"。

修瑞娟在大量的实验基础上发现并证明,人体的各级微动脉血管的自律性运动是以波浪形进行传播的,微循环对器官和组织的灌注是海涛式灌注。修氏理论认为,莨菪碱类的药物能增强微动脉血管的自律性运动。这一成果是该领域研究的重大突破。

5. 兴奋中枢 治疗量(0.5~1 mg)的阿托品对中枢作用不明显;较大剂量(1~2 mg)能兴奋延髓呼吸中枢;更大剂量(3~5 mg)则可兴奋大脑皮质,出现烦躁不安、多言、谵妄等反应;中毒量(10 mg以上)可产生幻觉、定向障碍、运动失调和惊厥等,严重时由兴奋转入抑制,出现昏迷及延髓麻痹而死亡。

【临床应用】

1. 解除平滑肌痉挛 对胃肠绞痛及膀胱刺激症等疗效较好;对胆绞痛和肾绞痛单用阿托品疗效较差,常与镇痛药哌替啶合用。此外,也可用于小儿遗尿症。阿托品虽能舒张支气管,但由于其抑制呼吸道腺体分泌,使痰液变稠,不易排出,故不能用作平喘药,其合成衍生物异丙托溴铵气雾吸入对哮喘和喘息型慢性支气管炎患者有显著的平喘作用。

2. 麻醉前给药 阿托品抑制腺体分泌,减少呼吸道腺体及唾液腺分泌,防止分泌物阻塞呼吸道及吸入性肺炎的发生,也可用于严重盗汗及流涎症。

3. 眼科应用

(1)虹膜睫状体炎:0.5%～1%阿托品局部滴眼,可松弛瞳孔括约肌和睫状肌,使之活动减少、充分休息,有助于炎症消退;同时还可预防虹膜与晶状体粘连,常与缩瞳药交替使用。

(2)验光配镜、检查眼底:眼内滴入阿托品使睫状肌松弛,晶状体充分固定,可准确测定晶状体的屈光度;也可利用其扩瞳作用检查眼底,有助于观察眼底的周边部位。由于阿托品调节麻痹作用可维持2～3日,扩瞳作用可持续1～2周,视力恢复过于缓慢,故现仅用于睫状肌调节功能较强的儿童验光。

4. 治疗缓慢型心律失常 用于迷走神经过度兴奋所致的心动过缓、传导阻滞等缓慢型心律失常。

5. 抗休克 在补足血容量的基础上,用于抢救暴发型流行性脑脊髓膜炎、中毒性细菌性痢疾、中毒性肺炎等所致的感染性休克,对休克伴有高热或心率加快者禁用。由于阿托品不良反应较多,目前多用山莨菪碱代替。

6. 解救有机磷酸酯类中毒 阿托品可迅速、有效地缓解有机磷酸酯类中毒的M样症状和部分中枢症状,是特效的对症治疗药。由于阿托品对骨骼肌兴奋症状无效,不能恢复被抑制的胆碱酯酶的活性,故需与胆碱酯酶复活药合用(详见第七章第三节)。

【不良反应】 常见口干、视近物模糊、畏光、心悸,皮肤干燥、潮红,排尿困难和体温升高等不良反应,停药后均可消失;过量中毒时除上述外周症状加重外,还可出现中枢症状,如焦虑、失眠、不安、幻觉、谵妄、躁狂,甚至惊厥等以兴奋为主的症状;严重中毒者由兴奋转为抑制,出现昏迷及呼吸肌麻痹。阿托品的最低致死量,成人为80～130 mg,儿童约为10 mg。

【用药护理】

1. 本品不良反应较多,用药前应告知患者,以免患者紧张。

2. 使用较大剂量阿托品时尤应注意观察心率、皮肤及体温等变化,如心率高于100次/min、体温高于38℃的患者,不宜使用。夏季用药,要注意防暑降温,尤其是婴幼儿。

3. 用药期间,如出现呼吸加快、瞳孔散大、中枢兴奋症状及猩红热样皮疹,多提示阿托品中毒,应立即报告医师,以便及时处理。

4. 局部滴眼使用时应压迫内眦,以免吸收。本品扩瞳作用可持续1～2周,应告诉患者避免光线刺激,采取戴墨镜等措施保护眼,视近物模糊期间不要做用眼的精细工作。

5. 酸中毒患者可耐受较大剂量的阿托品,一旦酸中毒得以纠正,则较小剂量阿托品即可显效,故此类患者使用时应特别注意,以免中毒。

6. 青光眼、前列腺增生、幽门梗阻患者禁用。心肌梗死、心动过速、老年人、妊娠期妇女、哺乳期妇女慎用。

山莨菪碱(anisodamine) 是从我国特有茄科植物唐古特莨菪中提取的生物碱,其人工合成的消旋品称为654-2。其脂溶性低,口服给药吸收差,多肌内注射给药。与阿托品相比,其作用特点为:①对胃肠平滑肌、血管平滑肌的解痉作用选择性高,强度与阿托品相似或略低;②对眼和腺体的作用仅为阿托品的1/20～1/10;③不易透过血-脑脊液屏障,中枢作用不明显。主要用于胃肠绞痛、感染性休克等。不良反应与阿托品相似,毒性较低。

东莨菪碱(scopolamine) 是从洋金花、颠茄或莨菪等植物中提取的生物碱。与阿托品相比,其作用特点为:①对中枢作用强且表现为抑制作用,随剂量增加依次为镇静、催眠、麻醉,但能兴奋呼吸中枢;②抑制腺体分泌、扩瞳和调节麻痹作用强于阿托品,而对心血管及内脏平滑肌作用较弱。主要用于麻醉前给药,效果优于阿托品。此外,可用于预防晕动病和抗帕金森病。不良反应与阿托品相似。另外,因本品可引起老年人思维错乱,故老年人避免用作麻醉前给药。

二、阿托品的合成代用品

为了避免阿托品所引起的诸多不良反应,通过对其化学结构进行改造,合成了许多阿托品的代用品,这些药物相对具有较高的选择性,作用较强,不良反应较少,主要包括扩瞳药及合成解痉药。

(一)合成扩瞳药

后马托品(homatropine)　为阿托品扩瞳代用品,其扩瞳作用和调节麻痹作用较阿托品弱,持续1～2日,视力恢复较快,适用于检查眼底及验光。其调节麻痹作用较弱,故儿童验光仍须用阿托品。

托吡卡胺(tropicamide)　作用与后马托品相似,但其扩瞳和调节麻痹作用起效快,持续时间更短,临床应用同后马托品。

(二)合成解痉药

溴丙胺太林(propantheline bromide)　又称普鲁本辛,口服吸收不完全,食物可妨碍其吸收,故宜在饭前0.5～1 h服用。本品作用特点为:①对胃肠道平滑肌上的M受体选择性高,解除胃肠道平滑肌痉挛作用强而持久,较大剂量还能抑制胃酸分泌;②不易透过血-脑脊液屏障,中枢作用不明显。主要用于胃及十二指肠溃疡、胃肠绞痛及妊娠呕吐,睡前使用本品15～45 mg可治疗遗尿症。不良反应与阿托品相似,中毒量可因神经-肌肉接头阻滞而致呼吸肌麻痹。

贝那替嗪(benactyzine)　又称胃复康,口服较易吸收,易透过血-脑脊液屏障产生中枢作用。本品能缓解胃肠平滑肌痉挛,抑制胃液分泌,此外还有一定的安定作用,适用于胃酸过多、胃炎、胃肠道痉挛兼有焦虑症的消化性溃疡患者,可用于肠蠕动亢进及膀胱刺激症。

【点滴积累】

1. 阿托品主要用于治疗内脏绞痛、麻醉前给药、缓慢型心律失常、感染性休克、有机磷酸酯类中毒等。主要不良反应为口干、视近物模糊、畏光、心悸,皮肤干燥、潮红,排尿困难和体温升高等,青光眼、前列腺增生、幽门梗阻患者禁用。

2. 山莨菪碱为阿托品的代用品,用于治疗内脏绞痛和感染性休克等;东莨菪碱主要用于麻醉前给药、预防晕动病和抗帕金森病。

第二节　N受体拮抗药

一、N$_N$受体拮抗药

N$_N$受体拮抗药又称神经节阻滞药,可阻断交感神经节,使血管舒张,血压下降,曾作为降压药,但因其同时阻断副交感神经节,不良反应较多,现已少用。

二、N$_M$受体拮抗药

N$_M$受体拮抗药又称骨骼肌松弛药,简称肌松药,是一类通过作用于神经-肌肉接头后膜的N$_M$受体,阻滞神经-肌肉接头处神经冲动的正常传递,导致骨骼肌松弛的药物。主要作为外科麻醉的辅助用药。应用肌松药后,可在较浅的全身麻醉下,获得外科手术所需的肌肉松弛度,因此能减少全身麻醉药的用量。按其作用机制的不同,可分为除极化型肌松药和非除极化型肌松药两类。

(一)除极化型肌松药

除极化型肌松药与神经肌肉接头后膜的N$_M$受体结合后,其被胆碱酯酶的水解较ACh缓慢,故产生与 ACh 相似但较为持久的除极化作用,神经-肌肉接头后膜失去对乙酰胆碱的反应性,从而导致骨骼机松弛。本类药物的特点为:①用药后常先出现短暂的肌束颤动;②连续用药可产生快速耐受性;③抗胆碱酯酶药可增强此类药物的骨骼肌松弛作用,故其中毒时不可用新斯的明等抗胆碱酯酶药解救;④治疗量无神经节阻滞作用。

琥 珀 胆 碱

琥珀胆碱(succinylcholine)又称司可林,是临床常用的去极化型肌松药。

【体内过程】 琥珀胆碱进入体内后约 98% 迅速被假性胆碱酯酶水解为琥珀酰单胆碱,肌松作用明显减弱,然后进一步水解为琥珀酸和胆碱,肌松作用消失。约 2% 的药物以原形经肾排泄。

【药理作用】 琥珀胆碱的肌松作用快而短暂,静脉注射先出现短暂的肌束颤动,尤以胸腹部肌肉明显。1 min 内即转变为肌肉松弛,约 2 min 肌肉松弛作用达高峰,5 min 作用随即消失,静脉滴注可延长其作用时间。

【临床应用】

1. 气管内插管及气管镜等检查 静脉注射作用快而短暂,对喉肌麻痹明显,可减轻患者痛苦,有利于进行插管操作。适用于气管内插管及气管镜检查,也可用于食管镜等检查。

2. 外科麻醉辅助用药 静脉滴注使肌肉完全松弛,便于在较浅的全身麻醉状况下手术,可减少麻醉药的用量,增加手术的安全性。适用于较长时间的外科手术需要。

【不良反应和用药护理】

1. 手术后肌痛 以腰和小腿为甚,因肌肉松弛前出现短暂的肌束颤动损伤了肌梭所致,一般 3~5 日可自愈。

2. 呼吸肌麻痹 常见于剂量过大、静脉滴注过快或遗传性胆碱酯酶活性低下者,导致自主呼吸停止,应进行人工呼吸,直至自主呼吸完全恢复。

3. 眼内压升高 与眼外肌短暂收缩、脉络膜血管舒张有关,故青光眼、白内障患者禁用。

4. 血钾升高 由于肌肉的持续除极化,大量钾离子从细胞内释放出来,使血钾升高。故大面积软组织损伤、大面积烧伤、偏瘫、脑血管意外等血钾升高患者应禁用,以免产生高血钾性心脏停搏。

5. 特异质反应 在琥珀胆碱与吸入麻醉剂合用时,可出现恶性高热,表现为体温突然上升(超过 42℃)。出现这种情况时,必须立即采取降温、吸氧等措施,抢救不及时可致死亡。

6. 琥珀胆碱在碱性溶液中易分解破坏,故不宜与硫喷妥钠等药混合使用。

7. 氨基苷类和多黏菌素类抗生素也有肌肉松弛作用,与琥珀胆碱合用易致呼吸肌麻痹,应避免合用。抗胆碱酯酶药、环磷酰胺、普鲁卡因等能抑制假性胆碱酯酶活性,使琥珀胆碱的作用增强。

(二)非除极化型肌松药

非除极化型肌松药与神经-肌肉接头后膜的 N_M 受体有亲和力,但没有内在活性,竞争性拮抗 ACh 对 N_M 受体的作用,使骨骼机松弛。其特点为:①肌肉松弛前无肌束颤动;②抗胆碱酯酶药可对抗其肌肉松弛作用,故药物过量中毒可用新斯的明解救;③具有一定的神经节阻断作用,可引起血压下降;④其作用可被同类肌松药增强;⑤氨基苷类抗生素能增强和延长此类药物的作用。

泮库溴铵(pancuronium bromide) 为人工合成的长效非除极化型肌松药,其肌松作用较筒箭毒碱强 5~10 倍,起效快(4~6 min),维持时间长(2~3 h),蓄积性小,治疗量无神经节阻断作用和促进组胺释放作用。因有轻度抗胆碱作用和促进儿茶酚胺释放作用,故可引起心率加快和血压升高。主要用于各种手术维持肌松和气管插管等。重症肌无力、高血压和肾功能障碍患者慎用。过量中毒也可用新斯的明解救。由于本品中含溴,故对溴化物过敏者禁用。

同类药物还有维库溴铵(vecuronium bromide)、阿曲库铵(atracurium)等,其作用选择性更高,治疗量无明显的迷走神经或神经节阻断作用。维库溴铵和阿曲库铵静脉注射后均2～3 min显效,阿曲库铵作用维持30～40 min,维库溴铵作用维持60～90 min。因阿曲库铵主要被血液中的假性胆碱酯酶水解失活,故肝肾功能不良者可选用本品。

【点滴积累】

1. 琥珀胆碱为除极化型肌松药,主要用于气管内插管、气管镜检查、食管镜检查、外科麻醉等辅助用药。

2. 泮库溴铵为非除极化型肌松药,主要用于手术维持肌松和气管插管等。

思考题

1. 阿托品的临床应用、不良反应、禁忌证主要有哪些?

2. 山莨菪碱、东莨菪碱与阿托品比较,各有哪些特点?

3. 患者,女性,23岁。2 h前口服50%敌敌畏60 ml,大约10 min后出现呕吐、大汗,随后昏迷,急诊送入院。体格检查:呼吸急促,32次/min,血压140/100 mmHg,心律失常,肠鸣音亢进,双侧瞳孔1～2 mm,胸前有肌颤,全血ChE活力为30%。患者入院后,除给予洗胃和氯解磷定治疗外,还应立即注射何种药物抢救?用该药应重点监护哪些内容?

常用制剂和用法

阿托品　片剂:0.3 mg。口服,1次0.3～0.6 mg;小儿1次0.01 mg/kg,1日3次。注射剂:0.5 mg/1 ml、1 mg/2 ml、5 mg/1 ml。1次0.5 mg;小儿1次0.01 mg/kg,皮下注射、肌内注射或静脉注射。滴眼剂:0.5%、1%。眼膏:1%。极量:口服,1次1 mg,1日3 mg;皮下注射或静脉注射,1次2 mg。

山莨菪碱　片剂:5 mg、10 mg。口服,1次5～10 mg,1日3次。注射剂:5 mg/1 ml、10 mg/1 ml、20 mg/1 ml。1次5～10 mg,1日1～2次,肌内注射或静脉注射。

东莨菪碱　片剂:0.2 mg。口服,1次0.2～0.3 mg,1日3次。注射剂:0.3 mg/1 ml、0.5 mg/1 ml。1次0.2～0.5 mg,皮下注射或肌内注射。极量:口服,1次0.6 mg,1日2 mg;注射,1次0.5 mg,1日1.5 mg。

后马托品　滴眼液:1%～2%。1次1～2滴。

托吡卡胺　滴眼液:0.5%、1%。1次1～2滴,如需产生调节麻痹作用,可用1%浓度,1～2滴,5 min后重复1次,20～30 min后可再给药1次。

溴丙胺太林　片剂:15 mg。口服,1次15 mg,1日3次。

琥珀胆碱　注射剂:50 mg/1 ml、100 mg/2 ml。1次1～2 mg/kg,静脉注射,也可溶于5%葡萄糖注射液中稀释至0.1%浓度,静脉滴注;小儿1次1.2～2 mg/kg,肌内注射。极量:1次250 mg。

筒箭毒碱　注射剂:10 mg/1 ml。首次6～9 mg静脉注射,重复时用量减半。

泮库溴铵　注射剂:2 mg/2 ml、4 mg/2 ml。首次0.1～0.15 mg/kg静脉注射,重复给药时剂量减半。

(秦红兵)

第九章 肾上腺素受体激动药

学习目标
1. 掌握肾上腺素、去甲肾上腺素、异丙肾上腺素的药理作用、临床应用、不良反应和用药护理。
2. 熟悉多巴胺、麻黄碱的作用特点和临床应用。
3. 了解间羟胺、多巴酚丁胺的作用特点和临床应用。

肾上腺素受体激动药(adrenoceptor agonists)又称为拟肾上腺素药,能与肾上腺素受体结合或间接促进递质释放,产生与交感神经兴奋相似的作用。根据与受体亚型选择性不同,拟肾上腺素药可分为:α、β受体激动药,α受体激动药和β受体激动药三类。

第一节 α、β 受体激动药

肾 上 腺 素

肾上腺素(adrenaline,AD)又称副肾素,为肾上腺髓质嗜铬细胞分泌的主要激素。药用为家畜肾上腺提取或人工合成,常用其盐酸盐。性质不稳定,在中性、碱性溶液中易氧化失活,遇光、热均易失效。

【体内过程】 口服给药使胃黏膜血管剧烈收缩,在碱性肠液及肝中易被破坏,因此不能产生吸收作用。静脉注射,作用仅维持数分钟即分解失效。常用给药途径为皮下注射,因收缩局部血管而吸收缓慢,作用可持续 1 h,也可肌内注射,因舒张骨骼肌血管故吸收迅速,但维持时间较短,10～30 min。不易进入中枢系统。药物进入体内主要由摄取途径失活,部分被 COMT 和 MAO 降解破坏。代谢产物及少量原形经肾排泄。

【药理作用】 肾上腺素对受体亚型选择性低,对 α 受体、β 受体均有强大的激动作用。参与心血管活动的调节,促进肝糖原分解和糖原异生,促进脂肪分解,以提供能量。

1. 心脏 肾上腺素通过激动心肌、窦房结和传导系统的 β_1 受体,使心肌收缩力加强,心率加快,传导加快,心排血量增加。通过激动 β_2 受体,使冠状动脉舒张,增加心肌血流量,是强效的心脏兴奋药。同时由于增加心肌耗氧量,心脏正位、异位起搏点的自律性均升高,当剂量过大或静脉注射过快时,可引起心律失常,出现期前收缩、心动过速,甚至诱发心室颤动。

2. 血管 由于体内不同部位血管受体分布和密度不同,肾上腺素激动血管平滑肌的 α_1 受体和 β_2 受体,对血管的作用表现也不一致。小动脉、毛细血管前括约肌、皮肤黏膜和腹腔内脏血管以 α_1 受体占优势,呈显著的收缩反应;骨骼肌和冠状动脉血管以 β_2 受体占优势,呈舒张反应。肾上腺素对静脉及大动脉收缩作用较弱,对脑血管、肺血管收缩作用微弱。

3. 血压 肾上腺素通过激动心脏的 β_1 受体,使心排血量增加,收缩压升高,而其对舒张压的影响与剂量有关(图9-1)。低浓度静脉滴注肾上腺素时,以 β_2 受体激动作用占优势,骨骼肌血管舒张,抵消或超过皮肤黏膜及内脏血管的收缩,故舒张压下降或不变,脉压加大,有利于血液对组织器官的灌注。较大剂量或静脉快速注射时,α 受体激动作用占优势,皮肤黏膜及内脏血管剧烈收缩,外周阻力显著增高,收缩压和舒张压均升高。

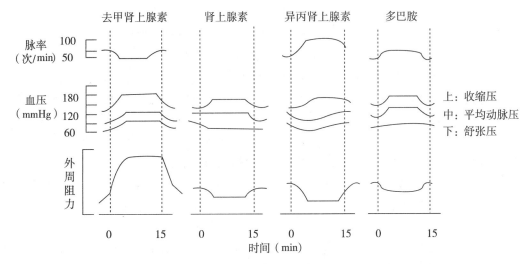

图9-1 去甲肾上腺素、肾上腺素、异丙肾上腺素及多巴胺作用比较

应注意的是,除多巴胺以 500 $\mu g/min$ 的速度静脉滴注外,其余均以 10 $\mu g/min$ 的速度静脉滴注。

动物实验表明,肾上腺素引起的血压改变具有双相性,即静脉注射较大剂量肾上腺素时,先出现血压迅速上升,继而由于低浓度肾上腺素激动 β_2 受体作用占优势,血压迅速下降至原水平以下,称为继发性血压下降。如果预先采用 α 受体拮抗药拮抗 α 受体的缩血管作用,再给予肾上腺素时则仅表现为激动 β_2 受体的扩血管作用,血压只降不升,称为肾上腺素升压作用的翻转(图9-2),因此具有 α 受体拮抗作用的药物中毒引起血压下降时,不宜采用肾上腺素抢救,而应采用对 α 受体作用较强的去甲肾上腺素。

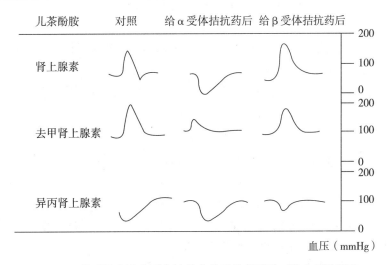

图9-2 使用肾上腺素受体拮抗药前后儿茶酚胺对狗血压的影响

4. 支气管 肾上腺素激动支气管平滑肌的 β_2 受体,使平滑肌松弛,张力下降,尤以痉挛状态时

舒张作用更明显。通过激动支气管黏膜血管平滑肌上的 α_1 受体，产生缩血管作用，使血管通透性降低，有利于消除黏膜水肿和充血。此外，通过激动支气管黏膜肥大细胞的 β_2 受体，可抑制组胺、白三烯等过敏物质的释放。

5. 代谢　肾上腺素能显著提高机体代谢率和耗氧量，促进糖原分解和糖异生，促进脂肪分解，使血糖升高、血中游离脂肪酸含量增加。

【临床应用】

1. 心脏停搏　肾上腺素可用于因溺水、麻醉意外、手术意外、急性传染病和心脏传导阻滞等引起的心脏停搏。静脉或心室内注射给药，同时须采取心肺复苏和纠正酸中毒等其他治疗措施。对电击所致心脏停搏，可配合除颤器或利多卡因等进行抢救。

2. 过敏性休克　药物或输液等可引起过敏性休克，表现为全身小血管舒张和毛细血管通透性增加，引起循环血量降低，血压下降，同时伴有支气管平滑肌痉挛和支气管黏膜水肿，出现呼吸困难等症状。肾上腺素作为抢救过敏性休克的首选药物，可通过激动 α_1 受体，收缩小动脉和毛细血管前括约肌，降低毛细血管通透性，升高血压；激动支气管黏膜血管上的 α_1 受体，使支气管黏膜血管收缩，减轻黏膜水肿；激动心脏上的 β_1 受体，改善心脏功能；激动支气管平滑肌上的 β_2 受体，解除平滑肌痉挛，并抑制过敏介质释放。一般采用皮下注射或肌内注射，危重病例也可采用生理盐水 10 倍稀释后缓慢静脉注射。

3. 支气管哮喘急性发作　肾上腺素可控制支气管哮喘的急性发作，起效快，作用强，维持时间短。因其激动 β_1 受体兴奋心脏，不良反应严重，现已少用。

4. 局部应用　与局部麻醉药配伍，可收缩注射部位血管，延缓药物吸收，延长局部麻醉时间，减轻不良反应。在手指、足趾和阴茎等部位使用局部麻醉药时禁止加入。一般局部麻醉药中肾上腺素的浓度为 1:250 000，1 次用量不得超过 0.3 mg。鼻黏膜或牙龈出血时，可用浸有 0.1%～0.2% 肾上腺素溶液的棉球或纱布填塞局部止血。

【不良反应】　治疗量可引起烦躁、恐惧、心悸、出汗、震颤等症状，停药后可消失。剂量过大或注射过快，可致血压剧烈上升，产生搏动性头痛，有诱发脑出血的危险，亦可引起心律失常甚至心室颤动。

【用药护理】

1. 应严格掌握用药剂量，密切观察患者的血压、脉搏和情绪变化。

2. 用药局部可出现水肿、充血和炎症。注射时须轮换部位，以免出现组织坏死。

3. 忌与碱性药物配伍使用。注射液稀释后 pH 值将升高，在空气和阳光下数小时即变为淡红色或棕色，应避光保存，颜色稍变则不可使用。

4. 本品禁用于器质性心脏病、高血压、脑动脉硬化、心源性哮喘、甲状腺功能亢进症和糖尿病患者，老年人慎用。

麻　黄　碱

麻黄碱(ephedrine)又称麻黄素，为中药麻黄中所含生物碱，现已能人工合成。其盐酸盐性质稳定，可口服。

【药理作用】　通过直接激动肾上腺素受体和间接促进递质释放发挥作用。作用与肾上腺素相似但较弱，具有以下特点：作用缓慢、温和而持久；性质稳定，口服有效；中枢神经系统兴奋作用较强；短期内反复使用，可出现快速耐受性，导致作用减弱。

1. 心血管　兴奋心脏，增加心肌收缩力，增加心排血量，对心率影响不明显。麻黄碱的升压作用出现缓慢，维持时间较长。

2. 支气管平滑肌　松弛支气管平滑肌作用较弱，起效慢，作用持久。

3. 中枢神经系统 中枢兴奋作用明显,较大剂量可兴奋大脑和皮质下中枢,引起兴奋、不安和失眠。

【临床应用】

1. 防治支气管哮喘 口服用于预防支气管哮喘发作和轻症的治疗,对重症急性发作疗效较差。

2. 治疗鼻黏膜充血水肿 常用 0.5%～1% 溶液滴鼻。

3. 防治某些低血压状态 主要用于防治蛛网膜下隙麻醉或硬膜外麻醉引起的低血压。

4. 缓解荨麻疹和血管神经性水肿的皮肤黏膜症状。

【不良反应和用药护理】 较大剂量可引起兴奋、不安、失眠等,如晚间用药,可同服镇静催眠药。此外,一些治疗上呼吸道感染、呼吸道疾病的中药制剂中麻黄碱的含量较高,应用时需注意。本品禁忌证同肾上腺素。

多 巴 胺

多巴胺(dopamine,DA)是囊泡中合成去甲肾上腺素的前体,药用为人工合成品。

【体内过程】 多巴胺与肾上腺素同属儿茶酚胺类结构,性质不稳定,在肠道被迅速破坏,口服无效。在体内迅速被 COMT 和 MAO 代谢失效,故采用静脉滴注给药以维持有效血药浓度,$t_{1/2}$ 为 2～7 min。因其不易透过血-脑脊液屏障,故外源性多巴胺无明显的中枢作用。

【药理作用】 直接激动 α 受体和 β 受体,对 β_2 受体作用较弱,还能激动外周靶细胞上的多巴胺受体,使肾、肠系膜和冠状血管舒张,也可促进去甲肾上腺素能神经末梢释放去甲肾上腺素。

1. 心脏 小剂量时激动心脏的 β_1 受体,也促进去甲肾上腺素释放,使心肌收缩力加强,心排血量增加,对心率无明显影响。大剂量可加快心率,甚至诱发心律失常,较肾上腺素少见。

2. 血管及血压 多巴胺对血管和血压的影响与剂量密切相关。小剂量多巴胺通过激动 α 受体使皮肤黏膜血管轻度收缩,通过激动多巴胺受体使肾和肠系膜血管舒张;多巴胺大剂量时其激动 α 受体引起血管收缩的效应占优势,肾及肠系膜血管均出现收缩。对血压的影响表现为,小剂量多巴胺使收缩压升高、舒张压不变或稍增加,脉压增大;大剂量时收缩压、舒张压均升高。

3. 肾 多巴胺小剂量时激动多巴胺受体,舒张肾血管,增加肾血流量及肾小球滤过率,还可直接抑制肾小管对钠离子的重吸收,有排钠利尿效应。大剂量时,由于激动 α 受体而使肾血管收缩,肾血流量减少。

【临床应用】

1. 抗休克 多巴胺是目前最常用的抗休克药物,可用于各种休克,如感染性休克、心源性休克及出血性休克。适当剂量的多巴胺有强心作用,可使肾、肠系膜等血管舒张,维持重要器官的血流量,改善器官缺氧状态的同时,还可升高血压,增加微循环灌注压,是心源性休克的首选药,尤其适用于伴有心肌收缩力减弱、心排血量减少、尿量减少的患者。

2. 急性肾功能不全 与利尿药合用可增强疗效。

【不良反应】 一般较轻,偶见恶心、呕吐等消化道症状。滴注速度太快或剂量过大可出现快速型心律失常以及肾血管明显收缩引起的肾功能下降。减慢滴速或停药可缓解。

【用药护理】

1. 使用时应注意补充血容量和纠正酸中毒。

2. 滴注前必须稀释。

3. 应选用粗大的静脉,以防药液外溢产生局部组织坏死。

4. 在滴注本品时须进行血压、心排血量、心电图及尿量的监测。

5. 突然停药可产生严重低血压,停用时应逐渐减量。

【知识链接】

心脏停搏及抢救药物

心脏停搏又称心脏性猝死,指突然发生的心脏有效搏动停止。心脏停搏时的心脏电活动大多是心室颤动,少数为室性心动过速。心脏停搏最重要的急救措施是国际规范化心肺脑复苏术。使用的主要药物有肾上腺素、利多卡因、碳酸氢钠、血管收缩药、血管舒张药和其他心脏兴奋剂等。肾上腺素是目前被公认为最有效且被广泛地用于抢救心脏停搏的首选药,配合利多卡因消除心室颤动或室性心动过速,再合用阿托品可解除迷走神经对心脏的抑制,上述三者合称为抢救心脏停搏的"新三联"用药。静脉给药的同时,可行心外按摩、挤压,形成人为的血液循环,促进药物通过血液循环到达心肌而发挥药效。

【点滴积累】

1. 肾上腺素可激动 α 受体、β 受体,产生兴奋心脏、舒张支气管平滑肌等作用。
2. 肾上腺素是治疗过敏性休克的首选药。
3. 多巴胺为目前常用的抗休克药。

第二节　α 受体激动药

去甲肾上腺素

去甲肾上腺素(norepinephrine,NE)是去甲肾上腺能神经末梢释放的主要神经递质,肾上腺髓质有少量分泌。药用为人工合成品,常用其酒石酸盐。化学性质不稳定,遇光或在碱性溶液中迅速氧化而失效。

【体内过程】　口服可剧烈收缩胃黏膜血管,又易被碱性肠液破坏,很少吸收。皮下注射或肌内注射吸收很少,因血管收缩剧烈,且易产生局部组织缺血坏死。在体内因迅速被再摄取和酶代谢而消除,故静脉注射作用短暂。一般采用静脉滴注给药,以维持有效血药浓度。

【药理作用】　选择性激动 α 受体,对 β_1 受体作用较弱,对 β_2 受体几乎无作用。

1. 血管　通过激动 α 受体可使几乎所有小动脉和小静脉出现剧烈收缩。收缩皮肤黏膜血管作用最强,其次为肾血管,对脑血管、肠系膜血管、肝血管和骨骼肌血管也有不同程度的收缩,可使冠状血管舒张,血流量增加,主要因心脏兴奋、心肌代谢产物(如腺苷等)增加所致。

2. 心脏　激动 β_1 受体,作用弱于肾上腺素,可使心肌收缩力增强,心率加快,传导加快,心排血量增加。在整体情况下,因总外周阻力升高,导致血压急剧升高,反射性兴奋迷走神经引起心率减慢。

3. 血压　小剂量静脉滴注时,通过激动 β_1 受体兴奋心脏,使收缩压升高,但血管收缩作用不明显,故舒张压升高不明显,脉压加大(图 9 - 1);剂量较大时,因血管剧烈收缩,收缩压、舒张压均升高,脉压变小。

【临床应用】

1. 抗休克　在休克治疗中已不占主要地位,目前仅限于神经源性休克早期。通过小剂量去甲肾上腺素短时间静脉滴注,使收缩压维持在 90mmHg 左右,以保证心、脑等重要器官的血液供应。

2. 药物中毒性低血压　用于中枢抑制药(镇静催眠药、吩噻嗪类药物)中毒引起的低血压,特别是氯丙嗪等 α 受体拮抗药过量中毒引起低血压时应选用去甲肾上腺素,而禁用肾上腺素。

3. 上消化道出血　本品适当稀释后口服,可用于食管静脉破裂、胃出血。

【不良反应和用药护理】

1. 局部组织缺血坏死　静脉滴注浓度过高、时间过长或药液外漏,使皮肤黏膜的血管强烈收缩,可导致局部组织缺血坏死。如注射部位出现皮肤苍白、发凉、疼痛,应立即更换注射部位并热敷,并用普鲁卡因或 α 受体拮抗药(如酚妥拉明)局部浸润注射,使血管舒张。本品不能大剂量或长时间使用,以免因血管剧烈收缩而引起微循环障碍。

2. 急性肾衰竭　用量过大或用药时间过长均可使肾血管剧烈收缩,肾严重缺血,产生少尿、无尿等急性肾衰竭表现和肾实质损伤。用药期间应记录尿量,保持每小时 25 ml 以上,否则立即减量或停药。

高血压、动脉硬化症、器质性心脏病及无尿患者禁用。

间羟胺(metaraminol)　又称阿拉明,为人工合成的拟肾上腺素药。间羟胺能直接激动 α 受体,也可促进去甲肾上腺素能神经末梢递质的释放从而发挥间接作用,对 β1 受体作用较弱。间羟胺的作用特点为性质较稳定,不易被 MAO 破坏;收缩血管、升高血压、兴奋心脏的作用均较弱,作用持久温和;可采用静脉滴注、皮下注射、肌内注射等多种给药途径;肾血管收缩作用较弱,较少引起急性肾衰竭;对心率影响不明显,很少引起心律失常。临床上作为去甲肾上腺素的替代品,用于心源性休克早期或其他低血压状态。

去氧肾上腺素(phenylephrine)　又称新福林,为人工合成的拟肾上腺素药。能激动 α1 受体,作用特点为收缩血管、升高血压作用较去甲肾上腺素弱而持久,可用于防治蛛网膜下隙阻滞或全身麻醉引起的低血压;可反射性兴奋迷走神经而使心率减慢,可用于治疗阵发性室上性心动过速;可通过激动 α1 受体引起瞳孔扩大,一般不引起眼内压升高,在眼底检查时可作为快速短效扩瞳药。

【点滴积累】

去甲肾上腺素为 α 受体激动药、β1 受体激动药,可收缩血管、升高血压,临床用于抢救某些休克及药物中毒性低血压。

第三节　β受体激动药

异丙肾上腺素

异丙肾上腺素(isoprenaline,ISO)为人工合成品,药用为其盐酸盐或硫酸盐。

【体内过程】　口服不产生吸收作用,舌下含服或气雾吸入吸收迅速,也可静脉滴注或静脉注射。在体内主要被 COMT 破坏,不被摄取,作用维持时间较去甲肾上腺素略长。不易透过血-脑脊液屏障,故无中枢作用。

【药理作用】　为强大的 β 受体激动药,对 β1 受体和 β2 受体选择性低,对 α 受体几乎无作用。

1. 心脏　对心脏的兴奋作用强于肾上腺素。通过激动心脏 β1 受体,使心肌收缩力增强,心率加快,传导加快,心排血量增多,心肌耗氧量明显增加。与肾上腺素相比,异丙肾上腺素兴奋正位起搏点窦房结的作用比异位起搏点作用要强,因此虽然也能导致心律失常,但较少产生心室颤动。

2. 血管及血压　异丙肾上腺素通过激动 β2 受体,使冠状血管尤其是骨骼肌血管明显舒张,总外周阻力下降。小剂量静脉滴注时通过兴奋心脏而使收缩压升高,血管舒张而使舒张压下降,导致脉压增大(图 9-1);大剂量时由于血管强烈舒张而引起血压明显下降。

3. 支气管　作用强于肾上腺素。激动支气管平滑肌上的 β2 受体,松弛支气管平滑肌,缓解支气管痉挛作用明显,也可抑制过敏物质释放。对支气管黏膜血管无收缩作用。久用易产生耐受性。

4. 代谢　促进糖原和脂肪分解,增加组织耗氧量。

【临床应用】

1. 心脏停搏　用于抢救因窦房功能衰竭、高度房室传导阻滞或心室节律缓慢而引起的心脏停搏。心室内注射也可抢救溺水、麻醉意外及药物中毒等引起的心脏停搏,常与其他强心药物合用。

2. 抗休克　在补足血容量的基础上,可用于治疗感染性休克或心源性休克。

3. 房室传导阻滞　治疗二度房室传导阻滞、三度房室传导阻滞,一般采用舌下含服或静脉滴注给药。将本品 0.2 mg 溶于 500 ml 葡萄糖溶液中静脉滴注,并配合心电图监测,根据心率调整滴速。

4. 支气管哮喘急性发作　舌下含服或气雾吸入给药能迅速控制哮喘急性发作,但由于可出现心脏兴奋等不良反应,近年已少用。

【不良反应和用药护理】　长期或大剂量使用,可出现心悸、头痛、皮肤潮红、室性心动过速或心室颤动等。用药过程中应注意控制心率在 110 次/min 以下为宜。

冠心病、心肌炎和甲状腺功能亢进症(甲亢)患者禁用。

多巴酚丁胺(dobutamine)　为选择性 β_1 受体激动药,对 α 受体、β_2 受体、多巴胺受体几无作用。口服无效,$t_{1/2}$ 约 2 min,需静脉滴注。治疗量兴奋心脏,心肌收缩力增强,继发性排钠利尿,对心率影响较小。主要用于心肌梗死并发心力衰竭。连续使用易产生耐受性。

沙丁胺醇(salbutamol)　为 β_2 受体激动药。选择性舒张支气管平滑肌,作用强而持久,对心血管和中枢系统的影响很小。静脉注射的作用远小于异丙肾上腺素,口服或吸入给药的作用远大于异丙肾上腺素。主要用于支气管哮喘,也可用于充血性心力衰竭。

【点滴积累】

异丙肾上腺素为 β 受体激动药,可兴奋心脏、舒张血管、舒张支气管平滑肌等,临床用于治疗支气管哮喘急性发作、心脏停搏、房室传导阻滞等。

思考题

1. 为什么肾上腺素是治疗过敏性休克的首选药?

2. 氯丙嗪引起的低血压应用什么药物进行治疗?为什么?

3. 孙某,女性,40 岁。因猩红热静脉滴注青霉素(皮试阴性),出现过敏性休克症状。医师开出以下急诊处方:

肾上腺素	1 mg×2
	Sig. 2 mg　i. m.　stat.!
氢化可的松注射液	200 mg×1
生理盐水注射液	500 ml
	i. v. gtt. stat.!
氯苯那敏注射液	10 mg×1
	Sig. 10 mg　i. m.　stat.!

请分析上述处方是否合理,为什么?

常用制剂和用法

肾上腺素　注射剂:0.5 mg/0.5 ml、1 mg/1 ml。1 次皮下注射或肌内注射,1 次 0.25～

1.0 mg。心室内注射，以生理盐水注射液稀释 10 倍，1 次 0.25～1.0 g。皮下注射极量为 1 次 1 mg。每 100 ml 局部麻醉药中加入 1 g/L 肾上腺素 0.2～0.4 ml。

多巴胺　注射剂：20 mg/2 ml。静脉滴注，1 次 20 mg(每分钟 75～100 μg)。

麻黄碱　片剂：15 mg、30 mg。口服，1 次 15～30 mg，每日 3 次。注射剂：30 mg/1 ml。皮下或肌内注射，1 次 15～30 mg。

去甲肾上腺素　注射剂：2 mg/1 ml、10 mg/2 ml。静脉滴注，1 次 2 mg(每分钟 4～8 μg)。

间羟胺　注射剂：10 mg/1 ml、50 mg/5 ml。肌内注射，1 次 10 mg。

异丙肾上腺素　气雾剂：0.25％，喷雾吸入，1 次 0.1～0.4 mg。片剂：10 mg。舌下含化，1 次 10 mg，每日 3 次。

（秦红兵）

第十章 肾上腺素受体拮抗药

学习目标

1. 掌握 β 受体拮抗药的药理作用、临床应用、不良反应和用药护理。
2. 熟悉酚妥拉明的药理作用、临床应用、不良反应和用药护理。
3. 了解哌唑嗪的临床应用。

肾上腺素受体拮抗药是一类与肾上腺素受体有较强的亲合力,无内在活性或内在活性较弱,从而拮抗肾上腺素能神经递质或肾上腺素激动药作用的药物。根据药物对肾上腺素受体选择性的不同,可分为 α 受体拮抗药和 β 受体拮抗药两大类。

第一节 α 受体拮抗药

α 受体拮抗药选择性地与 α 受体结合,阻止去甲肾上腺素能神经递质或拟肾上腺素药与 α 受体结合而产生作用。根据药物对受体亚型的选择性不同,可分为:① 非选择性 α 受体拮抗药,如短效类(如酚妥拉明、妥拉唑啉)和长效类(酚苄明);② 选择性 α_1 受体拮抗药,如哌唑嗪;③ 选择性 α_2 受体拮抗药,如育亨宾。

一、非选择性 α 受体拮抗药

(一)短效类 α 受体拮抗药

酚 妥 拉 明

酚妥拉明(phentolamine)又称立其丁,对 α_1 受体和 α_2 受体选择性低,与受体结合疏松,易于解离。

【体内过程】 生物利用度低,口服给药效果为注射给药的 1/5,故常采用肌内注射或静脉给药。口服作用维持时间 3~6 h,肌内注射作用维持 30~45 min。大多以无活性代谢产物形式自肾排泄。

【药理作用】

1. 血管和血压 静脉注射酚妥拉明,能通过直接舒张血管平滑肌及拮抗 α_1 受体作用,舒张皮肤黏膜血管,致使外周阻力下降,血压下降,肺动脉压下降尤为明显。

2. 心脏 酚妥拉明能舒张血管,使血压下降引起反射性心脏兴奋,也能拮抗心脏交感神经末梢突触前膜的 α_2 受体,促使去甲肾上腺素释放。表现为心肌收缩力加强,心率加快,心排血量增加。

3. 其他 本品尚有拟胆碱作用和组胺样作用,可增强胃肠蠕动,促进胃酸分泌。

【临床应用】

1. 治疗外周血管痉挛性疾病 对肢端动脉痉挛性疾病(雷诺综合征)、血栓闭塞性脉管炎及冻伤后遗症等均有明显疗效。

2. 治疗组织缺血性坏死 在静脉滴注去甲肾上腺素发生外漏时,为拮抗去甲肾上腺素的血管收缩作用,可用本品 10 mg 溶于 10～20 ml 的生理盐水注射液中,做皮下浸润注射,防止血管坏死。

3. 抗休克 在补足血容量的基础上,酚妥拉明能舒张血管,降低外周阻力,增加心排血量,并能降低肺循环阻力,防止肺水肿的发生,从而改善休克状态时的内脏血液灌注,解除微循环障碍。目前主张与去甲肾上腺素合用,以对抗去甲肾上腺素 α 型收缩血管作用,保留其 β 型增强心肌收缩力作用。适用于感染性休克、心源性休克和神经源性休克。

4. 嗜铬细胞瘤的诊治 用于肾上腺嗜铬细胞瘤的诊断、此病骤发高血压危象以及术前准备。能使嗜铬细胞瘤所致的高血压下降,做诊断试验时可引起严重低血压,曾有致死的报道,故应特别慎重。

5. 治疗急性心肌梗死和充血性心力衰竭 酚妥拉明能舒张小动脉和小静脉,减轻心脏前后负荷,增加心肌收缩力,增加心排血量,消除肺水肿,均有利于心力衰竭的纠正。

【不良反应和用药护理】

1. 消化道反应 可致恶心、呕吐、腹痛、腹泻等消化道症状,甚至诱发或加重消化性溃疡。

2. 心血管反应 常见体位性低血压,静脉给药量大可引起心律失常和心绞痛。须缓慢静脉注射或静脉滴注,注射后应让患者静卧 30 min。

胃炎、胃及十二指肠溃疡、冠心病、低血压患者慎用。

(二)长效类 α 受体拮抗药

酚苄明(phenoxybenzamine) 又称苯苄胺,可与 α 受体以共价键结合,为长效 α 受体拮抗药。

口服吸收少而不规则,局部注射刺激性强,故临床常静脉给药。大量给药可蓄积于脂肪组织,排泄缓慢。本品与酚妥拉明药理作用相似,特点为起效缓慢,作用强大而持久。当患者处于直立位或低血容量时,血管代偿性收缩,酚苄明的降压作用更为显著。临床上主要用于外周血管痉挛性疾病、休克、嗜铬细胞瘤,还可以明显改善良性前列腺增生所致的阻塞性排尿困难。常见体位性低血压、心悸、鼻塞,口服可致恶心、呕吐、嗜睡、疲乏等。静脉注射或用于休克时必须缓慢给药和密切监护。

二、选择性 α 受体拮抗药

哌唑嗪(prazosin) 为选择性 α_1 受体拮抗药,通过舒张小动脉及小静脉而发挥降压作用。对 α_2 受体无明显拮抗作用,因此不会促进去甲肾上腺素的释放,在降压的同时对心率无明显影响。

育亨宾(yohimbine) 为选择性 α_2 受体拮抗药,主要用作科研工具药,无临床使用价值。

- -

【点滴积累】

1. α 受体拮抗药的药理作用包括舒张血管、降低血压、间接兴奋心脏等。

2. α 受体拮抗药临床主要用于抗休克、治疗外周血管痉挛性疾病等。

第二节 β 受体拮抗药

β 受体拮抗药选择性地与 β 受体结合,阻止去甲肾上腺素能神经递质或肾上腺素受体激动药与 β 受体结合,产生抗肾上腺素作用。

β受体拮抗药可根据对β受体的选择性分为非选择性β受体拮抗药、选择性β₁受体拮抗药和α受体、β受体拮抗药三类(表10-1)。

表10-1 常用β受体拮抗药的分类及特点

药物名称	内在拟交感活性	膜稳定作用	脂溶性	口服生物利用度(%)	血浆半衰期(h)	首关消除(%)	主要消除途径
非选择性β受体拮抗药							
普萘洛尔(propranolol,心得安)	−	＋＋	3.65	25	3～4	60～70	肝
纳多洛尔(nadolol)	−	−	0.7	35	10～20	0	肾
噻吗洛尔(timolol)	−	−	2.1	50	3～5	25～30	肝
吲哚洛尔(pindlol)	＋＋	±	1.75	75	3～4	10～13	肝、肾
选择性β₁受体拮抗药							
美托洛尔(metoprolol)	−	±	2.15	40	3～4	50～60	肝
阿替洛尔(atenolol)	−	−	0.23	50	5～8	0～10	肾
艾司洛尔(esmolol)	−	−			0.13	−	红细胞
醋丁洛尔(acebutolol)	＋	＋	0.5	40	2～4	30	肝
α受体、β受体拮抗药							
拉贝洛尔(labetalol)	±	±		20	4～6	60	肝

【体内过程】

1. 吸收 β受体拮抗药口服后自小肠吸收,食物可减少水溶性药物(如阿替洛尔)的吸收,可提高普萘洛尔、美托洛尔和拉贝洛尔的生物利用度。

2. 分布 β受体拮抗药在体内分布较广,脂溶性高的普萘洛尔和美托洛尔在脑脊液中的浓度与血药浓度相似,而脂溶性低的阿替洛尔则仅为血药浓度的1/10～1/5。

3. 消除 脂溶性高的药物主要在肝代谢,少量以原形经肾排泄。大多数药物的半衰期为3～6 h。肝功能不全、肝血流量减少或肝药酶被抑制时,药物消除减慢,半衰期延长。脂溶性低的药物主要以原形从肾排泄,肾功能不全时容易蓄积。由于本类药物主要经肝代谢、肾排泄,因此肝肾功能不全的患者应注意调整剂量或慎用。

临床应用普萘洛尔时应注意剂量的个体化,口服同剂量普萘洛尔,患者的血药浓度可相差4～25倍,因此需从小剂量开始,逐渐增至适当剂量。

【药理作用】

1. β受体拮抗作用

(1)心血管系统:本类药物最主要的作用是对心脏的抑制。通过拮抗心脏的β₁受体,使心率减慢,心肌收缩力减弱,传导减慢,心肌耗氧量减少,心排血量减少,血压下降。对心脏的抑制作用与交感神经的张力大小有关。非选择性β受体拮抗药(如普萘洛尔)对血管平滑肌上的β₂受体也有拮抗作用,加之由于心脏抑制反射性地引起交感神经兴奋,使血管收缩,外周阻力增加,内脏(肝、肾)、骨骼肌血管及冠状动脉血流量减少。

(2)支气管平滑肌:拮抗支气管平滑肌的β₂受体,收缩支气管平滑肌,呼吸道阻力增加。对正常人影响较小,对支气管哮喘患者可诱发或加重哮喘。选择性β₁受体拮抗药对支气管平滑肌的影响较弱。

(3)代谢:本类药物对血糖和血脂正常者的代谢影响较小。可抑制交感神经兴奋引起的脂肪分解和升高血糖作用,延缓胰岛素降低血糖水平的恢复,且会掩盖低血糖症状(如心悸等),从而使低血糖不易及时被察觉。甲状腺功能亢进时,β受体拮抗药既能对抗机体对儿茶酚胺的敏感性增高,又能抑制甲状腺素(T_4)转变为三碘甲腺原氨酸(T_3),从而有效控制甲状腺功能亢进症状。

(4)肾素:β受体拮抗药可拮抗肾小球旁细胞的$β_1$受体而抑制肾素释放,这可能是本类药产生降压作用的机制之一。

2. 内在拟交感活性 某些β受体拮抗药有较弱的内在活性,与β受体结合后,在拮抗β受体的同时可产生较弱的激动受体作用,该现象称为内在拟交感活性,其实质为部分激动作用。由于这种作用较弱,往往被β受体拮抗作用所掩盖。具有内在拟交感活性的β受体拮抗药在临床应用时,其抑制心肌收缩力、减慢心率和收缩支气管平滑肌作用一般比不具有内在拟交感活性的药物弱,但对支气管哮喘患者仍应慎重使用。

3. 膜稳定作用 某些β受体拮抗药具有局部麻醉作用和奎尼丁样作用,这两种作用都由其降低细胞膜对离子的通透性所致,故称膜稳定作用。该作用在高于临床有效血药浓度几十倍时才出现,所以目前认为这一作用在常用量时与其治疗作用关系不大。

【临床应用】

1. 心律失常 对多种原因引起的快速型心律失常有效,尤其是对因交感神经兴奋所致的窦性心律失常疗效较好(详见第二十章第二节)。

2. 心绞痛和心肌梗死 对心绞痛有较好的疗效,可使心绞痛发作次数减少、程度减轻。早期应用普萘洛尔、美托洛尔等还可降低心肌梗死的复发率和猝死率(详见第二十二章第二节)。

3. 高血压 β受体拮抗药是治疗高血压的一线用药,能使高血压患者的血压下降,可单独使用,也可联合用药(详见第十九章第二节)。

4. 充血性心力衰竭 早期应用β受体拮抗药对舒张功能障碍性心力衰竭效果较好,可改善心室重构,但不适用于急性心力衰竭患者的抢救。

5. 其他 β受体拮抗药可用于甲状腺功能亢进症及甲状腺危象的辅助治疗,可降低基础代谢率,对控制激动不安、心动过速和心律失常等症状有效。普萘洛尔还可用于治疗偏头痛、肌震颤、肝硬化所致上消化道出血等。噻吗洛尔常局部用于治疗开角型青光眼。

【不良反应】 一般不良反应有恶心、呕吐、轻度腹泻等消化道症状,偶见过敏性皮疹、血小板减少等。用药不当可出现下列严重不良反应。

1. 心血管反应 由于拮抗心脏$β_1$受体,使心脏功能全面抑制,特别是严重心功能不全、窦性心动过缓和房室传导阻滞的患者对药物敏感性增高,可加重病情,甚至引起重度心功能不全、肺水肿、房室传导完全阻滞以致心脏停搏等严重后果。由于拮抗血管平滑肌$β_2$受体,可使外周血管收缩甚至痉挛,出现雷诺症状或间歇跛行,甚至引起脚趾溃烂和坏死。

严重左心功能不全、窦性心动过缓、重度房室传导阻滞患者禁用。

2. 诱发或加重支气管哮喘 非选择性β受体拮抗药可以拮抗$β_2$受体,使支气管收缩,诱发或加重哮喘,故支气管哮喘患者禁用。选择性β受体拮抗药及具有内在拟交感活性的药物,对支气管影响较小,一般不会引起上述不良反应,但支气管哮喘患者仍应慎用。

3. 反跳现象 长期应用β受体拮抗药的患者如突然停药,可使原来病情加重如血压升高等,称为反跳现象,可能与β受体上调有关。故长期用药的患者不能突然停药,应逐渐减量。

4. 其他 β受体拮抗药还可以引起头晕、乏力、失眠和抑郁等中枢症状,故抑郁症患者慎用。少数人可出现低血糖以及增强降糖药的降血糖作用,可掩盖低血糖症状而出现严重后果。某些β受体拮抗药长期应用还可产生自身免疫反应,如眼-皮肤黏膜综合征等。

【用药护理】

1. 由于某些药物个体差异较大,应从小剂量给药,做到个体化给药。

2. 给药期间应重点监测患者心率,心率不得低于 50 次/min。

3. 用药前观察患者有无过敏、气喘及心力衰竭,用药期间密切注意各种不良反应的发生。

4. 多数药物经过肝、肾消除,要定期检查肝肾功能。

5. 需静脉注射时,速度宜慢,并准备好急救药物和设备,以防发生低血压、支气管痉挛、哮喘及心力衰竭等。

【知识链接】

选择性 β₁ 受体拮抗药的优越性

选择性 β_1 受体拮抗药主要拮抗 β_1 受体,治疗作用表现为抑制心血管系统,一般治疗量对 β_2 受体的拮抗作用不明显,即对支气管平滑肌和外周血管的收缩作用不明显。它们在治疗疾病的同时,一定程度上不引起或减轻了诱发支气管痉挛、间歇跛行甚至肢体坏疽的不良反应,给有支气管哮喘或外周血管痉挛性疾病病史、同时又是 β 受体拮抗药适应证的患者带来了福音。这是选择性 β_1 受体拮抗药比非选择性 β 受体拮抗药的优越之处,当然对有支气管哮喘和外周血管痉挛性疾病的患者,仍应慎重使用选择性 β_1 受体拮抗药。

【点滴积累】

β 受体拮抗药对心脏具有明显抑制作用。临床主要用于治疗快速型心律失常、高血压、心绞痛、心肌梗死、甲状腺功能亢进症等。

思考题

1. 酚妥拉明的临床应用有哪些?

2. 试述普萘洛尔的药理作用和临床应用。

3. 患者,男性,40 岁,既往有胃溃疡病史,近日左足及左小腿时有疼痛、发凉、怕冷、麻木感,严重时肌肉抽搐,不能行走,休息后症状减轻或消失。诊断为左足及其下肢血栓闭塞性脉管炎。医师开具酚妥拉明注射液,是否合理? 为什么?

常用制剂和用法

普萘洛尔　片剂:10 mg。口服,每次 10 mg,每日 3 次。注射剂:5 mg/5 ml,1 次 5 mg。

吲哚洛尔　片剂:2.5 mg,5 mg。1 次 2.5~5 mg,每日 3 次。注射剂:0.2 mg/2 ml,0.4 mg/2 ml,以 100 ml 葡萄糖液稀释。

(秦红兵)

第十一章 麻 醉 药

学习目标

1. 掌握普鲁卡因、利多卡因、丁卡因的作用特点和临床应用。
2. 熟悉全身麻醉药的概念及分类;局部麻醉药的药理作用、作用机制、不良反应和用药护理。
3. 了解其他麻醉药的作用特点和临床应用;复合麻醉的概念。

麻醉药(anesthetics)是指一类能可逆性作用于神经系统,使机体的局部或整体暂时性失去痛觉和知觉的药物。根据其作用部位的不同,麻醉药可分为全身麻醉药和局部麻醉药两类。

【知识链接】

麻醉学的发展史

麻醉学是一门研究临床麻醉、生命功能调控、重症监测治疗和疼痛诊疗的科学。我国很久以前就有关于手术麻醉的传说和记载,相传公元 2 世纪,华佗就利用"麻沸散"来减轻患者的痛觉,为患者进行外科手术。现代医学首次运用麻醉技术的记录,是在 1842 年 3 月 30 日的美国格鲁吉亚州杰佛逊市,Crawford Williamson Long 医师在帮他太太接生的过程中,第 1 次使用了麻醉药。自 1846 年 10 月 16 日 William Morton 在波士顿麻省总医院公开表演乙醚麻醉,从而创立了麻醉专业,迄今已有 170 多年,期间麻醉经历了巨大的变化。麻醉学的发展使人体已无手术禁区,麻醉医师也不再局限于手术室,他们的工作已延伸至重症监护室(ICU)、疼痛门诊等领域。

第一节 全 身 麻 醉 药

全身麻醉药(general anesthetics)简称全麻药,是一类作用于中枢神经系统,能可逆性地引起意识、感觉、神经反射消失及骨骼肌松弛,以利于外科手术顺利进行的药物。根据给药途径的不同,全身麻醉药可分为吸入性麻醉药和静脉麻醉药。

一、吸入性麻醉药

吸入性麻醉药(inhalation anesthetics)是一类由呼吸道吸入、通过肺泡吸收而产生麻醉作用的药物,按药物的性状分为挥发性液体和气体两类。挥发性液体吸入性麻醉药包括乙醚、氟烷、恩氟烷、异氟烷等,气体吸入性麻醉药如氧化亚氮。吸入性麻醉药可以通过调节吸入药物的浓度来维持麻醉深度,以满足手术的需要。

【知识链接】

麻 醉 分 期

全身麻醉药对中枢神经系统不同部位的敏感性不同,而随着麻醉程度的逐渐加深,神经系统依次受到不同程度的抑制,并出现相应的临床表现。为了区分麻醉的不同程度、避免危险,常进行麻醉分期。以乙醚为代表,可将麻醉过程分为四期。

1. 第一期(镇痛期) 是指从麻醉开始到意识消失的一段时间。此时大脑皮质和网状结构上行激活系统受到抑制,患者痛觉、触觉依次消失,意识也逐渐消失,各种反射存在,肌张力正常。此期适合小手术。

2. 第二期(兴奋期) 是指从意识消失到外科麻醉期开始之前的一段时间。此期由于大脑皮质功能进一步被抑制,对皮质下中枢的控制作用减弱,患者表现为兴奋躁动、呼吸不规则、血压不稳定、反射亢进、肌张力增强。兴奋期易导致危险,不适合任何手术操作。

第一、第二期合称为麻醉诱导期,诱导期内,容易出现喉头痉挛、心脏停搏等麻醉意外。

3. 第三期(外科麻醉期) 患者由兴奋转入安静,呼吸平稳是此期开始的标志,同时血压、脉搏平稳,反射逐渐减弱、消失,肌肉松弛。这个时期皮质下中枢自上而下受到抑制,而脊髓自下而上被抑制。此期适合于大多数外科手术。根据呼吸和眼球变化,外科麻醉期由浅入深可分为四级。

4. 第四期(延髓麻醉期) 患者呼吸停止,血压测不到,延髓生命中枢被麻醉,最后心脏停搏而死亡。此期在临床中应绝对避免,一旦出现,必须立即停药抢救。

在临床麻醉中,由于复合麻醉的广泛应用及患者个体的差异,上述麻醉的典型分期过程已很难看到,但在实践中仍可作为麻醉过程的一个衡量尺度。外科手术一般要求控制在三期的第一、第二级。手术结束后立即停药,患者的感觉和意识等将沿着与麻醉相反的顺序逐渐恢复。

乙醚(anesthetic ether) 为无色透明液体,极易挥发,具有特殊臭味。易燃易爆,在空气中易氧化成过氧化物和乙醛,使毒性增加,故应密封于棕色瓶内,在凉暗处保存。

麻醉浓度的乙醚对呼吸和血压无明显影响,对心、肝、肾的毒性较小,肌肉松弛作用较强,且麻醉分期明显,适用于外科手术。乙醚麻醉诱导期长,苏醒也较慢,加上特殊气味易刺激呼吸道导致术后肺炎,以及有易燃易爆、不易储存等缺点,其使用范围逐渐缩小,现已很少应用。

氟烷(halothane) 又称三氟氯溴乙烷,为无色透明液体,味香甜,易挥发,不燃不爆,沸点50.2℃,但其化学性质不稳定,遇光、热易分解。

氟烷的麻醉作用强而快,诱导期短,苏醒快,对呼吸道黏膜无刺激性,但肌松和镇痛作用较弱,可增加心肌对儿茶酚胺的敏感性,诱发心律失常,还可使脑血管舒张,升高颅内压,临床主要用于大手术的全身麻醉和诱导麻醉。反复应用偶致肝炎或肝坏死,肝功能不全及胆道疾病患者禁用。可引起子宫平滑肌松弛,故禁用于产科手术。

恩氟烷(enflurane,安氟醚)和异氟烷(isoflurane,异氟醚) 是同分异构体,化学性质稳定,不燃不爆。麻醉诱导和复苏均较快,肌肉松弛作用良好,可与多种静脉麻醉药和全身麻醉药联合应用。麻醉时不增加心肌对儿茶酚胺的敏感性,较少出现心律失常,反复应用对肝无明显毒性,是目前较为常用的吸入性麻醉药。

氧化亚氮(nitrous oxide,N_2O) 又称笑气,为无色、味甜、无刺激性的液态气体。在室温下性质稳定,不燃不爆。本品吸入体内只需要30～40 s即产生镇痛作用,镇痛作用强而麻醉作用弱,在体内不代谢,绝大部分以原形呼出体外。氧化亚氮用于麻醉时,诱导期短,苏醒较快,对呼吸道无刺激性,对肝、肾等重要脏器无损害,略有心肌抑制作用。因其麻醉效能低,常与氟烷、恩氟烷、氯氟烷或静脉麻醉药合用以达到满意的麻醉效果。主要用于诱导麻醉或与其他全身麻醉药配伍使用。

二、静脉麻醉药

静脉麻醉药为非挥发性全身麻醉药,经静脉注射给药,通过血液循环作用于中枢神经系统产生麻醉作用。常用静脉麻醉药有硫喷妥纳、氯胺酮等。

硫喷妥钠(pentothal sodium)　为超短效巴比妥类药物,因脂溶性高,极易透过血-脑脊液屏障,静脉注射后几秒即进入脑组织,麻醉迅速,无兴奋期。因其可迅速自脑组织再分布至外周脂肪组织,故中枢作用时间短,仅维持 15 min 左右,苏醒迅速。

硫喷妥钠镇痛效果差,肌肉松弛作用不完全,临床上主要用于诱导麻醉、基础麻醉以及短时手术(如脓肿的切开引流、骨折、脱臼的闭合复位等)的麻醉。单独给药仅适用于时间短且对镇痛和肌松要求不高的小手术。

硫喷妥钠可抑制呼吸中枢,尤以新生儿、婴幼儿明显,故禁用;刺激性大,静脉注射时如漏出血管外可致局部组织坏死,故注射速度应缓慢并避免漏出血管外;可诱发喉头和支气管痉挛,故支气管哮喘患者禁用。

异丙酚(propofol)　又称丙泊酚,是一种短效静脉麻醉药。其对中枢神经系统具有抑制作用,可产生良好的镇静催眠作用,起效迅速,作用时间短暂,苏醒迅速,无明显蓄积作用。镇痛作用微弱,对循环系统有抑制作用,表现为血压下降,外周血管阻力降低。能抑制咽喉反射,利于插管,可降低颅内压和眼压,减少脑血流量及脑耗氧量。临床上可用于时间短且对镇痛要求不高的小手术,也可作为麻醉诱导、维持及镇静催眠的辅助用药。不良反应少,无明显肝肾毒性。

氯胺酮(ketamine)　是一种新型短效静脉麻醉药。其在静脉麻醉过程中,可产生一种特殊的麻醉类型。氯胺酮能阻断痛觉冲动向丘脑和新皮质的传导,引起意识模糊、短暂性记忆缺失及满意的镇痛效果,尤其是体表镇痛效果明显;同时又能兴奋脑干及边缘系统,出现梦幻、肌张力增加、心率加快、血压升高等症状,这种抑制与兴奋并存的状态称分离麻醉。

氯胺酮麻醉时对体表镇痛作用明显,内脏镇痛作用差,诱导迅速,但苏醒慢。主要用于短时的体表小手术,如烧伤清创、切痂、植皮等,也可用于诱导麻醉、基础麻醉或与其他全身麻醉药配伍使用,特别适用于小儿麻醉。

氯胺酮对呼吸的影响轻微,对心血管有兴奋作用,高血压、动脉硬化、颅内压升高者禁用;少数患者可出现幻觉、谵妄和噩梦,并可使眼压升高,精神异常、癫痫及青光眼患者禁用。

三、复合麻醉药

到目前为止,各种麻醉药单独应用都不能达到最理想的麻醉状态,临床上常将两种或两种以上麻醉药以及其他辅助药物联合应用,以增强麻醉效果、减少麻醉药用量、提高麻醉安全性、达到满意的外科手术条件,称为复合麻醉(表 11-1)。

表 11-1　复合麻醉药

用药目的	常用药物
镇静、消除紧张情绪	巴比妥类、地西泮
镇痛	阿片类
暂时性记忆缺失	苯二氮䓬类、氯胺酮、东莨菪碱

续表

用药目的	常用药物
基础麻醉	巴比妥类、水合氯醛
诱导麻醉	硫喷妥钠、氧化亚氮
骨骼肌松弛	琥珀胆碱、筒箭毒碱
抑制迷走神经反射,减少腺体分泌	阿托品类
低温麻醉	氯丙嗪
控制性降压	硝普钠、钙通道阻滞药
神经安定镇痛	氟哌利多、芬太尼
神经安定麻醉	氟哌利多、芬太尼、氧化亚氮、琥珀胆碱

【点滴积累】

全身麻醉药包括吸入性麻醉药和静脉麻醉药两类。

第二节　局 部 麻 醉 药

局部麻醉药(local anesthetics)简称局麻药,是一类作用于局部神经末梢或神经干周围,能暂时、完全和可逆性阻断神经冲动的产生和传导,在意识清醒的状态下使局部痛觉等感觉暂时消失的药物。根据其化学结构的不同,局部麻醉药可分为两类:酯类局部麻醉药,如普鲁卡因、丁卡因;酰胺类局部麻醉药,如利多卡因、布比卡因。

【药理作用】　局部麻醉药具有局部麻醉作用,低浓度可阻断感觉神经冲动的产生和传导,高浓度对神经系统各个部分和各种类型的神经纤维都有阻断作用。局部麻醉药的作用与神经细胞或神经纤维的种类、粗细以及有无髓鞘有关。一般而言,神经纤维末梢、神经节部位以及突触部位对局部麻醉药最敏感,细的无髓鞘神经纤维比粗的有髓鞘神经纤维更易被局部麻醉药阻断。因此,应用局部麻醉药时,首先消失的是痛觉,然后依次是冷觉、温觉、触觉、压觉,最后发生运动麻痹。神经冲动传导的恢复则按相反的顺序进行。

【作用机制】　神经冲动的产生和传导是由于神经受刺激时神经细胞膜的通透性增加,大量 Na^+ 内流、K^+ 外流,从而使神经细胞膜去极化,产生动作电位而引起。局部麻醉药可阻断神经细胞膜上的电压门控式 Na^+ 通道,使 Na^+ 内流减少,影响神经细胞膜去极化,阻滞动作电位的产生和神经冲动的传导,从而产生局部麻醉作用。

【不良反应和用药护理】

1. 毒性反应　局部麻醉药剂量过大、浓度过高,或从给药部位吸收入血,均可引起一系列的全身作用,实际上就是局部麻醉药的毒性反应。

(1)中枢神经系统:局部麻醉药对中枢神经系统产生先兴奋后抑制的作用,初期表现为烦躁、眩晕、焦虑不安、震颤,甚至发生意识错乱和惊厥,最后转入昏迷、呼吸衰竭,甚至引起死亡。这是由于中枢抑制性神经元对局部麻醉药较为敏感,被选择性抑制后使兴奋性神经元功能相对增强,从而引起中枢神经系统脱抑制而出现兴奋现象。

(2)心血管系统:局部麻醉药可降低心脏兴奋性,使心肌收缩力减弱、心率减慢、传导减慢。多数局部麻醉药可舒张小动脉,使血压下降,甚至引起休克。血药浓度过高时,偶可发生心室颤动而导致死亡,特别是药物误入血管内更易发生。

预防:局部麻醉药中加入 1∶250 000 肾上腺素(手指、足趾、耳郭、阴茎等部位局部麻醉时除外)以收缩血管,延缓局部麻醉药吸收速度,从而延长局部麻醉作用持续时间和预防吸收中毒。

2. 过敏反应　较少见,酯类局部麻醉药比酰胺类更易发生,可出现荨麻疹、支气管痉挛及喉头水肿等,甚至引起过敏性休克。

- -

【知识链接】

局部麻醉药的给药方法

1. 表面麻醉　将穿透性强的局部麻醉药直接涂布在黏膜表面,药物穿透黏膜使黏膜下感觉神经末梢麻醉,又称黏膜麻醉。常用于眼、鼻、口腔、咽喉、食管、气管及泌尿生殖道黏膜部位的小手术,常选用丁卡因。

2. 浸润麻醉　将局部麻醉药注入皮下或手术视野周围组织,使手术部位神经末梢麻醉,适用于浅表小手术。常选用穿透性弱、毒性低的普鲁卡因、利多卡因。为减缓局部麻醉药吸收,延长作用时间,可在溶液中加入少量肾上腺素。

3. 传导麻醉　将局部麻醉药注入周围神经干或神经丛周围,阻断神经冲动传导,使该神经所支配的区域麻醉,故又称神经干阻滞麻醉。该麻醉方法用药量少,麻醉范围较大,适用于四肢、面部、牙科手术。传导麻醉可选用普鲁卡因、利多卡因、布比卡因。

4. 蛛网膜下腔麻醉　将局部麻醉药注入腰椎蛛网膜下腔,阻断脊神经根,使该神经支配的区域麻醉,故又称腰麻或脊髓麻醉。适用于下腹部和下肢的手术。常选用利多卡因、普鲁卡因和丁卡因。因同时阻断交感神经,易引起低血压,可提前应用麻黄碱或取轻度的头低位预防。

5. 硬膜外麻醉　将局部麻醉药注入硬膜外隙,药液沿神经鞘扩散至椎间孔,阻断附近的脊神经根,使该神经支配的区域麻醉,可用于颈部、胸腹部及四肢的手术。常用利多卡因、普鲁卡因及丁卡因。因不易进入颅腔,很少引起头痛和脑膜刺激征。硬膜外麻醉用药量是蛛网膜下腔麻醉用药量的 5～10 倍,麻醉时应避免误入蛛网膜下腔,否则可引起严重的不良反应。

- -

普鲁卡因(procaine)　又称奴佛卡因,属于短效酯类局部麻醉药,是常用的麻醉药之一。为白色结晶性粉末,易溶于水,毒性较小,起效快。注射后 1～3 min 起效,作用可维持 30～45 min,加入肾上腺素后作用持续时间可延长 20%。普鲁卡因水解后转变为对氨苯甲酸(PAPA)和二乙氨基乙醇,PAPA 可对抗磺胺类药物的抗菌作用,应避免两者同时应用。

临床广泛用于浸润麻醉、传导麻醉、蛛网膜下腔麻醉和硬膜外麻醉,还可用于病灶周围的局部封闭。因其脂溶性较低,黏膜穿透力较弱,一般不用于表面麻醉。

普鲁卡因过量可引起中枢和心血管的不良反应,有时可引起过敏反应,用药前需做皮肤过敏试验,过敏者可用利多卡因。

利多卡因(lidocaine)　又称赛罗卡因,属于中效酰胺类局部麻醉药,是目前临床应用最多的麻醉药。该药在肝代谢,血浆半衰期为 90 min,作用持续时间可达 1～2 h。

与普鲁卡因相比,利多卡因具有起效迅速,作用强而持久,黏膜穿透力强,安全范围较大的优点,临床上可用于多种形式的局部麻醉,有"全能麻醉药"之称。由于其扩散力较强,麻醉平面不易掌握,蛛网膜下腔麻醉应慎用。利多卡因有抗心律失常的作用(详见第二十章)。

利多卡因反复应用可产生快速耐受性。其毒性较普鲁卡因强,毒性大小与药液浓度密切相关,且中毒症状来势凶猛,故要合理掌握用药浓度及剂量。

丁卡因(tetracaine) 又称地卡因,属于长效酯类局部麻醉药,其化学结构与普鲁卡因相似。该药主要在肝代谢,降解缓慢,且吸收较快,作用迅速而持久。用药后 1~3 min 显效,作用可持续 2~3 h。丁卡因作用强度是普鲁卡因的 10 倍以上,毒性比普鲁卡因大 10~12 倍。因其穿透力强,常用于表面麻醉,也可用于传导麻醉、蛛网膜下腔麻醉和硬膜外麻醉。因其毒性大,一般不用于浸润麻醉。

布比卡因(bupivacaine) 又称麻卡因,属于长效酰胺类局部麻醉药,其化学结构与利多卡因相似。其麻醉作用较利多卡因强 4~5 倍,作用持续时间长,可达 5~10 h。临床主要用于浸润麻醉、传导麻醉和硬膜外麻醉。因其穿透力较弱,故不适用于表面麻醉。与利多卡因相比,其心脏毒性较大,且难以治疗,复苏困难,应予以注意。

【点滴积累】

1. 局部麻醉药中加入肾上腺素可延长局部麻醉作用持续时间和预防吸收中毒。

2. 普鲁卡因、布比卡因不宜用于表面麻醉,丁卡因不宜用于浸润麻醉。

思考题

1. 全身麻醉药包括几类? 常见药物有哪些?

2. 试比较普鲁卡因、利多卡因、丁卡因用于局部麻醉的区别。

3. 为什么常在局部麻醉药中加入微量肾上腺素?

4. 患者,男性,24 岁,学生。因患"急性阑尾炎"准备行手术治疗,术前给予普鲁卡因蛛网膜下腔麻醉,注射给药后不久患者出现烦躁不安、肌肉震颤等症状。心电监护显示心率减慢、血压下降。

患者为什么出现上述症状? 应如何进行抢救?

常用制剂和用法

麻醉乙醚 含 3% 乙醇的密封棕色小瓶制剂,100 ml/瓶、150 ml/瓶、250 ml/瓶。吸入给药,用量按手术需要和麻醉方式而定。

氟烷 20 ml/瓶。吸入给药,用量按需而定。

恩氟烷 20 ml/瓶,250 ml/瓶。吸入给药,用量按需而定。

异氟烷 100 ml/瓶。吸入给药,用量按需而定。

氧化亚氮 钢瓶装,液化气体。通常以 65% 氧化亚氮与 35% 氧混合后吸入给药,用量按需而定。

硫喷妥钠 粉针剂:0.5 g、1 g。用时配成 2.5% 溶液缓慢静脉注射或静脉滴注。极量1 次1 g,每日 2 g。

异丙酚 注射剂:200 mg/20 ml。诱导麻醉:10 mg/10 s。维持麻醉:静脉滴注。

氯胺酮 注射剂:10 mg/ml、50 mg/ml。静脉诱导麻醉,1~2 mg/kg,维持用量每次 0.5 mg/kg。

普鲁卡因 注射剂:25 mg/10 ml、50 mg/10 ml、40 mg/2 ml。粉针剂:150 mg。浸润麻醉:0.5%~1% 等渗液。传导麻醉、蛛网膜下腔麻醉、硬膜外麻醉:2% 溶液。极量 1 次 1000 mg,蛛网膜下腔麻醉不宜超过 200 mg。

利多卡因 注射剂:200 mg/10 ml、400 mg/20 ml。浸润麻醉:0.25％～0.5％溶液。表面麻醉、传导麻醉、硬膜外麻醉:1％～2％溶液。极量 1 次 500 mg,蛛网膜下腔麻醉不宜超过 100 mg。

丁卡因 注射剂:50 mg/5 ml。表面麻醉:0.25％～1％溶液。传导麻醉、蛛网膜下腔麻醉、硬膜外麻醉:0.2％溶液。极量:蛛网膜下腔麻醉不宜超过 6 mg。

布比卡因 注射剂:12.5 mg/5 ml、25 mg/5 ml、37.5 mg/5 ml。浸润麻醉:0.25％溶液。传导麻醉:0.25％～0.5％溶液。硬膜外麻醉:0.5％～0.75％溶液。极量 1 次 200 mg,每日 400 mg。

（王锦淳）

第十二章　镇静催眠药

学习目标

1. 掌握苯二氮䓬类药物的药理作用、作用机制、临床应用。

2. 熟悉苯二氮䓬类药物的作用特点、不良反应和用药护理；巴比妥类的药理作用、临床应用、不良反应和用药护理。

3. 了解其他镇静催眠药的作用特点及临床应用。

镇静催眠药（sedative-hypnotics）是一类能够通过抑制中枢神经系统产生镇静和近似生理性睡眠的药物。本类药物因剂量不同而对中枢神经系统表现出不同程度的抑制作用，小剂量时可产生镇静作用，使患者安静或解除焦虑、烦躁；较大剂量时可引起近似生理性睡眠的催眠作用。随着剂量的加大，还可产生抗惊厥作用，超大剂量可引起呼吸中枢麻痹而导致死亡。

常用的镇静催眠药可分为三类：①苯二氮䓬类，如地西泮等；②巴比妥类，如苯巴比妥等；③其他类，如水合氯醛等。

【知识链接】

生理睡眠周期

睡眠是重要的生理现象，正常生理性睡眠可分为非快动眼睡眠时相（non-raid-eye movement sleep，NREMS）和快动眼睡眠时相（raid-eye movement sleep，REMS）。NREMS 可分为倦睡期（Ⅰ）、浅睡期（Ⅱ）、中睡期（Ⅲ）和深睡期（Ⅳ），其中Ⅲ、Ⅳ期脑电波呈现同步化慢波，故又称为慢波睡眠（slow wave sleep，SWS）。SWS 与机体的生长发育、疲劳的消除以及体力活动的恢复有关。REMS 睡眠很深，但脑电活动却与觉醒相仿，呈现去同步化快波，故又称为快波睡眠（fast wave sleep，FWS）。FWS 与神经系统的发育、促进学习记忆活动以及脑力活动的恢复有关。

REMS 和 NREMS 是两个相互转化、交替进行的睡眠时相。入睡后首先进入 NREMS，经80~120 min 后进入 REMS，REMS 持续 20~30 min 后，再次进入 NREMS。生理状态下成人一夜中两个时相循环交替 4~5 次。

第一节　苯二氮䓬类

苯二氮䓬类（benzodiazepines，BZ）药物是一类具有抗焦虑、镇静、催眠、抗惊厥、抗癫痫及中枢性肌肉松弛等作用的药物。它们的基本化学结构为1,4-苯并二氮䓬，在1,4-苯并二氮䓬环的侧链中引入不同基团，得到一系列苯二氮䓬类药物，临床常用的有二十余种。根据药物作用时间的长短分为三类:长效类如地西泮,中效类如硝西泮,短效类如三唑仑(表12-1)。本类药物以地西泮为代表。

表12-1　常用苯二氮䓬类药物分类及作用特点比较

分类	药物	半衰期(h)	作用特点
长效类	地西泮	20~80	抗焦虑、镇静、催眠、抗惊厥、抗癫痫、中枢性肌肉松弛
(24~72 h)	氟西泮	40~100	催眠作用强
	氯氮䓬	15~40	抗焦虑、镇静、催眠、抗惊厥、抗癫痫、中枢性肌肉松弛
中效类	硝西泮	20~30	镇静、催眠、抗惊厥、抗癫痫作用强
(10~20 h)	氯硝西泮	22~38	抗惊厥、抗癫痫作用比地西泮和硝西泮强
	劳拉西泮	10~18	抗焦虑、镇静、催眠
	艾司唑仑	10~24	镇静、催眠、抗惊厥、抗焦虑作用强,肌肉松弛作用弱
短效类	三唑仑	2~3	镇静、催眠和肌肉松弛作用快而强,但维持时间短
(3~8 h)	奥沙西泮	6~10	抗焦虑、抗惊厥作用较强

地　西　泮

【体内过程】　地西泮(diazepam)又称安定,口服吸收迅速而完全,0.5~1.5 h血药浓度达高峰。肌内注射吸收缓慢而不规则,急需发挥作用时应静脉注射给药。地西泮血浆蛋白结合率高达95%以上,脂溶性高,易透过血-脑脊液屏障和胎盘屏障,能迅速向组织中分布并在脂肪组织中蓄积,经肝代谢,主要代谢产物为去甲西泮,具有与母体相似活性。代谢产物最终与葡萄糖醛酸结合经肾排泄,少量随乳汁分泌,可引起婴儿嗜睡、倦怠。

【药理作用和临床应用】

1. 抗焦虑　地西泮的抗焦虑作用选择性高,小剂量即可显著改善患者的恐惧、紧张、忧虑、不安、激动和烦躁等症状,作用发生快而确切,对各种原因引起的焦虑状态有显著疗效,是焦虑症的首选药。

2. 镇静、催眠　随着剂量加大,地西泮出现镇静、催眠作用,能明显缩短诱导睡眠时间,延长睡眠持续时间,减少觉醒次数。地西泮镇静、催眠有以下特点:①镇静作用快而确实,能产生暂时性记忆缺失;②主要延长非快动眼睡眠时相(NREMS)的第Ⅱ期,明显缩短第Ⅳ期,可减少夜惊或夜游症的发生;③对快动眼睡眠时相(REMS)影响小,停药后出现反跳性延长REMS睡眠和多梦现象较巴比妥类少见,依赖性和戒断症状也较巴比妥类轻;④治疗指数高,对呼吸系统、循环系统影响小,安全范围较大;⑤加大剂量不会引起全身麻醉。其催眠作用与巴比妥类药物相比更接近生理性睡眠,临床常用于各种原因引起的失眠症。麻醉前给药可消除患者对术中不良刺激的记忆,减少麻醉药用量。临床常用于心脏电复律及内镜检查前给药。

3. 抗惊厥、抗癫痫　地西泮具有较强的抗惊厥、抗癫痫作用。临床上可用于辅助治疗破伤风、子痫、小儿高热惊厥和药物中毒性惊厥。对癫痫持续状态也有显著疗效,目前静脉注射地西泮是临床治疗癫痫持续状态的首选药。

4. 中枢性肌肉松弛　地西泮有较强的肌肉松弛作用,可缓解动物的去大脑僵直和人类大脑损伤所致的肌肉僵直,而且不影响机体的正常活动。临床上可用于治疗脑血管意外、脊髓损伤等引起的中枢性肌肉强直,也可用于缓解局部关节病变、腰肌劳损等所致的肌肉痉挛。

【作用机制】　苯二氮䓬类的中枢作用主要与增强中枢抑制性神经递质γ-氨基丁酸(GABA)的作用有关。目前,研究发现脑内存在γ-氨基丁酸受体(GABA-R)-苯二氮䓬受体(BZ-R)-Cl^-通道大分子复合体($GABA_A$),是神经细胞膜上的配体-门控性Cl^-通道。Cl^-通道周围含有五个结合位点,包括 GABA、苯二氮䓬类、巴比妥类等。当 GABA 与 GABA$_A$ 受体结合时,Cl$^-$ 通道开放,大量 Cl$^-$ 内流,引起神经细胞膜超极化,产生抑制效应。苯二氮䓬类药物与 GABA$_A$ 受体复合物上的苯二氮䓬位点结合,可以诱导受体发生构象变化,促进 GABA 与 GABA$_A$ 受体结合,使 Cl$^-$ 通道开放的频率增加,更多的 Cl$^-$ 内流,从而增强了 GABA 的中枢抑制效应。

【不良反应和用药护理】

1. 后遗效应　服药后次日出现头晕、嗜睡、乏力、精神不振等反应,长效类更易发生。大剂量时偶可致共济失调、运动障碍等,还可影响技巧动作和驾驶安全。

驾驶员、高空作业和机械操作人员禁用。

2. 耐受性和依赖性　长期用药可产生耐受性和依赖性,停药时出现反跳现象和戒断症状,表现为失眠、焦虑、兴奋、心动过速、呕吐、出汗、震颤等,甚至发生惊厥。与巴比妥类药物相比,其戒断症状发生较迟、较轻。

地西泮应尽可能应用控制症状的最低剂量,一般情况下,连续用药不超过 6 周。

3. 急性中毒　静脉注射速度过快或口服过量可致急性中毒,出现昏迷以及呼吸系统、循环系统重度抑制,严重者可发生呼吸、心脏停搏。

处理措施:立即洗胃及对症处理,并给予特效拮抗药氟马西尼(flumazenil,安易醒)。氟马西尼是苯二氮䓬受体拮抗药,能有效地催醒患者并改善中毒所致的呼吸、循环抑制。

临床静脉注射时应缓慢给药,不宜超过 5 mg/min,并注意观察患者的呼吸情况,以免引起呼吸、循环抑制。

4. 其他　偶见视物模糊、言语不清、肌肉震颤、胃肠不适及尿失禁。极少数患者可出现皮疹、白细胞减少等过敏反应及肝功能异常。妊娠前 3 个月应用易致胎儿畸形,临产前应用可致新生儿出现肌无力、低血压及轻度呼吸抑制。

妊娠期妇女、哺乳期妇女、新生儿以及青光眼、重症肌无力者禁用。老年人及肝、肾、呼吸功能不全者慎用。

【药物相互作用】　其他中枢抑制药、乙醇均能增强苯二氮䓬类的中枢抑制作用,加重嗜睡、昏迷及呼吸抑制等不良反应,合用时宜减少剂量。

氟西泮(flurazepam)　又称氟安定,是长效苯二氮䓬类镇静催眠药。口服易吸收,首关消除效应明显,代谢产物具有活性,$t_{1/2}$ 长达 50 h 以上,体内易蓄积,引起后遗效应。其作用类似地西泮,催眠作用更强,临床主要用于失眠症的治疗。常见的不良反应有嗜睡、眩晕、共济失调等,也可引起兴奋、头痛,偶见精神紊乱。长期应用可产生依赖性,宜短期或间断应用。肝、肾、呼吸功能不全者及妊娠期妇女慎用,15 岁以下儿童禁用。

氯硝西泮(clonazepam)　又称氯硝安定,是中效苯二氮䓬类镇静催眠药。口服吸收迅速,1～2 h 血药浓度达高峰,作用可持续 6～8 h。在体内大部分被代谢,$t_{1/2}$ 为 22～38 h。其作用类似地西泮,但抗惊厥作用比地西泮强 5 倍,且作用迅速。本品具有广谱抗癫痫作用,可用于各型癫痫,也可用于舞蹈症。对药物引起的多动症、神经痛、慢性多发性抽搐也有一定的疗效。常见的不良反应有嗜睡、共济失调及行为异常,长期(1～6 个月)服用可产生耐受性。突然停药可引起癫痫持续状态。静脉滴注时,需注意其呼吸、循环抑制作用较地西泮强。肝肾功能不全者慎用,青光眼患者禁用。

劳拉西泮(lorazepam)　又称氯羟安定,是中效苯二氮䓬类镇静催眠药,可口服、肌内注射和静脉注射给药,$t_{1/2}$ 为 10～18 h。具有镇静催眠和抗焦虑作用,临床主要用于焦虑症和失眠症,也可用于麻醉前给药,能产生暂时性记忆缺失,消除患者对术中不良刺激的记忆。常见的不良反应有嗜睡、头晕、乏力等,大剂量可引起共济失调及震颤。注射给药可引起局部皮肤发红、疼痛及烧灼感。长期用药后可发生停药反应,主要表现为激动或忧郁。

艾司唑仑（estazolam） 又称舒乐安定，是中效苯二氮䓬类镇静催眠药，为新型苯二氮䓬类药物，可口服、肌内注射和静脉注射给药。具有较强的镇静催眠、抗惊厥、抗焦虑作用，肌肉松弛作用弱。临床主要用于抗焦虑、失眠，也可用于抗癫痫、抗惊厥及麻醉前给药。用于催眠一般无后遗效应，偶见口干、嗜睡、头晕、乏力等不适，停药或减量可消除。个别患者可发生兴奋、多语、睡眠障碍，甚至幻觉。肝肾功能不全者慎用，青光眼患者禁用。

【点滴积累】

1. 地西泮的药理作用有抗焦虑、镇静催眠、抗惊厥、抗癫痫和中枢性肌肉松弛。
2. 苯二氮䓬类的作用机制主要与增强 GABA 的中枢抑制效应有关。
3. 地西泮急性中毒可用氟马西尼解救。

第二节　巴　比　妥　类

巴比妥类（barbiturates）为巴比妥酸的衍生物，是临床上较早用于镇静催眠的一类药物。根据药物作用时间的长短，分为长效、中效、短效和超短效四类（表 12-2）。

表 12-2　常用巴比妥类药物分类及作用特点比较

分类	药物	显效时间（h）	作用维持时间（h）	作用特点
长效类	巴比妥	0.5～1	6～8	镇静、催眠
	苯巴比妥	0.5～1	6～8	抗惊厥、抗癫痫
中效类	戊巴比妥	0.25～0.5	3～6	抗惊厥、抗癫痫
	异戊巴比妥	0.25～0.5	3～6	镇静、催眠
短效类	司可巴比妥	0.25	2～3	抗惊厥、镇静、催眠
超短效类	硫喷妥钠	立即	0.25	静脉麻醉

【体内过程】 巴比妥类药物口服或肌内注射均易吸收，并迅速分布于全身。硫喷妥钠脂溶性最高，极易通过血-脑脊液屏障、胎盘屏障。静脉注射后立即起效，但因迅速自脑组织再分布至外周脂肪组织，故中枢作用时间短，仅维持 15 min 左右。

本类药物在肝代谢、肾排泄。异戊巴比妥和司可巴比妥主要经肝代谢失活，消除迅速，作用维持时间短；苯巴比妥仅少量经肝药酶代谢，大部分以原形经肾排出，并可经肾小管重吸收，排出缓慢，作用时间长。尿液 pH 值对苯巴比妥的排泄影响较大，碱化尿液可增加其解离度，肾小管重吸收减少，排泄速度加快，因此苯巴比妥中毒时，可用碳酸氢钠碱化尿液，以促进药物排泄。

【药理作用和临床应用】 巴比妥类药物对中枢神经系统具有普遍性抑制作用，随着剂量增加，中枢抑制作用逐渐增强，依次出现镇静、催眠、抗惊厥和抗癫痫、麻醉作用。与苯二氮䓬类不同，本类药物抗焦虑作用选择性低，需用至镇静剂量时才可显效；大剂量明显抑制心血管系统；过量可致呼吸中枢麻痹而死亡；安全性差，易发生依赖性。

1. 镇静、催眠　小剂量巴比妥类药物起镇静作用，可引起安静，缓解焦虑、紧张状态；中等剂量可催眠，即缩短入睡时间、减少觉醒次数、延长睡眠时间。巴比妥类药物镇静催眠具有以下特点：①明显缩短快动眼睡眠时相（REMS），引起非生理性睡眠，久用停药后，可"反跳性"延长 REMS 睡眠时相，伴有多梦、睡眠障碍等现象；②易产生耐受性和依赖性，戒断症状严重；③诱导肝药酶活性，影响其他药物代谢；④不良反应多，治疗指数低，安全范围小。目前，巴比妥类已很少用于镇静和催眠，其临床应用已被苯二氮䓬类取代。

2. 抗惊厥、抗癫痫 苯巴比妥有较强的抗惊厥、抗癫痫作用。临床用于小儿高热、破伤风、子痫、脑膜炎等引起的惊厥,也可用于癫痫大发作、单纯性局限性发作和癫痫持续状态的治疗。

3. 麻醉及麻醉前用药 短效及超短效巴比妥类药物可产生短暂的麻醉作用,如硫喷妥钠可用于静脉麻醉和诱导麻醉;长效及中效巴比妥类可用于麻醉前给药,以消除患者术前紧张情绪,临床常用苯巴比妥,但效果不如苯二氮䓬类。

【作用机制】 巴比妥类药物的中枢作用主要与激活 GABA$_A$ 受体有关。它能增强 GABA 介导的 Cl$^-$ 内流,使神经细胞膜超极化。与苯二氮䓬类药物增加 Cl$^-$ 通道开放的频率不同,巴比妥类主要延长 Cl$^-$ 通道开放的时间。另外,在无 GABA 时,巴比妥类能模拟 GABA 的作用,直接增加 Cl$^-$ 内流,使细胞膜超极化而产生中枢抑制作用。

【不良反应和用药护理】

1. 后遗效应 服用催眠剂量的巴比妥类药物,次晨可出现头晕、困倦、精神萎靡及定向障碍等反应,又称"宿醉"。

驾驶员、高空作业和机械操作人员禁用。

2. 耐受性和依赖性 短期内连续用药可产生耐受性,需加大剂量才能维持原有疗效,与中枢神经组织对巴比妥类产生适应性及本类药物诱导肝药酶加速自身代谢有关。长期用药可产生精神依赖和生理依赖,停药后出现反跳现象,表现为快动眼睡眠时相延长、噩梦增多,迫使患者继续用药,终至成瘾。成瘾后停药,可出现严重的戒断症状,表现为兴奋、失眠、焦虑、肌肉震颤,甚至惊厥。

临床应用应严格掌握适应证,避免长期应用,更应避免滥用。

3. 急性中毒 口服过量或静脉注射速度过快可引起急性中毒,表现为深度昏迷、呼吸抑制、血压下降,甚至反射消失、肾衰竭、休克等,尤其多见于已有呼吸功能不全者。呼吸深度抑制是巴比妥类中毒致死的主要原因。

处理措施:① 对症支持处理:保持呼吸道通畅、吸氧,必要时人工呼吸,甚至气管切开以维持呼吸功能;② 加速药物排泄:口服中毒者应洗胃、导泻,应用碳酸氢钠碱化尿液,减少肾小管重吸收,以促进药物排泄,严重者采用血液透析或腹膜透析。

严重呼吸功能不全、支气管哮喘和颅脑损伤所致呼吸抑制者禁用。

4. 其他 少数人可发生荨麻疹、血管神经性水肿等过敏反应,偶见剥脱性皮炎。巴比妥类可透过胎盘,并可经乳汁分泌。

过敏者禁用。妊娠期妇女、哺乳期妇女及肝肾功能不全者慎用。

【药物相互作用】 巴比妥类药物能增强苯二氮䓬类、乙醇及其他中枢抑制药的中枢抑制作用,加重嗜睡、昏迷及呼吸抑制等不良反应,不宜合用。

巴比妥类药物为肝药酶诱导剂,可加速自身及其他药物代谢,与氯丙嗪、地高辛、华法林、苯妥英钠、氯霉素、四环素、糖皮质激素、性激素、口服避孕药等合用时,可加速其代谢致血药浓度降低,使疗效降低,故应适当增加剂量。

【点滴积累】

1. 巴比妥类随着剂量增加,依次出现镇静、催眠、抗惊厥、抗癫痫和麻醉作用。

2. 巴比妥类易产生耐受性和依赖性,戒断症状严重。

3. 苯巴比妥中毒时,可用碳酸氢钠碱化尿液,以促进药物排泄。

第三节 其他镇静催眠药

水合氯醛（chloral hydrate） 是三氯乙醛的水合物，口服或灌肠后吸收迅速，15 min 起效，催眠作用可维持 6～8 h。肝代谢为具有活性的三氯乙醇，催眠作用更强。代谢产物与葡萄糖醛酸结合后经肾排泄。

水合氯醛及其代谢产物三氯乙醇具有镇静、催眠作用，大剂量可产生抗惊厥作用。作用特点快、强、持久。催眠时不缩短快动眼睡眠时相，醒后无后遗效应。可用于顽固性失眠以及对其他催眠药效果不佳的患者。大剂量可用于破伤风、小儿高热、子痫等引起的惊厥。

本品对胃有较强的刺激性，口服可引起恶心、呕吐及上腹部不适等。为减轻其刺激性，常稀释为 10％溶液口服，必要时保留灌肠，消化性溃疡患者禁用。大剂量抑制心肌收缩，并损害肝、肾功能，严重心、肝、肾功能不全者禁用。长期应用可产生耐受性和依赖性，戒断症状严重，应避免滥用。

甲丙氨酯（meprobamate） 又称眠尔通，具有镇静催眠、抗焦虑、抗惊厥和中枢性肌肉松弛作用。药理作用与地西泮相似，抗焦虑作用不及地西泮。临床常用于失眠症和神经症的焦虑、紧张状态的治疗，尤其适用于老年失眠患者。

常见的不良反应为嗜睡和运动失调，偶见荨麻疹、白细胞和血小板减少等过敏反应。长期应用可产生耐受性和依赖性，停药可出现戒断症状，应避免滥用及长期应用。

唑吡坦（zolpidem） 又称思诺思，药理作用与地西泮相似，具有较强的镇静催眠作用，抗焦虑、抗惊厥和中枢性肌肉松弛作用较弱。小剂量时，能缩短入睡时间，延长睡眠持续时间；较大剂量时，延长慢波睡眠时间，缩短快波睡眠时间。用于治疗偶发性、暂时性、慢性失眠症。

常见的不良反应为头痛、嗜睡、眩晕、共济失调等，偶见胃肠道不适及性欲改变。安全范围大，后遗效应、耐受性和依赖性轻微，无明显戒断症状。15 岁以下儿童、妊娠期妇女和哺乳期妇女禁用。

褪黑素（melatonin） 又称黑素细胞凝集素，是松果体分泌的主要激素，对机体有广泛的影响，包括对生物节律、神经内分泌和应激反应的调节，抑制肾上腺、性腺及甲状腺的分泌，抗炎、镇痛、镇静、催眠及清除自由基等作用。

正常人服用褪黑素后，入睡时间缩短，睡眠中觉醒次数明显减少，临床可用于睡眠节律障碍者，包括睡眠位相滞后、时差反常、夜班作业或越洋旅行引起的睡眠障碍，以及盲人、脑损伤者的睡眠障碍等。褪黑素不良反应少，主要用于成年人及老年人的催眠，不宜用于未成年人。

此外，格鲁米特（glutethimide，导眠能）和甲喹酮（methaqualone，安眠酮）等也有镇静催眠作用，久服均可产生耐受性和依赖性。

思考题

1. 简述苯二氮䓬类药物的药理作用和临床应用。
2. 巴比妥类药物的主要用途有哪些？
3. 为什么苯二氮䓬类药物取代了巴比妥类药物用于镇静、催眠？
4. 患者，女性，42 岁，农民。其丈夫 1 年前因车祸致双下肢瘫痪病卧在床，丧失劳动能力；儿子今年考上大学，即将开学；近日自己查出患有子宫肌瘤，医师建议尽早手术治疗。刘某因生活压力大、家庭经济拮据以及担心自身健康状况而整日焦虑烦恼，晚上不能入睡。至医院就诊，医师给予地西泮5 mg，每晚睡前口服镇静催眠。服用一段时间后，催眠效果越来越差，故自行增加剂量。某日该患者一次性服用大量地西泮后,出现昏迷、呼吸抑制、血压下降。

(1)患者长期服用地西泮后效果为何越来越差?

(2)一次性服用大量地西泮后为什么出现上述症状?应如何进行解救?

常用制剂和用法

地西泮 片剂:2.5 mg、5 mg。注射液:10 mg/2 ml。抗焦虑、镇静:1 次 2.5～5 mg,每日 3 次,口服。催眠:1 次 5～10 mg,睡前口服。癫痫持续状态:1 次 5～10 mg,缓慢静脉注射。

氟西泮 胶囊剂:15 mg、30 mg。催眠:1 次 15～30 mg,睡前口服。

硝西泮 片剂:5 mg。催眠:1 次 5～10 mg,睡前口服。抗癫痫:1 次 5～10 mg,每日 3 次,口服。极量 200 mg/d。

氯硝西泮 片剂:0.5 mg、1 mg、2 mg。催眠:1 次 0.5～1 mg,睡前口服。抗癫痫:成人,开始 1 mg/d,分 2 次口服;2～4 周逐渐增加至 4～8 mg/d,分 3～4 次口服。儿童,开始 10～20 μg/(kg·d),分 2～3 次口服;以后逐渐递增至维持量 100～200 μg/(kg·d),分 3～4 次服用。注射液:1 mg/1 ml、2 mg/2 ml。抗癫痫:1 次 1～2 mg,每日 2 次,肌内注射;1 次 1～4 mg,缓慢静脉注射。极量成人 20 mg/d,儿童 200 μg/(kg·d)。

劳拉西泮 片剂:0.5 mg、1 mg、2 mg。注射液:2 mg/2 ml、4 mg/2 ml。抗焦虑:1 次 1～2 mg,每日 3 次,口服。催眠:1 次 2～4 mg,睡前口服。癫痫持续状态:1 次 1～4 mg,肌内注射或静脉注射。

艾司唑仑 片剂:1 mg、2 mg。镇静:1 次 1～2 mg,每日 3 次,口服。催眠:1 次 2～4 mg,睡前口服。

奥沙西泮 片剂:15 mg、30 mg。抗焦虑:1 次 15～30 mg,每日 3 次,口服。

三唑仑 片剂:0.25 mg、0.5 mg。催眠:1 次 0.25～0.5 mg,睡前口服。

苯巴比妥 片剂:10 mg、15 mg、30 mg、100 mg。镇静:1 次 15～30 mg,每日 3 次,口服。催眠:1 次 30～60 mg,睡前口服。抗癫痫:大发作从小剂量开始,1 次 15～30 mg,每日 3 次,口服;最大剂量 1 次 60 mg,每日 3 次,口服。

苯巴比妥钠 注射剂:50 mg、100 mg、200 mg。抗惊厥:1 次 100～200 mg,每日 1～2 次,肌内注射。癫痫持续状态:1 次 100～200 mg,缓慢静脉注射。

硫喷妥钠 注射剂:0.5 g、1.0 g。麻醉:1 次 4～8 mg/kg,临用前配成 1.25％～2.5％溶液,缓慢静脉注射直至患者入睡。极量:1 次 1.0 g。

水合氯醛 10％溶液。催眠:1 次 5～10 ml,睡前口服。抗惊厥:1 次 10～20 ml,稀释 1～2 倍后灌肠。极量:1 次 2.0 g。

甲丙氨酯 片剂:0.2 g。抗焦虑、镇静:1 次 0.2～0.4 g,每日 3 次,口服。催眠:1 次 0.4～0.8 g,睡前口服。

唑吡坦 片剂:10 mg。催眠:成人,1 次 10 mg,睡前口服;老年人,1 次 5 mg,睡前口服。

(王锦淳)

第十三章　抗癫痫药和抗惊厥药

学习目标

1. 掌握苯妥英钠的药理作用、临床应用和不良反应；各型癫痫的首选药物。

2. 熟悉卡马西平、苯巴比妥、乙琥胺、丙戊酸钠、地西泮的抗癫痫作用特点及临床应用；硫酸镁的抗惊厥作用及临床应用。

3. 了解抗癫痫药物的用药原则。

第一节　抗癫痫药

癫痫(Epilepsy)是由多种病因引起的大脑局部病灶的神经元异常高频放电，并向周围正常组织扩散，导致以短暂中枢神经系统功能失常为特征的慢性大脑功能障碍综合征。癫痫发作具有突发性、短暂性和反复性的特征。发作时伴有短暂的运动、感觉、意识、行为和自主神经等不同程度的障碍，并伴有异常脑电图。依据其病因可分为原发性癫痫和继发性癫痫。根据癫痫发作的临床表现，可将其分为局限性发作和全身性发作(表 13-1)。

表 13-1　癫痫发作的临床分型及治疗药物

发作类型	临床特征	治疗药物
一、局限性发作		
1. 单纯性局限性发作	局部肢体运动或感觉障碍，不影响意识，持续 20~60 s	卡马西平、苯妥英钠、苯巴比妥、丙戊酸钠
2. 复合性局限性发作（精神运动性发作）	冲动性神经异常，突然意识模糊，伴有无意识动作，如吮吸、摇头、挣扎等，病变多见于颞叶与额叶，发作可持续 30 s~2 min	卡马西平、苯妥英钠、苯巴比妥、丙戊酸钠
二、全身性发作		
1. 强直-阵挛性发作（大发作）	以意识丧失、突然跌倒和全身阵挛性抽搐为特征。常见症状有口吐白沫、两眼上翻、四肢抽搐、尖叫等，部分患者伴有大小便失禁，发作历时数十秒至数分钟，脑电图呈高幅棘慢波或棘波	苯妥英钠、苯巴比妥、卡马西平、丙戊酸钠
2. 失神性发作（小发作）	突然、短暂的意识丧失，动作和语言中断，无抽搐，不跌倒，发作不超过 30 s，多见于儿童，脑电图呈现高幅左右对称的同步化棘波	乙琥胺、丙戊酸钠、氯硝西泮
3. 肌阵挛性发作	突然、短暂、快速的肌肉收缩，可发生于局部或全身肌群，脑电图呈现特有的暴发性多棘波	丙戊酸钠、氯硝西泮
4. 癫痫持续状态	大发作持续状态，反复抽搐，持续意识不清，抢救不及时可危及生命	地西泮、苯妥英钠、苯巴比妥、氯硝西泮

【知识链接】

癫痫的病因及发病机制

癫痫根据病因分为原发性癫痫和继发性癫痫两大类。原发性癫痫患者脑内无明显的结构变化或代谢异常，常与遗传因素有关。继发性癫痫见于多种脑部病损和代谢障碍，如新生儿颅内出血、产伤，颅脑外伤、感染、中毒、肿瘤，脑血管疾病、营养代谢性疾病等。癫痫的产生与神经元异常高频放电相关。其机制尚不清楚，目前比较公认的是"GABA 学说"，即 GABA 受体的抑制作用减弱，导致脑内兴奋性递质和抑制性递质间的平衡失调，而引起癫痫发作。由于神经元异常放电的传播途径及范围不同而引起各种类型发作。

目前癫痫的治疗仍以药物治疗为主，主要是通过抑制病灶区神经元的异常放电以及遏制异常放电向周围正常组织的扩散，以减少和阻止癫痫的发作，但不能达到有效预防和治愈的目的。

一、常用药物

苯 妥 英 钠

苯妥英钠(phenytoin sodium)又称大仑丁(dilandin)，为二苯乙内酰脲的钠盐。1938 年开始应用于临床，是第一个在动物模型上证实有效的抗癫痫药物，目前仍然是临床上应用最广泛的抗癫痫药物之一。

【体内过程】　苯妥英钠呈强碱性(pH 值为 10.4)，刺激性大，不宜肌内注射。口服吸收慢而不规则，连续服药需经 6～10 日才可达到稳态血药浓度(10～20 $\mu g/ml$)。血浆蛋白结合率约 90%，吸收后迅速分布至全身组织，脂溶性高，易透过血-脑脊液屏障。大部分在肝经羟化酶代谢，此代谢存在遗传多态性和人种差异。代谢产物与葡萄糖醛酸结合后经肾排泄，存在肝肠循环，使药物作用时间明显延长。苯妥英钠治疗剂量血药浓度个体差异大，临床应用要注意剂量个体化，必要时进行血药浓度监测。

【药理作用和临床应用】

1. 抗癫痫　苯妥英钠是治疗癫痫大发作的首选药，也可用于局限性发作，对小发作无效，有时甚至会使病情恶化。

苯妥英钠不能抑制癫痫病灶异常放电，但可阻止异常放电向周围正常组织传播。这可能与其具有膜稳定作用以及高浓度增强 GABA 的抑制作用有关。苯妥英钠对各种组织的可兴奋膜，包括神经细胞膜和心肌细胞膜，具有稳定作用。主要通过降低细胞膜对 Na^+ 和 Ca^{2+} 的通透性，抑制 Na^+ 和 Ca^{2+} 内流，使动作电位不易产生，从而降低神经细胞膜的兴奋性，防止病灶异常放电的传播。近年来证明，高浓度苯妥英钠能抑制神经末梢对 GABA 的摄取，间接增强 GABA 的抑制作用，增加 Cl^- 内流，使神经细胞膜超极化，抑制异常高频放电及其扩散。

2. 抗中枢疼痛综合征　包括三叉神经痛和舌咽神经痛等，其神经元放电与癫痫发作机制相似。苯妥英钠可减少发作次数，缓解疼痛。该作用与其具有膜稳定作用有关。

3. 抗心律失常　详见第二十章第二节。

【不良反应和用药护理】

1. 局部刺激　苯妥英钠呈强碱性，刺激性大，口服可引起食欲减退、恶心、呕吐、上腹部不适等胃肠道刺激症状；静脉注射可致静脉炎。

口服给药宜饭后服用，并多饮水以减轻胃肠道刺激症状；静脉注射应选择较粗大的血管，并缓慢注射,每分钟给药速度不宜超过 50 mg;避免与其他药物混合静脉注射;刺激性大,不宜肌内注射或静脉滴注。

2. 牙龈增生 长期用药可出现牙龈增生,多见于青少年,发生率约 20%,这与部分药物经唾液分泌刺激胶原组织增生有关。

服药期间注意口腔卫生,经常按摩牙龈,同时服用维生素 C,可防止或减轻牙龈增生,一般停药 3～6 个月后可自行恢复。

3. 神经系统反应 苯妥英钠的神经系统反应与剂量相关,血药浓度大于 20 μg/ml 时出现眩晕、眼球震颤、运动障碍等;血药浓度大于 30 μg/ml 时出现共济失调;血药浓度大于 40 μg/ml 时可致精神错乱;血药浓度达 50 μg/ml 以上时则出现严重昏睡甚至昏迷。

药物治疗宜从小剂量开始逐渐增加,必要时进行血药浓度监测,并根据结果及时调整剂量。

4. 造血系统反应 苯妥英钠可抑制二氢叶酸还原酶,长期用药可致叶酸吸收和代谢障碍,引起巨幼细胞贫血、粒细胞减少、血小板缺乏、再生障碍性贫血等。

服药期间应定期检查血常规,必要时补充甲酰四氢叶酸和维生素 B_{12} 治疗。

5. 过敏反应 少数患者出现过敏反应,可见药热、皮疹、剥脱性皮炎等,偶见过敏性肝损害。

服药期间应定期检查肝功能,如有异常及早停药。

6. 其他 可加速维生素 D 代谢,长期用药儿童可致佝偻病,成人可出现骨软化症,可加用维生素 D 和钙剂预防;可出现性激素样反应,男性乳房发育、女性多毛症等;妊娠早期用药偶致畸胎,故妊娠期妇女慎用;静脉注射过快可引起心律失常、心肌抑制和血压下降,宜在心电图监护下进行并控制静脉注射速度;久用骤停可使癫痫发作加剧,甚至出现癫痫持续状态,停药时应采取逐渐过渡的方法。

【药物相互作用】 苯妥英钠是肝药酶诱导剂,能加速自身及多种药物的代谢,与糖皮质激素、地高辛、氨茶碱、奎尼丁、环孢素、左旋多巴、口服避孕药等合用时,可加速其他药物代谢致血药浓度降低,疗效减弱;与肝药酶抑制剂异烟肼、氯丙嗪、保泰松、磺胺类等合用可抑制苯妥英钠代谢而使其血药浓度升高,疗效增加;与肝药酶诱导剂卡马西平、苯巴比妥等合用时可促进苯妥英钠代谢而使其血药浓度降低,疗效减弱。苯妥英钠与以上药物联用时应注意调整剂量。

- -

【点滴积累】
1. 苯妥英钠具有抗癫痫、抗中枢疼痛综合征、抗心律失常的作用(三抗作用)。
2. 苯妥英钠首选用于治疗癫痫大发作。
3. 牙龈增生是苯妥英钠特有的不良反应。

卡 马 西 平

卡马西平(carbamazepine)又称酰胺咪嗪。

【体内过程】 卡马西平口服吸收缓慢且不规则,2～4 h 血药浓度达峰值。血浆蛋白结合率约为 80%,易透过血-脑脊液屏障,脑脊液中浓度可达血药浓度的 50%。在肝中代谢生成的环氧化物仍有抗癫痫活性。本品为肝药酶诱导剂,连续给药可加速自身代谢而使血浆半衰期缩短至 15～20 h。大部分经肾排出,少量经粪便排出。

【药理作用和临床应用】

1. 抗癫痫 卡马西平为广谱抗癫痫药,作用机制类似苯妥英钠。对精神运动性发作效果最好,为首选药;对大发作、单纯性局限性发作以及混合型癫痫均有效;对小发作疗效较差。对癫痫并发的精神症状也有效。

2. 抗中枢疼痛综合征 卡马西平最早用于治疗三叉神经痛,其治疗中枢疼痛综合征的疗效优于苯妥英钠。

3. 抗躁狂抑郁 具有较强的抗躁狂抑郁作用,可用于锂盐无效的躁狂抑郁症。

4. 抗利尿 能促进抗利尿激素的分泌,可用于尿崩症的治疗。

【不良反应和用药护理】 常见的不良反应有恶心、呕吐、腹痛、腹泻、皮肤瘙痒、皮疹、眩晕、嗜睡、视物模糊、共济失调等,偶见骨髓抑制(再生障碍性贫血、粒细胞缺乏症)和肝损害,用药期间应定期检查血常规及肝功能。

苯 巴 比 妥

苯巴比妥(phenobarbital)又称鲁米那,是最早应用的抗癫痫药物。

【药理作用和临床应用】 苯巴比妥既能抑制病灶的异常高频放电,又能抑制异常放电的扩散。临床上主要用于治疗癫痫大发作和癫痫持续状态,对精神运动性发作及单纯性局限性发作也有效,对小发作及儿童肌阵挛性发作效果差。控制癫痫持续状态时常用静脉注射。因其中枢抑制作用明显,长期应用易引起耐受性,故不作为各类癫痫的首选药。

【不良反应和用药护理】 苯巴比妥为镇静催眠药,服用后可出现嗜睡、困倦、精神萎靡等不适,长期用药可引起耐受性和依赖性。本品为典型的肝药酶诱导剂,可加速自身及多种药物的代谢,与其他药物合用时应注意剂量的调整。

扑米酮(primidone) 又称去氧苯比妥,其化学结构与苯巴比妥相似,在体内可代谢成苯巴比妥和苯乙基丙二酰胺。扑米酮及其代谢产物均有抗癫痫作用,对大发作和局限性发作疗效优于苯巴比妥,对小发作无效。与苯妥英钠和卡马西平合用具有协同作用。因其价格高,不作为一线抗癫痫药物。

常见的不良反应为恶心、呕吐、镇静、嗜睡、性格改变、共济失调等,偶可发生血液系统反应(贫血、白细胞减少、血小板减少),少数患者还可出现骨质疏松和佝偻病。用药期间应定期检查血常规,严重肝肾功能不全者禁用。

乙 琥 胺

【体内过程】 乙琥胺(ethosuximide)口服吸收完全,3 h 血药浓度达峰值,连续用药 7 日才达稳态血药浓度。血浆蛋白结合率低,可透过胎盘屏障,并可经乳汁分泌。在肝代谢后大部分与葡萄糖醛酸结合,最后由肾排出。

【药理作用和临床应用】 临床主要用于癫痫小发作,其疗效虽不及氯硝西泮,但不良反应较少,至今仍是治疗小发作的首选药。对其他类型癫痫无效。

【不良反应和用药护理】

1. 胃肠道反应 可出现恶心、呕吐、食欲减退等不适,从小剂量开始逐渐增量服药可避免。

2. 中枢神经系统反应 可引起嗜睡、眩晕、焦虑、抑郁、精神行为异常等,有精神病史者慎用。

3. 血液系统反应 偶见嗜酸性粒细胞缺乏症或粒细胞缺乏症,严重者发生再生障碍性贫血。

丙 戊 酸 钠

【体内过程】 丙戊酸钠(sodium valproate)口服吸收迅速且完全,生物利用度近 100%,$1\sim4$ h 血药浓度达峰值。血浆蛋白结合率为 90%,可透过胎盘屏障,并可经乳汁分泌。在肝代谢后大部分与葡萄糖醛酸结合,最后由肾排出。

【药理作用和临床应用】 丙戊酸钠为广谱抗癫痫药,对各种类型的癫痫都有一定的疗效。对大发作疗效不及苯妥英钠和苯巴比妥;对小发作疗效优于乙琥胺,但因其严重的肝毒性,不作为首选;对精神运动性发作疗效与卡马西平相似。它是大发作合并小发作的首选药,对其他药物不能控制的顽固性癫痫可能有效。

【不良反应和用药护理】

1. 胃肠道反应　常见恶心、呕吐、食欲减退及上腹部不适,饭后服用可减轻。

2. 中枢神经系统反应　可引起嗜睡、乏力、注意力不集中、共济失调及震颤等,减量可消失。

3. 肝损害　30%的用药患者可出现无症状性的门冬氨酸氨基转移酶升高,10岁以下儿童多药合用甚至可发生致死性肝衰竭。用药期间应定期检查肝功能,有肝病或明显肝功能损害者禁用。

4. 其他　偶见皮疹、血小板减少及听力下降。有致畸作用,可导致胎儿神经管畸形,妊娠妇女禁用。

【药物相互作用】　丙戊酸钠为肝药酶抑制剂,可抑制苯妥英钠、苯巴比妥、乙琥胺和氯硝西泮的代谢,显著提高合用药物的血药浓度,增强抗癫痫作用。而苯妥英钠、苯巴比妥、卡马西平和扑米酮与本品合用时,则能降低丙戊酸钠的血药浓度,减弱抗癫痫作用。

苯二氮䓬类(benzodiazepines,BZ)　除具有抗焦虑、镇静催眠作用外,还具有较强的抗惊厥、抗癫痫的作用。临床上常用于抗癫痫的药物有地西泮、硝西泮和氯硝西泮等。

1. 地西泮(diazepam,安定)　是治疗癫痫持续状态的首选药,常用静脉注射。给药时应控制速度,防止发生呼吸抑制。

2. 硝西泮(nitrazepam,硝基安定)　主要用于小发作,对肌阵挛性发作特别是儿童肌阵挛性发作疗效较好。

3. 氯硝西泮(clonazepam,氯硝安定)　具有广谱抗癫痫作用,可用于各型癫痫,对小发作、肌阵挛性发作疗效较好。静脉注射还可用于治疗癫痫持续状态。

二、抗癫痫药物的用药原则

1. 对症选药　根据发作类型,合理选择药物(详见表13-1)。

2. 单药为主　单纯型癫痫最好选用一种有效的药物,如无效或为混合类型癫痫,才考虑合用,联合用药一般不超过三种,应注意药物间的相互作用及不良反应。

3. 剂量渐增　抗癫痫药物的有效剂量个体差异很大,应从小剂量开始逐渐增加剂量,至控制发作且不引起不良反应为宜,必要时监测血药浓度,适时调整剂量以达到剂量个体化。

4. 先加后撤　治疗过程中若需更换药物,应在逐渐减少原用药物的剂量的同时,逐渐增加新用药物的剂量,以免诱发癫痫发作或导致癫痫持续状态。

5. 久用慢停　治疗过程中不可突然停药,应在完全控制癫痫症状2年后逐渐减量缓慢停药,整个停药过程要在半年以上,否则会导致癫痫复发。

6. 加强监测　长期用药应注意不良反应,并定期检查血常规、肝功能等。

- -

【点滴积累】

1. 乙琥胺首选用于治疗癫痫小发作。

2. 卡马西平首选用于治疗癫痫精神运动性发作。

3. 静脉注射地西泮首选用于治疗癫痫持续状态。

第二节　抗惊厥药

惊厥是由于多种原因引起的中枢神经系统过度兴奋的一种症状,表现为全身骨骼肌强直性或阵挛性收缩。多见于子痫、小儿高热、破伤风、癫痫大发作和中枢兴奋药中毒等。常用的药物有苯二氮䓬类、巴比妥类、水合氯醛以及硫酸镁。

硫 酸 镁

【药理作用和临床应用】 硫酸镁(magnesium sulfate)给药途径不同可产生不同的药理作用。口服给药产生导泻和利胆作用(见第二十六章第五节),注射给药产生抗惊厥和降压作用,外用热敷可消炎去肿。其抗惊厥机制与 Mg^{2+} 拮抗 Ca^{2+} 引起骨骼肌松弛作用相关。神经冲动的传递和骨骼肌的收缩均需要 Ca^{2+} 的参与,由于 Mg^{2+} 和 Ca^{2+} 化学结构相似,可以特异性竞争 Ca^{2+} 结合位点,拮抗 Ca^{2+} 的作用,干扰运动神经末梢 ACh 释放,从而使神经-肌肉接头处 ACh 减少,并降低突触后膜对 ACh 的敏感性,引起骨骼肌松弛,发挥抗惊厥作用。Mg^{2+} 还可直接舒张血管平滑肌、抑制心肌,并干扰交感神经节冲动传递,从而使血压下降。

临床上常用于妊娠期高血压子痫前期、子痫的治疗,以及缓解小儿高热、破伤风等引起的惊厥,也可用于高血压危象的治疗。

【不良反应和用药护理】 硫酸镁静脉注射安全范围窄,血镁过高首先表现为膝腱反射消失,随之出现全身肌张力减退、呼吸困难、血压剧降,严重者可出现呼吸肌麻痹,甚至心脏停搏。

硫酸镁静脉注射治疗过程中应定时检查膝腱反射,并注意观察呼吸及尿量,有条件时监测血镁浓度。一旦出现中毒立即停药,进行人工呼吸并静脉注射氯化钙或葡萄糖酸钙对抗解救。

【点滴积累】
1. 硫酸镁口服产生导泻和利胆作用,注射产生抗惊厥和降压作用。
2. 硫酸镁中毒应予钙剂解救。

思考题
1. 简述苯妥英钠的药理作用和临床应用。
2. 各型癫痫的首选药是什么?
3. 患者,男性,18 岁,学生。有癫痫病史 11 年,不定期发作。近 2 年在院外接受了多种"中成药"治疗,最近半年来癫痫发作较前更为频繁,每周都有抽搐发作,甚至几日连续有癫痫发作,并出现反应迟钝、头晕等情况。至医院就诊,经检查发现患者血液中有五种抗癫痫药物成分,同时脑电图显示中毒性脑损伤,肝功能出现异常。
(1)该患者抗癫痫治疗是否恰当?
(2)如何制订正确的治疗方案?

常用制剂和用法

苯妥英钠 片剂:50 mg、100 mg。注射剂:250 mg/5 ml。抗癫痫:开始 100 mg/d,分 2 次口服;1~3 周逐渐增加至 250~300 mg/d,分 3 次口服;极量 1 次 300 mg,600 mg/d。镇痛:1 次 100~250 mg,每日 2~3 次,口服。癫痫持续状态:1 次 100~250 mg,5%葡萄糖注射液稀释后缓慢静脉注射,必要时 30 min 后再注射 100~150 mg,极量每日不超过 600 mg。

卡马西平 片剂:0.1 g、0.2 g。抗癫痫:1 次 0.1 g,每日 2 次,口服;逐渐增加剂量,直到出现疗效为止;极量 1.2 g/d。镇痛:1 次 0.1 g,每日 2 次,口服;隔日增加 0.1~0.2 g,直到疼痛缓解;维持量每日 0.4~0.8 g;极量每日 1.2 g。抗躁狂抑郁:每日 0.2~0.4 g,每周逐渐增至最大量 1.6 g,分 3~4 次口服,极量每日 1.2 g,少数人需用至 1.6 g。抗利尿:每次 0.1~0.2 g,每日 3 次,口服。

苯巴比妥 片剂:10 mg、15 mg、30 mg、100 mg。镇静:1 次 15~30 mg,每日 3 次,口服。催眠:1 次 30~60 mg,睡前口服。抗癫痫:大发作从小剂量开始,1 次 15~30 mg,每日 3 次,口服;最大剂量 1 次 60 mg,每日 3 次,口服。

扑米酮 片剂:250 mg。开始 1 次 50 mg,每日 3 次,口服;逐渐增量至 1 次 100～250 mg,每日 3 次;极量每日不超过 1.5 g。

乙琥胺 胶囊剂:0.25 g。开始 1 次 0.25 g,每日 3 次,口服;逐渐增量至 1 次 0.5 g,每日 3 次。5%糖浆剂:成人,1 次 5～10 ml,每日 3 次,口服;儿童,5～10 ml/d,分 3 次口服。

丙戊酸钠 片剂:0.1 g、0.2 g。成人,每日 0.6～1.2 g,分 2～3 次口服。极量每日 1.8～2.4 g。儿童,每日 20～30 mg/kg,分 2～3 次口服。

地西泮 片剂:2.5 mg、5 mg。注射液:10 mg/2 ml。抗焦虑、镇静:1 次 2.5～5 mg,每日 3 次,口服。催眠:1 次 5～10 mg,睡前口服。癫痫持续状态:1 次 5～10 mg,缓慢静脉注射,间隔 10～15 min 重复,极量不超过 30 mg。

硝西泮 片剂:5 mg。催眠:1 次 5～10 mg,睡前口服。抗癫痫:1 次 5～10 mg,每日 3 次,口服。极量每日 200 mg。

氯硝西泮 片剂:0.5 mg、1 mg、2 mg。催眠:1 次 0.5～1 mg,睡前口服。抗癫痫:成人,开始 1 mg/d,分 2 次口服;2～4 周逐渐增加至 4～8 mg/d,分 3～4 次口服。儿童,开始 10～20 μg/(kg·d),分 2～3 次口服;以后逐渐递增至维持量 100～200 μg/(kg·d),分 3～4 次服用。注射液:1 mg/1 ml、2 mg/2 ml。抗癫痫:1 次 1～2 mg,每日 2 次,肌内注射;1 次 1～4 mg,缓慢静脉注射。极量成人 20 mg/d,儿童 200 μg/(kg·d)。

硫酸镁 注射剂:1 g/10 ml、2.5 g/10 ml。抗惊厥、降压:25%溶液深层肌内注射,每次 4～10 ml;25%葡萄糖注射液稀释后缓慢静脉注射,首次负荷量 2.5～4 g,以后静脉滴注维持,每小时 1～2 g,极量 30 g/d。

(王锦淳)

第十四章　抗帕金森病药和治疗阿尔茨海默病药

学习目标

1. 掌握左旋多巴的药理作用、作用机制、临床应用及不良反应；左旋多巴与卡比多巴合用机制。
2. 熟悉中枢抗胆碱药苯海索治疗帕金森病的作用机制及作用特点。
3. 了解苄丝肼、司来吉兰、硝替卡朋、溴隐亭、金刚烷胺治疗帕金森病的作用机制及作用特点；他克林、多奈哌齐、加兰他敏、石杉碱甲、咕诺美林治疗阿尔茨海默病的作用机制及作用特点。

第一节　抗帕金森病药

帕金森病（Parkinson's disease，PD）又称震颤麻痹，是一种常见于中老年人的中枢神经系统退行性疾病。主要表现为进行性锥体外系功能障碍，其典型临床症状为静止震颤、肌肉强直、运动迟缓和共济失调。该病 1817 年由英国人詹姆·帕金森（James Parkinson）首先描述，因此得名。

- -

【知识链接】

帕金森病的病因及发病机制

帕金森病根据病因不同，临床上可分为原发性、动脉硬化性、脑炎后遗症和化学药物中毒性四类。其发病原因和机制尚未完全明确，目前较公认的有"多巴胺学说"和"氧化-应激学说"。多巴胺学说认为，帕金森病的发生是因为黑质内多巴胺能神经元退行性病变，多巴胺（DA）合成减少，使纹状体内 DA 含量降低，导致黑质-纹状体通路多巴胺能与胆碱能神经功能平衡失调，多巴胺能神经功能（抑制作用）减弱，而胆碱能神经功能（兴奋作用）相对占优势，从而产生帕金森病的临床症状。氧化-应激学说认为，PD 患者 DA 氧化代谢过程中产生的 H_2O_2 和 O_2 在黑质部位 Fe^{2+} 催化下生成超氧阴离子和羟自由基，大量自由基促使神经膜类脂氧化，破坏多巴胺能神经细胞膜功能，使多巴胺神经元发生退行性病变。

- -

抗帕金森病药主要包括拟多巴胺类药和中枢抗胆碱药两类，拟多巴胺类药通过增强多巴胺能神经功能，中枢抗胆碱药通过抑制胆碱能神经功能，尽可能恢复黑质-纹状体通路多巴胺能与胆碱能神经功能的平衡状态，以达到减轻症状、减少并发症、改善预后、延长寿命的目的，但目前该病不能根治。

一、拟多巴胺类药物

（一）多巴胺前体药

左　旋　多　巴

左旋多巴（levodopa，L-dopa）是多巴胺的前体，是体内酪氨酸合成儿茶酚胺时形成的中间产物,现已人工合成。

【体内过程】 左旋多巴口服后由小肠迅速吸收,1～2 h血药浓度达峰值,血浆 $t_{1/2}$ 为1～3 h。仅1%左右的左旋多巴能进入中枢神经系统发挥作用,其余绝大部分在肝及小肠被L-芳香族氨基酸脱羧酶脱羧生成多巴胺,易引起不良反应。如同时应用外周脱羧酶抑制剂,可明显增加进入中枢神经系统的左旋多巴,提高疗效、减轻外周不良反应。左旋多巴生成的多巴胺一部分被多巴胺能神经末梢突触前膜再摄取,另一部分被MAO和COMT代谢,代谢产物经肾排出。

【药理作用和临床应用】

1. 抗帕金森病 左旋多巴在脑内转变为多巴胺,补充纹状体中多巴胺的不足,从而改善帕金森病症状。左旋多巴对各种类型、不同性别、不同年龄的PD患者均适用。用左旋多巴治疗后,约80%的PD患者获得较好疗效。其作用特点如下:① 对轻症或年轻患者疗效较好,重症或老年患者疗效较差;② 对肌肉强直和运动困难疗效较好,对肌肉震颤疗效较差;③ 起效慢,用药2～3周临床症状开始改善,用药1～6个月后才可获得最大疗效,但随着用药时间的延长,疗效逐渐下降;④ 对多种原因引起的帕金森综合征有效,但对抗精神病药(拮抗中枢多巴胺受体)引起的无效。

2. 治疗肝性脑病 可增加脑内多巴胺及去甲肾上腺素等神经递质,使正常神经活动得以恢复,从而改善中枢功能,使患者意识清醒、症状改善。其不能改善肝功能,故只是暂时缓解症状。

【不良反应和用药护理】 左旋多巴的不良反应较多,可分为初期和长期两大类,初期反应主要是因为外周组织中多巴胺增多所致,长期反应与中枢多巴胺受体调节及功能增强有一定的关系。

1. 初期反应

(1)胃肠道反应:治疗初期约80%的患者出现恶心、呕吐、畏食、食欲减退等症状,数周后可耐受。此反应与外周多巴胺增多直接刺激胃肠道有关,还可引起腹胀、腹痛、腹泻等,偶见溃疡、出血或穿孔。

饭后服药或减慢服药剂量递增速度可缓解,必要时可服用 D_2 受体拮抗药多潘立酮对抗。

(2)心血管反应:治疗初期,约30%的患者出现体位性低血压,可能与外周多巴胺增多,反馈性地抑制交感神经末梢NA的释放有关。多巴胺还可作用于血管壁上的多巴胺受体,引起血管舒张。另外新生的多巴胺作用于心脏β受体,可致少数患者心律不齐。

合用外周脱羧酶抑制剂可减轻此类症状,必要时给予β受体拮抗药治疗,心律失常患者禁用。

2. 长期反应

(1)运动障碍:服药两年以上,90%的患者会出现面部、手足、躯体等处不自主运动过多,可能与多巴胺受体过度兴奋有关。

服用多巴胺受体拮抗药可减轻此类症状。

(2)症状波动:服药3～5年后,有约50%的患者可出现症状波动,严重者出现"开-关现象"。"开"时患者活动基本正常;"关"时患者突然出现PD症状加重,全身性肌强直,运动不能。此反应可能系多巴胺受体功能失调引起。此现象可在患者日常生活的任何时间和状态下发生,严重影响了患者的日常生活。

增加给药次数而不改变给药剂量可减轻此类症状,也可加用其他拟多巴胺类药物。

(3)精神异常:患者长期服药后,可出现失眠、幻觉、妄想等症状,甚至出现焦虑症、抑郁症等精神失常症状。此反应可能与多巴胺激动中脑-边缘系统DA受体有关。

减量或停药可减轻,严重时可加用氯氮平治疗,精神失常者慎用。

【药物相互作用】 维生素 B_6 是多巴脱羧酶的辅基,可降低左旋多巴的疗效、加重其外周不良反应;抗精神病药(如吩噻嗪类和丁酰苯类)能阻断黑质-纹状体DA通路,利血平能耗竭黑质-纹状体中的多巴胺,两者均能降低左旋多巴的中枢作用,引起锥体外系运动失调,出现药源性PD;抗抑郁药和拟肾上腺素药能加重左旋多巴心血管系统的不良反应。以上药物均不宜与左旋多巴合用。

(二) 左旋多巴增效药

卡比多巴(carbidopa) 又称α-甲基多巴肼,是较强的 L-芳香氨基酸脱羧酶抑制剂。其不易通过血-脑脊液屏障,故单独应用基本无药理作用。卡比多巴与左旋多巴合用时,通过抑制外周多巴脱羧酶的活性,减少左旋多巴在外周的脱羧反应,使进入中枢神经系统的左旋多巴明显增多。这样,既提高了左旋多巴的疗效、减少了用量,又减轻了其外周不良反应,是左旋多巴的重要辅助药。目前该药与左旋多巴的复方制剂息宁控释片(混合比例为 1:4)和心宁美控释片(混合比例为 1:10)已成为临床治疗 PD 的最主要药物。

苄丝肼(benserazide) 又称色丝肼,为脱羧酶抑制剂,与卡比多巴有相似的药理作用,其与左旋多巴制成的复方制剂(混合比例为 1:4)称美多芭(madopar)。

司来吉兰(selegiline) 又称丙炔苯丙胺,是选择性 MAO-B 抑制剂。人体内 MAO 分为 A、B 两种,MAO-A 主要分布于肠道,催化单胺(如肾上腺素或去甲肾上腺素)的氧化脱氨作用生成相应的醛类。MAO-B 主要分布于黑质-纹状体,降解多巴胺。司来吉兰可迅速透过血-脑脊液屏障,抑制脑内多巴胺的降解,使纹状体内多巴胺含量增多,可明显改善 PD 患者的症状。该药与左旋多巴合用,能增加疗效,减少后者的药量和不良反应,还可消除"开-关现象",明显改善患者的生存质量、延长寿命。

近年来发现,司来吉兰还是一种有效的自由基清除剂,可延迟神经元变性和 PD 的发展,目前其与抗氧化剂维生素 E 合用方案,已应用于 PD 的临床治疗中。

硝替卡朋(nitecapone) 是 COMT 抑制剂。左旋多巴有两条代谢途径:一条经脱羧酶脱羧成多巴胺,另一条由 COMT 代谢生成 3-O-甲基多巴(3-O-MD)。3-O-甲基多巴又与左旋多巴需要同一转运载体吸收。故硝替卡朋既可抑制左旋多巴经 COMT 途径的降解,又可降低 3-O-甲基多巴对左旋多巴运载载体的竞争性抑制,提高了左旋多巴的疗效。

(三) 多巴胺受体激动药

溴隐亭(bromocriptine) 又称溴麦角隐亭、溴麦亭,是一种半合成的麦角生物碱。溴隐亭可激动多巴胺 D_2 受体,小剂量激动结节-漏斗通路 D_2 受体,抑制泌乳素和生长激素分泌,可用于治疗闭经泌乳综合征及肢端肥大症;增大剂量可激动黑质-纹状体通路 D_2 受体,使通路恢复平衡,改善静止震颤、肌肉强直、运动迟缓以及 PD 的其他症状。与左旋多巴合用可加强疗效,明显减少症状波动。

不良反应较多,运动功能障碍方面的不良反应与左旋多巴相似,精神系统症状比左旋多巴更多且严重,故临床仅用于不能耐受左旋多巴治疗的 PD 患者。

(四) 促多巴胺释放药

金刚烷胺(amantadine) 除具有抗病毒作用,还可用于 PD 的治疗。其抗 PD 的机制可能与下列多种因素有关:①促使纹状体中多巴胺能神经元释放多巴胺;②抑制突触前膜对多巴胺的再摄取;③直接激动多巴胺受体;④有较弱的中枢抗胆碱作用。金刚烷胺用于治疗 PD 具有如下特点:①显效快,持续短,数日可达最大疗效;②疗效不及左旋多巴,但优于胆碱受体拮抗药;③与左旋多巴合用有协同作用。

长期用药可出现下肢皮肤网状青斑、失眠、精神不安、运动失调、惊厥等不良反应,癫痫、精神失常者禁用。

二、胆碱受体拮抗药

胆碱受体拮抗药能拮抗中枢胆碱受体,降低纹状体中乙酰胆碱的作用,减弱胆碱能神经功能,使多巴胺能神经和胆碱能神经的功能恢复平衡。对早期和轻症患者有较好的疗效,对晚期和重症患者效果较差。该类药物与左旋多巴合用,可提高疗效。

　　胆碱受体拮抗药阿托品、东莨菪碱曾是传统的抗帕金森病药,但因其外周抗胆碱作用引起的不良反应较大,现主要使用中枢性胆碱受体拮抗药,代表药物为苯海索。

　　苯海索(benzhexol)　又称安坦,是中枢性抗胆碱药。苯海索口服吸收迅速完全,可透过血-脑脊液屏障,选择性拮抗纹状体的胆碱能神经通路,纠正 PD 患者脑内多巴胺和乙酰胆碱的平衡失调,缓解患者的症状。临床用于各型 PD 的治疗,也可用于药物引起的帕金森综合征的治疗。

　　苯海索的外周抗胆碱作用较弱,仅是阿托品的 1/10~1/3,不良反应与阿托品相似且较轻。青光眼、尿潴留、前列腺增生患者禁用。

　　苯扎托品(benzatropine)　又称苄托品。其抗胆碱作用近似于苯海索,还具有抗组胺和局部麻醉作用。临床可用于 PD 和药物引起的帕金森综合征的治疗,疗效优于苯海索。不良反应与苯海索相似。

【点滴积累】

1. 左旋多巴临床可用于治疗帕金森病和肝性脑病。
2. 左旋多巴长期使用可引起运动障碍、症状波动及精神异常等不良反应。
3. 卡比多巴与左旋多巴合用,可减少左旋多巴在外周的脱羧反应,增强其疗效。
4. 苯海索为中枢性抗胆碱药,可用于帕金森病的治疗。

第二节　治疗阿尔茨海默病药

　　阿尔茨海默病(Alzheimer's disease,AD)是一种以进行性认知障碍和记忆力损害为主的中枢神经系统退行性疾病。表现为记忆力、判断力、抽象思维等一般智力丧失,失语、失用、失认,并伴有行为和情感异常。AD 的病理学特征为大脑萎缩、脑组织内老年斑、细胞外淀粉样蛋白沉淀、神经纤维缠结及选择性神经元死亡。老年痴呆症中约 70% 为 AD,其与年龄高度相关,发病率在 65 岁人群为 5%,在 95 岁人群则高达 90% 以上。药物治疗以增强中枢胆碱能神经功能为主,主要包括胆碱酯酶抑制药和 M 胆碱受体激动药等。

一、胆碱酯酶抑制药

　　他克林(tacrine)　为第一代可逆性 AChE 抑制剂,是目前治疗 AD 最有效的药物。其脂溶性高,易透过血-脑脊液屏障。其主要通过抑制 AChE 而增加 ACh 的含量,还可激动 M 受体和 N 受体,促进 ACh 释放。临床用于治疗各型 AD,可延缓病程进展,明显提高患者的认知能力和自理能力。

　　最常见的不良反应为肝毒性及消化道反应,用药期间应定期检查肝功能。

　　多奈哌齐(donepezil)　又称安理申,属于第二代可逆性胆碱酯酶抑制剂。其口服吸收好,生物利用度接近 100%,3~4 h 血药浓度达峰值,血浆 $t_{1/2}$ 为 70~80 h。每日服用 1 次,是长效的 AD 治疗药物。

　　多奈哌齐对中枢 AChE 具有高度选择性,可逆性抑制 AChE,增加 ACh 含量。临床适用于轻中度 AD,可改善患者的认知功能,延缓病情发展。

　　肝毒性及外周抗胆碱作用较他克林轻,常见不良反应为腹泻、恶心和失眠,较轻微,无需停药,1~2 日内可缓解。

　　加兰他敏(galanthamine)　属于第二代可逆性 AchE 抑制药,对神经元中 AChE 具有高度选择性,其抑制神经元中 AChE 的能力要比抑制血液中 AChE 的能力强 50 倍,是 AChE 的竞争性抑制药。临床用于治疗轻中度 AD,效果与他克林相当,但无肝毒性。常见不良反应为恶心、呕吐、腹泻等消化道反应,较轻微,可自行消失。

石杉碱甲(Huperzine A)　又称哈伯因,为我国学者由石杉科植物千层塔 Huperzina serrata 中提取的一种生物碱,是一强效的可逆性胆碱酯酶抑制药。口服吸收迅速且完全,易透过血-脑脊液屏障。石杉碱甲对脑内 AChE 具有强效抑制作用,能明显提高脑内 ACh 水平。可显著改善 AD 患者的记忆和认知功能,临床用于各型 AD 的治疗。常见不良反应为恶心、呕吐、腹痛、头晕、多汗等,一般可自行消失。

二、M 胆碱受体激动药

呫诺美林(xanomeline)　是选择性 M_1 受体激动药,对 M_2 受体、M_3 受体、M_4 受体作用很弱,是目前发现的选择性最高的 M_1 受体激动药之一。口服易吸收,易透过血-脑脊液屏障,且大脑皮质和纹状体的摄取率较高。高剂量口服可明显改善 AD 患者的认知功能和行为能力。因胃肠不适以及心血管方面的不良反应,部分患者会中断治疗,为减轻不适,可选择经皮肤给药。

- -

思考题

1. 试述左旋多巴长期应用的主要不良反应及防治措施。

2. 为什么应用左旋多巴时宜与卡比多巴合用?

3. 患者,男性,72 岁。10 年前开始出现头部轻微震颤,双上肢和手不由自主抖动,说话、吃饭缓慢并逐渐困难,时有呕吐。近年来,反应迟钝,动作越来越缓慢,面部表情越来越淡漠、僵硬,站立、行走常呈"慌张步态",易跌倒。至医院就诊,经检查诊断为帕金森病。医师给予复方卡比多巴(含左旋多巴 100 mg、卡比多巴 10 mg)治疗。服药后患者出现恶心、呕吐等不适,再次至医院就诊,医师给予吗丁啉和维生素 B_6 辅助治疗,以缓解其胃肠道反应。

(1)复方卡比多巴中左旋多巴和卡比多巴分别起什么作用?配伍有何意义?

(2)针对胃肠道反应,医师给予吗丁啉和维生素 B_6 治疗是否合适?为什么?

常用制剂和用法

左旋多巴　片剂:250 mg。开始 1 次 250 mg,每日 2~3 次,饭后口服;以后逐渐增加剂量至最佳疗效;维持量每日 3~5 g,分 3~4 次饭后口服。极量每日 6 g。

卡比多巴　片剂:25 mg。1 次 10 mg,每日 3~4 次,口服;每隔 1~2 日逐渐增加剂量。极量每日 100 mg。

复方卡比多巴(心宁美)　片剂:100 mg(左旋多巴 100 mg、卡比多巴 10 mg)、250 mg(左旋多巴 250 mg、卡比多巴 25 mg)。开始治疗以小剂量为宜,1 次 100 mg,每日 3 次,饭后口服;间隔 2~3 日,增加 1/2 剂量。极量每日 750 mg(左旋多巴 750 mg、卡比多巴 75 mg)。

多巴丝肼(美多芭)　片剂:125 mg(苄丝肼 25 mg、左旋多巴 100 mg)、250 mg(苄丝肼 50 mg、左旋多巴 200 mg)。开始 1 次 125 mg,每日 3 次,饭后口服;间隔 3~4 日,增加剂量 125 mg。极量每日 1250 mg(苄丝肼 250 mg、左旋多巴 1000 mg)。

司来吉兰　片剂:5 mg、10 mg。1 次 5 mg,每日清晨顿服;必要时剂量加至 1 次 5 mg,每日 2 次;2~3 日后可降低左旋多巴剂量。

托卡朋　片剂:100 mg。1 次 100 mg,每日 3 次,口服。每日首剂与左旋多巴首剂同服,此后分别间隔 6 h 和 12 h 再服用。必要时调整左旋多巴剂量。

溴隐亭 片剂:2.5 mg。抗帕金森病:开始 1 次 1.25 mg,每日 2 次,口服;逐渐增加剂量直至起效;常用剂量每日 10～20 mg。抑制泌乳:1 次 0.25 mg,每日 2 次,连服 14 日。

金刚烷胺 片剂或胶囊剂:100 mg。抗帕金森病:1 次 100 mg,每日 2 次,口服。抗病毒:每日 200 mg,分 1～2 次口服。极量每日 400 mg。

苯海索 片剂:2 mg。开始 1 次 1～2 mg,每日 3 次,口服;以后逐渐增加剂量;极量每日 20 mg。

苯扎托品 片剂:0.5 mg、1 mg、2 mg。注射液:2 mg/2 ml。开始 1 次 0.5 mg,每日 3 次,口服;以后逐渐增加剂量至 2～6 mg,分 3 次口服。必要时,1 次 1～2 mg,肌内注射或静脉注射。

他克林 片剂:10 mg。1 次 10 mg,每日 3 次,口服。极量每日 160 mg。

多奈哌齐 片剂:10 mg。1 次 10 mg,每日 3 次,口服;或 1 次 30 mg,睡前口服。3～6 月为 1 个疗程。

加兰他敏 片剂:5 mg、10 mg。1 次 10 mg,每日 3 次,口服。8～10 周为 1 个疗程。

石杉碱甲 片剂:0.05 mg。注射液:0.2 mg/1 ml。1 次 0.1～0.2 mg,每日 2 次,口服。1 次 0.2～0.4 mg,肌内注射。

(王锦淳)

第十五章 抗精神失常药

学习目标

1. 掌握氯丙嗪的药理作用、临床应用、不良反应和用药护理。
2. 熟悉氟奋乃静、三氟拉嗪、碳酸锂、丙米嗪的作用特点及临床应用。
3. 了解其他抗精神失常药的作用特点。

- -

精神失常是一类由多种原因引起的情感、思维和行为异常的精神活动障碍性疾病,根据临床症状不同,可分为精神分裂症、躁狂症、抑郁症和焦虑症等。用于这些疾病治疗的药物统称为抗精神失常药,按临床应用可分为抗精神病药、抗躁狂症和抑郁症药、抗焦虑药。

第一节 抗精神病药

精神分裂症是以思维、情感、行为之间不协调,精神活动与现实脱离为主要特征的一类常见的精神病。长期以来认为皮质下通路的多巴胺能神经功能亢进,释放多巴胺过多是发病的重要原因。抗精神病药通过拮抗中枢多巴胺受体,用于精神分裂症的治疗,对其他精神失常如躁狂症也有效。根据化学结构可将抗精神病药物分为吩噻嗪类、硫杂蒽类、丁酰苯类及其他类药物。

一、吩噻嗪类

氯 丙 嗪

氯丙嗪(chlorpromazine)又称冬眠灵,是第一个问世的吩噻嗪类抗精神病药。氯丙嗪的应用始于 1952 年,在法国首次使用治疗兴奋性躁动患者获得成功,不仅控制了患者的兴奋、躁动等症状,而且对其他精神症状也有效,使精神分裂症的药物治疗有了重大突破。

【体内过程】 口服易吸收但不规则,血药浓度个体差异大,不同个体口服相同剂量的氯丙嗪后血药浓度可相差 10 倍以上,因此用药剂量应个体化。胃内食物、胆碱受体拮抗药可显著延缓其吸收。肌内注射吸收迅速,生物利用度比口服高 3～4 倍,易透过血-脑脊液屏障,脑内浓度可达血浆浓度的 10 倍。主要由肝代谢,经肾排泄。由于脂溶性高,可蓄积于脂肪组织,所以排泄较慢,停药数周甚至半年,尿中仍可见代谢物,故维持时间长。

【药理作用】 氯丙嗪主要拮抗多巴胺受体,同时也能拮抗 α 受体、M 受体,因此作用广泛而复杂。

1. 对中枢神经系统的作用

(1)镇静安定作用:氯丙嗪能明显减少动物的自发活动和攻击行为,使之驯服而易于接近。正常人口服 100 mg 氯丙嗪后,出现镇静、安定、活动减少、感情淡漠、对周围事物不关心,在安静的环境下易诱导入睡,易唤醒,醒后意识清醒,且加大剂量不引起麻醉。

(2)抗精神病作用:精神病患者用药后,在不引起明显镇静的情况下,可迅速控制兴奋躁动症状,使异常的精神活动和行为(如躁狂、幻觉、妄想等)症状逐渐消除,理智恢复、情绪安定、生活自理,此作用不产生耐受性。

【知识链接】

中枢多巴胺能神经通路

目前认为,精神分裂症的临床症状是由脑内多巴胺能神经功能亢进所致。人类中枢神经系统的多巴胺神经通路有四条:①中脑-皮质通路;②中脑-边缘系统通路(以上两条通路均与精神、情绪及行为活动有关);③黑质-纹状体通路(与锥体外系的运动功能有关);④结节-漏斗通路(与内分泌、体温调节有关)。此外,延髓催吐化学感受区也有多巴胺受体分布。

氯丙嗪抗精神病作用机制是通过拮抗中脑-皮质通路和中脑-边缘系统通路的多巴胺受体产生的。

(3)镇吐作用:小剂量氯丙嗪可拮抗延髓催吐化学感受区的多巴胺受体,大剂量也可直接抑制呕吐中枢,但对刺激前庭神经引起的呕吐无效。

(4)对体温调节的影响:氯丙嗪对下丘脑体温调节中枢有很强的抑制作用,使体温调节功能失灵。其特点如下:①对体温的影响随环境温度变化而改变,环境温度越低,降温作用越明显,如配合物理降温,可使体温降至正常以下(34℃),如在高温环境下,则可使体温升高;②既能降低发热患者的体温,也能降低正常人体温,与解热镇痛药不同。

(5)加强中枢抑制药的作用:氯丙嗪可加强镇痛药、镇静催眠药、麻醉药等中枢抑制药的作用,与上述药物合用时,应适当减量,以免加深对中枢神经系统的抑制。

2. 对自主神经系统的作用

(1)α受体拮抗作用:氯丙嗪可拮抗 α 受体,翻转肾上腺素的升压作用,同时还能抑制血管运动中枢,扩张血管,引起血压下降。连续用药可产生耐受性,而且有较多不良反应,不宜用于高血压的治疗。

(2)M受体拮抗作用:氯丙嗪有较弱的 M 受体拮抗作用,大剂量可引起口干、便秘和视物模糊等阿托品样不良反应。

3. 对内分泌系统的作用 氯丙嗪通过拮抗结节-漏斗通路的多巴胺受体,减少下丘脑释放催乳素释放抑制因子,使催乳素分泌增加,可致乳房肿大、溢乳等;氯丙嗪还能抑制促性腺激素的释放,使卵泡刺激素和黄体生成素分泌减少,从而致使排卵延迟;抑制促肾上腺皮质激素的释放,使肾上腺皮质激素分泌减少;还能抑制垂体生长激素释放,可用于巨人症的治疗。

【临床应用】

1. 治疗精神病 主要用于治疗各型精神分裂症。对急性患者疗效较好,使患者的思维、情感和行为趋向一致,恢复理智和自理能力,但不能根治,需长期用药维持疗效。由于疗效确切、安全和价廉,氯丙嗪仍是治疗精神分裂症的常用药,也可用于治疗躁狂症及伴有兴奋、紧张、妄想及幻觉等症状的其他精神病。

2. 呕吐和顽固性呃逆 氯丙嗪对多种药物(如四环素类、强心苷类等)和疾病(如尿毒症、恶性肿瘤等)引起的呕吐有显著的镇吐作用,但对晕动病所致呕吐无效。对顽固性呃逆具有显

> 第十五章 抗精神失常药 >>>

著的疗效。

3. 人工冬眠与低温麻醉 氯丙嗪与异丙嗪、哌替啶等组成冬眠合剂,配合物理降温,可使患者体温降至正常水平以下,使机体进入类似动物的冬眠状态,此种状态称为"人工冬眠"。此时患者深睡,基础代谢、体温、组织耗氧量均降低,提高组织对缺氧的耐受力,对各种病理性刺激的反应降低,并可使血管扩张,改善微循环,保护心、脑、肾等重要器官,有利于机体渡过危险的缺氧阶段。人工冬眠疗法用于严重感染、中毒性高热、惊厥、甲状腺危象、妊娠高血症疾病、中暑等病证的辅助治疗,也可用于低温麻醉。

【不良反应和用药护理】

1. 一般不良反应 表现为中枢抑制症状(嗜睡、表情淡漠、乏力)、M 受体拮抗症状(视物模糊、口干、便秘、眼压升高等)和 α 受体拮抗症状(心动过速、血压下降)等。

注射给药时,局部刺激性较强,宜深部肌内注射。静脉给药时,应以生理盐水或葡萄糖溶液稀释后缓慢注射。因易引起体位性低血压,应嘱患者用药后卧床 1~2 h 后才可缓慢起立。

2. 锥体外系反应 是长期大剂量应用氯丙嗪最常见而特有的不良反应。其主要表现为以下几个方面。

(1)帕金森综合征:表现为肌张力增高、面容呆板(面具脸)、动作迟缓、肌肉震颤、流涎等。多在用药后数周或数月发生,发生率为 30%。

(2)急性肌张力障碍:由于舌、面、颈部及背部肌肉痉挛,患者可出现强迫性张口、伸舌、斜颈、呼吸障碍及吞咽困难。多发生在用药 1~5 日,青少年多见。

(3)静坐不能:表现为坐立不安、反复徘徊,一般发生时间较帕金森综合征出现早。

以上三种症状是由于氯丙嗪拮抗黑质-纹状体通路的多巴胺受体后,破坏了纹状体胆碱能神经和多巴胺能神经二者间的平衡,纹状体中多巴胺功能减弱,胆碱能神经功能占优势所致,其发生率与给药剂量、疗程和个体因素有关。一般减量或停药后症状随即消失,严重时可用中枢抗胆碱药苯海索缓解。

(4)迟发性运动障碍:较少见,多在长期服用氯丙嗪后出现,停药后持久存在。表现为不自主的刻板运动,出现口唇吸吮、舔舌、咀嚼的口-舌-颊三联征,可伴有躯干或肢体的舞蹈动作。其原因可能是由于氯丙嗪长期拮抗突触后膜多巴胺受体,使该受体数目增加所致。目前尚无特效治疗方法,用抗胆碱药反而使症状加重。长期用药时采用小剂量维持给药;一旦发生先兆症状(如唇肌、眼肌抽搐),应及时停药,部分患者可恢复。

3. 过敏反应 常见有皮疹、接触性皮炎,少数患者可出现肝细胞内微胆管阻塞性黄疸及粒细胞缺乏,应立即停药。

4. 急性中毒 1 次使用大剂量氯丙嗪可致急性中毒,患者出现嗜睡、血压下降,甚至休克,并出现心肌损害,如心动过速、心电图异常,应采取对症治疗。

5. 内分泌系统反应 长期用药可引起内分泌紊乱,发生乳房肿大及溢乳现象;儿童可因生长激素分泌减少而致生长缓慢。

6. 药源性精神异常 氯丙嗪可引起精神异常,如过度镇静、意识障碍、淡漠、兴奋、躁动、消极、抑郁、幻觉、妄想等,应与原有疾病加以鉴别,一旦发生应立即减量或停药。

7. 惊厥与癫痫 少数患者应用氯丙嗪过程中可出现局部或全身抽搐,脑电图有癫痫样放电,有惊厥或癫痫病史者更易发生,应慎用。

【禁忌证】 有癫痫病史者(因能诱发癫痫)、昏迷、青光眼、严重肝功能不全、乳腺增生、乳腺癌、冠心病及伴有心血管疾病的老年人禁用。

88

其他吩噻嗪类药物

奋乃静(perphenazine)、氟奋乃静(fluphenazine)及三氟拉嗪(trifluoperazine)是吩噻嗪类中的哌嗪衍生物,共同特点如下:①抗精神病作用强;②镇静作用弱;③锥体外系反应明显。以氟奋乃静、三氟拉嗪疗效较好,较常用,而奋乃静疗效较差。

硫利达嗪(thioridazine)是吩噻嗪类中的哌啶衍生物。镇静作用强,抗精神病作用不如氯丙嗪,但锥体外系反应少,作用缓和为其优点,适用于门诊患者及老年体弱者。

各药特点如表 15-1 所示。

表 15-1　吩噻嗪类抗精神病药作用比较

药物	抗精神病剂量（mg/d）	抗精神病疗效	镇静作用	锥体外系反应	降压作用
氯丙嗪	300~800	+	+++	++	+++(i.m.)/++(p.o.)
氟奋乃静	1~20	++	+	+++	+
三氟拉嗪	6~20	++	+	+++	+
奋乃静	8~32	++	++	+++	+
硫利达嗪	200~600	+/-	+++	+	+

+++:强;++:中等;+:弱;+/-:弱或无;i.m.:肌内注射;p.o.:口服

哌泊噻嗪(pipotiazine)　为吩噻嗪类的新衍生物,抗精神病作用较强,且有抗组胺作用,主要用于慢性精神分裂症,不良反应同氯丙嗪。

- -

【点滴积累】

1. 氯丙嗪抗精神病作用是通过拮抗中脑-皮质通路和中脑-边缘系统通路的多巴胺受体产生的,主要用于治疗各型精神分裂症。

2. 氯丙嗪的主要不良反应是锥体外系反应,表现为帕金森综合征、急性肌张力障碍、静坐不能及迟发性运动障碍。

二、硫杂蒽类

硫杂蒽类的基本结构与吩噻嗪类相似,在吩噻嗪环上第 10 位氮原子被碳原子取代,所以此类药物的基本药理作用与吩噻嗪类极为相似。

氯普噻吨(chlorprothixene)　又称泰尔登。作用与氯丙嗪相似,可选择性拮抗多巴胺受体。其特点为:①抗精神分裂症和抗幻觉、妄想作用比氯丙嗪弱;②镇静作用强;③拮抗 α 受体、M 受体作用较弱;④因化学结构与三环类抗抑郁药相似,故有较弱的抗抑郁和抗焦虑作用。

适用于伴有焦虑或抑郁的精神分裂症、焦虑性神经症、围绝经期抑郁症等。

不良反应与氯丙嗪相似,但锥体外系反应较少。

氟哌噻吨(flupentixol)　通过拮抗多巴胺受体而产生抗精神病作用。抗精神病作用比氯普噻吨强 4~5 倍,而镇静作用较弱,同时还具有抗焦虑、抗抑郁作用。

适应证:①急(慢)性精神分裂症;②各种原因引起的抑郁或焦虑症状。

常见的不良反应有锥体外系反应,偶见皮疹、便秘、失眠、头晕、出汗等。严重肝、肾损害者、心脏病患者、妊娠早期禁用。

三、丁酰苯类

丁酰苯类药物的化学结构与吩噻嗪类完全不同,但药理作用相似,为一类强效抗精神病、抗焦虑药。

氟哌啶醇（haloperidol）　为丁酰苯类代表药，其药理作用及作用机制与吩噻嗪类相似。作用特点为：①抗精神病作用强于氯丙嗪，因抗躁狂、幻觉、妄想作用尤为显著，常用于治疗以兴奋躁动、幻觉、妄想为主的精神分裂症及躁狂症；②镇吐作用强，可用于多种原因引起的呕吐和顽固性呃逆；③镇静、降温、降压及抗胆碱作用较弱；④锥体外系反应发生率较高（高达 80%），以急性肌张力障碍和静坐不能较多见，长期大剂量用药可致心肌损害。曾有致畸的报道，妊娠期妇女禁用。

氟哌利多（droperidol）　又称氟哌啶。其结构、作用与临床应用基本与氟哌啶醇相似，但作用更快、更强、更短。氟哌利多是目前临床麻醉中应用最广的强安定药，常与芬太尼配伍组成Ⅱ型神经安定镇痛合剂，已取代了氟哌啶醇与芬太尼组成的Ⅰ型神经安定镇痛合剂，使患者处于一种特殊的麻醉状态（精神恍惚、活动减少、对环境淡漠、不入睡，但痛觉消失），称为神经安定镇痛术，作为一种外科麻醉，用于某些小手术，如大面积烧伤换药、各种内镜检查及造影等；也可用于麻醉前给药和控制精神患者的攻击行为。

四、其他抗精神病药

五氟利多（penfluridol）　为较好的口服长效抗精神病药，易蓄积于脂肪组织中缓慢释放。其特点如下：①维持疗效时间长，1 次用药疗效可维持数日至 1 周，每周口服 1 次即可；②拮抗多巴胺受体，有较强的抗精神病作用，也有镇吐、镇静及降压作用，适用于急（慢）性精神分裂症，尤其适用于慢性患者的维持与巩固治疗；③不良反应以锥体外系反应常见。

舒必利（sulpiride）　可以选择性拮抗中脑-边缘系统多巴胺受体。其作用特点为：①抗幻觉、妄想作用强，兼有抗抑郁作用，适用于急（慢）性精神分裂症患者，对长期服用其他药物无效的难治病例也有一定的疗效，还可用于抑郁症；②镇吐作用强大，是氯丙嗪的 150 倍；③无 α 受体、M 受体拮抗作用，无明显镇静作用；④对纹状体多巴胺受体的拮抗作用弱，因此锥体外系反应少。

氯氮平（clozapine）　其抗精神病作用强，疗效优于氯丙嗪和氟哌啶醇，几乎无锥体外系反应，起效快，多在 1 周内见效；久用不会引起迟发性运动障碍，目前主要用于其他抗精神病药无效或锥体外系反应严重的患者。因曾有引起粒细胞缺乏而致死的报道，不作为治疗精神分裂症的首选，在用药前及用药期间须定期检查血象。

利培酮（risperidone）　为第二代非典型抗精神病药。通过拮抗多巴胺受体与 5-羟色胺（5-HT）受体发挥良好的抗精神病作用。具有用量小、用药方便、见效快、患者易于接受、不良反应轻微等优点，且抗胆碱作用及镇静作用弱，已成为治疗精神分裂症的一线药物，适用于首发急性和慢性患者。不同于其他药物的是该药对精神分裂症的认识功能障碍和继发性抑郁亦具有治疗作用。

第二节　抗躁狂症和抑郁症药

躁狂症和抑郁症是一种情感精神障碍性疾病，躁狂症主要表现为情感活动呈病态的高涨，而抑郁症则以情绪过分低落为主要症状，二者可单独发作，也有两类症状交替出现者。发病机制可能与脑内单胺类神经递质水平的改变有关，脑内 5-羟色胺（5-HT）缺乏是发病的基础，在此基础上，去甲肾上腺素能神经功能亢进为躁狂，去甲肾上腺素能神经功能降低为抑郁。

抗躁狂症和抑郁症药主要通过调节中枢 5-HT、NA、DA 能神经递质和受体而发挥治疗作用，分为抗躁狂症药和抗抑郁症药。

一、抗躁狂症药

躁狂症的特征是情绪高涨、烦躁不安、活动过度、言语不能自制。抗精神病药物（氯丙嗪、氟哌啶醇)及抗癫痫药(卡马西平)等对躁狂症均有效,目前最常用的药物是碳酸锂。

碳 酸 锂

【体内过程】 碳酸锂(lithium carbonate)口服吸收快而完全,2~4 h血药浓度达峰值,但通过血-脑脊液屏障进入脑组织和神经细胞较慢,因此显效较慢。$t_{1/2}$约20 h,重复给药4~5日,体内锂离子达到稳态血药浓度。在体内不代谢,主要经肾排泄,钠盐可加速锂盐排泄。

【药理作用】 治疗量锂盐对正常人精神活动无影响,但对躁狂症有显著疗效,可使患者言语、行为恢复正常。其作用机制是抑制脑内NA及DA的释放,并促进其再摄取,从而使突触间隙NA浓度降低,产生抗躁狂作用。

【临床应用】 主要用于治疗躁狂症,对精神分裂症的兴奋躁动症状也有效,但显效慢,开始显效需5~7日,充分显效需要2~3周。因此,轻中度躁狂症宜加用地西泮,重度躁狂症宜加用氟哌啶醇,以快速控制症状。碳酸锂还可用于治疗躁狂抑郁症,该病的特点是躁狂和抑郁的双向循环发生。碳酸锂主要用于抗躁狂,但有时对抑郁症也有效,故有情绪稳定药之称。

【不良反应和用药护理】

1. 一般反应 用药初期有恶心、呕吐、头晕、乏力、肢体震颤、口渴、多尿等,连用1~2周后,多可逐渐减轻或消失。

2. 抗甲状腺作用 长期用药可引起碘代谢异常,导致甲状腺肿大及甲状腺功能低下。

3. 中毒反应 锂盐安全范围窄,表现为中枢神经系统功能紊乱,如意识障碍、昏迷、肌张力增高、共济失调、深反射亢进、震颤及癫痫发作等。

锂盐中毒无特效解毒药,抢救主要措施是对症治疗,并立即静脉注射生理盐水以促进锂盐排泄。由于锂盐的治疗指数很低,故每日剂量不宜超过2 g,用药期间,定期测定血锂浓度,当血药浓度升至1.6 mmol/L时,应立即停药。

二、抗抑郁症药

抑郁症表现为情绪低落、言语减少、活动迟缓、常自责,甚至有自杀倾向。抗抑郁症药能增强5-HT能神经或NA能神经功能,使患者情绪提高、精神振奋。按化学结构可分为三环类抗抑郁药、四环类抗抑郁药和其他类抗抑郁药。

(一)三环类抗抑郁药

丙 米 嗪

丙米嗪(imipramine)又称米帕明,是目前治疗抑郁症的首选药物。

【体内过程】 口服吸收良好,但个体差异大,2~8 h血药浓度达高峰,血浆$t_{1/2}$为10~20 h,体内分布广,主要经肝代谢,其代谢产物地昔帕明仍有显著抗抑郁作用。丙米嗪及代谢物与葡萄糖醛酸结合后自肾排泄。

【药理作用】

1. 中枢神经系统 正常人服用丙米嗪后出现口干、头晕、困倦、视物模糊及血压稍降等症状,继续用药,以上症状加重,并出现注意力不集中,思维能力下降。抑郁症患者服用后则出现情绪提高、精神振奋,产生明显抗抑郁作用。起效慢,需连续用药2~3周后才能见效,不能作应急治疗药物应用。

丙米嗪抗抑郁作用机制一般认为可能是通过抑制突触前膜对5-HT、NA再摄取,使突触间隙内这些递质的量增加而发挥抗抑郁作用。

2. 自主神经系统 治疗量丙米嗪能拮抗M胆碱受体,引起阿托品样作用。

3. 心血管系统 治疗量即可降低血压,抑制多种心血管反射而致心律失常。此作用可能与其抑制心肌中 NA 的再摄取有关。此外,丙米嗪对心肌有奎尼丁样作用,故心血管疾病患者慎用。

【临床应用】　主要用于各种抑郁症的治疗。对内源性、反应性及围绝经期抑郁症疗效较好,但对精神分裂症伴发抑郁状态者疗效较差,还可用于小儿遗尿症的治疗。

【不良反应和用药护理】

1. M 受体拮抗作用　治疗量可引起口干、视物模糊、心动过速、便秘、尿潴留、眼压升高等。前列腺增生和青光眼患者禁用。

2. 心血管反应　可引起体位性低血压,大剂量可出现心律失常或心肌损伤,心电图表现为 T 波低平或倒置。用药期间应定期做心电图检查,如出现异常,应立即停药。

3. 其他　极少数患者可出现皮疹、粒细胞减少及阻塞性黄疸。

长期用药应定期检查血常规和肝功能。

其他三环类抗抑郁症药有地昔帕明(desipramine)、阿米替林(amitriptyline)、多塞平(doxepin)和氯米帕明(chloripramine)等。三环类抗抑郁药作用特点如表 15-2 所示。

表 15-2　三环类抗抑郁药的作用特点

| 药物 | $t_{1/2}$(h) | 抑制单胺类递质重摄取 | | 镇静作用 | 抗胆碱作用 |
		5-HT	NA		
丙米嗪	9～24	++	++	++	++
地昔帕明	14～76	-	+++	+	+
阿米替林	17～40	+++	+	+++	+++
多塞平	8～24	+	+	+++	+++
氯米帕明	21	+	+	+++	++

+++:较强;++:中等;+:弱;-:无作用

(二)四环类抗抑郁症药

马普替林(maprotiline)　为近年来合成的广谱抗抑郁症药。能选择性抑制去甲肾上腺素的再摄取,对 5-HT 摄取几乎无影响。马普替林作用与丙米嗪相似,有以下特点:①起效快,3～4 日见效;②对心肌损害小,患者易耐受;③有抗焦虑作用,抗胆碱作用远比丙米嗪弱。适用于各种抑郁症的治疗,尤其是老年人和伴有心脏病的抑郁症患者。不良反应少。

同类药物还有米安色林(mianserin),作用及临床应用与马普替林相似。

(三)其他抗抑郁药

氟西汀(fluoxetine)　为选择性 5-HT 再摄取抑制药。口服吸收良好,生物利用度接近100%,$t_{1/2}$长,一般每日用药 1 次即可。作用机制是选择性抑制中枢 5-HT 的再摄取,延长和增强5-HT 的作用。特点如下:①抗抑郁作用起效慢,作用强度与丙米嗪相当;②抗胆碱作用弱、疗效确切、安全范围大、不良反应少、使用方便;③具有良好的耐受性和依从性。

主要用于各型抑郁症的治疗,尤其适用于老年抑郁症患者。此外,还可用于强迫症、恐惧症及神经性贪食症等。

用药初期常出现失眠、易激动、头痛、精神紧张、震颤、体重减轻、惊厥;肝病患者服用后半衰期延长,须慎用。氟西汀与单胺氧化酶抑制剂合用时需警惕"5-HT 综合征"的发生,该综合征初期阶段主要表现为不安、激动、恶心、呕吐或腹泻,随后高热、强直、肌阵挛或震颤、自主神经功能紊乱、心动过速、高血压、意识障碍,最后可引起痉挛和昏迷,严重者可致死,应引起临床重视。

曲唑酮(trazodone)　可选择性拮抗 5-HT 再摄取,有较弱的阻止 NA 再摄取的作用,故有明显的抗抑郁作用。无抗胆碱作用,对心脏无毒性,适用于老年性抑郁症及伴有心脏疾病的抑郁症患者。

【点滴积累】

1. 碳酸锂为常用抗躁狂药,过量容易引起锂中毒。
2. 丙米嗪为常用三环类抗抑郁药。

第三节 抗 焦 虑 药

焦虑是多种精神、神经系统疾病的常见症状,焦虑症是一种以急性焦虑反复发作为特征的神经症,常伴有自主神经功能紊乱。主要表现为忧虑、紧张、烦躁不安、恐惧、心悸、出汗、失眠等,临床上常用抗焦虑药进行治疗。常用药物为苯二氮䓬类,已在第十二章中叙述。此外,阿米替林、多塞平等也可用于焦虑症的治疗。

思考题

1. 氯丙嗪通过拮抗不同部位的多巴胺受体可产生哪些药理作用?

2. 长期应用氯丙嗪引起锥体外系反应的机制是什么?有哪些临床表现?

3. 患者,女性,20岁,因失恋突然变得沉默寡言,不易近人。近日又出现失眠、多疑、自言自语、幻听、有时无故发笑等现象。临床诊断为精神分裂症。

(1)该患者应首选何药治疗?该药用于治疗精神分裂症的机制是什么?

(2)患者用药一段时间后出现肌张力增高、面容呆板、肌肉震颤、流涎等症状。患者出现这些症状的原因是什么?应如何进行治疗?

常用制剂和用法

氯丙嗪 片剂:12.5 mg、25 mg、50 mg。镇吐:1次12.5～50 mg,每日3次,口服;治疗精神病:1次50～600 mg,开始每日25～50 mg,分2～3次服,渐增至每日300～450 mg,症状减轻后再减至每日100～150 mg。极量:1次150 mg,每日600 mg。注射剂:10 mg/1 ml、25 mg/1 ml、50 mg/2 ml。用于呕吐:1次25～50 mg,肌内注射;精神分裂症拒绝服药者,1次25～100 mg加入25%葡萄糖注射液20 ml内缓慢静脉注射。

奋乃静 片剂:2 mg、4 mg。呕吐、焦虑:1次2～4 mg,每日3次;治疗精神病:开始每日6～12 mg,逐渐增量至每日30～60 mg,分2～3次服。注射剂:5 mg/1 ml。轻症,每日20～30 mg;重症,每日40～60 mg,分2次肌内注射。

三氟拉嗪 片剂:1 mg、5 mg。开始时1次5 mg,每日1～2次,以后根据耐受情况调整至每日30～40 mg,分3次服用。

氟奋乃静 片剂:2 mg、5 mg。1次2 mg,每日1～2次,口服,逐渐增至每日20 mg。注射剂:25 mg/1 ml。首次25 mg,肌内注射,以后每2～4周注射1次。

氟哌啶醇 片剂:2 mg、4 mg。开始1次1～2 mg,每日2～3次,口服,以后渐增至1次4～8 mg,每日2～4次。注射剂:5 mg/1 ml。1次5 mg,每日2～3次肌内注射。

五氟利多 片剂:20 mg。开始1次20～40 mg,每周1次,以后渐增至1次120 mg。

氟哌利多 注射剂:5 mg/1 ml。治疗精神分裂症:每日10～30 mg,分1～2次肌内注射;神经安定镇痛:每次5 mg加入芬太尼0.1 mg,在2～3 min内缓慢静脉注射,5～6 min内如未达到一级浅麻状态,可追加半量至1倍量;麻醉前给药:术前30 min肌内注射2.5～5 mg。

氯普噻吨　片剂:12.5 mg、15 mg、25 mg、50 mg。开始 1 次 25 mg,每日 3～4 次,可渐增至每日 300～400 mg。

舒必利　片剂:50 mg、100 mg。开始每日 300～600 mg,以后可缓慢增至每日 600～1200 mg,分次服用。注射剂:50 mg/2 ml、100 mg/2 ml。每日 200～600 mg,分 2 次肌内注射或稀释后缓慢静脉滴注。

丙米嗪　片剂:12.5 mg、25 mg。治疗抑郁症:1 次 25～75 mg,每日 2～3 次;治疗小儿遗尿症:4～7 岁,25 mg;8～11 岁,35 mg;11 岁以上,50 mg,睡前 1 次服。

阿米替林　片剂:25 mg。开始 1 次 25 mg,每日 3 次,以后可渐增至每日 100～200 mg。

多塞平　片剂:25 mg、50 mg、100 mg。开始 1 次 25 mg,每日 3 次,以后可渐增至每日 150～200 mg。病情好转后应维持 3 个月有效剂量,以后渐减剂量,维持量每日 50～150 mg。

氯米帕明　片剂:10 mg、25 mg,开始 1 次 50～75 mg,分 2～3 次,1 周内渐增至每日 100～150 mg,分次服用。

氟西汀　片剂:10 mg;胶囊剂:20 mg。开始 1 次 20 mg,早餐后服,有效治疗量为每日 20～40 mg,每日 1 次。

碳酸锂　片剂:0.25 g、0.5 g。由小剂量开始,每日 0.5 g,渐增至每日 1.5～2.0 g,分 3～4 次服用。

（李志毅）

第十六章　镇　痛　药

学习目标

1. 掌握吗啡的药理作用、临床应用、不良反应和用药护理;哌替啶的作用特点和临床应用。
2. 熟悉吗啡的作用机制;喷他佐辛、可待因的作用特点和临床应用。
3. 了解罗通定、美沙酮和纳洛酮等药物的作用特点及应用。

镇痛药是一类作用于中枢神经系统,在不影响意识和其他感觉的情况下,能选择性地消除或缓解疼痛的药物。本类药物镇痛作用强大,在消除疼痛的同时可缓解疼痛引起的紧张、不安等情绪反应。反复应用此类药物,多数易产生依赖性,故又称为麻醉性镇痛药,属"麻醉药品"管理范畴。麻醉药品应按照国家颁布的《麻醉药品和精神药品管理条例》严格控制使用,仅限于急性锐痛的短期使用或癌症晚期疼痛。

疼痛是许多疾病的常见症状,也是伤害性刺激通过痛觉传入神经传至中枢,经大脑皮质综合分析产生的一种感觉。疼痛不仅使患者感到痛苦,而且还能引起失眠,剧痛还可引起生理功能紊乱,严重者可致休克,甚至危及生命。使用镇痛药可缓解疼痛并能预防休克的发生。由于疼痛仅是疾病的症状而并非病因,疼痛的性质和部位往往是诊断疾病的依据,因此对诊断未明的疼痛不宜用镇痛药,以免掩盖病情,延误诊治。

目前临床应用的镇痛药可分为三类:① 阿片生物碱类(吗啡、可待因等);② 人工合成镇痛药(哌替啶、芬太尼等);③ 其他类镇痛药(罗通定等)。

第一节　阿片生物碱类镇痛药

阿片(opioid)为罂粟科植物罂粟未成熟蒴果浆汁的干燥物,含有 20 多种生物碱,其中吗啡、可待因和罂粟碱具有临床药用价值。

吗　啡

吗啡(morphine)在阿片生物碱中含量最高(约 10%),为阿片镇痛的主要成分。

【体内过程】 口服易吸收,但首关消除明显,生物利用度低(约 25%),多采用注射给药。吸收后约 1/3 与血浆蛋白结合,仅有少量通过血-脑脊液屏障进入脑组织发挥药理作用;也可通过胎盘进入胎儿体内,故临产前应用可致新生儿呼吸抑制,这是由于新生儿血-脑脊液屏障不完善所致。主要在肝内与葡萄糖醛酸结合而失去作用,吗啡及代谢物主要经肾排泄,也有少量经乳汁排泄,$t_{1/2}$ 为 2.5～3.0 h。

【药理作用】

1. 中枢神经系统

(1)镇痛、镇静:吗啡具有强大的镇痛作用,对各种疼痛均有效,但对持续性、慢性钝痛较间歇性锐痛效力更强,且意识不受影响。皮下注射5～10 mg即能显著减轻或消除疼痛,作用持续4～5 h,还有明显的镇静作用,可消除患者因疼痛引起的焦虑、紧张、恐惧等不良情绪,患者在外界环境安静的情况下易于入睡,但易被唤醒。绝大部分患者随疼痛缓解和情绪稳定,出现欣快感,表现为精神舒畅,渴望再次用药以致产生依赖性。

研究发现,在中枢神经系统中存在由脑啡肽神经元、内啡肽和阿片受体共同组成的抗痛系统,维持着正常痛阈。内源性阿片样肽能与阿片受体结合,抑制痛觉感觉神经末梢释放一种兴奋性神经递质(P物质),从而干扰痛觉冲动传入中枢。吗啡类药物能够模拟内源性阿片样肽,通过与感觉神经末梢突触前膜上的阿片受体结合,激动阿片受体,从而减少P物质的释放;同时通过与突触后膜上的阿片受体结合,使突触后膜超极化,最终干扰疼痛冲动的传导,从而发挥镇痛作用。

(2)抑制呼吸:治疗量吗啡可降低呼吸中枢对CO_2的敏感性,使呼吸频率减慢。随着剂量增加,呼吸抑制作用随之加深。中毒剂量时可使呼吸频率减慢至3～4次/min,引起严重缺氧。呼吸抑制是吗啡急性中毒致死的主要原因。

(3)镇咳:吗啡具有强大的镇咳作用,由于易产生依赖性,临床上多用可待因替代。

(4)其他:①吗啡有缩瞳作用,吗啡中毒时瞳孔极度缩小,可缩小至针尖样,为吗啡中毒的特征;②兴奋延髓催吐化学感受区而致恶心、呕吐。

2. 心血管系统　吗啡可扩张血管,引起体位性低血压。其机制如下:①吗啡激动孤束核的阿片受体,使中枢交感神经张力降低;②促进组胺释放,扩张血管;③吗啡可抑制呼吸,使体内CO_2蓄积,引起脑血管扩张,使颅内压增高。

3. 内脏平滑肌

(1)胃肠道平滑肌:吗啡可兴奋胃肠道平滑肌和括约肌,使张力增加,蠕动减弱,肠内容物通过受阻,抑制消化液分泌,使食物消化减慢,加之抑制中枢使便意迟钝而产生止泻作用,甚至引起便秘。

(2)胆道平滑肌:治疗量吗啡可引起胆道Oddi括约肌痉挛性收缩,使胆汁排泄受阻,胆囊内压力升高,甚至诱发胆绞痛。

(3)其他:①吗啡能提高膀胱括约肌张力,导致尿潴留;②大剂量吗啡收缩支气管平滑肌,诱发或加重哮喘;③可对抗缩宫素兴奋子宫的作用,使产程延长。

【知识链接】

吗啡受体的分布与功能

阿片受体在脑内的分布广泛但不均匀,其部位与功能有关。脊髓胶质区、丘脑内侧、第三脑室周围及中脑导水管周围灰质区的阿片受体密度较高,与镇痛有关;受体密度最高的边缘系统及蓝斑核与情绪和精神活动有关;延脑孤束核的阿片受体与呼吸抑制、镇咳、中枢交感张力的降低引起的血压下降有关;脑干极后区、孤束核、迷走神经背核等部位的阿片受体与胃肠活动有关;延髓催吐化学感受区的阿片受体与恶心、呕吐有关;某些脏器(肠道、子宫、支气管等)中阿片受体的分布也与脏器功能活动有关。

【临床应用】

1. 镇痛　主要用于其他镇痛药无效的急性锐痛,如严重外伤、烧伤、癌症晚期等引起的剧痛。

对于胆绞痛和肾绞痛,须与解痉药合用;对于血压正常的心肌梗死患者,可用吗啡镇痛,原因在于吗啡具有扩血管和镇静作用,可减轻心脏负担并消除患者的紧张情绪。

2. **心源性哮喘**　急性左心衰竭患者突发肺水肿而引起通气功能降低、呼吸困难称为心源性哮喘。除应用速效强心苷类、氨茶碱和吸氧外,静脉注射吗啡即可产生良好效果。其机制是:① 吗啡可扩张外周血管,减少回心血量,减轻心脏负荷,有利于肺水肿的消除;② 抑制呼吸中枢,降低呼吸中枢对 CO_2 的敏感性,减弱代偿性呼吸过度兴奋,使急促浅表的呼吸得以缓解;③ 吗啡的镇静作用可消除患者紧张、焦虑的情绪,减少耗氧。

3. **止泻**　适用于急(慢)性消耗性腹泻,可选用阿片酊或复方樟脑酊;如伴有细菌感染,应同时使用抗菌药。

【不良反应和用药护理】

1. **一般反应**　治疗量可引起恶心、呕吐、嗜睡、便秘、排尿困难、呼吸抑制、体位性低血压等。

2. **耐受性和依赖性**　连续反复应用易产生耐受性,此时必须加大剂量才能达到原有效果。连续用药 1～2 周可产生依赖性,一旦停药,患者会出现兴奋、烦躁不安、失眠、出汗、震颤、流泪、流涕、呕吐、腹泻、虚脱、打哈欠、意识丧失等戒断症状。产生依赖的患者常出现强迫性觅药行为,可造成严重的社会问题,危害极大。因此,用于急性剧痛一般不宜超过 1 周。对戒断症状较重的患者可用替代治疗,使用依赖性较轻的人工合成镇痛药美沙酮等帮助患者脱瘾。

3. **急性中毒**　用量过大可致急性中毒。表现为昏迷、瞳孔针尖样缩小、深度呼吸抑制三大特征,常伴有发绀、体温下降、血压降低甚至休克,致死的主要原因是呼吸肌麻痹。抢救措施主要是人工呼吸、吸氧、静脉注射阿片受体拮抗药纳洛酮,还可应用呼吸中枢兴奋药尼可刹米等。

【禁忌证】

吗啡　可通过胎盘、乳汁进入胎儿及婴幼儿体内,影响新生儿和婴幼儿的呼吸,还能对抗缩宫素对子宫的兴奋作用,延长产程,禁用于分娩、哺乳期妇女止痛;由于抑制呼吸及咳嗽反射,促进组织胺释放可致支气管收缩,故禁用于支气管哮喘及肺心病患者;颅脑损伤致颅压增高的患者、肝功能严重减退者禁用。

可待因(codeine)　又称甲基吗啡,在阿片中含量较低,口服易吸收。在肝中代谢,约有 10% 可脱甲基转变为吗啡,使其活性增高。镇痛强度约为吗啡的 1/10,可用于中等程度疼痛,与解热镇痛药合用有协同作用。镇咳作用为吗啡的 1/4,且在镇咳时对呼吸中枢抑制较轻,常作为镇咳药用于临床。主要用于无痰剧烈干咳及中等程度疼痛。

- -

【点滴积累】

1. 吗啡为阿片受体激动药,具有镇痛、镇静、镇咳、抑制呼吸(简称三镇一抑制)、缩瞳等中枢作用。

2. 吗啡主要用于其他镇痛药无效的急性锐痛、心源性哮喘的治疗。

3. 昏迷、针尖样瞳孔、深度呼吸抑制是吗啡急性中毒的三大特征。

第二节　人工合成镇痛药

吗啡镇痛作用虽强,但易产生依赖性是其最大的缺点,在一定程度上限制了其临床应用。为此人工合成了多种依赖性较小的代用品,如哌替啶、芬太尼、美沙酮、喷他佐辛等药物。它们的化学结构与吗啡虽不同,但可激动或部分激动阿片受体,产生与吗啡相似的药理作用。

哌　替　啶

哌替啶(pethidine)又称杜冷丁,是目前临床最常用的镇痛药。

【体内过程】　口服易吸收,但生物利用度较低,常注射给药。皮下注射或肌内注射吸收快,起效迅速,10 min 开始发挥镇痛作用。血浆蛋白结合率为 60%,能透过胎盘屏障进入胎儿体内。主要在肝中代谢为哌替啶酸和去甲哌替啶,后者有中枢兴奋作用,主要经肾排泄,少量可自乳汁排泄,$t_{1/2}$ 约 3 h。

【药理作用】

1. 中枢神经系统　哌替啶通过激动中枢的阿片受体产生作用,其特点有:①镇痛、镇静作用持续时间短,仅 2～4 h,镇痛强度约为吗啡的 1/10,镇静、欣快作用较吗啡弱;②对呼吸抑制作用程度与吗啡相似,但持续时间短;③几无镇咳和缩瞳作用,对延髓催吐化学感受区有兴奋作用,可引起恶心、呕吐。

2. 心血管系统　治疗量的哌替啶对心血管系统的作用类似吗啡,可引起体位性低血压及颅内压升高。

3. 平滑肌　哌替啶对胃肠平滑肌的作用类似吗啡,但因作用持续时间短,故不易引起便秘;对胆道 Oddi 括约肌的作用类似吗啡,可使胆囊内压力升高,但较吗啡弱;治疗量对支气管平滑肌无影响,大剂量可引起收缩;对妊娠末期子宫正常节律性无明显影响,不对抗缩宫素兴奋子宫的作用,不延长产程。

【临床应用】

1. 镇痛　由于依赖性较轻,可替代吗啡用于各种急性剧痛,如创伤、烧伤、手术后疼痛,对胆、肾绞痛需合用阿托品。新生儿对本品抑制呼吸作用很敏感,故产妇临产前 2～4 h 内不宜使用,以免新生儿发生呼吸抑制。本品曾长期用于晚期癌痛,后发现哌替啶用于癌症疼痛治疗时,镇痛效能低,每次止痛时间短,一般仅为 2～3 h,患者疼痛感会反复出现,且其代谢产物去甲哌替啶的神经毒性较大。目前已经明确哌替啶只可用于短时的急性疼痛,对需要长期连续应用的慢性疼痛及癌痛应属禁忌。目前对于癌痛患者多主张使用吗啡。

2. 心源性哮喘　可替代吗啡,其机制与吗啡相似。

3. 麻醉前给药　利用其镇静作用,可消除患者术前紧张、恐惧的情绪,减少麻醉药物的用量。

4. 人工冬眠　常与氯丙嗪、异丙嗪组成冬眠合剂,用于人工冬眠疗法。对老年人、婴幼儿、呼吸功能不全者,冬眠合剂中不宜联合哌替啶,以免引起呼吸抑制。

【不良反应和用药护理】

1. 不良反应　治疗量可致眩晕、恶心、呕吐、出汗、心悸、体位性低血压等。

2. 急性中毒　过量可致急性中毒,表现为昏迷、呼吸深度抑制、震颤、肌肉痉挛、反射亢进、惊厥等。纳洛酮能解除其呼吸抑制,但不能消除中枢兴奋症状,可配合抗惊厥药。

3. 耐受性和依赖性　虽较吗啡小,但久用仍可产生,因此仍应控制使用。

禁忌证与吗啡相同。

芬太尼(fentanyl)　为强效、短效镇痛药。其特点如下:①镇痛作用强,约为吗啡的 100 倍;②作用快,维持时间短,肌内注射 15 min 起效,仅维持 1～2 h;③不良反应有恶心、呕吐、眩晕,大剂量可引起肌肉强直,可用纳洛酮对抗,静脉注射速度过快可致呼吸抑制,反复用药可产生依赖性;④可用于各种剧痛,常与氟哌利多合用于"神经安定镇痛术"。

支气管哮喘、脑部肿瘤、颅脑外伤引起的昏迷、肝病患者及 2 岁以下小儿禁用。

芬太尼的衍生物有舒芬太尼(sufentanil)和阿芬太尼(alfentanil),舒芬太尼的镇痛作用强于芬太尼,阿芬太尼的镇痛作用弱于芬太尼。两者起效快,作用维持时间短,尤以阿芬太尼突出,故称为超短效镇痛药。由于对心血管系统影响小,常用于心血管手术麻醉。

美沙酮(methadone)　作用特点:①镇痛作用强度、维持时间类似吗啡,其优点是口服生物利用度高(92%)，与注射效果相似；②镇静、欣快、缩瞳、对平滑肌(引起便秘、升高胆道内压)作用较吗啡弱；③耐受性与依赖性发生较慢，停药后戒断症状较轻，易于治疗。临床用于治疗创伤、手术及晚期癌症等所致的剧痛，也可用于吗啡、海洛因所致依赖性戒毒的替代药物。因有呼吸抑制作用，产妇、婴幼儿禁用。

布桂嗪(bucinnazine)　又称强痛定。为速效麻醉性镇痛药，特点：①镇痛效力为吗啡的1/3，对皮肤黏膜和运动器官的疼痛有明显的镇痛作用；②有安定、镇咳作用，不抑制呼吸；③作用快，注射给药10 min起效，镇痛作用可维持3~6 h；④有一定的成瘾性，宜慎用。临床多用于炎症性疼痛、关节、外伤、癌症疼痛及神经性疼痛(偏头痛、三叉神经痛)。

喷他佐辛(pentazocine)　又称镇痛新，为阿片受体部分激动药。其作用特点：①口服、注射均易吸收，口服首关消除明显；②镇痛作用强度为吗啡的1/3；③对平滑肌兴奋作用较吗啡弱；④对呼吸抑制作用为吗啡的1/2；⑤对血压的影响与吗啡相反，大剂量可引起血压升高，心率加快，其原因与其能提高血浆中儿茶酚胺水平有关；⑥依赖性很小，在药品管理上，已列为非麻醉药品，不属于麻醉药品管理范围。主要用于各种慢性疼痛。

常见不良反应有恶心、嗜睡、眩晕、出汗等，大剂量可致血压升高，心动过速，剂量过大可引起呼吸抑制，可用纳洛酮对抗。

【点滴积累】
哌替啶又称杜冷丁，常替代吗啡用于急性剧痛的治疗。

第三节　其他镇痛药

本类药物镇痛作用较弱，作用机制与脑内阿片受体无关，不抑制呼吸，无依赖性，称为非依赖性镇痛药，属非麻醉药品的管理范畴。

罗通定(rotundine)　是从中药元胡中提取的生物碱，也可人工合成。其特点：①镇痛作用强度比哌替啶弱，较解热镇痛抗炎药强，对慢性钝痛及内脏绞痛效果好，对创伤或术后疼痛、晚期癌症镇痛的效果较差；②有镇静催眠作用；③久用无依赖性，大剂量仍可抑制呼吸。主要用于胃肠及肝胆系统等引起的慢性钝痛、脑震荡后头痛及一般性头痛，也可用于痛经、分娩止痛(对产程及胎儿均无不良影响)等，对疼痛引起的失眠更为适宜。

偶见乏力、眩晕及胃肠反应。

第四节　阿片受体拮抗药

纳洛酮(naloxone)　化学结构与吗啡相似，与阿片受体的亲和力较大，但无明显内在活性，可完全拮抗吗啡类药物与阿片受体的结合。小剂量(0.4~0.8 mg)肌内注射或静脉注射能快速翻转吗啡类药物的作用，可在1~2 min解除吗啡中毒引起的呼吸抑制，增加呼吸频率，血压回升，使昏迷患者苏醒。对吗啡类药物成瘾者可迅速出现戒断症状。临床主要用于：①阿片类药物中毒的抢救；②诊断吗啡类药物依赖性；③适用于各种休克、急性酒精中毒、脊髓损伤、新生儿窒息及脑外伤等的治疗；④纳洛酮是研究疼痛与镇痛的重要工具药物。

纳曲酮(naltrexone)　化学结构与纳洛酮相似，拮抗吗啡的强度为纳洛酮的2倍，生物利用度高，作用持续时间可长达24 h。主要用于对阿片类药物及海洛因等毒品产生依赖的患者，可防止复吸，以求根治。

【点滴积累】

纳洛酮为阿片受体拮抗药，可用于吗啡急性中毒的解救。

思考题

1. 试述吗啡的药理作用和临床应用。

2. 心源性哮喘和支气管哮喘是否均可应用吗啡治疗？为什么？

常用制剂和用法

吗啡　片剂：5 mg。1 次 5～15 mg，口服；极量：1 次 30 mg，每日 100 mg。注射剂：10 mg/1 ml。皮下注射：1 次 10 mg。极量：1 次 20 mg，每日 60 mg。

可待因　片剂：15 mg、30 mg。1 次 15～30 mg，每日 3 次，口服；极量：1 次 0.1 g，每日 0.25 g。

哌替啶　注射剂：50 mg/1 ml、100 mg/2 ml。1 次 50～100 mg，肌内注射。极量：1 次 150 mg，每日 600 mg。

芬太尼　注射剂：0.1 mg/2 ml。1 次 0.05～0.1 mg，肌内注射或皮下注射。

美沙酮　片剂：2.5 mg。1 次 5～10 mg，每日 2～3 次，口服。注射剂：5 mg/1 ml。肌内注射，1 次 5～10 mg。

布桂嗪　片剂：30 mg。1 次 60 mg，每日 3 次，口服。注射剂：50 mg/2 ml。1 次 50 mg，皮下注射。

喷他佐辛　片剂：25 mg、50 mg。1 次 50 mg，口服；注射剂：30 mg/1 ml。1 次 30 mg，肌内注射或皮下注射。

罗通定　片剂：30 mg。1 次 60～120 mg，每日 3 次，口服；注射剂：60 mg/2 ml。1 次 60 mg，肌内注射。

纳洛酮　注射剂：0.4 mg/1 ml。1 次 0.4～0.8 mg，肌内注射或静脉注射。

（李志毅）

第十七章 解热镇痛抗炎药

学习目标

1. 掌握解热镇痛抗炎药的药理作用及作用机制；阿司匹林的药理作用、临床应用、不良反应及禁忌证。

2. 熟悉对乙酰氨基酚、吲哚美辛、布洛芬的作用特点及临床应用；阿司匹林的用药护理。

3. 了解羟基保泰松、奈普生、双氯芬酸、吡罗昔康、美洛昔康、塞来昔布、尼美舒利等药物的作用特点及临床应用；解热镇痛复方配伍与意义。

第一节 解热镇痛抗炎药的药理作用

解热镇痛抗炎药是一类具有解热、镇痛作用，同时大多数具有抗炎、抗风湿作用的药物。由于其化学结构和抗炎作用机制与糖皮质激素（甾体抗炎药）不同，因此又被称为非甾体抗炎药（non-steroidal anti-inflammatory drugs，NSAIDs）。本类药物虽然在化学结构上各异，但均可抑制环氧酶（cyclooxygenase，COX）的活性从而抑制体内前列腺素（prostaglandins，PGs）的生物合成，这是其产生药理作用的共同基础。

PGs 具有广泛的生物活性，参与机体的炎症、血栓形成、发热、疼痛等多种病理过程（图 17-1）。

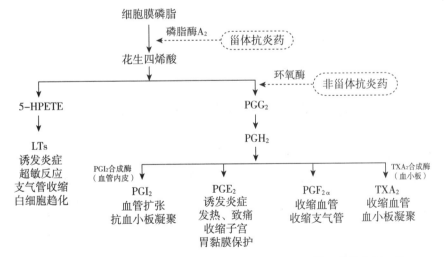

图 17-1 花生四烯酸代谢途径、主要代谢物的生物活性及药物作用环节

5-HPETE：5-氢过氧化二十碳四烯酸；PGI₂：前列环素；TXA₂：血栓素 A₂；LTs：白三烯

COX 可催化 PGs 合成，分为 COX-1 和 COX-2 两种同工酶，其中 COX-1 为结构型，主要参与血管舒缩、血小板聚集、胃黏膜血流、胃黏液分泌、肾血流量调节等。COX－2为诱导型,与病理状态下的炎症反应等关系更为密切,也参与维持肾功能、调节血流量等生理功能的调控。

NSAIDs共同的药理作用包括以下三个方面。

一、解热作用

本类药物可使发热患者的体温下降,但对正常人体温几乎无影响。

下丘脑体温调节中枢通过调节产热及散热过程,使机体体温维持在相对恒定的水平(正常人为37℃左右)。机体由于各种病理因素(如微生物、内毒素、抗原-抗体复合物)的刺激使中性粒细胞产生并释放内热原,内热原进入中枢神经系统,使PGs的合成与释放增多,PGs作为致热原,可使体温调节中枢的体温调定点上移,使产热增加、散热减少,从而引起发热。解热镇痛抗炎药通过抑制中枢PGs的合成,使体温调定点恢复至正常水平,增加散热过程(如皮肤血管扩张、出汗等),从而使体温下降。

二、镇痛作用

解热镇痛抗炎药具有中等程度的镇痛作用,对临床上各种常见的慢性钝痛,如头痛、牙痛、神经痛、肌肉或关节痛、痛经等有较好的镇痛作用,长期应用具有不产生欣快感与成瘾性、不抑制呼吸等优点。

与吗啡等麻醉性镇痛药作用于中枢不同的是,本类药物的作用部位主要在外周。在发生组织损伤或炎症等病理过程时,组织局部可产生和释放缓激肽、PGs和组胺等致炎致痛物质,PGs除本身有致痛作用外,还能提高痛觉感受器对缓激肽等物质的敏感性。解热镇痛抗炎药通过抑制局部PGs的释放从而产生镇痛作用,对直接刺激感觉神经末梢引起的锐痛无效。

三、抗炎、抗风湿作用

本类药物中除苯胺类(扑热息痛)外,大多数都具有抗炎、抗风湿作用,可控制风湿性及类风湿关节炎的症状。解热镇痛抗炎药通过抑制炎症反应时PGs的合成,减轻充血、水肿和炎性细胞浸润,从而缓解炎症。

- -

【点滴积累】

1. 解热镇痛抗炎药普遍具有解热、镇痛作用,绝大多数具有抗炎、抗风湿作用。
2. 解热镇痛抗炎药的作用机制是通过抑制COX,从而抑制PGs的合成。
3. 解热镇痛抗炎药主要用于慢性钝痛的治疗,作用部位在外周。

第二节　常用解热镇痛抗炎药

常用的解热镇痛抗炎药可根据对COX的选择性分为非选择性COX抑制药和选择性COX－2抑制药两大类;根据化学结构的不同可分为水杨酸类、苯胺类、吡唑酮类及其他机酸类四类。

一、非选择性环氧酶抑制药

(一)水杨酸类

阿 司 匹 林

阿司匹林(aspirin)又称乙酰水杨酸。

【体内过程】　阿司匹林口服后大部分在小肠中吸收,在吸收过程中和吸收后,被迅速水解为乙酸和水杨酸。水杨酸具有较高的血浆蛋白结合率(达80%～90%),广泛分布于全身组织,可进入关节腔和脑脊液,并可通过胎盘屏障。水杨酸主要经肝代谢,自肾排泄。小剂量阿司匹林(<1 g)以一级动力学消除,水杨酸的血浆$t_{1/2}$为2～3 h,当剂量增大时,则转变为零级动力学消除,$t_{1/2}$明显延长至15～30 h,此时增加剂量可能导致中毒的发生。

【药理作用和临床应用】

1. 解热镇痛、抗炎抗风湿　阿司匹林具有较强的解热镇痛作用,常与其他药物组成复方制剂。治疗量可用于缓解头痛、牙痛、肌肉痛、神经痛、痛经等慢性钝痛及治疗上呼吸道感染和发热等。大剂量具有较强的抗炎、抗风湿作用,可迅速缓解关节炎的红、肿、热、痛等症状。目前,阿司匹林仍是治疗急性风湿热、风湿性、类风湿关节炎的首选药。

2. 抑制血小板聚集,防止血栓形成　由于血小板中的COX远比血管中的COX对阿司匹林的敏感性高,因此使用小剂量阿司匹林(每日口服50～100 mg)能减少血小板中的TXA_2生成,产生抑制血小板聚集和抗血栓形成作用。大剂量阿司匹林能抑制血管壁中的COX,减少前列环素(PGI_2)的合成,PGI_2是TXA_2的生理对抗剂,其合成减少可能促进血栓形成。

每日服用小剂量阿司匹林,可用于防治血栓性疾病,以预防心肌梗死和脑血栓形成;阿司匹林用于治疗缺血性心脏病,能降低病死率及再梗死率。

【不良反应和用药护理】

1. 胃肠道反应　是阿司匹林最为常见的不良反应,表现为上腹部不适、恶心、呕吐等症状,与药物直接刺激胃黏膜和延脑催吐化学感受区有关。较大剂量或长期服用(常见于抗风湿治疗)时可诱发溃疡甚至胃出血,与抑制PGE_2从而降低胃黏膜保护作用有关。

饭后服用、同服适量抗酸药或肠溶片可减轻胃肠道不良反应;胃溃疡患者禁用阿司匹林。

2. 凝血障碍　治疗量阿司匹林能抑制血小板聚集,延长出血时间;大剂量或长期使用,可抑制凝血酶原的形成,延长凝血时间,导致出血。

长期大剂量应用阿司匹林者,应密切观察有无出血症状,使用维生素 K 可预防出血;有出血倾向疾病的患者,如严重肝病、维生素 K 缺乏症、近期脑出血病史、血友病患者、产妇、妊娠期妇女禁用阿司匹林。如已择期手术术前1周或分娩前1周应停止使用阿司匹林。

3. 超敏反应　少数患者用药后可出现荨麻疹、血管神经性水肿和过敏性休克。某些哮喘患者可诱发哮喘,称为"阿司匹林哮喘",用肾上腺素治疗无效,可应用糖皮质激素和抗组胺药治疗。产生这一现象的原因在于PGs合成受阻,导致白三烯生成增多,引起支气管痉挛,进而出现哮喘。

哮喘、鼻息肉及慢性荨麻疹患者禁用阿司匹林。

4. 水杨酸反应　剂量过大(每日5 g以上),可引起头痛、眩晕、恶心、呕吐、耳鸣、视力和听力减退等中毒现象,严重者可出现过度呼吸、高热、脱水、酸碱平衡失调,甚至精神错乱等,是水杨酸中毒的表现,故称为水杨酸反应。

处理措施:严重者应立即停药,并静脉滴注碳酸氢钠溶液以碱化尿液,加速水杨酸的排泄。

5. 瑞夷综合征　在儿童感染病毒性疾病(如流行性感冒、水痘、麻疹、流行性腮腺炎等)使用阿司匹林可能出现急性肝脂肪变性-脑病综合征(瑞夷综合征),早期表现为类似于急性感染的短期发热,继而出现惊厥、呕吐、颅内压升高、昏迷,可伴有肝功能障碍。该病发生率低,但死亡率高。

病毒感染患儿不宜选用阿司匹林,可选用对乙酰氨基酚。

6. 对肾的影响　阿司匹林对正常肾功能无明显影响,但对少数人,特别是老年人,伴有心、肝、肾功能损害的患者,可引起水肿、多尿等肾功能受损症状。

对肾功能不全患者须密切观察,如出现尿量减少、体重突然增加,血肌酐和尿素氮迅速升高时应立即停药。

【点滴积累】

1. 小剂量阿司匹林(50~100 mg)可抑制血小板聚集,抗血栓形成。

2. 阿司匹林的不良反应包括胃肠道反应、凝血障碍、超敏反应、水杨酸反应、瑞夷综合征、肾功能损害。

(二)苯胺类

对乙酰氨基酚(paracetamol) 又称扑热息痛。口服吸收快而完全,解热镇痛作用温和持久,强度与阿司匹林相似,但几乎无抗炎、抗风湿作用。临床常用于上呼吸道感染发热、头痛、牙痛、神经痛的治疗,对阿司匹林过敏者尤为适用。

治疗量不良反应少,偶见皮疹、药热等过敏反应,过量服用(成人 10~15 g)可引起急性中毒,导致肝坏死。长期使用,极少数患者可出现肾毒性。

(三)吡唑酮类

羟基保泰松(oxyphenbutazone) 口服吸收迅速且完全,作用持久。具有较强的抗炎、抗风湿作用,解热镇痛作用较弱,不良反应较多且严重,目前临床上仅用于急性痛风、类风湿关节炎和不能耐受其他药物的患者。不可久用。

(四)其他有机酸类

吲 哚 美 辛

吲哚美辛(indomethacin)又称消炎痛,是最强的 PG 合成酶抑制药之一。

【药理作用和临床应用】 吲哚美辛抗炎作用比阿司匹林强,解热镇痛作用与阿司匹林相似,对炎性疼痛有明显的镇痛效果,但不良反应较为严重,限制了其广泛应用。临床主要用于风湿、类风湿关节炎、骨关节炎、强直性脊柱炎等;对癌性发热及其他难以控制的发热常能见效。

【不良反应和用药护理】 30%~50%的患者使用吲哚美辛可出现不良反应,但多数反应与剂量过大有关。

1. 胃肠道反应 表现为恶心、呕吐、腹痛、腹泻;消化性溃疡,偶见穿孔、出血、急性胰腺炎等。

2. 中枢神经系统反应 表现为前额痛、眩晕,偶见精神失常。

3. 造血系统反应 可致粒细胞减少,偶见再生障碍性贫血。

4. 帕金森病、癫痫、精神失常、阿司匹林哮喘、肝肾功能不全者、高血压、心功能不全、从事危险或精细工作人员、妊娠期妇女及儿童禁用。

布洛芬(ibuprofen) 又称异丁苯丙酸。口服易吸收,90%与血浆蛋白结合,可缓慢进入滑膜腔,临床主要用于治疗风湿性及类风湿关节炎、骨关节炎,也可用于一般解热镇痛。该药抗炎、解热及镇痛作用效价强度与阿司匹林相似,优点是胃肠道反应相对较轻,患者易于耐受,如长期服用仍应注意胃溃疡和出血,偶见头痛、眩晕和视力障碍,一旦出现视力障碍应立即停药。

奈普生(naproxen) 又称消痛灵,与布洛芬为同类药物,作用及临床应用与布洛芬相似。奈普生的效价强度为阿司匹林的 20 倍。临床主要用于风湿性关节炎、类风湿关节炎、骨关节炎、强直性脊柱炎等,也可用于缓解疼痛及发热。长期服用耐受性较好,偶见胃肠道反应。奈普生与阿司匹林有交叉过敏,因此对阿司匹林过敏者禁用。

双氯芬酸(diclofenac) 又称双氯灭痛,解热、镇痛、抗炎、抗风湿作用强于吲哚美辛。主要用于治疗风湿性关节炎、骨关节炎,也可用于痛经、术后痛和肌肉损伤痛等。常见不良反应为胃肠道反应。

吡罗昔康(piroxicam)　又称炎痛喜康,血浆 $t_{1/2}$ 为 $36\sim45$ h,每日 1 次用药即可维持疗效。该药对风湿性关节炎、类风湿关节炎的疗效与阿司匹林、吲哚美辛和奈普生相当,且不良反应少,耐受性较好。临床主要用于风湿性关节炎、骨关节炎、强直性脊柱炎、急性肌肉损伤及急性痛风等。剂量过大或长期服用可致消化道溃疡、出血。

美洛昔康(meloxicam)　临床应用与吡罗昔康相类似。

【点滴积累】

1. 对乙酰氨基酚解热作用明显,但几乎没有抗炎抗风湿作用。
2. 羟基保泰松、吲哚美辛抗炎作用强大,但不良反应较多。
3. 布洛芬不良反应较轻,易于耐受。

二、选择性环氧酶-2抑制药

塞来昔布(celecoxib)　又称西乐葆,是全球第一个选择性 COX-2 抑制药。具有解热、镇痛和抗炎作用,但不抑制血小板聚集。主要用于风湿性关节炎、类风湿关节炎、骨关节炎的治疗。胃肠道反应较轻,但可能引起水肿、多尿及肾损伤。长期使用会导致心血管疾病发生的危险性增高。

尼美舒利(nimesulide)　抗炎作用较强,常用于类风湿关节炎、骨关节炎、腰腿痛、牙痛、痛经等。偶有轻微而短暂的胃肠道反应,有研究表明尼美舒利存在潜在的严重肝损害的危险。

【知识链接】

关于COX的新认知

以往认为,由于非选择性的非甾体抗炎药物抑制 COX-1,从而影响与其相关的生物学作用(如胃黏膜保护、肾功能维持、血小板聚集等),导致肠道反应、出血、肾功能损害等不良反应的发生。因此,人们关注选择性 COX-2 抑制药。随着罗非昔布被证实可增加发生确定性心血管事件的相对危险,并因此退出市场,人们对 COX-2 维持正常生理功能的重要作用逐渐加以重视。目前,有研究认为选择性 COX-2 抑制药相对于非选择性药物可能并不具有更好的疗效及安全性。

第三节　解热镇痛药的复方制剂

解热镇痛抗炎药常与咖啡因、组胺受体拮抗药、镇咳药等组成复方制剂,以提高疗效,减少不良反应。组方中咖啡因可收缩血管,缓解由于脑血管扩张引起的头痛;组胺受体拮抗药(如苯海拉明、氯苯那敏)可缓解过敏症状;右美沙芬等中枢性镇咳药可缓解咳嗽症状。此外,伪麻黄碱可缓解鼻黏膜充血,金刚烷胺具有一定的抗病毒作用。需要注意的是,复方制剂中部分药物有较为明显的不良反应,如非那西汀久用可导致肾乳头坏死,氨基比林久用可出现粒细胞缺乏症。在连续服用不同复方制剂但含有相同成分的药物时,易引起中毒。

临床常用解热镇痛药的复方制剂成分见表17-1。

表 17-1 常用解热镇痛药的复方制剂成分

	阿司匹林	扑热息痛	非那西丁	氨基比林	安替比林	咖啡因	伪麻黄碱	右美沙芬	金刚烷胺	苯海拉明	氯苯那敏	其他
复方阿司匹林片（APC）	+	+				+						
安痛定注射液				+	+							苯巴比妥
复方马来酸氯苯那敏片	+	+									+	
酚麻美敏片		+					+	+			+	
复方氨酚烷胺胶囊		+				+			+			人工牛黄

思考题

1. 试述解热镇痛抗炎药的共同作用及作用机制。

2. 简述阿司匹林的不良反应及禁忌证。

3. 解热镇痛抗炎药与镇痛药的镇痛作用有何不同？

4. 患者，男性，50 岁，因双腕、双踝、双膝肿痛，来医院就诊。经检查，血类风湿因子（RF）20.2 U（正常值 0～10 U），C 反应蛋白（CRP）150.28 mg/L（正常值 0～5 mg/L），红细胞沉降率（ESR）120 mm/h 末（正常值男性 0～15 mm/h 末，女性 0～2 mm/h 末）。临床诊断为类风湿关节炎。处方：阿司匹林片，每日 5 g，分 4 次服用。服用 1 个月后，患者自觉头晕、头痛、恶心、耳鸣、听力下降。

患者为何出现上述症状？应如何进行解救？

常用制剂和用法

阿司匹林 片剂：0.1 g、0.3 g、0.5 g。肠溶片剂：0.3 g。解热镇痛：1 次 0.3～0.6 g，1 日 3 次，饭后服。抗风湿：1 日 3～4 g，分 4 次饭后服，症状控制后逐渐减量。防止血栓形成：1 日 0.3g。栓剂：0.3 g、0.5 g，直肠给药。

对乙酰氨基酚 片剂：0.1 g、0.3 g、0.5 g。胶囊剂：0.3 g。1 次 0.3～0.6 g，1 日 0.6～1.8 g。注射剂：0.075 g/ml、0.25 g/2 ml。1 次 0.15～0.25 g，肌内注射。栓剂：0.15 g、0.3 g、0.6 g。1 次 0.3～0.6 g，1 日 1～2 次，直肠给药。

吲哚美辛 片剂或胶囊剂：25 mg。1 次 25 mg，1 日 2～3 次。餐中服，以后每周可递增 25 mg，至每日总量为 100～150 mg。

布洛芬 片剂：0.1 g、0.2 g。缓释胶囊剂：0.3 g。1 次 0.4～0.8 g，1 日 3～4 次，进食时服。

双氯芬酸 肠溶片剂：25 mg。口服，1 次 25 mg，1 日 3 次。注射剂：75 mg/2 ml，1 次 75 mg，1 日 1 次，深部肌内注射。

塞来昔布 片剂：200 mg。口服，骨关节炎：每日 200 mg，1 次或分 2 次服用；类风湿关节炎：100～200 mg，每日 2 次。

尼美舒利 片剂：50 mg、100 mg。每次 100 mg，每日 2 次，饭后服用。

（李志毅）

第十八章　中枢兴奋药和促大脑功能恢复药

学习目标
1. 熟悉尼可刹米、洛贝林、咖啡因的药理作用、临床应用及不良反应。
2. 了解其他中枢兴奋药和促大脑功能恢复药的作用和临床应用。

第一节　中枢兴奋药

中枢兴奋药是一类能提高中枢神经系统功能活动的药物。这类药物主要用于抢救因疾病或药物引起的中枢性呼吸抑制或呼吸衰竭。根据其主要作用部位可分为两类：① 主要兴奋大脑皮质药物，如咖啡因等；② 呼吸中枢兴奋药，如尼可刹米等。中枢兴奋药选择性不高，作用范围可随用药剂量的增加而扩大。安全范围小，过量均可引起惊厥。除严格控制剂量和给药间隔外，这类药物宜限用于短时就能纠正的呼吸衰竭患者。

一、主要兴奋大脑皮质的药物

咖　啡　因

咖啡因（caffeine）是从咖啡豆、茶叶中提取的生物碱，现已能人工合成。

【药理作用】

1. 兴奋中枢神经系统　咖啡因小剂量（50～200 mg）即能选择性兴奋大脑皮质，使人精神振奋、疲劳减轻、睡意消失、思维活跃、工作效率提高；较大剂量（250～500 mg）可直接兴奋延髓呼吸中枢、血管运动中枢、迷走神经中枢，增加呼吸中枢对 CO_2 的敏感性，使呼吸加深加快，血压升高，在中枢处于抑制状态时作用更为明显。过量中毒（>800 mg）时可引起中枢神经系统广泛的兴奋，甚至导致惊厥。

2. 收缩脑血管　咖啡因可收缩脑血管，增加脑血管阻力，减少脑血流量及脑血管搏动幅度。

3. 其他　咖啡因具有利尿、舒张支气管和胆道平滑肌，刺激胃酸及胃蛋白酶分泌等作用。

【临床应用】　主要用于严重传染病及中枢抑制药过量所导致的呼吸及循环抑制。可配伍麦角胺治疗偏头痛，配伍解热镇痛药治疗一般性头痛。

【不良反应和用药护理】　一般少见，但较大剂量可致激动、不安、失眠、心悸、头痛等；过量可致惊厥。婴幼儿高热不宜选用含咖啡因的复方解热镇痛药，以免诱发惊厥。

哌　醋　甲　酯

哌醋甲酯（methylphenidate）又称利他林。

【药理作用】　哌醋甲酯中枢兴奋作用温和，治疗量能兴奋大脑皮质和皮质下中枢，改善精神活动,解除轻度中枢抑制,消除疲劳及睡意。较大剂量也能兴奋呼吸中枢,过量亦可引起惊厥。

【临床应用】

1. 治疗小儿遗尿症 能兴奋大脑皮质,使患儿易被尿意唤醒。

2. 治疗儿童多动综合征 可增强患儿注意力,改善患儿动作协调性和运动功能,提高学习成绩。

3. 其他 也可用于中枢抑制药中毒、轻度抑郁症和发作性睡眠病。

【不良反应和用药护理】 治疗量时不良反应较少,偶有失眠、心悸、焦虑、畏食、口干等;大剂量时可使血压升高致眩晕、头痛等。久用可产生耐受性,并可影响儿童生长发育。6岁以下儿童、癫痫患者、高血压患者慎用。

匹莫林(pemoline) 是新型中枢兴奋药,药理作用和临床应用与哌醋甲酯相似,应用于儿童多动症时效果不如哌醋甲酯。口服易吸收,20~30 min起效,2~4 h达血药浓度高峰,$t_{1/2}$为12 h。作用发生慢、维持时间长,对心血管系统的影响较小。临床主要用于治疗发作性睡眠病、儿童多动综合征、轻度抑郁症。不良反应有失眠、眼球震颤、运动障碍、恶心、头晕、头痛。

二、主要兴奋呼吸中枢的药物

尼 可 刹 米

尼可刹米(nikethamide)又称可拉明。

【药理作用】 治疗量能直接兴奋延髓呼吸中枢,也可刺激颈动脉体和主动脉体化学感受器,反射性兴奋呼吸中枢,提高呼吸中枢对CO_2的敏感性,使呼吸加深加快,呼吸中枢抑制状态时其作用更为明显。尼可刹米对呼吸中枢的兴奋作用温和,安全范围较大。作用时间短暂,一次用药仅能维持5~10 min,故常采用间歇反复静脉注射给药。

【临床应用】 各种原因引起的中枢性呼吸抑制,对肺源性心脏病(肺心病)引起的呼吸衰竭及吗啡中毒所引起的呼吸抑制效果较好,但对巴比妥类药物中毒解救效果较差。

【不良反应和用药护理】 过量可致血压升高,心率加快,肌肉震颤及僵直,咳嗽、呕吐、出汗,甚至惊厥。若出现惊厥,可及时静脉注射地西泮或硫喷妥钠解救。

洛贝林(lobeline) 又称山梗菜碱,是从山梗菜中提取的生物碱,现已能人工合成。洛贝林通过刺激颈动脉体和主动脉体的化学感受器,反射性兴奋延脑呼吸中枢。其作用弱、快、短暂,仅维持数分钟,但安全范围大,不易致惊厥。

临床常用于治疗新生儿窒息、小儿感染性疾病所致的呼吸衰竭,药物中毒及一氧化碳中毒窒息,也可用于治疗肺炎、白喉等传染病引起的呼吸衰竭。剂量过大可兴奋迷走神经中枢而导致心动过缓、传导阻滞。过量时可因兴奋交感神经节及肾上腺髓质而致心动过速,也可引起惊厥。

二甲弗林(dimefline) 又称回苏灵,能直接兴奋呼吸中枢,作用比尼可刹米强100倍,但维持时间短。可显著改善呼吸,使呼吸加深加快,增加肺换气量,提高动脉血氧饱和度,降低血中二氧化碳分压,安全范围小,过量易致惊厥,小儿尤易发生。临床主要用于各种原因引起的中枢性呼吸衰竭和中枢抑制药引起的呼吸抑制。

不良反应有恶心、呕吐、皮肤烧灼感等。过量易致惊厥、肌肉震颤。静脉给药需稀释后缓慢注射,并严密观察患者反应。肝肾功能不全者及妊娠期妇女禁用。

贝美格(bemegride) 又称美解眠。直接兴奋呼吸中枢,作用迅速、明显,但维持时间短。选择性不高,安全范围小。可用作巴比妥类中毒解救的辅助用药、静脉全身麻醉药物的催醒剂。用量过大或注射过快可致恶心、呕吐、肌肉抽搐、腱反射增强,也可引起惊厥。

第二节 促大脑功能恢复药

吡拉西坦(piracetam) 又称脑复康。吡拉西坦系γ-氨基丁酸(GABA)的衍生物,能促进大脑对葡萄糖、氨基酸、磷脂的利用,增进线粒体内 ATP 的合成,具有激活、保护和修复脑细胞的作用,能促进正处于发育的儿童大脑及智力的发展。可用于阿尔茨海默病、脑动脉硬化症、脑外伤及一氧化碳中毒等所致的记忆、思维障碍及儿童智力低下者,偶见荨麻疹、失眠、头晕、食欲低下等不良反应,停药后可自行消失。禁用于妊娠期妇女及新生儿。

胞磷胆碱(citicoline) 能增加脑部血流量和氧的消耗,对改善脑组织代谢、促进大脑功能恢复和苏醒有一定作用。临床主要用于急性颅脑外伤和脑手术所引起的意识障碍。颅内出血急性期不宜应用。

甲氯芬酯(meclofenoxate) 又称氯酯醒、遗尿丁。主要兴奋大脑皮质,能促进脑细胞代谢,增加葡萄糖的利用。作用出现缓慢,需反复用药。临床主要用于颅脑外伤后昏迷、脑动脉硬化及中毒所致意识障碍、阿尔茨海默病、儿童精神迟钝、新生儿缺氧、小儿遗尿、老年性精神病、酒精中毒等。不良反应少见,偶可引起兴奋、怠倦。

吡硫醇(pyritnol) 又称脑复新,为维生素 B_6 的衍生物,在多个环节参与脑代谢。可增加脑血流量,改善脑的生物电活动,促进脑细胞对葡萄糖的摄取,促进氨基酸代谢,影响某些神经递质的合成。用于治疗阿尔茨海默病、各种脑血管病性痴呆及脑外伤后遗症等。

思考题

1. 抢救新生儿窒息时为何首选洛贝林作为呼吸兴奋药?

2. 比较咖啡因、尼可刹米、洛贝林的作用特点和临床应用。

常用制剂和用法

苯甲酸钠咖啡因 注射剂:0.25 g/ml(每支含无水咖啡因 0.12 g,苯甲酸钠 0.13 g)。皮下注射或肌内注射,1 次 0.25～0.5 g。极量:1 次 0.75 g,每日 3 g。

麦角胺咖啡因 片剂:每片含咖啡因 100 mg、酒石酸麦角胺 1 mg。1 次 1～2 片,每日不超过6 片,偏头痛发作时口服。

尼可刹米 注射剂:0.5 g/2 ml。1 次 0.25～0.5 g,皮下注射、肌内注射或静脉注射,必要时每1～2 h 重复 1 次,或与其他中枢兴奋药交替使用。极量:1 次 1.25 g。

二甲弗林 片剂:8 mg。1 次 8～16 mg,每日 2～3 次。注射剂:8 mg/2 ml。1 次 8 mg,肌内注射;每次 8～16 mg 用 5%葡萄糖稀释后缓慢静脉注射;重症患者 1 次 16～32 mg 用生理盐水稀释后静脉滴注。

洛贝林 注射液:3 mg/ml。1 次 3～10 mg,肌内注射或皮下注射。极量:1 次 20 mg,每日50 mg。

胞磷胆碱 注射剂:200 mg/2 ml、250 mg/2 ml。0.25～0.5 g 用 5%或 10%葡萄糖注射液稀释后缓慢滴注,每 5～10 日为 1 个疗程。

吡拉西坦 片剂:400 mg。胶囊剂:200 mg。1 次 800～1200 mg,每日 2～3 次。

甲氯芬酯 片剂:0.1 g。1 次 0.1～0.3 g,每日 3 次,口服。注射剂:100 mg/支。1 次 0.25 g,每日 3 次,肌内注射。

吡硫醇 片剂:100 mg、200 mg。1 次 0.1～0.2 g,口服。

（程 皙）

第十九章 抗高血压药

学习目标

1. 掌握一线降压药的药理作用、临床应用、不良反应及用药护理。

2. 熟悉其他降压药的作用特点及临床应用;血管扩张药的用药护理。

3. 了解抗高血压药物的应用原则;了解肾素-血管紧张素-醛固酮系统的构成及对心血管系统的影响。

第一节 概 述

高血压是指成人在安静休息时并且未使用降压药物的情况下,收缩压≥140 mmHg 和(或)舒张压≥90 mmHg。高血压是心血管系统常见病,其中仅 10% 是继发于其他疾病,称为继发性高血压;有 90% 发病原因不清楚,称为原发性高血压(高血压病)。按血压水平将高血压分为 1 级、2 级和 3 级,又分别称轻度、中度、重度高血压。随着血压的升高,可引起严重的心、脑、肾等并发症,是导致高血压患者死亡的主要原因。因此,治疗高血压的目的除了降低血压,减轻症状,提高患者生活质量外,更重要的是最大限度地降低心血管病并发症的发生率与死亡率。

动脉血压形成的基本因素为心排血量和外周血管阻力。心排血量受心脏功能、回心血量和血容量的影响,外周血管阻力主要受小动脉紧张度的影响。虽然原发性高血压的发病机制并未完全阐明,但已知体内有许多神经体液因素参与血压的调节,其中主要的有交感神经系统、肾素-血管紧张素-醛固酮系统(rennin - angiotensin - aldosterone system,RAAS)等。抗高血压药物通过作用于不同环节从而产生降压作用。

根据药物作用部位和作用机制,可将抗高血压药分为以下五类:

1. 利尿药 如氢氯噻嗪等。

2. 交感神经抑制药

(1)中枢性降压药:如可乐定、甲基多巴等。

(2)神经节阻滞药:如美加明、樟磺咪芬等。

(3)去甲肾上腺素能神经末梢阻滞药:如利血平等。

(4)肾上腺素受体拮抗药:①β受体拮抗药(普萘洛尔、美托洛尔等);②α受体拮抗药(哌唑嗪等);③α及β受体拮抗药(拉贝洛尔、卡维地洛)。

3. 钙通道阻滞药 如硝苯地平、氨氯地平等。

4. 肾素-血管紧张素-醛固酮系统抑制药

(1)血管紧张素转换酶抑制药:如卡托普利、依那普利、雷米普利等。

（2）血管紧张素Ⅱ受体拮抗药：如氯沙坦、替米沙坦、缬沙坦等。

5.血管扩张药　如肼屈嗪、硝普钠等。

第二节　常用抗高血压药

目前,利尿药、β受体拮抗药、血管紧张素转换酶抑制剂(ACEI)、血管紧张素Ⅱ受体拮抗药(ARB)、钙通道阻滞药(CCB)这五类药物被列为我国的常用抗高血压药(一线降压药)。

一、利尿药

氢 氯 噻 嗪

氢氯噻嗪(hydrochlorothiazide)又称双氢克尿噻,属于中效能利尿药。

【药理作用】　降压作用温和、持久,长期用药无明显耐受性,大多数患者一般用药2～4周就可以达到最大疗效。其降压作用机制为：①初期降压作用是通过排钠利尿,减少血容量而导致心排出量降低,血压下降。②长期用药则因持续排钠而降低血管平滑肌内 Na^+ 的浓度,进而通过 Na^+-Ca^{2+} 交换机制,使胞内 Ca^{2+} 减少,使血管对缩血管物质的反应性降低,血管舒张,血压下降。

【临床应用】　本品是治疗高血压的基础药物,可单用治疗轻中度高血压,尤其是老年人高血压或并发心力衰竭时。因本品长期或大剂量用药可使肾素、醛固酮分泌增加,部分拮抗其降压作用,故主张与β受体拮抗药、血管紧张素转换酶抑制药合用。

【不良反应和用药护理】

1.长期大剂量可引起电解质紊乱、血尿酸、血糖及血脂等升高。老年人对该药降压作用与电解质改变较敏感,应密切观察肾功能变化。

2.使用本品时适当限制钠盐的摄入可增强其降压作用。

吲哒帕胺(indapamide)　具有利尿和钙拮抗作用,降压作用温和而持久,属于长效降压药,同时具有心脏保护作用。不良反应少,不引起血脂改变,对伴有高脂血症患者可用吲哒帕胺替代噻嗪类利尿药。使用该药时需注意防止出现低血钾。

二、β受体拮抗药

β受体拮抗药通过拮抗β受体,抑制心肌收缩力和减慢心率而减少心排血量,减少肾素分泌,对抗 RAAS 引起的升压效应;减少突触前膜 NA 的释放以及在不同水平抑制交感神经活性而产生降压效应。长期应用一般不出现水钠潴留等现象,无内在拟交感活性的β受体拮抗药对血脂多有不良影响。

治疗高血压的β受体拮抗药有普萘洛尔、美托洛尔、阿替洛尔等。此外α受体拮抗药和β受体拮抗药拉贝洛尔和卡维地洛也是治疗高血压的常用药。

普 萘 洛 尔

普萘洛尔(propranolol)又称心得安。

【药理作用】　普萘洛尔为非选择性β受体拮抗药,通过拮抗 $β_1$ 受体、$β_2$ 受体,产生缓慢、温和、持久的降压作用。其降压作用机制为：①拮抗心脏 $β_1$ 受体,抑制心肌收缩力并减慢心率,使心排血量减少而降压;②拮抗肾小球旁细胞上的 $β_1$ 受体,减少肾素分泌,从而抑制 RAAS 活性;③拮抗中枢β受体,使外周交感神经活性降低;④拮抗外周去甲肾上腺素能神经末梢突触前膜 $β_2$ 受体,抑制正反馈调节作用,减少去甲肾上腺素的释放。

【临床应用】　用于轻中度高血压,对心排血量高及肾素活性偏高的高血压患者疗效较好,特别适用于高血压合并偏头痛、某些快速型心律失常(交感神经活性增高引起的窦性心动过速、心房颤动、室性期前收缩)、心绞痛、慢性稳定性心力衰竭的高血压患者。

【不良反应和用药护理】 详见第十章第二节。

阿替洛尔(atenolol) 又称氨酰心安,为选择性 β_1 受体拮抗药,无内在拟交感活性,对血管和支气管 β_2 受体影响较小,对伴有阻塞性肺疾病的患者降压作用持续时间较长,每日口服 1 次即可。阿替洛尔的作用与美托洛尔(metoprolol)相似。

拉贝洛尔(labetalol) 又称柳胺苄心定,拮抗 β 受体的同时也拮抗 α 受体。其中拮抗 β_1 受体和 β_2 受体的作用强度相似,对 α_1 受体的拮抗作用较弱,对 α_2 受体则无作用。本品多用于中度和重度高血压、心绞痛,静脉注射可用于高血压危象,它与单纯 β 受体拮抗药相比能降低卧位血压和外周阻力,一般不降低心排血量。少数患者可出现眩晕、乏力、上腹不适等症状。哮喘及心功能不全者禁用,大剂量可引起体位性低血压。

卡维地洛(carvedilol) 可同时拮抗 α_1 受体、β_1 受体和 β_2 受体,还具有抗氧化作用。治疗轻中度高血压或伴有肾功能不全、糖尿病的高血压患者,疗效与其他 β 受体拮抗药类似。

三、肾素-血管紧张素-醛固酮系统抑制药

肾素-血管紧张素-醛固酮系统(RAAS)是由肾素、血管紧张素、醛固酮及其受体构成的重要体液系统,在心血管活动和水电解质平衡调节中起十分重要的作用。肾素-血管紧张素-醛固酮系统不仅存在于循环系统,而且还存在于心脏、肾、脑及血管局部,同时还可促进心室重构(心肌肥厚)和血管重构(管壁增厚)。循环系统与局部肾素-血管紧张素-醛固酮系统的活性变化与高血压、充血性心力衰竭等心血管疾病的发生、发展密切相关。

血管紧张素原在肾素(蛋白水解酶)的作用下转变为血管紧张素Ⅰ(angiotensin Ⅰ,ATⅠ),血管紧张素Ⅰ在血管紧张素转换酶(ACE)的作用下转变为血管紧张素Ⅱ(ATⅡ),ATⅡ是作用强大的缩血管物质,可作用于相应受体,收缩外周阻力血管。同时可促进肾上腺皮质分泌醛固酮,导致水钠潴留,血压升高(图 19-1)。

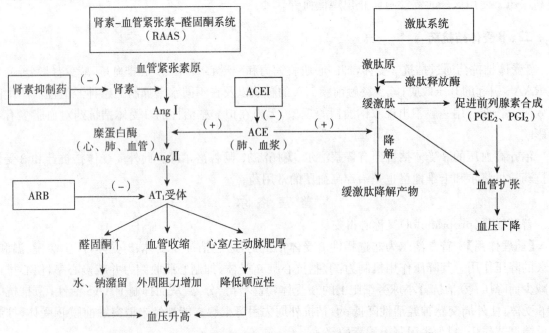

图 19-1 肾素-血管紧张素-醛固酮系统及其抑制药的作用环节

本类药物能保护心脏和肾,防止和逆转心血管重构,对降低心血管患者的死亡率具有重要的临床意义。

(一)血管紧张素转换酶抑制药

卡　托　普　利

卡托普利(captopril)又称巯甲丙脯酸。

【体内过程】　口服易吸收,生物利用度约为70%,宜在餐前1 h服用,以免食物影响其吸收。口服后15 min起效,血药浓度1 h达高峰,作用维持4～6 h。血浆蛋白结合率为30%,$t_{1/2}$约为2 h,部分在肝代谢,约40%以原形经肾排泄。

【药理作用】　本品具有较快、较强的降压作用。与其他降压药比较,ACEI降压作用的特点如下:①降压时不伴有反射性心率加快,不发生体位性低血压;②可预防和逆转心室与血管重构;③增加肾血流量,保护肾;④能改善胰岛素抵抗,预防和逆转肾小球基底膜的糖化,不引起电解质紊乱和脂质代谢改变。

其作用机制为:①AT Ⅱ生成减少,减弱 AT Ⅱ的缩血管作用,降低外周阻力;②缓激肽降解减少,从而增强其扩血管效应,使血压下降;③缓解或逆转心室与血管重构,从而改善心脏的收缩与舒张功能,降低血管僵硬度,改善动脉顺应性;④减少醛固酮分泌,促进水钠排泄,使血容量下降,血压下降。

【临床应用】　用于各型高血压,对肾性及原发性高血压均有效。单用治疗轻中度高血压,与利尿药及β受体拮抗药合用,用于治疗重度或顽固性高血压,尤其适用于伴有慢性心功能不全、缺血性心脏病、糖尿病肾病的高血压患者,可延缓病情的发展,显著改善生活质量。

【不良反应和用药护理】

1. 咳嗽发生率为5%～20%,为刺激性干咳,多见于用药开始数周内,可能与药物抑制缓激肽和前列腺素代谢,导致这些物质在肺血管床积蓄有关。

2. 低血压一般多见于初始用药剂量过大的患者,故应从小剂量开始。

3. 可致皮疹、药热、关节痛、神经性水肿等过敏反应。

4. 高钾血症。肾功能不全或同时服用留钾利尿药的患者更多见,应注意监测患者血钾。

5. 久用可致锌缺乏,引起脱发、味觉、嗅觉障碍等,长期服用此药患者应适当补锌。

6. 偶见蛋白尿、粒细胞缺乏症、中性粒细胞减少等。

双侧肾动脉狭窄、严重肾功能不全患者禁用 ACEI 类药物。

其他同类药物还有依那普利(enalapril)、赖诺普利(lisinopril)、喹那普利(quinapril)、培哚普利(perindopril)、福辛普利(fosinopril)等,共同特点是长效,每日服药1次即可。

(二)血管紧张素Ⅱ受体拮抗药(ARB)

血管紧张素Ⅱ受体(AT 受体)有 AT_1 受体和 AT_2 受体两种亚型。AT_1 受体主要分布于心脏、血管和肾,AT_2 受体主要分布于肾上腺髓质和脑。血管紧张素Ⅱ的心血管作用主要由 AT_1 受体介导。血管紧张素Ⅱ受体拮抗药(ARB)主要通过拮抗 AT_1 受体,产生扩张血管、抑制醛固酮分泌、逆转心血管重构作用。其作用选择性较 ACEI 更强,且无咳嗽等不良反应。

氯　沙　坦

氯沙坦(losartan)又称洛沙坦。

【药理作用和临床应用】　氯沙坦可选择性拮抗 AT_1 受体,与 ACEI 相比因不影响缓激肽的降解,不易引起刺激性干咳和血管神经性水肿。

本品适用于原发性高血压,尤其适用于伴左心室肥厚、心力衰竭、心房颤动、肾病、糖尿病肾病、冠心病、蛋白尿患者,以及不能耐受 ACEI 的患者。

【不良反应和用药护理】 不良反应少,偶有腹泻,长期应用可升高血钾,应注意监测血钾及肌酐水平变化。

双侧肾动脉狭窄、妊娠期妇女、高钾血症者禁用。

AT$_1$ 受体拮抗药还包括厄贝沙坦(erbesartan)、缬沙坦(valsartan)、坎地沙坦(candesartan)、替米沙坦(telmisartan)等,均具有受体亲和力高、选择性强、口服有效、作用时间长等优点。

四、钙通道阻滞药

血管平滑肌细胞肌质网发育较差,贮存的 Ca^{2+} 较少,血管收缩活动主要依赖于细胞外钙经由细胞膜上的 Ca^{2+} 通道进入细胞内,故血管平滑肌对钙通道阻滞药的作用十分敏感。钙通道阻滞药能选择性地阻断电压门控性 Ca^{2+} 通道,抑制细胞外 Ca^{2+} 内流,松弛血管平滑肌,降低外周血管阻力,使血压下降。钙通道阻滞药主要舒张小动脉,对冠状动脉也有较强的舒张作用,能舒张脑血管,解除血管痉挛,但对静脉影响较小。

常用的钙通道阻滞药有二氢吡啶类(硝苯地平等)、苯烷胺类(维拉帕米等)和苯硫氮䓬类(地尔硫䓬),心血管作用特点有所不同(表 19 - 1),其中二氢吡啶类对血管作用较强,常用于高血压的治疗。

表 19 - 1　三种钙通道阻滞药心血管效应的比较

	负性肌力	负性频率	冠脉扩张	外周血管扩张
维拉帕米	+	++	+++	++
硝苯地平	—	—	+++	+++
地尔硫䓬	+	+	+++	+

硝 苯 地 平

硝苯地平(nifedipine)又称心痛定。

【体内过程】 口服易吸收,经肝代谢后 $45\%\sim68\%$ 进入体循环,血药浓度达峰时间有较大个体差异,$t_{1/2}$ 为 $3\sim4$ h,药物主要在肝代谢,少量以原形经肾排出。

【药理作用】 对各型高血压均有效。其降压特点如下:①降压作用快而强,但对正常血压者影响不明显;②降压时能反射性引起心率加快,心排血量增加,血浆肾素活性增高,但较直接扩血管药作用弱,加用 β 受体拮抗药可避免这些作用并能增强降压效应;③对糖、脂质代谢无不良影响。

【临床应用】 用于轻度、中度、重度高血压,尤其适用于低肾素性高血压,可单用或与利尿药、β 受体拮抗药、血管紧张素 I 转换酶抑制药合用。普通制剂血药浓度波动大,且易引起交感神经反射性兴奋,加重心肌缺血,长期应用可能增加心脏猝死的发生率,已不常用;缓释与控释剂型使用方便,降压作用平稳,不良反应较少,适应于高血压病的长期治疗。

【不良反应和用药护理】 常见不良反应有头痛、颜面潮红、眩晕、心悸、踝部水肿等,踝部水肿为毛细血管前血管扩张而非水、钠潴留所致。能引起交感神经反射性兴奋,故对伴有缺血性心脏病的患者慎用,以免加剧缺血症状。

尼群地平(nitrendipine) 药理作用与硝苯地平相似,但降压作用较硝苯地平强,维持时间较长,反射性心率加快等不良反应较少,适用于各型高血压。每日口服 $1\sim2$ 次。不良反应与硝苯地平相似,肝功能不良者慎用或减量。与地高辛合用可增加地高辛的血药浓度。

拉西地平(lacidipine) 对血管的选择性高,降压作用起效缓慢,维持时间较长,不易引起反射性心率加快和心排血量增加,用于轻中度高血压。每日口服 1 次。不良反应有心悸、头痛、面红、水肿等。

氨氯地平（amlodipine） 属长效类钙通道阻滞药,药理作用与硝苯地平相似,降压作用较硝苯地平温和,$t_{1/2}$长达 40～50 h,作用维持时间长,每日口服 1 次。降压作用平稳,1～2 周呈现降压作用,6～8 周可达最大效应。不易引起交感神经反射性兴奋。不良反应同硝苯地平。

【知识链接】
钙通道阻滞药的分类
国际药理联合会(IUPHAR)将作用于电压-依赖性钙通道的药物按其作用部位分为三类。

1 类 选择性作用于 L-型钙通道,又可分为三个亚类:

1a 类(二氢吡啶类):如硝苯地平、氨氯地平、尼群地平、尼卡地平等。

1b 类(地尔硫䓬类):如地尔硫䓬、克仑硫䓬等。

1c 类(苯烷胺类):如维拉帕米等。

2 类 选择性作用于其他电压依赖性钙通道,如作用于 T-型钙通道(如脉搏地尔、氟桂利嗪)和作用于 N-型、P-型钙通道的药物。

3 类 非选择性钙通道调节剂,如普尼拉明、桂利嗪等。

【点滴积累】

1. 一线抗高血压药包括β受体拮抗药、血管紧张素转换酶抑制剂(ACEI)、血管紧张素Ⅱ受体拮抗药(ARB)、利尿药和钙通道阻滞药(CCB)。

2. 利尿药氢氯噻嗪为基础降压药。

3. ACEI代表药物卡托普利可逆转心血管重构,但易引起刺激性干咳;ARB代表药物氯沙坦不易引起该不良反应;硝苯地平为CCB代表药物,踝部水肿是其典型不良反应。

第三节 其他抗高血压药

其他抗高血压药在高血压治疗中已不占主导地位,各自具有一些特点,对某些高血压患者仍有应用价值或作为抗高血压药的复方成分加以应用。

一、中枢性降压药

可 乐 定

可乐定(clonidine)又称可乐宁,为咪唑类衍生物。

【药理作用】 可乐定为中枢性降压药,降压作用中等偏强。其降压特点如下:①可抑制肾素释放,其降压作用与肾素无关;②较少引起体位性低血压;③有中枢镇静作用,还能抑制胃肠道的分泌和运动;④对血脂代谢无明显影响。

可乐定的降压作用机制:①激动延髓腹外侧核吻侧端咪唑啉 I_1 受体,降低外周交感神经张力;②激动延髓孤束核次一级神经元(抑制性神经元)突触后膜 α_2 受体,减少血管运动中枢交感冲动,使外周交感神经活性降低。

【临床应用】 常与其他药物制成复方制剂,用于治疗中度高血压,特别是伴消化性溃疡的高血压患者,与利尿药合用可治疗重度高血压,主要用于其他降压药疗效不佳者,还可用于阿片类镇痛药的脱毒治疗。

【不良反应和用药护理】 该药可引起嗜睡、口干等不良反应,发生率约为50%,数周后可消失。

其他不良反应有勃起功能障碍、恶心、眩晕、鼻黏膜干燥、腮腺痛等。

长期应用可致水、钠潴留,与利尿药合用能避免。有停药反应,突然停药可引起去甲肾上腺素大量释放,导致血压升高,逐渐减量可以避免血压反跳。出现停药反应时可恢复应用可乐定或用α受体拮抗药酚妥拉明治疗。

可乐定不宜用于高空作业或驾驶机动车辆的人员,抑郁症患者慎用。

莫索尼定(moxonidine) 为第二代中枢性降压药,能选择性作用于延髓腹外侧核吻侧端咪唑啉 I_1 受体,通过降低交感神经活性和增强迷走神经活性,降低外周血管阻力和心排血量,从而产生降压作用。口服易吸收,作用时间较长,每日给药 1 次即可,主要用于治疗轻中度高血压。对 α_2 受体影响小,不良反应少,无体位性低血压和停药反跳现象,无显著的镇静作用。

二、去甲肾上腺素能神经末梢阻滞药

利血平(reserpine) 又称利舍平,通过耗竭神经末梢递质而降低交感神经功能,降压作用缓慢、温和、持久,但效应较弱,可引起抑郁、诱发消化性溃疡等不良反应,目前很少单独应用,常与利尿药等制成复方制剂用于轻中度高血压。消化性溃疡、抑郁症患者禁用。

三、α₁受体拮抗药

哌 唑 嗪

哌唑嗪(prazosin)是喹唑啉类衍生物,口服易吸收。

【药理作用】 哌唑嗪选择性拮抗血管平滑肌 α_1 受体,舒张小动脉和静脉,使血压下降。其降压作用特点如下:①降压时不影响心率及肾素分泌,对肾血流量及肾小球滤过率均无明显影响;②对前列腺增生患者,能改善排尿困难症状;③长期治疗还可降低血浆三酰甘油、总胆固醇、LDL -胆固醇的浓度,升高 HDL -胆固醇浓度。

【临床应用】 适用于各型高血压,单用治疗轻中度高血压,重度高血压合用利尿药和β受体拮抗药可增强降压效果。对伴有血脂异常和糖耐量异常的患者较为适宜,尤其适用于伴有前列腺增生的老年高血压患者,此外还可用于充血性心力衰竭的治疗。

【不良反应和用药护理】 哌唑嗪首次给药后 30～90 min 内可导致严重的体位性低血压、晕厥、心悸等,称"首剂现象",发生率高达50%,在直立体位、饥饿或低盐情况下更易发生,尤其已用利尿药或β受体拮抗药者更易发生。其原因可能是阻断交感神经的收缩血管效应,扩张容量血管,减少回心血量所致。哌唑嗪首次剂量减为 0.5 mg,睡前服用,可避免发生首剂现象。如出现首剂现象,应立即将患者置于仰卧位。其他不良反应常见口干、鼻塞、头晕、嗜睡、无力、心悸、恶心等。

特拉唑嗪(terazosin) 作用与哌唑嗪相似,但稍弱。生物利用度为 90%,$t_{1/2}$ 较长,为 12 h,每日给药 1 次即可。不良反应较哌唑嗪少,首剂现象较少见。

四、血管扩张药

肼屈嗪(hydralazine) 又称肼苯哒嗪。口服后易吸收,给药后 1 h 作用达到高峰,可维持 6 h。降压作用快而强,能直接松弛小动脉,降低外周阻力而降压。适用于中度高血压,常与其他降压药合用。

常见不良反应有头痛、眩晕、低血压、心悸、胃肠功能紊乱等,长期大剂量应用可引起全身性红斑狼疮样综合征,多见于用药剂量过大或慢乙酰化的女性患者,停药后可自行痊愈,少数严重者也可致死。反射性交感神经兴奋可引起心率加快、肾素分泌增多及水、钠潴留,有可能诱发心绞痛或使心力衰竭患者病情加重,因此老年人或伴有冠心病、心绞痛的高血压患者慎用。

硝普钠（sodium nitroprusside）　又称亚硝基铁氰化钠。

硝普钠为快速、强效、短效血管扩张药,可扩张动脉和静脉,降低外周血管阻力和心排血量而降压。口服不吸收,需静脉滴注给药,30 s 内起效,2 min 内可获最大降压效应,停药 3 min 内血压回升。主要用于高血压危象及难治性心力衰竭的患者。

血压过度降低可出现呕吐、出汗、头痛、心悸等不良反应。连续大剂量应用,可因血中的代谢产物硫氰酸盐过高而发生中毒,易引起甲状腺功能减退,肝肾功能不全者禁用。

用药护理过程中应注意:① 准确控制静脉滴注速度,药物静脉滴注开始后,严密监测血压、脉搏、呼吸、尿量、末梢循环及药物反应等,可根据病情变化调整滴速。② 此药遇光易遭破坏,应置避光、低温、干燥处保存。现用现配,静脉滴注时容器及管道应用避光纸包裹。③ 单独使用静脉滴注通道,此通道不能静脉注射其他药物。④ 如发生静脉炎,应立即停止静脉滴注,局部用 75% 乙醇湿敷或做湿热敷。

五、钾通道开放药

米诺地尔（minoxidil）　又称长压定,口服吸收较好。

米诺地尔为 K^+ 通道开放药,主要开放 ATP 敏感性 K^+ 通道,促进 K^+ 外流,使细胞膜超极化,电压依赖性钙通道难以激活,阻止 Ca^{2+} 内流,导致血管舒张而降压。主要用于难治性的严重高血压,不宜单用,与利尿药和 β 受体拮抗药合用,可避免水、钠潴留和交感神经反射性兴奋。

主要不良反应有水、钠潴留,心悸、多毛症。

二氮嗪（diazoxide）　降压机制与米诺地尔相似,通过激活 ATP 敏感性 K^+ 通道,松弛小动脉平滑肌而降低血压。该药静脉注射降压作用强而快。主要用于高血压危象及高血压脑病,但不良反应较多,常被硝普钠取代。

同类药物还有**尼可地尔**（nicorandil）、**吡那地尔**（pinacidil）、**克洛卡林**（cromakalim）等。

- -

【点滴积累】

1. 哌唑嗪容易引起"首剂现象"。
2. 硝普钠遇光易遭破坏,故滴注的药液应新鲜配制和避光。

第四节　抗高血压药的合理应用

高血压药物治疗的目的不仅是降低血压,更重要的是改善靶器官的功能和形态,降低并发症的发生率和病死率。对已经确诊的高血压患者是必要的,而且是终身的。2013 版欧洲高血压学会(ESH)/欧洲心脏病学会(ESC)高血压管理指南将无论是高危还是低危患者的收缩压目标值均定为 140 mmHg 以下,糖尿病患者血压应控制在 140/85 mmHg 以下。在我国,目前普遍认为老年高血压患者的血压目标指为 150/90 mmHg 以下,如能耐受可降至 140/90 mmHg 以下。

1. **根据病情选药**　对低中危高血压患者,经生活方式改善、减重、低盐、戒烟、限酒等,血压仍不小于 140/90 mmHg 者或高危以上患者,均应开始药物治疗。五大类降压药物均可作为初始和维持用药,应根据患者的危险因素、亚临床靶器官损害以及合并临床疾病情况,合理使用药物(表 19-2)。对伴有各种并发症时,应考虑药物的适应证及禁忌证,慎重选择药物。

表 19‑2　特殊情况的用药推荐

特殊情况	药　物
无症状器官损害	
左室肥厚	ACEI、CCB、ARB
无症状动脉粥样硬化	CCB、ACEI
肾功能不全	ACEI、ARB
临床心血管事件	
既往心肌梗死	βRB、ACEI、ARB
心绞痛	βRB、CCB
心力衰竭	利尿药、βRB、ACEI、ARB
终末期肾病/蛋白尿	ACEI、ARB
周围血管病	ACEI、CCB
其他	
单纯收缩期高血压(老年人)	利尿药、CCB
糖尿病	ACEI、ARB

　　2. 从小剂量开始　初始治疗时应根据患者的具体情况(如年龄、性别、种族及是否有并发症等)确定合适的治疗剂量,通常采用较小的有效治疗剂量,并根据需要,逐步增加剂量,避免降压过快、过剧,以免造成重要器官血流灌注不足等。

　　3. 优先应用长效制剂　尽可能使用每日给药 1 次而有持续 24 h 降压作用的长效药物,以有效控制夜间血压与晨峰血压,更有效预防心脑血管并发症发生。如使用中短效制剂,则需每日 2～3 次给药,以达到平稳控制血压。

　　4. 联合用药　单药有较好反应,降压未达到目标,可采用二联用药,如以利尿药为基础,加用上述其他常用药。若仍无效,则三联用药。事实上,2 级以上高血压为达到目标血压常需联合治疗。抗血压药联合用药如图 19‑2 所示。

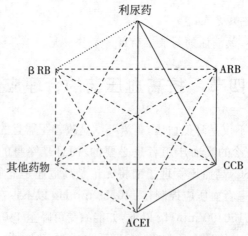

βRB:β 受体拮抗药;CCB:钙通道阻滞药;ACEI:血管紧张素转换酶抑制剂;ARB:血管紧张素 Ⅱ 受体拮抗药。图中不同线条代表的意义不同,实线表示优选组合;点线(如利尿药＋βRB)表示有用的组合;虚线表示可能有用但未经很好证实的组合;点划线表示(如 ARB＋ACEI)不推荐组合

图 19‑2　抗高血压药联合用药

　　5. 个体化给药　根据患者具体情况和耐受性及个人意愿或长期承受能力,选择适合患者的降压药物。

6. 综合治疗 降压药对高血压的治疗是必要的,但控制其他危险因素的药物治疗和非药物治疗也是必不可少的。例如,控制血糖药、调血脂药、抗血小板药的应用和减轻体重、合理膳食、戒烟限酒、增加体力锻炼、保持平衡心理等生活方式的改善等。

【知识链接】

晨峰现象、清晨风险及降压药的科学应用

研究表明,人体的生理活动(血压、心率、体温等)存在着典型的昼夜节律性。人体血压表现为昼高夜低型,清晨觉醒后,于 6:00~10:00 达到峰值(晨峰现象),15:00 出现一个次高峰,于凌晨 3:00~5:00 降至低谷(两高一低)。进一步研究还表明,心血管事件(如心绞痛、心肌梗死、心脏性猝死等)的发生也具有典型的昼夜节律性,上午 6:00~10:00 严重心脏事件的发生占全日的 30%~40%(清晨风险)。如果一种药物只能控制 1/2~3/4 日的血压而不是全日血压,或者根本不能控制晨峰血压,其预防心脑血管并发症的作用无疑会显著下降。因此,为了提高降压质量,应该使用真正长效的降压药物,最大程度地减少因血药浓度不稳定对血压节律所产生的影响,同时结合动态血压监测,根据患者血压的昼夜节律特征以及所用降压药物的药代动力学特点适当调整服药时间。

思考题

1. 简述常用抗高血压药物类型与代表药物。

2. 血管紧张素转换酶抑制剂与血管紧张素Ⅱ受体拮抗药的降压作用机制及不良反应有何不同?

3. 患者,男性,51 岁,3 年来间断性头晕、劳累,激动时加重,不规则服用镇静剂。2 日前因与邻居发生口角,头痛、头晕加重就诊。测血压为 173/105 mmHg(正常值为 140/90 mmHg),左心室肥大,诊断为高血压病。治疗药物:①氢氯噻嗪 25 mg,每日 2 次,口服;②肼屈嗪 25 mg,每日 4 次,口服;③普萘洛尔 10 mg,每日 3 次,口服;④100 g/L 氯化钾溶液 200 ml,每次 5 ml,每日 2 次,口服。

各治疗药物的作用是什么?联合用药的目的是什么?

常用制剂和用法

可乐定 片剂:0.075 mg、0.15 mg。口服,每次 0.075~0.15 mg,每日 2~3 次,按病情逐渐增量,通常维持剂量为 0.2~0.8 mg/d。极量:每次 0.6 mg。注射剂:0.15 mg/ml,静脉注射或肌内注射,每次 0.15~0.3 mg,必要时 6 h 后可重复 1 次。

甲基多巴 片剂:250 mg。口服,每次 250 mg,每日 3 次,以后按病情调整用量,每 2 日增或减 1~2 片,达到疗效后,改用维持量。

利血平 片剂:0.25 mg。口服,每日 0.125~0.5 mg,每日 1~2 次。注射剂:1 mg/ml。静脉注射或肌内注射,每次 1~2 mg。

普萘洛尔 片剂:10 mg。口服,每次 10~20 mg,每日 3 次,以后每周增加 10~20 mg,1 日用量不超过 100 mg。

哌唑嗪 片剂或胶囊剂:0.5 mg、1 mg、2 mg、5 mg。口服,首剂 0.5 mg 于睡前服,以后每次 1 mg,每日 3 次,逐渐增至每次 2~3 mg,每日 3~4 次。

拉贝洛尔 片剂:100 mg、200 mg。口服,每次 100 mg,每日 2~3 次,如疗效不佳,可增至每次 200 mg,每日 3~4 次。注射剂:50 mg/5 ml。静脉注射,每次 100~200 mg。

肼屈嗪　片剂:10 mg、25 mg、50 mg。口服,每次 10～25 mg,每日 3～4 次。

硝普钠　粉针剂:50 mg/支。静脉滴注,临用前先用 5% 葡萄糖注射液 2～3 ml 溶解,再用 5% 葡萄糖注射液 500～1000 ml 稀释。滴注速度每分钟 1～3 μg/kg,开始时速度可略快,血压下降后可逐渐减慢。

硝苯地平　片剂:5 mg、10 mg。口服,每次 5～10 mg,每日 3 次。急用时舌下含服。

二氮嗪　注射剂:300 mg/支,附专用溶剂 20 ml。快速静脉注射,每次 300 mg,在 15～20 s 内注完或每 10～15 min 静脉注射 50～100 mg。

卡托普利　片剂:25 mg、50 mg、100 mg。口服,开始每次 25 mg,每日 3 次,逐渐增至每次 50 mg,每日 3 次。

依那普利　片剂:5 mg、10 mg、20 mg。口服,每次 10～20 mg,每日 1 次,可根据患者情况增加至 40 mg/d。

盐酸氯沙坦　片剂:50 mg。口服,每次 50 mg,每日 1 次。

缬沙坦　胶囊:80 mg。口服,每次 80 mg,每日 1 次。

氢氯噻嗪　片剂:10 mg、25 mg。口服每次 12.5～25 mg,每日 1～2 次。

吡那地尔　片剂:12.5 mg、25 mg。胶囊:12.5 mg、25 mg、37.5 mg。口服,每次 25 mg,每日 2 次。

(刘军英　韩　蕾)

第二十章 抗心律失常药

学习目标

1. 掌握抗心律失常药的分类。

2. 熟悉奎尼丁、利多卡因、普萘洛尔、胺碘酮、普罗帕酮、维拉帕米的药理作用、临床应用及不良反应。

3. 了解其他抗心律失常药的药理作用及临床用途。

心律失常是指心跳频率和节律的异常。心律失常可导致心脏泵血功能障碍,影响全身血液供应,甚至危及生命。临床上通常将心律失常分为快速型和缓慢型两类,缓慢型心律失常可采用异丙肾上腺素或阿托品治疗,本章主要介绍治疗快速型心律失常的药物。

【知识链接】

心肌电生理简介

心肌细胞的动作电位分为五个时程:0 相(除极期)由快速的 Na^+ 内流形成,1 相(快速复极初期)由 K^+ 短暂外流所致,2 相(缓慢复极期)主要由 Ca^{2+} 和少量 Na^+ 内流形成平台,3 相(快速复极末期)由大量 K^+ 外流使膜电位恢复到除极前水平,4 相(静息期或自动除极期)对非自律细胞,此期通过泵的活动将离子恢复到静息状态的浓度,称为静息期。对自律细胞此期膜对 K^+ 的通透性逐渐降低而保持着少量稳定 Na^+ 或 Ca^{2+} 内流,称为自动除极期。

心肌的电生理特性如下:① 自律性:与舒张期自动除极速度、最大舒张电位和阈电位水平有关;② 传导性:传导速度是由 0 相除极速度决定的,0 相除极速度与膜电位大小有关;③ 兴奋性和有效不应期:有效不应期(ERP)指心肌细胞从 0 相开始至 3 相膜电位复极到 60 mV 这段时间,这一时段心肌细胞对任何刺激都不能产生可扩布的动作电位,ERP 的长短一般与动作电位时程(APD)的长短变化相适应,但程度可有不同。

第一节 抗心律失常药的基本作用和分类

一、抗心律失常药的基本作用

抗心律失常药主要通过作用于细胞膜上的 Na^+、K^+、Ca^{2+} 等离子通道,改变病变细胞的电生理特性,从而达到治疗的目的。

1. 降低自律性　抑制 4 相 Na^+ 内流和 Ca^{2+} 内流,减慢自律细胞自动除极速度,降低自律性,还可通过促进 K^+ 外流、增加静息膜电位绝对值,延长 APD 等方式降低异常自律性。

2. 减少后除极与触发活动　钙通道阻滞药可抑制后除极的发生。

3. 改变膜的反应性从而改善传导性　增加膜的反应性可加快传导,从而消除单向阻滞并取消折返发生;降低膜的反应性减慢传导,使单向阻滞变成双向阻滞,从而终止折返发生。

4. 延长有效不应期　抗心律失常药物主要通过抑制传导或延长 ERP 消除折返。如钠通道阻滞药和钾通道阻滞药可延长快反应细胞的 ERP,钙通道阻滞药(维拉帕米)和钾通道阻滞药可延长慢反应细胞的 ERP。

二、抗心律失常药的分类

根据药物对心肌电生理的影响,将抗心律失常药分为四大类,其中 I 类又可分为 I a、I b、I c 三个亚类(表 20 - 1)。

表 20 - 1　抗心律失常药的分类

类别	药物	作用机制
I 类——钠通道阻滞药		阻滞心肌细胞快钠通道,抑制 Na^+ 内流
I a 类	奎尼丁、普鲁卡因胺	适度抑制 Na^+ 内流,并抑制 K^+ 外流
I b 类	利多卡因、苯妥英钠	轻度抑制 Na^+ 内流,并促进 K^+ 外流
I c 类	普罗帕酮、氟卡尼	明显阻滞 Na^+ 内流,对 K^+ 无影响
II 类——β受体拮抗药	普萘洛尔、美托洛尔	拮抗心脏β受体
III 类——延长动作电位时程药	胺碘酮	延长 APD 和 ERP,延缓膜的复极化
IV 类——钙通道阻滞药	维拉帕米、地尔硫草	阻断慢钙通道,抑制 Ca^{2+} 内流

APD:动作电位时程;ERP:有效不应期

第二节　常用的抗心律失常药

一、I 类药——钠通道阻滞药

(一) I a 类药物

本类药物能适度抑制 Na^+ 内流,并抑制 K^+ 外流,从而减慢传导速度,降低自律性,延长有效不应期(ERP)及动作电位时程(APD),且延长 ERP 较明显。

奎　尼　丁

奎尼丁(quinidine)是茜草科植物金鸡纳(cinchona ledgeriana)树皮中所含的一种生物碱,是抗疟药奎宁的右旋体。奎尼丁口服吸收快且完全。

【药理作用】　奎尼丁除了能适度阻滞心肌细胞膜的钠通道外,还可抑制 K^+ 外流和 Ca^{2+} 内流,还具有抗胆碱作用和 α 受体拮抗作用。

1. 降低自律性　奎尼丁可阻滞 4 相 Na^+ 内流,降低浦肯野纤维、心房肌和心室肌的自律性。对正常窦房结则影响微弱,对病态窦房结综合征者则可明显降低其自律性。

2. 减慢传导　奎尼丁可阻滞 0 相 Na^+ 内流,降低心房、心室、浦肯野纤维等的 0 相除极的最大速率,因而减慢传导速度,使单向传导阻滞变为双向阻滞,从而取消折返。

3. 延长不应期　奎尼丁可阻滞 3 相 K^+ 外流,延长心房、心室、浦肯野纤维的 ERP 和 APD,对 ERP 的延长更为明显,因而可以取消折返。

4. 抗胆碱作用和α受体拮抗作用　抗胆碱作用可加快房室传导,增加窦性频率。肾上腺素α受体拮抗作用使血管舒张、血压下降而反射性兴奋交感神经。

【临床应用】　奎尼丁是广谱抗心律失常药,可用于治疗多种快速型心律失常,如室上性心动过速、室性心动过速、心房扑动、心房颤动等。对心房颤动及心房扑动,目前虽多采用电转律术,奎尼丁仍有应用价值,转律前强心苷和奎尼丁合用可减慢心室频率,转律后用奎尼丁可维持窦性节律。

【不良反应和用药护理】

1. 胃肠道反应　如恶心、呕吐、腹泻等。与食物或牛奶同服可减少对胃肠道的刺激,而且不影响其生物利用度。

2. 金鸡纳反应　服用奎宁类药物时出现的反应,一般与剂量无关。表现为恶心、呕吐、腹泻、耳鸣、视力减退等,严重时可产生晕厥、谵妄等。

"金鸡纳反应"的发生与血浆奎尼丁水平过高有关,可通过降低剂量减少发生。

3. 心血管系统反应　奎尼丁的α受体拮抗作用使血管扩张、心肌收缩力减弱、血压下降。治疗浓度奎尼丁可致心室内传导减慢(QT 间期延长),一旦出现必须减量。其抗胆碱作用可增加窦性频率,加快房室传导,治疗心房扑动时能加快心室率。

奎尼丁晕厥或猝死是偶见的严重不良反应,发生时意识突然丧失,伴有惊厥、室性心动过速,甚至心室颤动,一旦发生应立即进行人工呼吸、胸外心脏按压、电除颤等抢救措施,药物抢救可用乳酸钠。

服用本品时应密切监测患者的血压、心率、心电图,告知患者服药期间应缓慢改变体位,避免体位性低血压发生。出现低血压、心脏毒性反应、奎尼丁晕厥应立即报告医师。

4. 过敏反应　可出现血小板减少、药热、皮疹等反应。

应仔细询问患者过敏史,一旦出现皮疹、发热、瘀斑及时报告医师。

【药物相互作用】　奎尼丁与地高辛合用,使地高辛肾清除率降低而增加其血药浓度;与双香豆素、华法林合用,可竞争与血浆蛋白的结合,使双香豆素、华法林的抗凝血作用增强;肝药酶诱导剂苯巴比妥能加速奎尼丁在肝中的代谢。

普 鲁 卡 因 胺

普鲁卡因胺(procainamide)是局部麻醉药普鲁卡因的衍生物。

【药理作用】　对心脏的作用与奎尼丁相似而较弱,能降低自律性,减慢传导,延长大部分心脏组织的动作电位时程和有效不应期。抗胆碱作用弱,无α受体拮抗作用。

【临床应用】　适应证及禁忌证与奎尼丁相同,对房性心律、室性心律失常均有效。静脉注射或静脉滴注用于急性室上性和室性心律失常的治疗。

【不良反应和用药护理】　口服可产生胃肠道反应(如恶心、呕吐等)。过敏反应较常见,如皮疹、药热、白细胞减少、肌痛等。静脉给药剂量过大可导致低血压及心律失常如窦性停搏、房室传导阻滞等。长期应用会有少数患者出现红斑狼疮综合征。

给药前应详细询问患者有无普鲁卡因胺或普鲁卡因过敏史,静脉滴注时应控制滴注液的速度,密切监测血压、心率、心电图的变化。长期应用应注意患者有无色素沉着、红斑等发生,一旦出现应及时报告医师。

(二)Ⅰb类药物

轻度阻滞 Na^+ 内流,轻度降低 0 相上升最大速率;抑制 4 相 Na^+ 内流,降低自律性;促进 3 相 K^+ 外流,缩短复极过程,且以缩短 APD 较显著。

利 多 卡 因

利多卡因(lidocaine)既是局部麻醉药,也是较常用的抗心律失常药,广泛用于各种原因引起的室性心律失常。首关消除明显,不宜口服,只能肠道外用药。

【药理作用】 利多卡因轻度阻滞 Na^+ 内流,促进 K^+ 外流,仅影响浦肯野纤维和心室肌,对心房影响很小。

1. 降低自律性 利多卡因抑制 0 相 Na^+ 内流,促进 3 相 K^+ 外流,使最大舒张电位增大,提高心室致颤阈,消除异位节律,对浦肯野纤维作用明显,对窦房结和心房几乎无影响。

2. 对传导速度的影响 治疗量对传导系统无明显影响,对心肌梗死区缺血的浦肯野纤维则可减慢传导(抑制 0 相 Na^+ 内流),对于低血钾导致的轻度除极的心肌纤维可加快传导(促进 3 相 K^+ 外流)。

3. 相对延长 ERP 与利多卡因促进 3 相 K^+ 外流及抑制 2 相 Na^+ 内流有关,其缩短 APD 较 ERP 更为明显,故相对延长 ERP,有利于消除折返。

【临床应用】 主要用于室性心律失常,如心脏手术、心导管术、强心苷中毒所致的室性心动过速或心室颤动,特别对急性心肌梗死并发的室性心律失常疗效显著,可作为首选。

【不良反应和用药护理】 ①中枢神经系统症状,如嗜睡、眩晕等,大剂量引起语言障碍、惊厥,甚至呼吸抑制,眼球震颤是利多卡因中毒的早期信号。肝功能不良患者静脉注射过快,更易发生。②低血压、窦性过缓、房室传导阻滞等心脏毒性。③偶有过敏反应,可发生红斑、皮疹及血管神经性水肿。

应用利多卡因前应询问有无过敏史,用药期间密切监测患者的血压、心率及心电图,注意观察患者的神经系统反应以避免中毒发生,长期用药需要监测肝肾功能。对严重房室传导阻滞及有过敏史者禁用。

苯 妥 英 钠

苯妥英钠(phenytoin sodium)最初为抗癫痫药,后发现其有抗心律失常作用。

【药理作用和临床应用】 作用与利多卡因相似,降低浦肯野纤维自律性,相对延长 ERP;还能增加房室结 0 相除极速率而加快传导,改善强心苷中毒所致的房室传导阻滞。此外,还可与强心苷竞争 Na^+,K^+-ATP 酶,减轻强心苷中毒,并抑制强心苷中毒所致的迟后除极和触发活动。

苯妥英钠是治疗强心苷中毒引起的室性心律失常的首选药,对心肌梗死、心脏手术、麻醉、电转律术、心导管术等所引发的室性心律失常也有效。

【不良反应和用药护理】 静脉注射速度过快可引起心律失常,如窦性心动过缓、窦性停搏、低血压、呼吸抑制等。严重心功能不全、重度房室传导阻滞及妊娠期妇女禁用。其他详见第十三章第一节。

美西律(mexiletine) 又称慢心律,口服吸收好,作用时间较长,达 6 h 以上。用于治疗室性心律失常,尤其对强心苷中毒、急性心肌梗死引起的快速型室性心律失常疗效较好。不良反应有恶心、呕吐,长期用药可引起神经症状(如头晕、复视、震颤、眩晕、共济失调等),大剂量或静脉给药可致低血压、心动过缓、房室传导阻滞等。

(三)Ⅰc类药物

Ⅰc类药物可明显阻滞钠通道,显著降低 0 相上升速率和幅度,主要影响浦肯野纤维。由于安全范围窄,有明显的致心律失常作用,故近年应用较少。

普 罗 帕 酮

普罗帕酮(propafenone)又称心律平,口服吸收完全,但首关消除明显,生物利用度低。

【药理作用和临床应用】 抑制 0 相 Na^+ 内流,减慢心房、心室、浦肯野纤维传导,降低浦肯野纤维自律性,延长 APD 和 ERP,还具有轻度 β 受体拮抗作用和钙通道阻滞作用。普罗帕酮长期口服用于维持室上性心动过速(包括心房颤动)的窦性心率,也用于治疗室性心律失常。

【不良反应和用药护理】 不良反应有胃肠道反应(如恶心、呕吐、便秘等)。心血管系统反应(如低血压、房室传导阻滞等),偶见粒细胞缺乏、红斑狼疮样综合征。

本品有局部麻醉作用,应嘱咐患者不得嚼碎服用,宜餐后吞服。不宜与奎尼丁、普萘洛尔、胺碘酮、维拉帕米等抗心律失常药物合用,以免产生相互作用而致心脏抑制。用药期间注意监测患者血压、呼吸、心率和心电图及血常规。

二、Ⅱ类药——β受体拮抗药

本类药物主要通过拮抗β受体,减慢心率,并可阻滞 Na^+ 内流,促进 K^+ 外流而发挥抗心律失常作用。

普 萘 洛 尔

【药理作用和临床应用】 普萘洛尔(propranolol)可降低窦房结、房室结和浦肯野纤维自律性,明显延长房室结的 ERP,减慢传导。主要用于室上性心律失常,对于交感神经兴奋过度、甲状腺功能亢进症及嗜铬细胞瘤等引起的窦性心动过速效果较好,可作为首选药。与强心苷或地尔硫䓬合用,对控制心房扑动、心房颤动及阵发性室上性心动过速时的心室率过快效果较好,还可用于运动或情绪激动所引发的室性心律失常,并可减少肥厚型心肌病心律失常的发生。

【不良反应和用药护理】 详见第十章第二节。

阿替洛尔(atenolol) 是长效 β_1 受体拮抗药。心脏选择性高,可抑制窦房结及房室结自律性,减慢房室传导,对浦肯野纤维也有抑制作用,可用于治疗室上性心律失常,可减慢心房颤动和心房扑动时的心室率,对室性心律失常也有效。不良反应与普萘洛尔相似,由于选择性作用于 β_1 受体,可用于糖尿病和哮喘患者,但须注意剂量不宜过大。

艾司洛尔(esmolol) 为短效 β_1 受体拮抗药,具有心脏选择性,抑制窦房结及房室结的自律性、传导性。主要用于治疗室上性心律失常,减慢心房扑动、心房颤动时的心室率。不良反应有低血压、心肌收缩力轻度减弱等。

三、Ⅲ类——延长动作电位时程药

Ⅲ类——延长动作电位时程药可选择性地延长 APD,可使心房、房室结、浦肯野纤维和心室肌的 ERP 延长,消除折返。

胺 碘 酮

胺碘酮(amiodarone)又称乙胺碘呋酮,口服、静脉注射均可吸收。

【药理作用】 可降低窦房结、浦肯野纤维的自律性和传导性,明显延长 APD 和 ERP,延长 QT 间期和 QRS 波群。此外,胺碘酮能扩张冠状动脉,增加冠脉血流量,减少心肌耗氧量。

【临床应用】 胺碘酮为广谱抗心律失常药,对心房扑动、心房颤动、室上性心动过速和室性心动过速均有效。

【不良反应和用药护理】

1. 胃肠道反应有食欲减退,恶心、呕吐、便秘。

2. 本品含碘,可干扰甲状腺的功能,引起甲状腺功能亢进或低下。

3. 因少量自泪腺排出,故角膜可有黄色微粒沉着,一般不影响视力,停药后可自行恢复。

4. 最为严重的是引起间质性肺炎、肺纤维化。

5. 大剂量引起窦性心动过缓、房室传导阻滞等,有的可引起 QT 间期延长,可出现尖端扭转型室性心动过速。

告知患者用药后可能发生的不良反应,嘱咐患者避免日光暴晒,用药期间监测血压、心率、心电图,如发现患者有震颤、感觉异常、角膜沉淀等应及时报告医师。对碘过敏、甲状腺功能异常、心动过缓、房室传导阻滞患者禁用。

　　索他洛尔(sotalol)　是非选择性β受体拮抗药,还能阻滞 K^+ 通道,延长心房、心室及浦肯野纤维的 APD 和 ERP。临床用于各种严重室性心律失常。不良反应较少,少数 QT 间期延长者偶可出现尖端扭转型室性心动过速。

四、Ⅳ类——钙通道阻滞药

维 拉 帕 米

维拉帕米(verapamil)又称异搏定、戊脉安。

　　【药理作用】　本品通过阻滞心肌细胞膜钙通道,抑制细胞外钙内流并抑制钾通道,产生以下作用:①降低窦房结自律性,降低缺血时心房、心室和浦肯野纤维的自律性,减少或取消后除极所引发的触发活动;②减慢房室结传导性,此作用除可终止房室结折返,还能防止心房扑动、心房颤动引起的心室率加快;③延长窦房结、房室结的有效不应期。

　　【临床应用】　本品是治疗阵发性室上性心动过速的首选药,对心房颤动、心房扑动可减慢心室率,对室性心律失常疗效差。

　　【不良反应和用药护理】　口服可引起头痛、头晕、便秘、腹胀、腹泻、瘙痒等不良反应。静脉给药可引起血压降低、心动过缓等。

　　告知患者用药后可能发生的不良反应,用药期间监测血压、心率、心电图。Ⅱ、Ⅲ度房室传导阻滞、心功能不全、心源性休克患者禁用,老年人、肾功能低下者慎用。

　　地尔硫䓬(diltiazem)　为广谱抗心律失常药,作用与维拉帕米相似,可抑制窦房结、房室结功能,使房室结传导减慢、ERP 延长,可用于阵发性室上性心动过速的治疗。

五、其他类抗心律失常药

　　腺苷(adenosine)　为内源性嘌呤核苷酸,通过激活窦房结、心房、房室结的腺苷受体,促进 K^+ 外流,减低自律性,缩短 ADP。腺苷可被体内大多数组织细胞摄取,并被腺苷脱氨酶灭活,$t_{1/2}$ 仅为数秒,使用时需静脉快速注射,否则在药物到达心脏前即被灭活。临床主要用于室上性心动过速的治疗。治疗剂量,多数患者会出现胸闷、呼吸困难。静脉注射速度过快可致短暂心脏停搏。

- -

　　【点滴积累】

　　1. 奎尼丁是广谱抗心律失常药,可用于治疗房性心律失常、室性心律失常及房室结性心律失常。

　　2. 利多卡因主要用于治疗室性心律失常,是急性心肌梗死并发的室性心律失常的首选药。

　　3. 苯妥英钠主要用于治疗强心苷中毒引起的室性心律失常。

　　4. 普萘洛尔主要用于室上性心律失常,是交感神经兴奋过度、甲状腺功能亢进症及嗜铬细胞瘤等引起的窦性心动过速的首选药。

　　5. 胺碘酮为广谱抗心律失常药。

　　6. 维拉帕米是治疗阵发性室上性心动过速的首选药。

思考题

1. 试述抗心律失常药物的分类及代表药物。

2. 下列心律失常可选用什么药物进行治疗:①室性心律失常;②室上性心律失常;③窦性心动过速;④强心苷中毒引起的心律失常;⑤急性心肌梗死引起的心律失常。

常用制剂和用法

奎尼丁　片剂:0.2 g。用于复律时,先服 0.1 g,如无不良反应,第 1 日 1 次 0.2 g,每 2 h 1 次,连用 5～6 次,如无效而又无明显毒性,第 2 日改为 1 次 0.3 g,2 h 1 次,连用 5～6 次,如仍然无效,应停药改换其他药物。心律纠正后,改为 1 次 0.2 g,每日 3 次。

普鲁卡因胺　片剂:0.25 g。1 次 0.25～0.5 g,口服,每日 1～2 次,心律纠正后减量。注射剂:0.2 g/2 ml、0.5 g/5 ml、1 g/10 ml。1 次 0.25～0.5 g,肌内注射;或 1 次 0.5～1 g,用 5% 葡萄糖注射液 200 ml 稀释后静脉滴注。

利多卡因　注射剂:0.1 g/5 ml、0.4 g/20 ml。先以 1～2 mg/kg,静脉注射,继以 0.1% 溶液静脉滴注,每小时不超过 0.1 g。

苯妥英钠　片剂:50 mg、100 mg。1 次 50～100 mg,口服,每日 2～3 次。极量:1 次 300 mg,1 日 500 mg。注射剂:0.25 g/5 ml。1 次 0.125～0.25 g,以注射用水 20～40 ml 稀释后缓慢静脉注射,每日总量不超过 0.5 g。

美西律　片剂:50 mg、100 mg。1 次 50～200 mg,口服,每日 3 次。注射剂:100 mg/2 ml。首剂 100～200 mg,10～15 min 缓慢静脉注射,然后以每分钟 1～1.5 mg 的滴速静脉滴注 3 h,继以每分钟 0.5～1 mg 静脉滴注维持。

普罗帕酮　片剂:50 mg、100 mg、150 mg。1 次 100～200 mg,口服,每日 3～4 次,饭后口服,不得咬碎。维持量 1 次 150 mg,每日 3 次。注射剂:17.5 mg/5 ml、35 mg/10 ml。1 次 70 mg,8 h 1 次,缓慢静脉注射或静脉滴注。每日总量不超过 350 mg。

普萘洛尔　片剂:10 mg。1 次 10～30 mg,每日 3～4 次,口服。注射剂:5 mg/5 ml。每次 3～5 mg,以 5% 葡萄糖注射液 100 ml 稀释后静脉滴注。

阿替洛尔　片剂:12.5 mg、25 mg。开始每日 12.5～25 mg,1 次服用,2 周后按需要及耐受量增至 50～100 mg。

美托洛尔　片剂:50 mg。开始 1 次 25～50 mg,每日 2～3 次,以后按需要可增至每日 450 mg,分 3 次服。注射液:5 mg/5 ml。首次 2.5 mg,静脉注射,最大量 5 mg,以每分钟 1～2 mg 速度注入,根据需要及耐受程度 5 min 重复 1 次,总量不超过 15 mg。

胺碘酮　片剂:0.2 g。1 次 0.1～0.2 g,口服,每日 1～4 次。注射剂:0.15 g/3 ml。每日 0.3～0.45 g 静脉注射;或 0.3 g 加入 250 ml 生理盐水注射液中静脉滴注,于 30 min 内滴完。

维拉帕米　片剂:40 mg。1 次 40～120 mg,口服,每日 3～4 次。注射剂:5 mg/2 ml。0.075～0.15 mg/kg,稀释后静脉注射或静脉滴注,症状控制后改片剂口服。

腺苷　注射剂:3 mg。开始 3 mg,迅速静脉注射,如在 1～2 min 内无效,可给予 6 mg,必要时在 1～2 min 之后给予 12 mg。

(刘军英)

第二十一章　抗慢性心功能不全药

学习目标

1. 掌握强心苷的药理作用、临床应用、不良反应及防治。
2. 熟悉强心苷的作用机制、给药方法及用药护理。
3. 了解其他抗慢性心功能不全药物的作用特点。

慢性心功能不全又称充血性心力衰竭(congestive heart failure, CHF)，是指静脉回流正常的情况下，心脏排出血液量绝对或相对不足，不能满足全身组织器官代谢需要的一种病理状态。慢性心功能不全的特点是左心室肥厚或扩张，导致神经内分泌失常及循环功能异常。典型临床表现为疲劳、水肿、呼吸困难和运动耐力下降。引起慢性心功能不全的病因有多种，主要与缺血性心脏病、高血压、心肌肥厚、慢性心瓣膜病等有关。

第一节　强心苷类

强心苷

强心苷(cardiac glycoside)是一类具有强心作用的苷类化合物，来源于植物(如洋地黄、黄花夹竹桃、铃兰等)，200多年来洋地黄一直是治疗慢性心功能不全的主要药物之一。强心苷类药物有洋地黄毒苷、地高辛、毛花苷丙(西地兰)、毒毛花苷K(毒毛旋花子苷K等)，其中地高辛最为常用。

【体内过程】　不同的强心苷类药物，其体内过程差异较大，主要与其极性和脂溶性有关。洋地黄毒苷的极性最弱，脂溶性最高；毒毛花苷K极性最强，脂溶性最低；地高辛介于两者之间(表21-1)。

表21-1　常用强心苷类药物体内过程比较

药物	口服吸收率(%)	血浆蛋白结合率(%)	肝肠循环(%)	肾排泄(%)	血浆 $t_{1/2}$
洋地黄毒苷	90～100	97	27	10	7日
地高辛	60～85	25	7	60～90	36 h
毛花苷丙	20～40	5	少	90～100	33 h
毒毛花苷K	2～5	5	少	100	12～19 h

地高辛的口服吸收率存在较大的个体差异，主要与其制剂的制备工艺(生物利用度)有关，用药时应注意选择同一生产厂家的制剂，必要时可进行血药浓度监测。肾功能不全或减退者应用地高辛应减少剂量，以免发生中毒。

【药理作用】

1. 正性肌力作用　强心苷能选择性地作用于心脏,显著加强衰竭心脏的收缩力,增加心排血量。其主要特点如下:①加快心肌纤维收缩速度,使心肌收缩敏捷,从而相对延长心舒张期;②虽然强心苷的加强心肌收缩力作用可使心肌耗氧量增加,但由于正性肌力作用带来心脏排空完全、心室容积减小,加之强心苷的减慢心率作用,其综合作用的结果是降低心肌耗氧量;③增加慢性心功能不全(CHF)患者心排血量,强心苷加强心肌收缩力而降低心功能不全患者的交感神经张力,降低外周阻力,减低心脏后负荷。正性肌力作用机制:强心苷选择性地与心肌细胞膜上的强心苷受体(即 Na^+ , K^+ - ATP 酶)结合并抑制其活性,使 Na^+ - K^+ 交换受阻,导致细胞内 Na^+ 增多、K^+ 减少。细胞内 Na^+ 增多后,可通过 Na^+ - Ca^{2+} 交换,使 Ca^{2+} 内流增多,心肌收缩力增强。

2. 负性频率作用　治疗剂量的强心苷对正常心率影响小,但对心率加快的慢性心功能不全患者则可显著减慢心率。这一作用主要是由于强心苷的正性肌力作用,使心排血量增加,反射性地兴奋迷走神经,从而抑制窦房结使心率减慢。此外,强心苷还可直接增加心肌对迷走神经的敏感性。心率减慢有利于心脏充分休息,使冠状动脉灌流增加,从而改善心力衰竭症状。

3. 负性传导作用　治疗量强心苷通过兴奋迷走神经使房室结和浦肯野纤维传导减慢,不应期延长,可使心房不应期缩短。大剂量可直接抑制窦房结、房室结和浦肯野纤维的传导,使部分心房冲动不能传导到心室。

4. 其他作用　强心苷对慢性心功能不全患者还具有利尿和扩张血管作用。

【临床应用】

1. 慢性心功能不全　目前强心苷仍是治疗慢性心功能不全的重要药物。主要用于收缩功能障碍引起的低排血量性心功能不全,对伴有心房颤动及心室率加快的慢性心功能不全疗效最好;对心瓣膜病、冠心病、高血压性心脏病、先天性心脏病等导致的慢性心功能不全疗效较好;对肺源性心脏病、活动性心肌炎、严重贫血、甲状腺功能亢进症、维生素 B_1 缺乏等原因导致的慢性心功能不全疗效较差;对缩窄性心包炎等舒张功能障碍性慢性心功能不全无效。治疗过程中还应注意积极治疗原发病,消除诱发因素。

2. 某些心律失常　强心苷常用于治疗心房颤动、心房扑动及阵发性室上性心动过速。

(1)心房颤动:其主要危害在于心房过多的冲动可能下传至心室,引起心室率过快,心室不能有效地泵出血液,导致严重的循环障碍。强心苷治疗心房颤动的目的不在于使心房颤动停止,而在于其抑制房室结,阻止过多的心房冲动传到心室,减慢心室频率,增加心排血量,避免循环障碍。

(2)心房扑动:冲动虽然较少,但较强,易于传入心室,使心室率较快且难以控制。强心苷的治疗作用在于它能不均一地缩短心房的有效不应期,引起折返激动,使心房扑动转变为心房颤动,继而发挥治疗心房颤动的作用。部分病例停用强心苷可恢复窦性心律。这是因为停药后取消了强心苷的缩短心房不应期的作用,使心房有效不应期延长,有利于终止折返,恢复窦性节律。

(3)阵发性室上性心动过速:强心苷通过兴奋迷走神经,降低心房的兴奋性而终止阵发性室上性心动过速的发作。

【不良反应和用药护理】　强心苷的安全范围窄,个体差异较大,中毒症状与心力衰竭症状不易鉴别。因此,不良反应发生率高,约20%的用药者发生不同程度的不良反应。

1. 强心苷的不良反应

(1)胃肠道反应:强心苷中毒早期常出现畏食、恶心、呕吐、腹痛或腹泻等,应注意与药物用量不足、心力衰竭未得到控制所引起的胃肠道反应相鉴别。

(2)神经系统症状:有头痛、眩晕、失眠、疲倦、谵妄、惊厥等,此外可见色视障碍(如黄视、绿视、视物模糊等),视觉障碍为停药的指征之一。

(3)心脏反应:为强心苷最严重的不良反应,表现为各种类型的心律失常:①快速型心律失常:最早、最常见的是室性期前收缩,二联律、三联律等,还可表现为房性、房室结性、室性心动过速甚至心室颤动,产生的原因为中毒量的强心苷高度抑制 $Na^+ - K^+ - ATP$ 酶,细胞内失钾而使最大舒张电位负值变小,自律性增高。频发的室性期前收缩、二联律、三联律为停药指征。②缓慢型心律失常:强心苷可引起不同程度的房室传导阻滞及窦性心动过缓,甚至窦性停搏。

2. 强心苷中毒的预防

(1)注意用药剂量个体化,根据患者的具体情况随时调整剂量。必要时监测血药浓度。

(2)频发室性期前收缩(甚至二联律、三联律)、心率低于 60 次/min、色视障碍为中毒先兆的三个指标,一旦出现,应立即停药。

(3)注意避免诱发强心苷中毒的各种因素。①电解质紊乱:低血钾、高血钙、低血镁、酸碱血症等;②生理状态和(或)病理状态:急性心肌梗死、肺心病、肝肾功能不良、老年人、甲状腺功能低下等;③联合用药的影响:合用排钾利尿药、糖皮质激素、胰岛素可导致低血钾等。

3. 强心苷中毒的治疗 轻度中毒者应及时停用强心苷及排钾利尿药,中毒症状可自行消失。严重中毒可采用以下治疗措施:

(1)对快速性心律失常可采用:①氯化钾:轻者口服,重者可缓慢静脉滴注;②苯妥英钠:对频发室性期前收缩,二联律、三联律及室性心动过速疗效明显;③利多卡因:治疗严重室性心动过速和心室颤动。

(2)对强心苷中毒所引起的缓慢型心律失常可选用 M 受体拮抗药阿托品治疗。

(3)对危及生命的重度中毒者,使用地高辛抗体 Fab 片段做静脉注射,有明显疗效。

4. 强心苷的用药护理

(1)用药前应仔细了解患者的症状、体征、肝肾功能、血液电解质水平,用药期间密切监测患者的心率、心律、心电图、血常规、血电解质等。

(2)熟悉强心苷引起的各种不良反应,用药过程中密切观察中毒的早期症状,出现中毒先兆等应立即告知医师进行处理。

(3)注意避免强心苷中毒的诱发因素,及时补充钾盐或多食含钾丰富的食物(如香蕉、橙汁等)。

【给药方法】

1. 传统给药法 是指先在短期内给予足量(全效量)而达"洋地黄化",然后给予维持量以补充每日消耗量。因中毒反应发生率高,现已很少采用。全效量给药法分为两种:①缓给法,适用于慢性轻症心力衰竭患者,于 3~4 日内给予全效量,可用地高辛、洋地黄毒苷;②速给法,适用于重症且2 周内未使用过强心苷者,于 24 h 内给足全效量。

2. 逐日恒量给药法 主要用于地高辛给药。逐日给予地高辛(0.25~0.375 mg),经 6~7 日可在血中达稳态血药浓度,发挥治疗作用。此法明显降低强心苷中毒发生率,但仅适用于轻中度慢性心功能不全的患者。

【点滴积累】

1. 强心苷具有正性肌力、负性频率、负性传导作用(一正两负),临床用于慢性心功能不全、心房颤动、心房扑动、阵发性室上性心动过速的治疗。

2. 强心苷正性肌力作用的机制在于抑制 $Na^+ - K^+ - ATP$ 酶。

3. 强心苷中毒的停药指征是色视障碍(黄绿色视)、室性期前收缩、心率低于 60 次/min。

4. 强心苷所致快速性心律失常可采用氯化钾、苯妥英钠、利多卡因等进行治疗;引起的缓慢型心律失常可用阿托品进行治疗。

第二节　非苷类正性肌力药

本类药物包括磷酸二酯酶Ⅲ（PDⅢ）抑制剂氨力农（现已少用）、米力农和维司力农，β受体激动药（如多巴酚丁胺、多巴胺受体和β受体激动药异波帕胺等）。这类药物曾一度作为强心苷的替代药物用于CHF的治疗，但由于不能降低患者的病死率，故现仅用于终末期心力衰竭。

米力农（milrinone）　又称甲氰吡酮。本品可通过抑制磷酸二酯酶Ⅲ（PDⅢ）的活性，减少cAMP的降解，提高细胞内cAMP含量。cAMP可促使Ca^{2+}进入心肌细胞并激发Ca^{2+}由肌浆网进入肌浆，从而增强心肌收缩力，可缓解心力衰竭的症状，提高运动耐力，对心率和血压影响较小。本品耐受性较好，长期应用不良反应增多。临床仅短期静脉滴注用于顽固性心力衰竭及各种病因引起的急性左心衰竭。过量可致低血压、心动过速等。

维司力农（vesnarinone）　除抑制磷酸二酯酶外，还可激活细胞膜上的Na^+通道，促进Na^+内流；阻滞K^+通道，延长动作电位时程；还可提高心肌细胞膜对Ca^{2+}的敏感性。临床应用同米力农。

多巴酚丁胺（dobutamine）　可选择性地激动心脏β_1受体，增强心肌收缩力，增加心排血量，对心率影响较小。主要用于强心苷治疗不佳的顽固性心力衰竭、心肌梗死并心力衰竭及急性左心衰竭。剂量过大，可致心率加快并诱发室性心律失常，长期应用可致心肌坏死，加重心力衰竭，偶有恶心、呕吐、头痛、胸痛、气短等反应。肥厚性心肌病患者禁用。

异波帕胺（ibopamine）　又称异布帕明，可激动多巴胺受体和β受体，增强心肌收缩力和心排血量，降低外周阻力，舒张肾血管，增加肾血流量，产生明显的利尿作用。适用于伴有水、钠潴留的心力衰竭患者。

第三节　减轻心脏负荷药

一、利尿药

利尿药是治疗慢性心功能不全的基础药物之一，通过排钠利尿，减少回心血量，减轻心脏前负荷，消除或缓解静脉淤血及其引发的肺水肿和外周水肿。长期应用可使血管平滑肌舒张，心脏后负荷降低（详见第十九章第二节、第二十四章第一节）。

对轻度、中度慢性心功能不全，可单独应用噻嗪类利尿药或与留钾利尿药合用；对重度慢性心功能不全，可用强效利尿药如呋塞米等。

二、血管扩张药

1. 主要舒张小静脉的药物　有硝酸甘油及硝酸异山梨酯，使小静脉扩张，回心血量减少，心脏前负荷降低，还可选择性舒张心外膜的冠状血管。适用于肺淤血症状明显的患者。

2. 主要舒张小动脉的药物　有肼屈嗪及钙通道阻滞药，使小动脉扩张，降低外周血管阻力，减轻心脏后负荷，增加心排血量。适用于心排血量减少而外周阻力升高的患者。

3. 扩张小动脉和小静脉的药物　有硝普钠、哌唑嗪等。通过扩张小动脉和小静脉，降低心脏前后负荷，改善血流动力学，改善心功能不全症状。适用于外周阻力和肺静脉压均增高，心排血量明显降低的患者。

应用血管扩张药注意防止血压过低影响冠脉血流，使心肌供血减少，故应监测血压，或根据血压变化调整给药剂量。硝酸酯类药物可反射性加快心率,用药过程中应密切监测心率、心律及心电图的变化。

第四节　肾素-血管紧张素-醛固酮系统抑制药和 β 受体拮抗药

一、肾素-血管紧张素-醛固酮系统抑制药

血管紧张素转换酶抑制药(ACEI)最初作为扩血管药用于治疗慢性心功能不全,发现其疗效优于其他扩血管药,现在已成为治疗心功能不全的基础药物。本类药物不仅能够改善心功能,增加运动耐量,提高生活质量,缓解心力衰竭症状,而且可以延缓和逆转心室重构,阻止心肌肥厚的进一步发展,降低 CHF 的病死率。临床常用的治疗慢性心功能不全的药物有卡托普利、依那普利、贝那普利等。

血管紧张素Ⅱ受体拮抗药(ARB)可直接阻断血管紧张素Ⅱ与其受体的结合,阻止血管紧张素Ⅱ对心血管系统的作用,逆转心室重构及心肌纤维化。此类药物治疗 CHF 疗效与 ACEI 相似,可改善心功能,降低 CHF 患者的病死率。因不影响缓激肽代谢,故不易引起剧烈咳嗽等不良反应。常用药物有氯沙坦、缬沙坦等,不良反应较少,妊娠期妇女和哺乳期妇女禁用。

二、β 受体拮抗药

β 受体拮抗药从 20 世纪 70 年代用于治疗 CHF,以后大量临床试验证明,β 受体拮抗药可改善心力衰竭症状,提高患者的生活质量,降低病死率。常用的药物有卡维地洛、卡维洛尔、比索洛尔、美托洛尔等。

β 受体拮抗药治疗 CHF 的作用环节包括:① 拮抗 β_1 受体,降低交感神经张力,拮抗儿茶酚胺对心脏的毒性作用,使心脏负荷减轻,心率减慢,心肌耗氧量降低;② 抑制肾素-血管紧张素-醛固酮系统,逆转心室重构,心脏前后负荷降低,心功能得到改善;③ 长期应用可以上调心脏的 β_1 受体,提高 β_1 受体对内源性儿茶酚胺的敏感性,改善心肌收缩性能;④ 防止细胞内钙超负荷,减少氧自由基等对心肌细胞的损害。

β 受体拮抗药主要用于舒张功能障碍性心力衰竭,应及早使用,可改善心功能,防止猝死及心律失常的发生。治疗应从小剂量开始,与其他抗慢性心功能不全的药物(如利尿药、血管紧张素转换酶抑制药、地高辛等)合用,可进一步增强疗效,不可用于急性心力衰竭的抢救。由于本类药物的改善心室重构作用通常在用药 2～3 个月后才能出现,应叮嘱患者坚持用药。

不良反应及用药护理详见第十章第二节。

思考题

1. 简述强心苷可用于治疗 CHF,而肾上腺素等具有正性肌力作用的药物不能治疗 CHF 的原因。

2. 强心苷可导致哪些不良反应? 如何预防强心苷中毒?

3. 患者,男性,60 岁,患原发性高血压 20 年,近 2 年稍微活动便心悸、气短,一直服用地高辛治疗。近 2 日患者因恶心、频繁呕吐到医院就诊。经检查心电图为室性期前收缩、二联律,血液地高辛浓度升高,诊断为地高辛中毒。应如何进行救治?

常用制剂和用法

地高辛 片剂:0.25 mg。一般首剂 0.25~0.75 mg,以后每隔 6 h 0.25~0.5 mg 直至洋地黄化,再改用维持量(每日 0.25~0.5 mg)。轻型慢性病例:每日 0.5 mg。

去乙酰毛花苷 注射剂:0.4 mg/2 ml。1 次 0.4~0.8 mg,以 25%或 50%葡萄糖注射液稀释后缓慢静脉注射。全效量 1~1.2 mg,于 24 h 内分次静脉注射。

毒毛花苷 K 注射剂:0.25 mg/1 ml。1 次 0.25 mg,以 25%葡萄糖注射液 10~20 ml 稀释后缓慢静脉注射。全效量 0.25~0.5 mg,于 24 h 内分次静脉注射。

多巴酚丁胺 注射剂:250 mg/5 ml。1 次 250 mg 用 5%葡萄糖注射液 500 ml 稀释后,按每分钟 2.5~10 μg/kg 的速度滴注。

米力农 注射剂:10 mg/10 ml。每分钟12.5~75 μg/kg 静脉注射。一般开始 10 min 以 50 μg/kg,然后以每分钟 0.375~0.75 μg/kg 维持。每日最大剂量不超过 1.13 mg/kg。

卡托普利 片剂:12.5 mg。开始 1 次 12.5 mg,每日 2~3 次,以后逐渐增加剂量,最大剂量为每日 150 mg。

依那普利 片剂:2.5 mg。1 次 2.5~10 mg,每日 2 次,最大剂量为每日 40 mg。

奈西立肽 注射液:推荐剂量,弹丸式注射 2 μg/kg 后,维持静脉滴注 0.01 μg/kg,维持至少72 h。

(刘军英)

第二十二章 抗心绞痛药

学习目标

1. 掌握硝酸甘油、普萘洛尔、硝苯地平的药理作用、临床应用及不良反应。
2. 熟悉硝酸酯类与β受体拮抗药联合用药的意义。
3. 了解硝酸甘油抗心绞痛的作用机制；其他抗心绞痛药物。

心绞痛是冠状动脉粥样硬化性心脏病（简称冠心病）的常见症状，是由于冠状动脉供血不足，出现心肌急剧的、暂时的缺血缺氧综合征。其典型表现为胸骨后部及心前区阵发性、压榨性疼痛或闷痛，并向左上肢放射。如持续发展，可发生急性心肌梗死。

临床上心绞痛可分为三种类型：①稳定型心绞痛：又称劳力性心绞痛，由于冠状动脉存在固定狭窄或部分闭塞，在劳力、情绪激动、饱食、受寒等情况下，一旦心肌负荷突然增加，导致需氧增多，而冠状动脉供血不能相应增加，则可能引起心绞痛发作。②不稳定型心绞痛：与稳定型心绞痛的差别主要在于冠脉内不稳定的粥样斑块继发病理改变，使局部心肌血流量明显下降，如斑块内出血、斑块纤维帽出现裂隙、表面上有血小板聚集等，导致缺血加重，虽然也可因劳力负荷诱发，但劳力负荷中止后胸痛并不能缓解。③变异型心绞痛：是一种特殊类型的不稳定型心绞痛，特征为静息性心绞痛，发病机制为冠状动脉痉挛。

心绞痛发生的病理生理学基础是心肌组织耗氧与供氧之间的不平衡，导致耗氧增加而供氧不足。心肌的供氧主要与动脉、静脉的氧分压差和冠状动脉的血流量有关，通常情况下，前者变化不大，而后者又与冠状动脉的阻力、灌注压、侧支循环及心室舒张时间有关，尤以冠状动脉阻力的影响最为重要，阻力越小，冠状动脉的供血、供氧量越多。心肌的耗氧与心室壁张力、心率和心肌收缩力有关，心室壁张力越大、心率越快、心肌收缩力越强，心肌耗氧量越大。由此可见，通过降低心肌耗氧量、扩张冠状动脉以改善心肌供血是心绞痛的主要治疗对策。

影响心肌耗氧量和供氧量的因素见图22-1。

目前常用的抗心绞痛药物有硝酸酯类、β受体拮抗药、钙通道阻滞药及改善心肌代谢药。

【点滴积累】

通过降低心肌耗氧量、扩张冠状动脉增加供氧量是目前抗心绞痛药的主要作用途径。

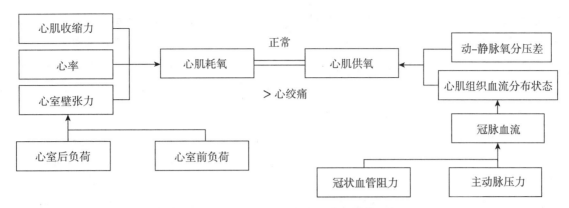

图 22 - 1　影响心肌耗氧量和供氧量的因素

第一节　硝 酸 酯 类

硝 酸 甘 油

硝酸甘油(nitroglycerin)为硝酸酯类的代表药物,临床用于抗心绞痛已有百余年的历史,至今仍是防治心绞痛最常用的药物。

【体内过程】　口服给药首关消除达90％以上,常采用舌下含化,1～3 min 显效,5 min 作用达高峰,作用维持 10～30 min,也可经皮肤给药或静脉滴注。主要经肝代谢,经肾排泄。

【药理作用】　硝酸甘油松弛血管平滑肌的作用是其降低心肌耗氧量、增加心肌血液供应等药理作用的基础。

1. 降低心肌耗氧量　小剂量的硝酸甘油通过舒张静脉血管,减少回心血量,减轻心脏前负荷,使心室容积减小,压力下降,室壁张力下降,心肌耗氧量降低;稍大剂量的硝酸甘油也可舒张较大的动脉血管,心脏射血阻力降低,左心室内压下降,后负荷减轻,从而降低心肌耗氧量。

2. 增加缺血区血液供应　硝酸甘油能选择性地舒张较大的心外膜血管、输送血管和侧支血管,而对阻力血管的舒张作用较弱。当冠状动脉因粥样硬化或痉挛而发生狭窄时,缺血区的阻力血管因缺氧和代谢产物堆积而处于舒张状态,导致非缺血区阻力大于缺血区,使用硝酸甘油后血液将更多地由输送血管经侧支血管流向缺血区,从而增加缺血区的血液供血。

3. 增加心内膜供血　冠状动脉从心外膜呈直角分支,贯穿心室壁呈网状分布于心内膜下层。因此,心内膜下层血流易受心室壁肌张力及室内压力的影响,发生心绞痛时心内膜下缺血更为严重。硝酸甘油通过舒张动静脉,使心室内压和室壁张力降低,有利于血液从心外膜流向心内膜缺血区。

4. 保护缺血的心肌细胞　硝酸甘油通过释放 NO,进一步促进前列环素(PGI_2)和降钙素基因相关肽(CGRP)等物质的生成与释放,抑制血小板聚集、黏附,对缺血的心肌细胞产生有效保护作用。

- -

【知识链接】

硝酸甘油与 NO

硝酸甘油可以有效地缓解心绞痛,但其作用机制一直困扰着科学家,直到 20 世纪 80 年代,美国药理学家弗奇戈特、伊格纳罗及穆拉德研究发现,硝酸甘油是 NO 的供体,在平滑肌细胞内经谷胱甘肽转移酶的催化可释放出 NO,后者可激活鸟苷酸环化酶(GC),使细胞内环磷酸鸟苷(cGMP)

含量增加,进一步激活 cGMP 依赖的蛋白激酶,使细胞内 Ca^{2+} 释放和细胞外 Ca^{2+} 内流减少,肌球蛋白轻链发生去磷酸化,从而导致血管舒张。这一成果使他们三人获得了 1998 年诺贝尔生理学或医学奖。值得一提的是,硝酸甘油的舒张血管作用不依赖于血管内皮细胞,因此对内皮有病变的血管仍可发挥作用。

【临床应用】

1. 心绞痛　可用于各种类型的心绞痛,舌下含化硝酸甘油可预防发作并迅速控制症状,疗效确切可靠,预防发作可采用贴剂、软膏或控释片。

2. 急性心肌梗死　常采用静脉给药,及早应用可通过抑制血小板聚集和黏附,缩小梗死范围,减轻心肌缺血损伤。

3. 急(慢)性心功能不全　应用硝酸甘油后可降低心脏前后负荷,辅助治疗急(慢)性心功能不全。

【不良反应和用药护理】

1. 不良反应　血管扩张引起面部、颈部皮肤潮红、局部发热、血管搏动性头痛、眼压升高、反射性心率加快、心肌收缩力增强。大剂量可出现体位性低血压、晕厥等。

服药前应告诉患者可能出现搏动性头痛及面颈部皮肤潮红,继续用药数日后可自行消失。为避免体位性低血压引起的晕厥,应平卧用药。

2. 高铁血红蛋白血症　剂量过大或持续用药时可发生,可出现呕吐、发绀等症状。

3. 耐受性　连续用药 2～3 周后可出现耐受性,须适当增加剂量才能维持原有疗效,但停药或换用其他药物 1～2 周后耐受性可消失。现多主张采用小剂量、间隙疗法,以延缓耐受性发生。患者用药从最小有效量开始,留有逐渐加量的余地。停药间隙必要时可用钙通道阻滞药。

硝酸甘油属于急救药品,应随身携带,以备急用。另外,因见光容易分解,需避光保存,如含服时无舌尖麻刺烧灼感,说明已失效,不宜使用;静脉滴注时,应"现用现配、分次少量",药液避光。用药前及用药中需检测血压、脉搏和面部情况,掌握好给药速度,根据变化情况调整滴注速度,需停药时应逐渐减量,避免反跳现象发生。

有颅脑损伤、颅内出血、严重肝肾功能障碍、心肌梗死伴有心动过速者慎用。严重低血压、青光眼、梗阻性心肌病以及对本类药物过敏者禁用。

硝酸异山梨酯(isosorbide dinitrate,又称消心痛)和**单硝酸异山梨酯**(isosorbide mononitrate)与硝酸甘油比较,药理作用和作用机制相似,特点是作用较弱,显效较慢而维持时间较长。舌下含化的生物利用度较硝酸甘油低(缓释片略高),1 次给药,硝酸异山梨酯 2～5 min 起效,15 min 达最大效应,维持 30～60 min;单硝酸异山梨酯口服后 $t_{1/2}$ 约为 5 h,作用持续时间 8 h。两药均可用于预防心绞痛发作及冠心病的长期治疗,也用于心肌梗死及慢性心功能不全的治疗。不良反应同硝酸甘油,但较轻。

【点滴积累】

1. 硝酸甘油通过舒张血管,使心肌耗氧量下降,心肌血液供应增加,可用于治疗各种类型的心绞痛。

2. 硝酸甘油首关消除明显,常采用舌下含化或静脉给药方式。

3. 搏动性头痛是硝酸甘油典型的不良反应。

第二节　β受体拮抗药

常用于治疗心绞痛的β受体拮抗药有普萘洛尔、吲哚洛尔、噻吗洛尔、美托洛尔、阿替洛尔及醋丁洛尔等。

普 萘 洛 尔

【药理作用】

1. 降低心肌耗氧量　普萘洛尔(propranolol)可拮抗心脏的β_1受体,使心肌收缩力减弱,心率减慢,心肌耗氧量下降。

2. 增加缺血区血液供应　普萘洛尔拮抗冠状动脉血管的β_2受体,使血管收缩,尤其是非缺血区收缩明显,血液从非缺血区流向缺血区;普萘洛尔还可减慢心率,使心脏舒张期相对延长,有利于血液由心外膜流向相对容易缺血的心内膜。

3. 其他作用　普萘洛尔可改善心肌缺血区对葡萄糖的摄取与利用,进而改善糖代谢,减少耗氧量;还可抑制脂肪分解酶活性,减少游离脂肪酸的生成;并能促进氧从血红蛋白上解离,增加包括心肌在内的全身组织的供氧。

【临床应用】　适用于对硝酸酯类不敏感或疗效差的稳定型心绞痛患者,用药后可明显减少发作次数,对伴有高血压及快速型心律失常者更佳;对近期有心肌梗死症状的患者,应用本品后可降低发病率、缩小梗死范围、减少死亡率。由于本品有收缩冠状动脉的作用,故不宜用于变异型心绞痛。

β受体拮抗药与硝酸酯类合用于心绞痛的治疗,既可增强疗效,又能减轻各自单用时的不良反应。两类药都能降低心肌耗氧量,合用后能取得协同作用;β受体拮抗药能对抗硝酸酯类引起的反射性心率加快、心肌收缩力增强;硝酸酯类则可缩小β受体拮抗药所致的心室容积增大,进而缩短心室射血时间。两类药都可降低血压,合用时应适当减少剂量,避免因血压过低导致冠状动脉灌注压降低,反而不利于缓解心绞痛。

临床上硝酸异山梨酯常与普萘洛尔合用,因二者作用时间接近。

【不良反应和用药护理】　详见第十章第二节。

第三节　钙通道阻滞药

常用药物有硝苯地平(心痛定)、维拉帕米(异搏定)、地尔硫䓬(硫氮草酮)等。

【药理作用】

1. 降低心肌耗氧量　本品通过阻滞细胞膜上钙通道,抑制Ca^{2+}内流,从而使心肌收缩力减弱、心率减慢,血管平滑肌松弛、血压下降、外周阻力减小,心脏前、后负荷降低,心肌耗氧量降低。

2. 扩张冠状动脉　本类药可扩张冠状动脉中的输送血管和小的阻力血管,增加侧支循环,改善缺血区的血液供应,有利于缓解心绞痛。

3. 保护缺血心肌细胞　心肌缺血时,心肌细胞外大量的Ca^{2+}内流,致使线粒体内Ca^{2+}超负荷,使线粒体结构破坏,失去氧化磷酸化能力,导致细胞坏死。钙通道阻滞药通过抑制Ca^{2+}内流,保护缺血的心肌细胞。

4. 抑制血小板聚集　本类药还可降低血小板内的Ca^{2+}浓度,抑制血小板聚集,从而防止血栓形成,以缓解心绞痛症状。

【临床应用】　变异型心绞痛是本类药的最佳适应证,也可用于稳定型心绞痛,对伴有支气管哮喘及外周血管痉挛性疾病者效果好。

硝苯地平对血管(尤其是冠状动脉和外周小动脉)的扩张作用明显,故对变异型心绞痛疗效好,伴高血压者尤佳,与β受体拮抗药合用可增强疗效;维拉帕米常用于稳定型心绞痛,因扩张冠状动脉的作用较弱,故不宜单独用于变异型心绞痛。与β受体拮抗药合用虽可取得协同作用,但因二者均可抑制心肌收缩力和传导系统,故应慎用于伴有心力衰竭及传导阻滞的患者;地尔硫草对各型心绞痛均可用,疗效介于硝酸甘油和维拉帕米之间,也有抑制心肌收缩力和心脏传导的作用,因此应慎用于心绞痛伴心力衰竭及传导阻滞的患者。

【不良反应和用药护理】 本类药物不良反应与扩张血管作用和心肌抑制作用相关,表现为颜面潮红、头痛、恶心、反射性心率加快,严重者可出现低血压、心功能抑制(仅见于维拉帕米和地尔硫草)、关节水肿等。妊娠期妇女和哺乳期妇女禁用。

钙通道阻滞药治疗心绞痛时应监测血压和心率,控制好剂量和给药时间,以防血压过低;服药期间不应饮用含乙醇的饮料,以防止眩晕及低血压;使用维拉帕米和地尔硫草的患者心率低于50次/min时,应警惕可能发生心功能不全;本类药物与β受体拮抗药合用,具有协同作用,但易引起低血压、心肌梗死等,需多加注意。

三种常用抗心绞痛药对决定心肌耗氧量因素的影响,如表22-1所示。

表 22 - 1 三种常用抗心绞痛药对决定心肌耗氧量因素的影响

心肌耗氧因素	硝酸酯类	β受体拮抗药	钙通道阻滞药	
			硝苯地平	维拉帕米
心室前负荷	↓	↑	↓	—
心室后负荷	↓	—	↓	↓
心率	反射性↑	↓	反射性↑	↓
收缩力	反射性↑	↓	反射性↑	↓

【点滴积累】

1. 各种类型心绞痛均可选用硝酸酯类;β受体拮抗药主要用于对硝酸酯类不敏感或疗效差的稳定型心绞痛,不用于变异型心绞痛;变异型心绞痛首选硝苯地平。

2. β受体拮抗药与硝酸酯类合用,既可增强疗效,又能减轻各自单用时的不良反应。

第四节 其他抗心绞痛药

尼可地尔(nicorandil) 是一新型血管扩张药。研究表明,其对冠状小动脉的松弛作用可被ATP敏感性钾通道(K_{ATP})阻断剂格列本脲(glyburide)抑制,故此药可能通过激活 K_{ATP} 通道,从而使血管平滑肌细胞超极化;K_{ATP} 与缺血预适应有关,尼可地尔可诱导药理性预适应,产生心肌细胞保护作用。同时本品也具有硝酸酯类效应,通过释放 NO,兴奋鸟苷酸环化酶,增加细胞内 cGMP的生成,降低细胞内 Ca^{2+},较强地扩张冠脉的输送血管,而且持续时间长,对冠脉阻力血管影响弱,并可减轻 Ca^{2+} 对缺血心肌细胞的损伤。在较小样本的研究中,尼可地尔抗心绞痛效能与硝酸酯类、β受体拮抗药以及钙通道阻滞药相似,对不稳定型心绞痛能减轻心肌缺血程度和心律失常的发生。

吗多明(molsidomine) 在肝转化为具有药理活性的 3-吗啉代斯德酮亚胺(SIN-Ⅰ),SIN-Ⅰ能自发地提供 NO,通过与硝酸酯类相似的作用机制,使血管扩张,主要扩张容量血管而降低心脏前负荷,轻度扩张小动脉而降低心脏后负荷,从而降低心肌耗氧量;也能扩张冠脉,促进侧支循环开放,增加缺血区的血液供应。由于吗多明转化为 SIN-Ⅰ 的速度较慢,与硝酸酯类药物比较,起效较慢,但作用持久,且本品在产生作用时不需要-SH 参与,不易产生耐受性,临床可作为硝酸酯类的替代药。舌下含服或喷雾吸入可用于稳定型心绞痛、充盈压较高的急性心肌梗死的治疗。由于吗多明转化过程中有过氧化物产生,使其临床应用受限,为避免长期用药所致氧化损伤,可同时给予抗氧化剂。

思考题

1. 试述硝酸酯类与β受体拮抗药合用治疗心绞痛的药理学基础。

2. 简述硝酸甘油的不良反应及禁忌证。

3. 患者,男性,因剧烈胸痛诊断为急性心肌梗死,常规应用硝酸甘油加葡萄糖液持续静脉滴注,用药前血压为 130/80 mmHg,滴注 18 h 后血压升至 140/90 mmHg,36 h 升至 180/110 mmHg,心率 110 次/min。患者相继出现胸闷、胸痛、烦躁,改为硝普钠、多巴胺持续静脉滴注,血压降至 103/70 mmHg,胸闷、胸痛消失,且安静,痊愈出院。

硝酸酯类不良反应有哪些?有什么应用注意事项?

常用制剂和用法

硝酸甘油 片剂:0.3 mg、0.6 mg。1 次 0.3～0.6 mg,舌下含服。喷雾剂:发作时喷于口腔黏膜或舌面 1～2 次。贴剂:每日 1 次,贴皮肤时间不超过 8 h。

硝酸异山梨酯 片剂:5 mg。1 次 5～10 mg,舌下含化。

单硝酸异山梨酯 片剂:20 mg。1 次 20 mg,口服,每日 2～3 次。

普萘洛尔 片剂:10 mg。1 次 10 mg,口服,每日 3 次。因个体差异大,应从小剂量开始,根据病情增减剂量,可增至每日 80～240 mg。

硝苯地平 片剂:10 mg。1 次 10～20 mg,每日 3 次。缓释片,1 次 20 mg,每日 1～2 次。

维拉帕米 片剂:20 mg、80 mg、120 mg。开始 1 次 40～80 mg,口服,每日 3 次,达有效浓度后改维持量 1 次 40 mg,每日 3 次;注射剂:5 mg/2 ml。1 次 5～10 mg,静脉注射。于 10 min 内注完,继以每分钟 5 μg/kg,静脉滴注。

地尔硫草 片剂:30 mg、60 mg。1 次 30 mg,口服,每日 4 次,可逐渐增量至每日 240 mg。

(韩 蕾)

第二十三章　调血脂药和抗动脉粥样硬化药

学习目标

1. 掌握他汀类的调血脂作用特点、临床应用及主要不良反应。
2. 了解其他药物的调血脂作用、临床应用及不良反应。

动脉粥样硬化(atherosclerosis，AS)的发生主要与血脂代谢异常、血流动力学改变、炎症损伤等因素有关，是促进众多心脑血管病发生与发展的重要因素。目前防治动脉粥样硬化的药物主要有调血脂药(lipidemic - modulating drugs)、抗氧化药、多烯脂肪酸类及动脉内皮保护药等。

【知识链接】

血脂和动脉粥样硬化

血脂是指血浆中的胆固醇(CH)、三酰甘油(TG)、磷脂(PL)和游离脂肪酸(FFA)，它们均不溶于水，需和蛋白质结合形成脂蛋白才能溶于血液中运输。CH又分为胆固醇酯(CE)与游离胆固醇(FC)，两者相加为总胆固醇(TC)。根据脂蛋白(LP)的密度、蛋白质和脂质含量等，分为乳糜微粒(CM)、极低密度脂蛋白(VLDL)、低密度脂蛋白(LDL)和高密度脂蛋白(HDL)，此外还有中间密度脂蛋白(IDL)，是VLDL在血浆的代谢物，其中CM将脂质从肠道运输到肝和外周组织，LDL将内源性脂质转运至肝外组织，HDL则将胆固醇从外周组织运送至肝。高浓度的LDL胆固醇可直接损伤血管内皮细胞，导致富含胆固醇的泡沫细胞沉积在血管内膜中，进而引起细胞增生、血管壁增厚，称为动脉粥样硬化，如果还伴有HDL减少，则这种损害会进一步加重。

第一节　调血脂药

正常情况下，各种脂蛋白保持一定浓度并维持相互间的平衡。当LDL、VLDL、CM、IDL等增高或HDL降低时，血浆脂质变化TC和(或)TG水平升高达一定程度时即为高脂血症(hyperlipemia)或高脂蛋白血症(hyperlipoproteinemia)。高脂血症分为以TC升高为主、TG升高为主和混合型。世界卫生组织(WHO)将高脂血症分为六种类型，见表23-1。

调血脂药可通过调整血浆脂质或脂蛋白的紊乱治疗高脂蛋白血症。调血脂药包括他汀类(羟甲基戊二酸单酰辅酶A还原酶抑制剂)、胆汁酸结合树脂、烟酸、贝特类(苯氧酸类)等。

表 23-1 世界卫生组织(WHO)对高脂血症的分型

分型	脂蛋白 (LP)	三酰甘油 (TG)	总胆固醇 (TC)	临床分型
Ⅰ	CM↑	↑↑↑↑	↑	高三酰甘油血症
Ⅱa	LDL↑	↑↑	↑↑	高胆固醇血症
Ⅱb	VLDL↑、LDL↑	↑↑	↑↑	混合型高脂血症
Ⅲ	IDL↑	↑↑	↑↑	混合型高脂血症
Ⅳ	VLDL↑	↑↑	↑↑	高三酰甘油血症
Ⅴ	CM↑、VLDL↑	↑↑↑	↑	混合型高脂血症

一、他汀类

他汀类(statins)药物为羟甲基戊二酸单酰辅酶 A 还原酶抑制剂,临床常用的药物包括洛伐他汀(lovastatin)、辛伐他汀(simvastatin)、普伐他汀(pravastatin)、氟伐他汀(fluvastatin)和阿伐他汀(atorvastatin)等。

洛 伐 他 汀

洛伐他汀(lovastatin)又称美降脂。

【体内过程】 他汀类药物口服吸收较好,生物利用度高。部分品种需在肝活化后才能发挥作用,多数药物的原形药及活性代谢产物与血浆蛋白的结合率较高。药物主要在肝代谢,经胆汁由肠道排出,少部分由肾排出。阿伐他汀的血浆 $t_{1/2}$ 较长,为 14 h,其余的他汀类 $t_{1/2}$ 为 1~3 h,洛伐他汀 $t_{1/2}$ 为 3 h。

【药理作用】

1. 调血脂作用 羟甲基戊二酸单酰辅酶 A 还原酶(HMG-CoA)是肝细胞合成胆固醇的限速酶,他汀类可在胆固醇合成的早期竞争性地抑制 HMG-CoA 还原酶活性,阻碍胆固醇的合成,使血浆中 CH 浓度降低;还可通过负反馈调节导致肝细胞膜上 LDL 受体增加或活性增强,使血浆中大量的 LDL 被摄取,并将其转运至外周组织,降低血浆 LDL 水平。同时 VLDL 的合成及释放也减少。

本类药物主要降低血中胆固醇含量,对三酰甘油的影响较小。用药后,可使 TC、LDL 降低 18%~55%,TG 降低 7%~30%,可轻度升高 HDL 5%~15%。以洛伐他汀降低胆固醇和 LDL 的作用最强,普伐他汀最弱。

2. 其他作用 ①抑制动脉平滑肌细胞增殖,改善血管内皮功能;②抑制血小板聚集,提高纤溶酶活性,有效防止血栓形成;③稳定和缩小动脉粥样硬化斑块,防止粥样斑块破裂;④抑制血管的炎症过程和抗氧化等作用。这些非调血脂作用均有助于抗动脉粥样硬化。

【临床应用】

1. 原发性高脂血症 主要适用于以胆固醇升高为主的高脂血症,用药后可使 TC、LDL 及 TG 降低,HDL 升高,是治疗Ⅱ型、Ⅲ型高脂血症的首选药。与烟酸类药合用,可降低心血管病的死亡率。

洛伐他汀等对纯合子家族性高脂血症患者无效,他汀类药物中只有阿伐他汀有一定效果。

2. 继发性高脂血症 可用于继发肾病综合征及 2 型糖尿病的高脂蛋白血症患者,用药后可使患者血浆中 LDL、VLDL 等不同程度地降低。

3. 预防冠心病 本品能有效延缓动脉粥样硬化的发生和发展进程,减少冠心病的发生。

【不良反应和用药护理】 少数患者有胃肠反应、头痛或皮疹,偶可出现无症状性血清氨基转移酶及肌酸磷酸激酶升高。较为罕见的是引起横纹肌溶解症,表现为肌痛、无力、发热、肌红蛋白尿等,严重者可导致急性肾衰竭。与贝特类、烟酸、红霉素、环孢素合用可增加横纹肌溶解症的发生率或使其加重。

如果患者在服药期间出现肌痛、肌无力或深色尿时,应立即停药,如处理及时症状可很快得到控制。妊娠期妇女和哺乳期妇女禁用。

- -

【点滴积累】

1. 他汀类药物通过抑制 HMG‐CoA,阻断肝内胆固醇合成,并可促使血浆 LDL 向肝内转移。

2. 他汀类药物的不良反应包括肝毒性,较为罕见的是引起横纹肌溶解症。

二、胆汁酸结合树脂

考来烯胺和考来替泊

考来烯胺(cholestyramine)又称消胆胺,考来替泊(colestipol)又称降胆宁。

【药理作用】　考来烯胺为强碱性阴离子交换树脂,考来替泊为弱碱性阴离子交换树脂。两药在肠道均不被吸收,但通过离子交换,阻止胆汁酸和胆固醇从肠道吸收,阻断胆汁酸的肠肝循环,进而加速肝中胆固醇转化为胆酸。此外,由于细胞内胆固醇减少,促进肝细胞合成 LDL,加速 LDL 清除,最终使血清 LDL 及 TC 均降低,但可使 HDL 升高。本类药物对 TG 的影响小。

【临床应用】　考来烯胺主要适用于高胆固醇血症,对高三酰甘油血症无效,对混合型高脂血症应与降低三酰甘油的贝特类配伍应用。

【不良反应和用药护理】　由于应用剂量较大,考来烯胺有特殊气味,少数人用后可出现食欲减退、消化不良、恶心、腹胀等,一般在两周后可消失。若便秘过久,应停药,多食纤维性食物亦可减轻。两药可影响多种药物和脂溶性维生素的吸收,因此避免同时服用,并注意补充维生素 A、维生素 D、维生素 K、叶酸及钙剂。

三、烟酸类

本类药物有烟酸、阿昔莫司、烟酸肌醇等。

烟　　酸

烟酸(nicotinic acid)又称尼古丁酸。

【药理作用和临床应用】　烟酸属于水溶性维生素类,与烟酰胺统称为维生素 PP。其作用特点和机制如下:①降低 TG、VLDL 及 LDL 水平:大剂量烟酸通过降低脂肪酶活性,使脂肪组织中的 TG 不易分解出 FFA,肝合成 TG 的原料不足,减少 VLDL 的合成和释放,故使血中的 TG 及 VLDL 水平下降;②提高 HDL 水平:由于 TG 降低,使 HDL 分解代谢减少,故血中水平增高,有利于胆固醇的逆转运;③抑制血栓素 A_2、前列环素(PGI_2)的生成;④扩张外周血管的作用。

烟酸可用于 Ⅱ、Ⅲ、Ⅳ、Ⅴ 型高脂血症。本品可与胆汁酸结合树脂合用,增强降脂效果。

【不良反应和用药护理】　由于血管扩张可导致面部潮红及瘙痒,药物刺激胃黏膜引起胃肠反应,一般服药数日后可逐渐减轻或消失,长期应用应监测血糖、血尿酸和肝功能。消化性溃疡、糖尿病及肝功能异常者禁用。

四、贝特类

贝特类(fibrates)又称苯氧酸类(fibric acid),最早应用的是氯贝丁酯(安妥明),因不良反应多且严重,现已少用。后陆续上市的有吉非贝齐(gemfibrozil)、非洛贝特(fenofibrate)、苯扎贝特

(benzafibrate)、环丙贝特(ciprofibrate)等。

非 洛 贝 特

非洛贝特(fenofibrate)又称力平脂。

【药理作用】

1. 调血脂作用 主要降低血浆中的 TG、VLDL、TC 和 LDL,并有显著增高 HDL 的作用。其降低三酰甘油的机制如下:① 抑制乙酰辅酶 A 羧化酶,减少游离脂肪酸进入肝,使肝合成 TG 和 VLDL 减少;② 增强脂蛋白脂肪酶(LPL)的活性,加速 CM、VLDL 的分解代谢;③ 增加 HDL 的合成,延缓其清除,加速 CH 的逆向转运;④ 促进 LDL、VLDL 的分解和清除。

2. 其他 本类药物还有抑制血小板聚集、抗凝血、增加纤溶酶活性以及抗利尿作用。

【临床应用】 非洛贝特主要用于高三酰甘油血症。常与他汀类合用于Ⅱb、Ⅲ、Ⅳ、Ⅴ型高脂蛋白血症,也可用于伴有 2 型糖尿病的高脂蛋白血症。

【不良反应和用药护理】 不良反应较少,患者耐受性较好。最常见的不良反应是消化道症状,其他有皮疹、肌痛、疲倦、头痛、贫血等,少数患者可出现肝功能轻微改变、胆石症和肌病等。

长期应用应定期监测肝功能、磷酸肌酸激酶水平等。与他汀类合用时,可能增加肌痛症状发生率。宜从小剂量开始逐步增加剂量,常采取早晨服用贝特类,晚上服用他汀类,避免血药浓度的显著升高。

肝胆疾病患者、肾功能不全患者、妊娠期妇女、小儿禁用。

第二节 抗 氧 化 药

普 罗 布 考

普罗布考(probucol)又称丙丁酚。

【药理作用】 普罗布考为亲脂性抗氧化剂,能防止 LDL 的氧化,减轻其对血管内皮的损伤。因 LDL 的氧化物能损伤血管内皮,促进血小板黏附和血管平滑肌细胞移行和增生。另外,本品能抑制 HMG-CoA 还原酶,降低 TC 和 LDL,也能明显降低血清高密度脂蛋白胆固醇(HDL)。

【临床应用】 主要用于高胆固醇血症,也可用于继发于肾病综合征或 2 型糖尿病伴高脂蛋白血症患者。

【不良反应和用药护理】 不良反应少而轻,常见胃肠反应,偶可引起嗜酸性粒细胞增多、血尿酸浓度增高等。少数患者用药期间心电图可出现 QT 间期延长。室性心律失常患者、心肌损伤患者、妊娠期妇女及小儿禁用。

第三节 多烯脂肪酸类

多烯脂肪酸是指有 2 个或 2 个以上不饱和键结构的脂肪酸,又称多不饱和脂肪酸。有临床意义的是 ω-3 型多不饱和脂肪酸,其中对二十碳五烯酸(EPA)和二十二碳六烯酸(DHA)的大量研究表明,它不仅能降低血清 TG、VLDL、LDL,升高 HDL,还有抗血小板聚集、抑制内皮细胞 Na^+-K^+-ATP 酶活性、扩张血管、降低血压、缓解炎症反应等作用。

常用于高三酰甘油血症的辅助治疗,长期应用对预防心血管疾病的发生及猝死有益。与他汀类合用,可治疗混合型高脂血症。

第四节　黏多糖和多糖类

肝素是酸性黏多糖的代表药物,来自牛或猪的小肠黏膜和肺。肝素除具有强大的抗凝血作用外,还有调血脂、抗血小板聚集、保护血管内皮等作用,故能有效防止血栓形成。但因其抗凝血作用较强,易发生出血,加之不能口服,故不能作为防治动脉粥样硬化的常规用药。

目前已开发出一系列作用类似肝素,但抗凝血作用明显减弱,抗血栓形成作用相对增强,生物利用度显著提高,用药更加方便的低分子量肝素和类肝素。低分子量肝素制剂有伊诺肝素钠、达肝素钠、那曲肝素钙等。类肝素制剂有硫酸软骨素 A、硫酸乙酰肝素及硫酸皮肤素。

上述药物能结合在血管内皮表面,保护血管内皮免于受损。同时还有抑制血管平滑肌细胞的增殖和迁移,抗血小板聚集,阻滞动脉粥样硬化斑块形成等作用,用于缺血性心脑血管疾病的防治。

思考题

试述 HMG-CoA 还原酶抑制剂的药理作用、临床应用、主要不良反应及防治。

常用制剂和用法

洛伐他汀　片剂:10 mg、20 mg、40 mg。开始剂量每日 10 mg 或 20 mg,晚餐时 1 次顿服,最大量可用至每日 40 mg。

辛伐他汀　片剂:10 mg、20 mg。1 次 10 mg,口服,每日 1 次。

普伐他汀　片剂:5 mg、10 mg。每日 10 mg,口服,分 2 次服用。

氟伐他汀　胶囊剂:20 mg、40 mg。口服,每日 20 mg,晚间服用。

阿托伐他汀　片剂:10 mg、20 mg、40 mg。开始剂量每日 10 mg,4 周后可增加,最大可用到每日 80 mg。

考来烯胺　粉剂:口服,1 次 4～5 g,每日 3 次。因有异味,可加用调味剂伴服。

考来替泊　粉剂:口服,1 次 4～5 g,每日 3 次,服法同考来烯胺。

氯贝丁酯　胶囊剂:0.25 g、0.5 g。1 次 0.25～0.5 g,口服,每日 3 次,饭后服。

吉非贝齐　片剂:600 mg。口服,1 次 600 mg,每日 2 次,早晚餐前 30 min 各 1 次。

苯扎贝特　糖衣片:200 mg;缓释片 400 mg。口服,1 次 200 mg,每日 3 次。

非诺贝特　片(胶囊)剂:100 mg、200 mg、300 mg。口服,1 次 100 mg,每日 2～3 次 。

烟酸　片剂:50 mg、100 mg。口服,1 次 50～200 mg,每日 3～4 次。注射液:20 mg/2 ml、50 mg/2 ml、100 mg/2 ml、50 mg/5 ml。静脉滴注,1 次 50～200 mg,溶于 5%～10% 葡萄糖溶液100～200 ml 中,每日 1 次。

阿昔莫司　胶囊剂:250 mg。口服,1 次 250 mg,每日 2～3 次。

普罗布考　片剂:500 mg。口服,1 次 250～500 mg,每日 2 次,早晚餐时服用。

多烯康胶囊　胶囊剂:300 mg(含 EPA 和 DHA 甲酯或乙酯 210 mg)、450 mg(含 EPA 和 DHA 甲酯或乙酯 315 mg)。1 次 900～1800 mg,每日 3 次。

伊诺肝素钠　注射剂:2000 U/0.2 ml、4000 U/0.4 ml、6000 U/0.6 ml、8000 U/0.8 ml、1000 U/1.0 ml。皮下注射,治疗深静脉血栓,每日 1 次,150 U/kg;预防静脉血栓栓塞性疾病,1 次2000～4000 U,每日 1 次。

达肝素钠　注射剂：2500 U/0.2 ml、5000 U/0.2 ml、7500 U/0.3 ml。皮下注射,治疗急性深静脉血栓,每日 1 次,200 U/kg;预防术后深静脉血栓的形成,术前 1～2 h 皮下注射 2500 U,术后 12 h 注射 2500 U,以后每日 1 次,每次 2500 U,连用 5～10 日。

那曲肝素钙　注射剂：2500 U/0.5 ml、3075 U/0.3 ml、4100 U/0.4 ml、5000 U/0.5 ml、6150 U/0.6 ml。皮下注射,治疗静脉血栓栓塞性疾病,0.1 ml/10 kg,每隔 12 h 1 次。预防术后血栓栓塞性疾病,每日 1 次,每次 0.3 ml(3075 U)。

硫酸软骨素 A　片剂：120 mg、300 mg。1 次 600 mg,口服,但每日 3 次;注射剂：40 mg/1 ml、80 mg/2 ml。肌内注射,1 次 40 mg,每日 2 次。

（韩　蕾）

第二十四章　利尿药和脱水药

学习目标

1. 掌握利尿药的分类及其作用机制;呋塞米、氢氯噻嗪的药理作用、临床应用、不良反应和用药护理。

2. 熟悉螺内酯、氨苯蝶啶、甘露醇的药理作用及临床应用。

3. 了解其他利尿药、脱水药的作用特点。

第一节　利　尿　药

利尿药(diuretics)是一类选择性作用于肾,增加电解质和水的排出,使尿量增多的药物。临床用于治疗各种原因引起的水肿,也用于其他非水肿性疾病,如高血压、尿崩症、肾结石、高钙血症等。

一、利尿药作用基础

尿液的生成包括肾小球滤过、肾小管和集合管的重吸收与分泌。利尿药通过作用于肾单位的不同部位而产生利尿作用。

(一)肾小球的滤过

血液除蛋白质和血细胞外,其他成分均可经肾小球滤过形成原尿,正常成人每日原尿量可达180 L,而每日排出的终尿仅为 1～2 L,说明 99% 的原尿在肾小管及集合管被重吸收。氨茶碱、多巴胺等虽增加肾小球滤过率,但利尿作用很弱,因为肾存在球-管平衡的调节机制。目前常用的利尿药主要通过影响肾小管与集合管对水、电解质的重吸收而发挥利尿作用。

(二)肾小管的重吸收与分泌

1. 近曲小管　原尿中 60%～65% 的 Na^+ 被重吸收,主要通过近曲小管管腔膜 $Na^+ - H^+$ 交换子所触发。肾小管细胞内 H^+ 来自 H_2O 与 CO_2 生成的 H_2CO_3($H_2CO_3 \rightleftharpoons H^+ + HCO_3^-$),这一反应需要细胞内碳酸酐酶的催化。乙酰唑胺能抑制碳酸酐酶的活性,减少 H^+ 的产生,减少 $Na^+ - H^+$ 交换,减少 Na^+ 重吸收而利尿,因其利尿作用较弱,现很少作为利尿药使用。

2. 髓襻升支粗段髓质和皮质部　原尿中 20%～30% 的 Na^+ 在此段被重吸收,NaCl 的主动重吸收依赖于管腔膜上的 $Na^+ - K^+ - 2Cl^-$ 共转运子。此段几乎不伴有水的重吸收,因而其在尿液的稀释和浓缩机制中具有重要意义。呋塞米等利尿药选择性抑制 $Na^+ - K^+ - 2Cl^-$ 共转运子,减少髓襻升支粗段 NaCl 重吸收,一方面降低肾的稀释功能,另一方面由于髓质高渗无法维持而降低肾的浓缩功能,产生强大的利尿作用。

3. 远曲小管　原尿中约 10% 的 Na^+ 在此段被重吸收,此段 NaCl 重吸收依赖于 $Na^+ - Cl^-$ 共转运子,与升支粗段一样,远曲小管对水的通透性差,NaCl 的重吸收进一步稀释了小管液。噻嗪类等利尿药选择性抑制 Na^+-Cl^- 共转运子,减少 NaCl 的重吸收,使原尿中 NaCl 浓度升高,影响尿的稀释功能。

4. 集合管　重吸收原尿中约 5% 的 Na^+,重吸收方式为 Na^+-K^+ 交换与 Na^+-H^+ 交换,Na^+-H^+ 交换受碳酸酐酶活性的影响,Na^+-K^+ 交换受醛固酮调节。螺内酯、氨苯蝶啶等利尿药,通过拮抗醛固酮或阻滞 Na^+ 通道,产生留钾排钠的利尿作用。

二、常用利尿药

根据利尿药作用的强弱和作用部位的不同,可将其分为以下三类(图 24－1)。

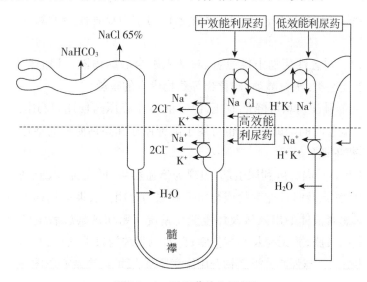

图 24－1　利尿药的作用部位

1. 高效能利尿药　如呋塞米、依他尼酸、布美他尼等。

2. 中效能利尿药　如氢氯噻嗪等。

3. 低效能利尿药　如螺内酯、氨苯蝶啶、阿米洛利、乙酰唑胺等。

高效能利尿药、中效能利尿药属于排钾利尿药,低效能利尿药属于留钾利尿药。

(一)高效能利尿药

高效能利尿药(又称襻利尿药)的化学结构各不相同,但药理作用相似,利尿作用迅速、强大。

呋 塞 米

呋塞米(furosemide)又称速尿。

【体内过程】　口服易吸收,20～30 min 起效,血药浓度约 2 h 达高峰,持续 6～8 h;静脉注射 2～10 min 起效,血药浓度约 1 h 达高峰,持续 4～6 h。血浆蛋白结合率高达 91%～99%,大部分以原形经近曲小管以有机酸分泌机制加以排泄。

【药理作用】

1. 利尿作用　本品作用于髓襻升支粗段的皮质部和髓质部,与管腔膜上 $Na^+-K^+-2Cl^-$ 共转运子结合并抑制其功能,减少 NaCl 重吸收,降低肾对尿液的稀释和浓缩功能,排出大量近似于等渗的尿液。利尿作用迅速、强大。

由于 Na^+ 的重吸收减少,远曲小管处的 Na^+-H^+ 和 Na^+-K^+ 交换增加,H^+ 和 K^+ 的排出增加,易引起低血钾。此外,呋塞米还可使尿中 Cl^-、Mg^{2+}、Ca^{2+} 的排出增加。

2. 扩张血管　静脉注射呋塞米可以扩张肾血管,降低肾血管阻力,增加肾血流量,改善肾皮质的血液供应;还可以扩张肺部容量血管,减少回心血量,使左心室的负荷减轻。

【临床应用】

1. 严重水肿　可用于心、肝、肾性水肿。主要用于其他利尿药无效的严重水肿患者。

2. 急性肺水肿和脑水肿　静脉注射可作为急性肺水肿的首选药,由于利尿和扩张血管作用,降低血容量和外周阻力,减少回心血量,减轻左心负担,迅速缓解肺水肿症状;对于脑水肿患者,由于强大利尿作用,使血液浓缩,血浆渗透压增高,有助于消除脑水肿,降低颅内压,常与脱水药合用以提高疗效。

3. 急(慢)性肾衰竭　在急性肾衰竭早期,静脉注射呋塞米有较好的防治作用,这是因为强大的利尿作用可使阻塞的肾小管得到冲洗,防止肾小管萎缩、坏死;同时能扩张肾血管,降低肾血管阻力,增加肾小球滤过率,使尿量增多。大剂量呋塞米也用于治疗其他药无效的慢性肾衰竭,可使尿量增加,水肿减轻。

4. 加速毒物排出　对急性药物中毒患者,呋塞米配合静脉输液,可加速药物随尿排出。常用于经肾排泄的长效巴比妥类、水杨酸类、碘化物等药物中毒的抢救。

5. 其他　口服或静脉注射均可降低血压,但一般不作降压药使用,仅用于伴有肺水肿或肾衰竭的高血压及高血压危象时的辅助治疗;也可用于高钾血症和高钙血症的治疗。

【不良反应和用药护理】

1. 水、电解质紊乱　常因过度利尿引起,表现为低血容量、低血钾、低血钠、低氯性碱血症。其中低钾血症最多见,应注意及时补充钾盐或与留钾利尿药合用。长期应用还可引起低镁血症。

用药期间应记录患者液体的出入量及体重变化情况。密切观察患者电解质紊乱的症状,如低血钾可出现恶心、呕吐、腹胀、肌无力及心律失常;低血钠表现为口干、肌无力、下肢痉挛等,应增加高钾食物并限制钠盐的摄入。与强心苷类药物合用注意监测心律、心率及心电图,避免强心苷中毒。

2. 耳毒性　大剂量快速静脉给药,可引起眩晕、耳鸣、听力减退或暂时性耳聋,肾功能不全者尤易发生。

静脉注射宜缓慢,注意患者听力变化情况,避免与其他损害听神经的药物(如氨基苷类抗生素)合用。

3. 胃肠反应　常见恶心、呕吐、腹痛、腹泻,甚至胃肠出血、消化性溃疡等。

餐后服用,或与牛奶同服可减轻胃肠道反应。

4. 其他　抑制尿酸排泄,可导致高尿酸血症而诱发痛风;少数患者可引起粒细胞减少、血小板减少;偶见过敏反应(如皮疹、嗜酸性粒细胞增多、间质性肾炎等);久用还可引起高血糖、高血脂等。痛风、糖尿病、高脂血症、冠心病患者及妊娠早期妇女慎用。

注意血象变化及过敏反应症状。

【药物相互作用】　应避免与氨基苷类、头孢菌素类、两性霉素 B 等合用,以免增加耳毒性和肾毒性。与强心苷、糖皮质激素合用时应注意补钾。

布美他尼(bumetanide)　与呋塞米均为磺胺类利尿药,具有速效、高效、短效和低毒的特点,利尿强度为呋塞米的 40~60 倍。用于各种顽固性水肿及急性肺水肿等,对急(慢)性肾衰竭尤为适宜,对呋塞米无效的病例仍有效。不良反应与呋塞米相似但较轻。

依他尼酸(ethacrynic acid)　利尿作用、临床应用与呋塞米相似。由于水、电解质紊乱,耳肾毒性等不良反应较重,临床少用。对磺胺类利尿药过敏者,可选用本品。

- -

【点滴积累】

1. 呋塞米作用于髓襻升支粗段的皮质部和髓质部,通过抑制 $Na^+ - K^+ - 2Cl^-$ 共转运子,产生强大的利尿作用。

2. 呋塞米静脉注射可作为急性肺水肿的首选药。

3. 耳毒性是呋塞米最典型的不良反应。

（二）中效能利尿药

中效能利尿药包括噻嗪类药物和氯噻酮。噻嗪类药物有氢氯噻嗪（hydrochlorothiazide）、氢氟噻嗪（hydroflumethiazide）、环戊噻嗪（cyclopenthiazide）、苄氟噻嗪（bendroflumethiazide）等。其药理作用相似，利尿效能基本相同，其中以氢氯噻嗪最常用。氯噻酮（chlortalidone）虽不属于噻嗪类，但其药理作用及机制、利尿效能等均与噻嗪类相似，故一并介绍。

【体内过程】 噻嗪类药物脂溶性较高，口服后 1 h 起效，2 h 血药浓度达高峰，维持 6～12 h。药物分布以肾最多，肝次之，易通过胎盘屏障。多数药物以原形经肾小管分泌。氯噻酮因其吸收和排泄缓慢，作用较噻嗪类药物持久。

【药理作用和临床应用】

1. 利尿作用 噻嗪类利尿药可抑制肾远曲小管近端 $Na^+ - Cl^-$ 共转运子，抑制 NaCl 的重吸收。因远曲小管 Na^+ 排出增多，促进 $K^+ - Na^+$ 的交换，故 K^+ 的排出也增加。

用于各种原因引起的水肿。对轻中度心源性水肿疗效较好，是治疗充血性心力衰竭的常用药物之一；对肾性水肿的疗效与肾功能受损程度有关，损害轻者，效果较好，反之则差；肝性水肿在应用时要注意防止低血钾诱发的肝性脑病。

2. 降压作用 是治疗高血压的基础药之一，常与其他药物联合应用。详见第十九章第二节。

3. 抗利尿作用 噻嗪类利尿药能明显减少尿崩症患者的尿量，口渴等症状也有所减轻。其机制可能有：①增加 NaCl 的排出，导致血浆渗透压的降低，减轻患者的口渴感和减少饮水量，从而减少尿量；②抑制磷酸二酯酶，增加远曲小管和集合管细胞内的 cAMP 浓度，提高远曲小管和集合管对水的通透性，增加对水的重吸收，导致尿量减少。

用于肾性尿崩症及加压素无效的垂体性尿崩症，也可用于高尿钙伴肾结石患者，以抑制高尿钙引起的肾结石的形成。

【不良反应和用药护理】

1. 水、电解质紊乱 如低血钾、低血钠、低血氯性碱中毒等，其中低钾血症最为常见，应注意补钾或与留钾利尿药合用。

2. 高尿酸血症 其原因与高效能利尿药相同，有痛风史者可诱发或加剧痛风症状，宜与促尿酸排泄的氨苯蝶啶合用。

3. 对代谢的影响 可导致高血糖、高血脂。大剂量应用噻嗪类利尿药可使糖尿病患者及糖耐量异常的患者血糖升高，可诱发或加重糖尿病，可能因其抑制了胰岛素的分泌和减少组织利用葡萄糖有关；长期应用使血中三酰甘油、胆固醇及低密度脂蛋白升高；久用偶致高血钙。高脂血症患者、糖尿病患者慎用。

本品与呋塞米、磺胺类药有交叉过敏反应。

- -

【点滴积累】

1. 噻嗪类属于中效能利尿药，通过抑制肾远曲小管近端 $Na^+ - Cl^-$ 共转运子，从而抑制 NaCl 的重吸收。

2. 噻嗪类药物可导致高尿酸血症、高血糖、高血脂等不良反应。

（三）低效能利尿药

螺内酯（spironolactone）　又称安体舒通。本品利尿作用弱、缓慢、持久，口服吸收不完全，服药后 1 日开始起效，2～3 日达高峰，停药后作用仍可维持 2～3 日。作为醛固酮的竞争性拮抗剂，与醛固酮在远曲小管和集合管部位竞争醛固酮受体，干扰醛固酮的留钠排钾作用，使 Na^+、Cl^- 和水的排出增加而利尿。

单用效果较差，常与噻嗪类排钾利尿药合用，治疗伴有醛固酮水平增高的顽固性水肿，对肝硬化腹水、肾病综合征水肿患者有效；也用于充血性心力衰竭，不仅可以消除水肿，而且可以改善心力衰竭的症状。

长期应用可导致高血钾，尤其在肾功能不全时易发生，肾功能不全及血钾偏高者禁用；还可引起性激素样反应，表现为女性多毛、月经紊乱，男性乳房发育、性功能障碍等，停药后可消失；少数患者可引起头痛、困倦、精神紊乱等。

单独用药期间少食含钾丰富的食物，防止高钾血症发生（高钾血症的临床表现为心率减慢、心律失常、嗜睡、疲乏等）。

氨苯蝶啶（triamterene）　口服吸收迅速，生物利用度约为 50%。口服后 1～2 h 起效，4～6 h 血药浓度达高峰，作用维持 12～16 h。药物主要经肝代谢，代谢物仍具有活性。代谢物或原形药主要经肾排泄，尿中可出现淡蓝色荧光。

氨苯蝶啶的利尿作用不受体内醛固酮水平的影响，其作用机制为直接阻滞远曲小管、集合管管腔 Na^+ 通道，减少 Na^+ 重吸收，使管腔内负电位降低，减少 K^+ 向管腔分泌，产生排钠利尿和留钾作用。

本品常与中效能或高效能利尿药合用，治疗各类顽固性水肿或腹水，也可用于氢氯噻嗪或螺内酯无效的患者。因能促进尿酸排泄，尤其适用于痛风患者的利尿。

大剂量长期服用可致高钾血症，故肾功能不全或有高钾血症倾向者禁用；肝硬化患者服用本品可引起巨幼细胞贫血，可能与其抑制二氢叶酸还原酶有关，用药期间注意监测血象变化；偶见头晕、嗜睡、皮疹及轻度胃肠道反应。

阿米洛利（amiloride）　又称氨氯吡咪，本品的化学结构与氨苯蝶啶不同，其药理作用却与氨苯蝶啶相同。排钠留钾作用强度为氨苯蝶啶的 5 倍，利尿作用可持续 22～24 h，其作用机制、临床应用及不良反应等均与氨苯蝶啶相似。

乙酰唑胺（acetazolamide）　抑制碳酸酐酶，使肾近曲小管 H^+ 产生减少，$Na^+ - H^+$ 交换减少，产生弱的利尿作用；本品还可抑制睫状体上皮细胞内碳酸酐酶的活性，减少房水的产生，使眼压降低，用于多种类型的青光眼。常见的不良反应有四肢及面部麻木感、嗜睡，长期应用可引起代谢性酸中毒、尿结石；具有磺胺类似结构，对磺胺类过敏者禁用。

- -

【点滴积累】

螺内酯、氨苯蝶啶属于弱效能保钾型利尿药，作用于远曲小管和集合管，螺内酯为醛固酮的竞争性拮抗剂，氨苯蝶啶可阻滞 Na^+ 通道。

第二节　脱　水　药

脱水药（dehydrant agents）又称渗透性利尿药（osmotic diuretics），是一类静脉给药后能迅速提高血浆渗透压，使组织内水分向血浆转移而使组织脱水的药物，同时可提高肾小管腔液渗透压，产生渗透性利尿作用。主要用于治疗脑水肿,降低颅内压。

本类药物一般具有以下特点:①静脉给药后,不易通过毛细血管进入组织细胞;②易经肾小球滤过,而不易被肾小管重吸收;③在体内不被代谢。

甘　露　醇

甘露醇(mannitol)是一种己六醇,口服不吸收,临床用 20%的高渗溶液静脉注射或静脉滴注。

【药理作用】

1. 脱水作用　静脉给药后,不易从毛细血管渗入组织,迅速提高血浆渗透压,使组织间液及细胞内的水分向血浆转移,产生组织脱水作用,可迅速降低颅内压、眼内压。

2. 利尿作用　其作用机制可能是:①静脉给药后,因增加血容量而使肾小球滤过率增加;②经肾小球滤过后几乎不被肾小管重吸收,使肾小管液中的渗透压增高,减少肾小管和集合管对水的重吸收;③扩张肾血管,增加肾髓质血流量;④由于排尿速率的增加,减少了尿液与肾小管上皮细胞接触的时间,使几乎所有电解质的重吸收减少。

【临床应用】

1. 脑水肿　甘露醇是临床降低颅内压安全有效的首选药。用于治疗颅内肿瘤、颅脑损伤、脑组织炎症及缺氧等引起的脑水肿,若合用地塞米松则效果更佳。

2. 预防急性肾衰竭　急性肾衰竭早期,应用甘露醇可防止肾小管萎缩和坏死;如急性肾衰竭已经形成,则应停止使用,否则有发生急性左心衰竭、急性肺水肿的危险。

3. 青光眼　可用于青光眼的治疗及术前准备。

4. 其他　用于大面积烧伤引起的水肿及促进体内毒物的排出等。

【不良反应和用药护理】　静脉注射过快,可致一过性头痛、眩晕、畏寒、视物模糊、心悸等,可能是由组织脱水过快,血容量迅速增加,血压升高所致。静脉注射时药液外漏,可致局部组织肿痛,甚至坏死。少数患者注射后 3～6 h 可出现流涕、舌肿、呼吸困难及意识丧失等。

用药过程中应注意监测患者血压、呼吸、心率变化,不宜采用皮下注射或肌内注射给药途径,静脉注射应避免药液外漏,且不能与其他药物混合静脉滴注。充血性心力衰竭、活动性颅内出血患者禁用。

山梨醇(sorbitol)　是甘露醇的同分异构体,临床常用 25%的高渗溶液,其作用、临床应用与甘露醇相似。由于进入体内后,部分被转化为果糖而失去渗透性脱水作用,故作用较弱。因其溶解度较大,价格便宜,不良反应较轻,临床常作为甘露醇的代用品。

葡萄糖(glucose)　作为脱水药常用其 50%的高渗溶液。静脉注射后可产生脱水和渗透性利尿作用,用于治疗脑水肿和急性肺水肿。因葡萄糖可从血管内弥散到组织中,且易被代谢,故作用较弱而不持久。单独用于脑水肿治疗时,由于葡萄糖可进入脑组织内,同时带入水分而使颅内压回升,甚至超过用药前水平,造成反跳现象,故一般应与甘露醇交替使用,以巩固疗效。

【点滴积累】

甘露醇是临床降低颅内压安全有效的首选药。

思考题

1. 比较三类利尿药利尿作用的不同点。

2. 呋塞米在用药护理过程中应注意什么?

3. 患者,女性,48 岁,曾患过"关节炎"。劳动时心悸已 10 年,近 2 个月病情加重,家务劳动时气短、咳嗽,2周来食欲下降,尿量减少,下肢水肿。偶尔咯血,未进行任何治疗。

体格检查:脉搏不规则,呼吸 26 次/min,半卧位,面颊紫红,颈静脉怒张。肝于肋下 2.5 cm 可触及,有压痛,下肢水肿。心电图示心房颤动,心室率 100~110 次/min,右室肥厚。

诊断:①风湿性心脏病;②二尖瓣狭窄并关闭不全;③心房颤动;④慢性心功能不全。

治疗:①地高辛 0.25 mg,每日 1 次;②氢氯噻嗪 25 mg,每日 2 次;10%氯化钾溶液 10 ml,每日 3 次;③卡托普利,每日 12.5 mg。

此治疗方案是否合理?本病例应用氢氯噻嗪的目的是什么?为什么应用 10% 的氯化钾?

常用制剂和用法

呋塞米　片剂:20 mg。1 次 20 mg,每日 2 次。为避免发生电解质紊乱,应从小量开始,间歇给药,服药 1~3 日,停药 2~4 日。注射剂:20 mg/2 ml。1 次 20 mg,肌内注射或稀释后缓慢静脉注射,每日或隔日 1 次。

布美他尼　片剂:1 mg、5 mg。每日 1~5 mg,口服。

依他尼酸　片剂:25 mg。1 次 25 mg,每日 1~3 次,口服。

氢氯噻嗪　片剂:25 mg。1 次 25~50 mg,每日 2 次。针对不同的疾病,用药次数可以有所变动。

氯噻酮　片剂:50 mg、100 mg。1 次 100 mg,每日 1 次或隔日 1 次,口服。

螺内酯　胶囊:20 mg。1 次 20 mg,每日 3~4 次,口服。

氨苯蝶啶　片剂:50 mg。1 次 25~50 mg,每日 2~3 次,口服。

甘露醇　注射剂:20 g/100 ml、50 g/250 ml。1~2 g/kg,静脉注射,必要时 4~6 h 重复使用 1 次。

葡萄糖　注射剂:50%溶液 20 ml/支。静脉注射,1 次 40~60 ml。

(韩　蕾)

第二十五章　作用于呼吸系统的药物

学习目标

1. 掌握平喘药的分类及代表药物；沙丁胺醇、氨茶碱的药理作用、临床应用、不良反应和用药护理。

2. 熟悉异丙托溴铵、色甘酸钠、可待因、右美沙芬、氯化铵的药理作用、临床应用、不良反应和用药护理。

3. 了解其他作用于呼吸系统药物的特点。

- -

咳、痰、喘是呼吸系统疾病的常见症状，多由感染或超敏反应所致，三者常同时存在，互为因果。平喘药、镇咳药和祛痰药能缓解相应症状，减轻患者的痛苦，并有效防止并发症的发生。

第一节　平　喘　药

支气管哮喘是一种慢性超敏反应性炎症性疾病，临床表现主要为反复发作的喘息、气促、胸闷和咳嗽等症状。其发病机制复杂，涉及炎症、超敏反应、神经调节失调、遗传、药物、环境、精神心理等诸多因素。凡能够缓解或消除哮喘症状的药物称为平喘药（antiasthmatic drugs）。常用的平喘药按作用方式不同分为支气管扩张药、抗炎平喘药、抗过敏平喘药。

一、支气管扩张药

支气管扩张药主要通过松弛支气管平滑肌，降低气道阻力而平喘。本类药物有肾上腺素受体激动药、茶碱类、M胆碱受体拮抗药。

（一）肾上腺素受体激动药

1. 非选择性 β 受体激动药　肾上腺素、麻黄碱、异丙肾上腺素等药物属于非选择性 β 受体激动药，异丙肾上腺素、肾上腺素主要用于控制哮喘急性发作，麻黄碱口服用于预防哮喘发作及轻症治疗，因本类药物在激动 β_2 受体的同时，也可激动 β_1 受体，易引起心悸等心血管系统不良反应，已不作为平喘的常用药物。

2. 选择性 β_2 受体激动药　对 β_2 受体有较强的兴奋作用，对 β_1 受体的亲和力较低，对 α 受体几乎无作用。由于选择性高，并具有稳定性好、作用维持时间长、可多途径给药等优点，现已基本取代非选择性 β 受体激动药用于治疗支气管哮喘。

不良反应方面，本类药物对心脏的作用较轻，常规剂量或吸入给药很少产生心血管系统不良反应，在大剂量或注射给药时，仍可引起心悸、心律失常等心脏反应；可引起肌肉震颤，好发部位为四

153

肢与面颈部;可增加肌糖原分解,升高血糖和血乳酸,糖尿病患者应用时应注意血糖变化,防止出现乳酸中毒或酮症酸中毒;大剂量也可导致血钾降低,必要时应补充钾盐,以防诱发心律失常。甲状腺功能亢进症、冠心病、心肌炎等患者禁用。

沙丁胺醇(salbutamol) 又称舒喘灵,对 β_2 受体的选择性高。有口服、吸入或静脉滴注等多种途径给药,缓释和控释剂型,1 次口服可维持稳定血药浓度达 12 h。

沙丁胺醇平喘作用强、快、较持久,气雾吸入 5 min 起效,控制哮喘急性发作效果好,口服给药可用于哮喘、其他原因的支气管痉挛、喘息性支气管炎及慢性阻塞性肺疾病的治疗。长期应用可产生耐受性。

特布他林(terbutaline) 又称间羟舒喘灵,其平喘作用较沙丁胺醇弱,维持时间较久,对心脏作用弱。有口服、气雾吸入、静脉注射、皮下注射等多种途径给药。临床应用、不良反应等与沙丁胺醇相似。

克伦特罗(clenbuterol) 又称氨哮素,平喘作用较沙丁胺醇强 100 倍,并有增强呼吸道纤毛运动和溶解黏痰的作用。对心血管系统影响较小,很少引起心血管系统不良反应。

同类药物还有福莫特罗(formoterol)、沙美特罗(salmeterol)、班布特罗(bambuterol),它们均是长效 β_2 受体激动药,主要用于慢性哮喘与慢性阻塞性肺疾病的缓解症状。

(二)M 胆碱受体拮抗药

阿托品、东莨菪碱、山莨菪碱等为非选择性 M 胆碱受体拮抗药,对支气管平滑肌选择性低,不良反应多,不宜用于哮喘的治疗。目前多采用对呼吸道 M 胆碱受体选择性高的阿托品衍生物,对心血管系统无明显不良反应,并不减少呼吸道腺体分泌,不影响痰液的黏滞性。

异丙托溴铵(ipratropine bromide) 又称异丙阿托品,能选择性拮抗支气管平滑肌上的 M 胆碱受体,扩张支气管作用较阿托品强而持久,疗效与异丙肾上腺素相当。口服不吸收,必须采用气雾吸入给药,吸入后 5 min 生效,持续 4~6 h。本品对伴有迷走神经功能亢进的哮喘和老年喘息型支气管炎有较好疗效。对于急性哮喘发作,与 β_2 受体激动药合用,有更强的支气管扩张作用;不良反应少,偶有口干、喉部不适等。青光眼患者禁用。

同类药物还有氧托溴铵(oxitropium,氧托品)和异丙东莨菪碱(isopropylscopolamine),其药理作用、临床应用等与异丙托溴铵相似。

(三)茶碱类

氨 茶 碱

氨茶碱(aminophylline)为茶碱与乙二胺的复盐。

【药理作用和临床应用】

1. 平喘作用 对支气管平滑肌有明显的松弛作用,尤其对痉挛的支气管平滑肌作用更强。氨茶碱还可通过免疫调节与抗炎作用,抑制气道炎症反应,抑制吸入致敏原所诱发的迟发型哮喘反应,降低气道高反应性,改善慢性哮喘患者的预后。

2. 强心利尿作用 可直接作用于心脏,增强心肌收缩力,增加心排血量,增加肾血流量和肾小球滤过率,产生较弱的利尿作用。

3. 增强膈肌收缩力 可减轻气道阻塞、呼吸负荷增加造成的呼吸肌疲劳。

【临床应用】

主要用于急(慢)性哮喘及其他慢性阻塞性肺疾病患者。口服用于预防哮喘发作或轻症哮喘,静脉注射或静脉滴注用于重症哮喘及哮喘持续状态,还可用于急性心功能不全、心源性哮喘、心源性水肿的辅助治疗。

【不良反应和用药护理】

1. **胃肠道反应** 氨茶碱呈较强碱性,口服刺激胃黏膜,可引起恶心、呕吐、胃痛等,餐后服用可减轻。

2. **神经系统症状** 治疗量可出现烦躁不安、失眠等中枢兴奋症状,剂量过大可致头晕、头痛、谵妄、惊厥等,可用镇静催眠药对抗。

3. **心血管系统症状** 静脉给药浓度过高或速度过快,数分钟出现心悸、心率加快、血压骤降,严重者可致猝死。静脉给药应充分稀释后缓慢滴注。血压骤降可用去甲肾上腺素或间羟胺升压,禁用肾上腺素。应监测患者的血药浓度,以不超过 20 $\mu g/ml$ 为宜。

氨茶碱为碱性药物,遇酸可产生沉淀,禁与酸性药物混合注射。静脉给药时应使用单独通道。急性心肌梗死、低血压、甲亢、休克患者禁用。老年人、妊娠期妇女、哺乳期妇女、小儿,以及心、肝、肾功能不全者慎用。

胆茶碱(cholinophylline) 为茶碱与胆碱的复盐。口服易吸收,对胃肠道刺激小,患者易接受。对心脏和中枢神经系统的作用不明显。药理作用、临床应用、不良反应等与氨茶碱相似。

二、抗炎平喘药

糖皮质激素是目前治疗哮喘最有效的抗炎药物,给药途径包括吸入、口服及静脉等。吸入激素可避免全身应用时所致的不良反应,长期给药可有效防止哮喘发作,是治疗哮喘一线药物。常用吸入激素有倍氯米松、布地奈德、丙酸氟替卡松、环索奈德等。口服激素适用于中度哮喘发作、慢性哮喘以及大剂量吸入激素治疗无效的患者,一般采用半衰期较短的激素,如泼尼松、泼尼松龙或甲泼尼龙等。静脉给药多用于哮喘持续状态或重症哮喘发作的抢救,一般采用氢化可的松或甲泼尼龙等。

倍氯米松(beclomethasone) 为地塞米松的衍生物,是人工合成的糖皮质激素类药物。气雾吸入,直接作用于气道而发挥抗炎平喘作用,局部抗炎作用比地塞米松强 500 倍。用于其他平喘药不能有效控制病情的慢性哮喘患者。长期应用可降低气道高反应性,降低发作的频率和程度。本品吸入给药起效较慢,不能用于急性发作的抢救。

吸入常用剂量一般无全身不良反应,长期应用也不抑制肾上腺皮质功能,但长期用药可发生声音嘶哑、咽部念珠菌感染,故应减少吸入次数、吸入后用清水漱口,以减少发病率。

三、抗过敏平喘药

抗过敏平喘药具有抗过敏和轻度的抗炎作用。起效慢,对哮喘的急性发作治疗无效,主要预防哮喘发作。本类药物包括肥大细胞膜稳定药、H_1 受体拮抗药和抗白三烯药。

(一)肥大细胞膜稳定药

色甘酸钠(sodium cromoglycate) 又称咽泰,其作用机制可能是稳定肥大细胞膜,阻止肥大细胞释放组胺、白三烯等过敏介质,还能降低哮喘患者非特异性的气道高反应性。

本品口服难以吸收,临床采用喷雾吸入给药。主要用于预防和减少哮喘的发生。对外源性哮喘的预防作用更好,对正在发作的哮喘无效。本品起效慢,用药数日或数周后才显效。

不良反应少见,少数患者吸入时因粉末的刺激可引起咽痒、呛咳、气急,甚至诱发哮喘,必要时同时吸入 β_2 受体激动药预防。

(二)H_1 受体拮抗药

酮替芬(ketotifen) 为口服强效过敏介质阻释剂,具有拮抗 H_1 受体和阻止过敏介质释放的双重作用,效果优于色甘酸钠。口服有效,作用持久,用于预防各型支气管哮喘的发作,对小儿效果最好,对正在发作的急性哮喘无效。本品可用于过敏性鼻炎、慢性荨麻疹及食物过敏等治疗。不良反应有嗜睡、口干、头晕等,连续用药后可逐渐消失。

(三) 抗白三烯药

白三烯是哮喘发病中的一组重要炎症介质,能引起气道炎症,增加气道微血管通透性和液体分泌,并诱发气道平滑肌收缩。抗白三烯药[如扎鲁司特(zafirlukast)]能与支气管平滑肌部位的白三烯受体结合,有竞争性拮抗白三烯的作用。用于轻中度哮喘的预防和治疗,与糖皮质激素合用还可取得协调作用,尤其适用于阿司匹林引起哮喘的患者。

- -

【点滴积累】

1. 哮喘的急性发作常首选 β_2 受体激动药气雾吸入给药,如沙丁胺醇、特布他林等。
2. 重症哮喘或哮喘的持续状态可静脉注射氨茶碱或注射糖皮质激素。
3. 吸入糖皮质激素可有效防止哮喘发作。

第二节　镇　咳　药

咳嗽是呼吸道受刺激时产生的保护性反射活动,可促使痰液和异物排出。轻度咳嗽,一般不必应用镇咳药。严重而频繁的咳嗽,特别是剧烈的干咳,不仅增加患者的痛苦,甚至可加重病情或引起并发症,应及时给予镇咳药。凡能够缓解咳嗽症状的药物统称为镇咳药(antitussives)。根据其作用机制分为中枢性镇咳药和外周性镇咳药。

一、中枢性镇咳药

中枢性镇咳药是选择性抑制延髓咳嗽中枢而发挥镇咳作用,分为依赖性镇咳药和非依赖性镇咳药。依赖性镇咳药的特点是镇咳作用强、效果好,具有依赖性,而且有便秘、呼吸中枢抑制等不良反应,所以其临床应用受到限制。非依赖性镇咳药作用强度大多弱于依赖性镇咳药,因无依赖性,故应用更为广泛。

(一) 依赖性中枢性镇咳药

可待因(codeine)　又称甲基吗啡,为阿片生物碱类药物,作用与吗啡相似而较弱,兼有中枢性镇咳和镇痛作用,其强度分别为吗啡的 1/4 和 1/10～1/7,但呼吸抑制、耐受性、依赖性等均弱于吗啡。口服或注射给药均可吸收,适用于各种原因引起的剧烈干咳,对胸膜炎干咳伴胸痛者尤为适宜。不良反应主要为耐受性及依赖性,偶有恶心、呕吐、便秘、眩晕等,过量可引起兴奋、烦躁不安和呼吸抑制。痰多患者及妊娠期妇女禁用。

(二) 非依赖性中枢性镇咳药

右美沙芬(dextromethorphan)　是目前应用最广泛的镇咳药。镇咳作用与可待因相似或较强,起效快,无镇痛作用,治疗量对呼吸中枢无抑制作用,也无依赖性和耐受性。主要用于各种原因引起的干咳,是多种用于治疗感冒咳嗽复方制剂中的主要成分之一。

右美沙芬不良反应较少,偶有头痛、头晕、食欲缺乏等。痰多患者慎用,妊娠 3 个月内的妇女禁用。

喷托维林(pentoxyverine)　又称咳必清,是人工合成的非依赖性镇咳药。喷托维林兼具中枢性镇咳作用和外周性镇咳作用,中枢性镇咳作用为可待因的 1/3,外周性镇咳作用较弱,并有轻度阿托品样作用和局部麻醉作用。用于上呼吸道炎症引起的干咳、阵咳和小儿百日咳等。不良反应有轻度头痛、头晕、口干、恶心及便秘等。青光眼、前列腺增生及心功能不全的患者慎用或禁用,多痰者宜与祛痰药合用。

二、外周性镇咳药

外周性镇咳药通过抑制咳嗽反射弧中的末梢感受器、传入神经或传出神经或效应器中任何一环节而发挥镇咳作用。有些药物兼有中枢和外周两种作用。

那可汀（noscapine hydrochloride）和苯佐那酯（benzonatate）　在呼吸道对局部感受器和神经末梢有局部麻醉作用，消除或减弱局部的刺激作用。主要用于支气管炎、胸膜炎引起的干咳和阵咳。痰多者不宜使用，有时会引起轻度嗜睡和头痛等。苯佐那酯服用时勿嚼碎，以免引起口腔麻木。

【点滴积累】

1. 中枢性镇咳药可待因、右美沙芬等用于无痰干咳，可待因还能镇痛，久用成瘾。
2. 外周性镇咳药苯佐那酯具有局部麻醉作用。

第三节　祛　痰　药

祛痰药是指能使痰液变稀或黏稠度降低，使痰液易于排出的药物。呼吸道内的痰液刺激气管黏膜可引起咳嗽，黏痰积聚还可使气道狭窄而致喘息，并可加重呼吸道感染。因此，祛痰药还能起到间接镇咳和平喘作用。常用的祛痰药按其作用机制分为痰液稀释药和黏痰溶解药。

一、痰液稀释药

氯化铵（ammonium chloride）　口服后刺激胃黏膜引起恶心，反射性促进支气管腺体分泌增加，从而使痰液稀释，易于咳出。适用于急（慢）性呼吸道炎症且痰液黏稠而难于咳出者。治疗量祛痰作用较弱，而大剂量又能引起恶心、呕吐及支气管痉挛等不良反应，故很少单独应用，常与其他药物配伍制成复方制剂。氯化铵可刺激胃黏膜，过量或长期服用可致酸血症和低钾血症，消化性溃疡及肝肾功能不全者慎用。

二、黏痰溶解药

黏痰溶解药是一类能改变痰液黏性成分，降低痰的黏滞度使之易于咳出的药物。适用于大量黏痰阻塞呼吸道而咳出困难者。

溴己新（bromhexine）　又称必嗽平，能抑制酸性黏多糖的合成，促进小分子黏蛋白的分泌，从而降低痰液黏稠度，还具有促进呼吸道黏膜纤毛运动、促进痰液排出及祛痰作用。本品可口服、雾化、静脉给药。不良反应少，偶有恶心、胃部不适、氨基转移酶升高，减量或停药后可自行消失。胃溃疡患者慎用或禁用。

同类药物还有氨溴索（ambroxol）。

乙酰半胱氨酸（acetylcysteine）　又称痰易净，为巯基化合物，能使黏痰中二硫键裂解，从而降低痰液的黏稠度。常采用20%的溶液5 ml与2%碳酸氢钠溶液混合雾化吸入，紧急时气管滴入，此时需用吸痰器吸引排痰。本品有特殊的臭味，对呼吸道有刺激性，哮喘及肺功能不全的老年人慎用。本品易使青霉素、头孢菌素类、四环素类等抗生素破坏失效，故不宜配伍应用。

【点滴积累】

1. 痰液稀释药包括氯化铵和愈创甘油醚。

2. 黏痰溶解药包括溴己新和乙酰半胱氨酸。

思考题

1. 试述平喘药分类及其代表药物。

2. 简述氨茶碱的主要不良反应和用药护理。

3. 试述镇咳药分类及代表药物。

4. 患者,男性,18岁。在户外进行运动时,突然出现咳嗽、气喘,面色苍白,唇指发绀,呼吸困难,紧急入院后诊断为过敏性哮喘。给予吸氧、盐酸克仑特罗气雾剂吸入等治疗,症状缓解。在治疗该哮喘患者时应注意哪些问题?对不同的哮喘患者护士如何进行用药护理指导?

常用制剂和用法

沙丁胺醇　片剂、胶囊剂:2 mg。1次2~4 mg,口服,每日3~4次。气雾剂:20 mg、28 mg。1次吸入1~2揿(相当于0.1~0.2 mg),每4 h 1次。

特布他林　片剂:2.5 mg、5 mg。1次2.5~5 mg,口服,每日3次。气雾剂:50 mg、100 mg。1次吸入1~2揿(相当于0.25~0.5 mg),每日3~4次。注射剂:2.5 mg/1 ml。1次0.25 mg,皮下注射,15~30 min疗效不明显时,可重复注射1次。

克仑特罗　片剂:20 μg、40 μg。1次20~40 μg,口服,每日3次。气雾剂:2 mg。1次吸入10~20 μg,每日3~4次。栓剂:60 μg。直肠给药,1次60 μg,口服,每日1~2次。

福莫特罗　片剂:20 μg、40 μg。1次40~80 μg,每日2次。气雾剂:1次吸入12~24 μg,每日2次。

氨茶碱　片剂:0.1 g、0.2 g。1次0.1~0.2 g,口服,每日3次,缓释片:0.1 g。1次0.2~0.3 g,12 h 1次。注射剂:0.25 g/2 ml、0.5 g/2 ml。1次0.25~0.5 g,肌内注射或静脉注射,静脉注射时需用50%葡萄糖注射液20~40 ml稀释后缓慢静脉注射。

胆茶碱　片剂:1次0.2 g,口服,每日3次。

异丙托溴铵　气雾剂:0.025%溶液。1次吸入0.02~0.04 mg,每日3~6次。

色甘酸钠　气雾剂:0.7 g。1次吸入1~2揿(相当于3.5~7 mg),每日3~4次。滴眼剂:0.16 g/8 ml。1次1~2滴,每日4次,滴眼。

二丙酸倍氯米松　气雾剂:14 g。1次吸入2~3揿(相当于100~200 μg),每日2~3次。

磷酸可待因　片剂:15 mg、30 mg。1次15~30 mg,口服,每日3次。极量:1次0.1 g,每日0.25 g。

右美沙芬　片剂:10 mg、15 mg。1次15~30 mg,口服,每日3~5次。

喷托维林　片剂、滴丸:25 mg。1次12.5~25 mg,口服,每日3~4次。

那可丁　片剂:10 mg。1次10~20 mg,口服,每日3次。

苯佐那酯　丸剂:25 mg、50 mg。1次50~100 mg,口服,每日3~4次。

氯化铵　片剂:0.3 g。1次0.3~0.6 g,口服,每日3次。

溴己新　片剂:8 mg。1次8~16 mg,口服,每日3次。

乙酰半胱氨酸　粉剂:0.5 g、1 g。喷雾用:用时配成10%溶液,1次1~3 ml,每日2~3次,喷雾吸入。急救时用5%溶液,1次1~2 ml,气管滴入。

(程　哲)

第二十六章　作用于消化系统的药物

学习目标

1. 掌握抗消化性溃疡药的分类、代表药物、临床应用及不良反应。
2. 熟悉止吐药、泻药、止泻药的代表药物及临床应用。
3. 了解其他作用于消化系统药物的特点。

消化系统疾病种类繁多,临床上许多疾病具有消化系统的症状,治疗消化系统疾病以消除或缓解症状的药物为主,常用药物包括抗消化性溃疡药、止吐药、泻药与止泻药、助消化药等。

第一节　抗消化性溃疡药

消化性溃疡(peptic ulcer)是指发生于胃和十二指肠球部的溃疡,是一种慢性消化系统疾病,其发病率为 $10\%\sim20\%$。其主要症状为反酸、嗳气、周期性上腹痛、呕血、黑便等。目前认为,消化性溃疡的发病机制与黏膜局部损伤因素(胃酸、胃蛋白酶、幽门螺杆菌)和保护机制(胃黏膜屏障功能)之间平衡失调有关。

抗消化性溃疡药主要通过降低胃酸的浓度,减少胃蛋白酶活性;抑制或杀灭幽门螺杆菌;增强胃黏膜的保护功能等作用,达到减轻消化性溃疡的症状,促进溃疡愈合,减少消化性溃疡复发或防止并发症的目的。常用抗消化性溃疡药物主要有抗酸药、抑制胃酸分泌药、胃黏膜保护药、抗幽门螺杆菌药等。

一、抗酸药

抗酸药(antacids)是一类弱碱性无机化合物,口服后直接中和过多的胃酸,降低胃液酸度,降低胃蛋白酶活性,能减弱其分解胃壁蛋白的能力,进而减轻或消除胃酸对溃疡面的刺激和腐蚀作用,缓解消化性溃疡的症状,也有利于溃疡面的愈合。

氢氧化铝(aluminium hydroxide)　抗酸作用较强、持久,起效缓慢。口服后在胃内形成三氯化铝凝胶,有保护溃疡面及收敛止血的作用,可引起便秘。长期服用可影响磷的吸收,不宜长期大量使用;可影响四环素类药物的吸收,不宜同时服用。

碳酸氢钠(sodium bicarbonate)　口服后能迅速中和胃酸,减轻疼痛。作用时间短,且产生 CO_2,引起嗳气;因能被吸收入血,长期大量使用可引起碱血症;不宜与胃蛋白酶合剂、维生素 C 等酸性药物合用,以免影响药物的疗效。

碳酸钙(calcium carbonate)　抗酸作用较强、快而持久,不引起酸碱平衡失调。因产生 CO_2,可引起嗳气;不宜与铁剂、四环素类药物同时使用。

氧化镁(magnesium oxide)　抗酸作用强、缓慢而持久,不产生 CO_2。与胃酸作用生成氯化镁;镁离子能刺激肠蠕动,引起轻泻;用于伴有便秘的胃酸过多症及消化性溃疡患者;可干扰四环素类药物的吸收,应避免同时服用。

三硅酸镁(mangnesium trisilicate)　抗酸作用弱、缓慢而持久,在胃内形成胶状二氧化硅对溃疡面有保护作用,可引起轻泻。

临床应用的抗酸药较少单独应用,大多组成复方制剂。复方制剂可增强抗酸作用,减少不良反应。抗酸药片剂嚼碎后空腹服用效果更好。

二、抑制胃酸分泌药

【知识链接】

胃酸分泌与胃壁细胞受体

胃酸由胃黏膜壁细胞分泌。壁细胞上有 H_2 受体、M_1 受体和胃泌素受体参与胃酸分泌,当这些受体分别被组胺、乙酰胆碱和促胃液素激动时,均可进一步激活胃壁细胞上的 H^+,K^+-ATP 酶(质子泵),通过 H^+-K^+ 交换,将壁细胞内 H^+ 转运到胃腔,使胃酸分泌增加。

抑制胃酸分泌药通过阻断胃壁细胞上的 H_2 受体、M_1 受体、胃泌素受体或抑制质子泵的功能,从而减少胃酸分泌,促进溃疡愈合。抑制胃酸分泌药的作用机制如图 26-1 所示。

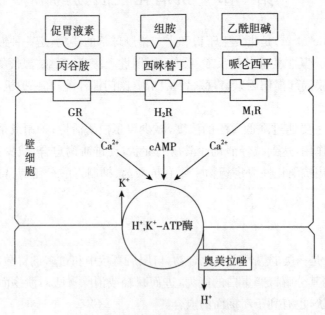

图 26-1　抑制胃酸分泌药的作用机制

（一）H_2 受体拮抗药

H_2 受体拮抗药选择性拮抗胃壁细胞膜上的 H_2 受体,减少胃酸分泌。

西 咪 替 丁

西咪替丁(cimetidine)又称甲氰咪胍,能竞争性拮抗胃壁细胞的 H_2 受体。

【药理作用和临床应用】　抑制胃酸分泌作用强。不仅能抑制以基础胃酸分泌为主的夜间胃酸分泌,对组胺、促胃液素和食物等多种因素引起的胃酸分泌也有抑制作用,还能使胃蛋白酶分泌减少。

主要用于治疗消化性溃疡,促进胃和十二指肠溃疡的愈合,还可用于反流性食管炎和卓-艾综合征。

【不良反应和用药护理】

1. 消化系统　常见口干、口苦、腹泻、便秘等。长期应用或用药剂量较大,可引起氨基转移酶升高,偶见肝脂肪变性、肝坏死。

2. 中枢神经系统　表现为头痛、头晕、乏力、失眠等;少数患者可出现不安、感觉迟钝、语言不清、幻觉、妄想等症状。

3. 内分泌系统　因其有抗雄性激素的作用,男性青年长期服用,可引起性欲减退及乳房发育。

4. 造血系统　少数患者可出现骨髓抑制现象,用药期间应定期查血象。

因抗酸药可降低西咪替丁的血药浓度,如须与抗酸药合用,两者口服时间至少相隔 1 h。西咪替丁为肝药酶抑制剂,与华法林、苯妥英钠、茶碱、地西泮等药物合用时应注意调整剂量。老年人、幼儿、肝肾功能不全、妊娠期妇女和哺乳期妇女慎用。

雷尼替丁(ranitidine)　抑制胃酸分泌的作用比西咪替丁强而持久。对胃及十二指肠溃疡均有良好的效果,抗酸作用为西咪替丁的 $4\sim10$ 倍,而且复发率低。对西咪替丁无效的患者,使用本品仍然有效。不良反应较少,治疗量不改变血泌乳素和雄激素浓度,长期使用可减少维生素 B_{12} 的吸收,引起维生素 B_{12} 缺乏。妊娠期妇女和婴幼儿禁用。

法莫替丁(famotidine)　是继西咪替丁和雷尼替丁后的一种长效、强效 H_2 受体拮抗药,对胃酸分泌的抑制作用为雷尼替丁的 $7\sim10$ 倍;用于胃及十二指肠溃疡、反流性食管炎、应激性溃疡及急性胃黏膜出血。不良反应较少,复发率低,不影响血泌乳素和雄激素浓度。

(二) H^+,K^+ - ATP 酶抑制药(质子泵抑制药,PPI)

奥 美 拉 唑

奥美拉唑(omeprazole)又称洛赛克,是第一代质子泵抑制药,具有强大而持久的抑制胃酸分泌作用。

【药理作用】　奥美拉唑能特异性地作用于胃黏膜细胞,可逆性地抑制胃壁细胞 H^+,K^+ - ATP 酶的作用,使胃壁细胞 H^+ 分泌减少,从而减少胃酸分泌。对胃蛋白酶的分泌也有抑制作用,能迅速缓解疼痛。本品还具有抗幽门螺杆菌的作用。

【临床应用】　用于治疗胃及十二指肠溃疡,治愈率高于 H_2 受体拮抗药,也可用于反流性食管炎和卓-艾综合征。单独使用该药物溃疡复发率较高,常与抗幽门螺杆菌等药物联合用药。

【不良反应和用药护理】　不良反应发生率为 $1.1\%\sim2.8\%$,主要有头痛、头晕、口干、恶心、腹胀、失眠,偶有皮疹、外周神经炎、男性乳房女性化。妊娠期妇女和小儿禁用。肝功能减退患者用量酌减,长期服用者应定期检查胃黏膜有无肿瘤样增生。

兰索拉唑(lansoprazole)　是第二代质子泵抑制药,能抑制胃酸分泌,对胃黏膜有保护作用,抑制胃酸分泌作用及抗幽门螺杆菌作用较奥美拉唑强。

泮托拉唑(pantoprazole)与雷贝拉唑(rabeprazole)　是第三代质子泵抑制药,两药抑制胃酸分泌的能力和缓解症状、治愈黏膜损伤的疗效均优于前两代药物,且不良反应少。

(三) M 受体拮抗药

哌仑西平(pirenzepine)　能拮抗胃壁细胞的 M_1 受体,使胃酸和胃蛋白酶分泌减少,兼有解除胃肠平滑肌痉挛的作用,可用于胃及十二指肠溃疡,与西咪替丁合用可提高疗效。因抑制胃酸作用较弱,现已较少用于消化性溃疡的治疗。

(四)促胃液素受体拮抗药

丙谷胺(proglumide)　能竞争性拮抗促胃液素受体,抑制胃酸的分泌;同时对胃黏膜有保护作用,有利于溃疡的愈合。主要用于胃及十二指肠溃疡和胃炎的治疗。不良反应轻,偶见口干、失眠、腹胀、食欲下降等。

三、胃黏膜保护药

枸橼酸铋钾(bismuth potassium citrate)　又称胶体次枸橼酸铋(colloidal bismuth subcitrate),口服后,在酸性环境下能形成氧化铋胶体附着于溃疡表面和肉芽组织,形成一层坚固的不溶性保护薄膜,而抵御胃酸、胃蛋白酶及酸性食物对溃疡面的侵蚀;能抑制胃蛋白酶活性,改善胃黏膜血液循环,增加黏液分泌,增强胃黏膜屏障能力。此外,还具有抗幽门螺杆菌作用。用于治疗胃及十二指肠溃疡和慢性胃炎。

服药期间可使舌、粪染黑,应提前向患者说明,偶见恶心等消化道反应。肾功能不全者禁用,以免引起血钾过高。抗酸药及牛奶可影响其作用,不宜同服。

硫糖铝(sucralfate)　口服后在酸性环境下水解成硫酸蔗糖和氢氧化铝,呈胶状,与溃疡面的黏蛋白结合形成保护膜;能抑制胃蛋白酶活性,促进溃疡面愈合;还能抑制幽门螺杆菌的繁殖,减轻其对胃黏膜的破坏。用于治疗胃及十二指肠溃疡。不良反应轻,久用易致便秘,偶有胃肠道反应、皮疹、头晕等。餐前 1 h 及临睡前嚼服。忌与抗酸药、多酶片及碱性药合用。

米索前列醇(misoprostol)　是一种合成前列腺素衍生物,能抑制胃酸及胃蛋白酶分泌,还能增加胃黏膜血流量,促进胃黏膜和十二指肠黏膜受损上皮细胞的修复。主要用于胃及十二指肠溃疡、应激性溃疡的治疗。不良反应有腹泻、恶心和胃肠胀气等。因收缩子宫平滑肌,可致流产,故妊娠期妇女禁用。对前列腺素过敏者禁用。

四、抗幽门螺杆菌药

幽门螺杆菌(H. pylori,Hp)是寄生于胃和十二指肠的黏液层与黏液细胞之间的一种细菌,可分泌尿素酶并释放多种细胞毒素,破坏胃黏膜。幽门螺杆菌感染已被公认是消化性溃疡及慢性胃炎的主要病因之一,幽门螺杆菌感染可明显增加消化性溃疡的复发率,因此使用抗幽门螺杆菌药物是十分必要的。

临床常用的抗幽门螺杆菌药分为两类,一类为抗消化性溃疡药,如枸橼酸铋钾、奥美拉唑、硫糖铝等,抗幽门螺杆菌作用较弱,单用疗效差;另一类为抗菌药,如阿莫西林、甲硝唑、庆大霉素、呋喃唑酮等。由于单用一种药物疗效差,临床上常以铋剂或质子泵抑制药与抗菌药联合应用,以提高疗效。目前治疗 Hp 最常用的有三联、四联疗法,疗程为 1～2 周。

三联疗法:PPI＋甲硝唑＋克拉霉素或阿莫西林;四联疗法:PPI＋铋剂＋甲硝唑＋克拉霉素或阿莫西林。

【点滴积累】

1. 抗消化性溃疡药物包括抗酸药、抑制胃酸分泌药、胃黏膜保护药和抗幽门螺杆菌药。
2. 奥美拉唑通过抑制 H^+,K^+-ATP 从而减少胃酸分泌。

第二节　助 消 化 药

助消化药多为消化液中的成分,能补充消化液的分泌不足,或减少肠道内产气,促进食物的消化,达到治疗消化不良的效果。

稀盐酸（acid hydrchloric diluted） 为10%的盐酸溶液,可提高胃内酸度,增强胃蛋白酶的活性,还有促进胰液和胆汁分泌,促进钙、铁吸收的作用。稀盐酸用于胃酸缺乏引起的消化不良。用温开水稀释后服用,用非金属性吸管吸药,服后立即漱口,以保护牙齿。

胃蛋白酶（pepsin） 在胃内酸性环境下可迅速水解蛋白质,形成蛋白胨。胃蛋白酶常与稀盐酸配伍,用于胃蛋白酶缺乏的消化不良。忌与碱性药物配伍。溃疡病患者禁用。

胰酶（pancreatin） 为含胰蛋白酶、胰淀粉酶和胰脂肪酶的混合物,分别促进蛋白质、淀粉和脂肪的消化。用于消化不良及胰腺疾病引起的消化不良。遇酸易失活,多制成肠溶片,宜饭前服,整片吞服。忌与酸性药物配伍。

乳酶生（biofermin） 又称表飞鸣,为乳酸杆菌干燥制剂。在肠内能分解糖类生成乳酸,从而抑制腐败菌繁殖,防止蛋白质发酵产气。用于腹胀、消化不良及小儿消化不良性腹泻。与维生素C合用可增强疗效,忌与抗微生物药和碱性药合用。乳酸中毒者禁用。

第三节 止 吐 药

呕吐是由内脏及前庭功能紊乱、药物、放疗等刺激延脑化学催吐感受区（CTZ）的多巴胺受体、组胺受体和5-羟色胺（5-HT）受体,引起恶心、呕吐。止吐药是一类通过拮抗上述受体抑制呕吐反射而发挥止吐作用的药物。本节主要介绍多巴胺受体拮抗药和5-羟色胺受体拮抗药的止吐作用。

一、多巴胺受体拮抗药

甲氧氯普胺（metoclopramide） 又称灭吐灵、胃复安,对多巴胺受体有拮抗作用。口服生物利用度高,易透过血-脑脊液屏障和胎盘屏障。本品通过拮抗胃肠多巴胺受体,可引起从食管至近段小肠平滑肌运动,加速胃的正向排空和加速肠内容物从十二指肠向回盲部推进,发挥止吐及胃肠促动力作用。临床上常用于慢性功能性消化不良引起的胃肠运动障碍,包括恶心、呕吐及肿瘤化疗、放疗药引起的各种呕吐。

主要不良反应有头晕、嗜睡、乏力、腹泻、口干、头痛、皮疹等。大剂量或长期应用可引起锥体外系反应,男性乳房发育、溢乳等。注射给药可引起体位性低血压。妊娠期妇女慎用,机械性肠梗阻、胃肠出血等患者禁用。

多潘立酮（domperidone） 又称吗丁啉,通过拮抗胃肠壁多巴胺受体,增强胃肠蠕动,促进胃排空,防止食物反流。用于治疗胃排空延缓引起的消化不良、胃肠胀气,也可用于偏头痛、颅脑外伤、放射治疗引起的恶心、呕吐。不良反应较少,因不易透过血-脑脊液屏障,几乎无锥体外系反应,偶见轻度腹部痉挛、高泌乳素血症等。

西沙必利（cisapride） 是新型的胃肠动力药,除拮抗多巴胺受体外,还具有拮抗5-HT受体的作用,增强胃的排空,防止食物反流,具有强大的镇吐作用。用于胃肠运动障碍性疾病,如肠蠕动减弱引起的消化不良、反流性食管炎、术后胃肠麻痹、便秘等,可引起短暂性的腹痛、腹泻等。过量可引起心律失常。妊娠期妇女及过敏者禁用。

二、5-羟色胺受体拮抗药

昂丹司琼（ondansetron） 又称奥丹西龙,为具有高度选择性的5-HT₃受体拮抗药。口服吸收快,通过拮抗外周神经系统的5-HT₃受体,发挥强大的镇吐作用,无锥体外系反应。主要用于恶性肿瘤化学治疗和放射治疗引起的呕吐,但对晕动病和多巴胺受体激动药引起的呕吐无效。不良反应可出现头痛、腹泻、便秘、过敏反应等。对本品过敏者禁用,妊娠期妇女及哺乳期妇女慎用。

同类药物还有格拉司琼(granisetron)和托烷司琼(tropisetron),其药理作用、临床应用等与昂丹司琼相似。

【点滴积累】

甲氧氯普胺和多潘立酮通过拮抗外周多巴胺受体产生止吐作用。

第四节 泻药和止泻药

一、泻药

泻药是一类能增加肠内水分,软化粪便或润滑肠道,促进蠕动,加速排便的药物,临床主要用于功能性便秘。按作用机制分为容积性泻药、接触性泻药和润滑性泻药三类。

(一)容积性泻药

由于本类药物口服在肠道难以吸收,使肠内渗透压升高而阻止肠内水分的吸收,使肠腔容积增大,刺激肠壁,反射性地引起肠蠕动增强而产生泻下作用。主要用于排出肠内毒物或驱虫后虫体的排出。此外,硫酸镁(magnesium sulfatehe)可刺激十二指肠黏膜,反射性地引起胆总管括约肌松弛、胆囊收缩,促进胆囊排空,呈现利胆作用,可用于阻塞性黄疸、慢性胆囊炎和胆石症。

硫酸镁、硫酸钠(sodium sulfate)用于导泻时,因刺激肠壁可引起盆腔充血,故妊娠期妇女、月经期妇女、肠道出血患者禁用。药物浓度过高时,可因排出大量水分而导致脱水,应告知患者空腹服药,并大量饮水。肾功能不全者和老年人禁用。

(二)接触性泻药

酚酞(phenolphthalein) 又称果导,口服后在肠道内与碱性肠液相遇形成可溶性钠盐,刺激结肠黏膜,促进其蠕动而起导泻作用;作用缓慢、温和,服药 6～8 h 后才排出软便。用于慢性便秘。本品可使小便和大便呈红色,应提前向患者说明。不良反应较少,偶有皮疹、过敏性肠炎及出血倾向等。小儿和妊娠期妇女慎用。

(三)润滑性泻药

液状石蜡(liquid paraffin) 为一种矿物油,口服后不被吸收,可润滑肠壁和软化粪便,有利于粪便排出。用于慢性便秘及痔、高血压、心力衰竭等患者的便秘。长期用药可影响脂溶性维生素、钙、磷的吸收。婴幼儿不宜使用。

开塞露 是一种含有甘油或山梨醇的制剂,由直肠给药,可润滑肠壁并刺激肠蠕动,软化粪便,促进排出。用于急性便秘,尤其适用于小儿和老年人。

二、止泻药

腹泻是多种疾病的症状,有利于肠内毒物的排出,对机体有一定的保护作用,应以对因治疗为主。剧烈而持久的腹泻可引起脱水和电解质紊乱。因此,在对因治疗的同时,应适当地给予止泻药。止泻药通过抑制肠蠕动或保护肠道免受刺激而发挥止泻作用。

地芬诺酯(diphenoxylate) 为人工合成品,是哌替啶的衍生物,能使肠道的推进性蠕动减弱以达到止泻的效果,用于急性腹泻。不良反应轻,偶有腹部不适、恶心、呕吐、失眠等,减量或停药后即消失,肝病患者慎用。大剂量长期服用可产生依赖性。

鞣酸蛋白（tannalbin） 口服后在肠道中释出的鞣酸与肠黏膜表面的蛋白质形成沉淀,附在肠黏膜上,减轻刺激,减少炎症渗出,起收敛止泻的作用。用于急性胃肠炎、非细菌性腹泻。本品不宜与胰酶、胃蛋白酶、乳酶生等同时服用,以免影响疗效。

次碳酸铋（bismuth subcarbonate） 能减轻对肠黏膜的刺激,抑制肠腺体分泌,达到收敛、止泻的作用,用于慢性腹泻。不良反应主要是便秘。

药用炭（medicinal charcoal） 具有很强的吸附活性,能吸附肠内大量气体、毒物,减轻其对肠黏膜刺激,减弱肠蠕动,产生止泻和防止毒物吸收的作用,用于腹泻、腹胀和毒物中毒。不良反应偶见恶心、呕吐。

第五节 利 胆 药

利胆药为促进胆汁分泌或促进胆囊排空的药物。常用利胆药包括去氢胆酸、熊去氧胆酸、鹅去氧胆酸、硫酸镁等。

去氢胆酸（dehydrocholic acid） 为胆酸氧化的衍生物,可增加胆汁的分泌,对脂肪的消化、吸收也有促进作用。临床上用于胆囊及胆道功能失调,胆囊切除后综合征、慢性胆囊炎、胆石症及某些肝疾病(如慢性肝炎)。常与解痉药或硫酸镁合用。胆道完全梗阻及严重肝肾功能不良者禁用。

【点滴积累】
口服硫酸镁、硫酸钠可产生容积性泻下作用;酚酞属于接触性泻药。

思考题
1. 简述抑制胃酸分泌药物的分类、代表药物及作用机制。
2. 治疗消化性溃疡的联合用药方案有哪些?
3. 患者,男性,48岁。有消化性溃疡病史,因过度饮酒出现腹痛、恶心、呕血。入院诊断为消化性溃疡出血。给予奥美拉唑、诺氟沙星、凝血酶联合用药治疗后病情缓解。
(1)治疗消化性溃疡的药物有哪几类?
(2)该患者用药过程中需要注意哪些问题?
(3)如何对其进行用药指导?

常用制剂和用法

氢氧化铝 片剂:0.3 g。1次0.6～1.2 g,每日3次,口服,餐前或胃痛时嚼碎服。凝胶:含4%氢氧化铝,为黏稠混悬液,1次4～8 ml,每日3次。

碳酸钙 片剂:0.5 g。1次0.5～2 g,口服,每日3次。

氧化镁 片剂:0.2 g。1次0.2～1 g,口服,每日3次。

碳酸氢钠 片剂:0.3 g、0.5 g。1次0.3～1 g,口服,每日3次,餐前服用。

三硅酸镁 片剂:0.3 g。1次0.3～0.9 g,口服,每日3次。

西咪替丁 片剂或胶囊剂:0.2 g。1次0.2～0.4 g,每日4次,分别于餐后和睡前服,连用6～8周。注射剂:0.2 g/2 ml。1次0.2 g,每日1～2次,静脉滴注。

雷尼替丁 片剂:150 mg。1次150 mg,每日2次,早饭、晚饭后服,连用4～8周。注射剂:50 mg。1次50 mg,每6～8 h 1次,肌内注射或静脉注射。

　　法莫替丁　片剂:20 mg。1 次 20 mg,口服,每日 2 次,早饭、晚饭后服。注射剂:20 mg/2 ml。1 次 20 mg,每日 2 次,静脉滴注。

　　奥美拉唑　片剂:20 mg。1 次 20 mg,口服,每日 2 次或 1 次 20~40 mg,每日 1 次。

　　兰索拉唑　胶囊剂:15 mg、30 mg。1 次 15~30 mg,口服,每日 1 次,连续服用 4~6 周。

　　哌仑西平　片剂:25 mg、50 mg。1 次 50~75 mg,每日 2 次,于早饭、晚饭前 1.5 h 服。注射剂:10 mg。1 次 10 mg,每日 2 次,肌内注射或静脉注射。

　　丙谷胺　片剂:0.2 g。1 次 0.4 g,每日 3 次,饭前服。

　　枸橼酸铋钾　片剂:0.3 g。1 次 0.3 g,每日 4 次,饭前和睡前服,4~8 周为 1 个疗程。

　　硫糖铝　片剂:0.25 g。1 次 1 g,口服,每日 3 次。

　　米索前列醇　片剂:200 μg。1 次 200 μg,每日 4 次,饭前和睡前服,4~8 周为 1 个疗程。

　　稀盐酸　液体:10%。1 次 0.5~2 ml,饭前或饭时服。

　　含糖胃蛋白酶　粉剂:120 U/g、1200 U/g。120 U/g:1 次 2~4 g,每日 3 次;1200 U/g:1 次 0.2~0.4 g,每日 3 次,饭前或饭时服。合剂:每 100 ml 含胃蛋白酶 2~3 g,稀盐酸 1 ml。1 次 10 ml,每日 3 次,饭前或饭时服。

　　胰酶　片剂:0.3 g、0.5 g。1 次 0.3~1.0 g,每日 3 次,饭前服。

　　乳酶生　片剂:0.3 g。1 次 0.3~0.9 g,口服,每日 3 次。

　　甲氧氯普胺　片剂:5 mg。1 次 5~10 mg,每日 3 次,饭前半小时服。注射剂:10 mg/1 ml。1 次 10~20 mg,肌内注射。

　　多潘立酮　片剂:10 mg。1 次 10 mg,每日 3 次,饭前 15 min 服。滴剂:10 mg/1 ml。混悬剂:1 mg/1 ml。用法及用量同片剂。注射剂:10 mg/2 ml。1 次 10 mg,肌内注射,必要时可重复给药。

　　昂丹司琼　片剂:4 mg、8 mg。1 次 8 mg,每日 1 次或 3 次,口服;注射剂:4 mg /1 ml。化疗患者按 0.15 g/kg 于化疗前 30 min 静脉注射,后每 4 h 1 次,共 2 次,再改口服给药。

　　硫酸镁　粉剂:导泻时 1 次 5~20 g,饮水 200~500 ml,清晨空腹服;利胆时 1 次 2~5 g,每日 3 次;或 33%溶液,1 次 10 ml,每日 3 次,饭前服。

　　酚酞　片剂:50 mg、100 mg。1 次 50~200 mg,睡前服。

　　液状石蜡　液体:1 次 5~30 ml,,每日 15~60 ml。

　　开塞露　液体:10 ml、20 ml,含甘油 50%或含适量山梨醇制剂。成人 1 次 20 ml,小儿 1 次 10 ml,将塑料容器尖端剪掉,液体注入肛门内。

　　复方地芬诺酯片　片剂:每片含盐酸地芬诺酯 2.5 mg,硫酸阿托品 0.025 mg。1 次 1~2 片,每日 3 次。

　　次碳酸铋　片剂:0.3 g。1 次 0.3~0.9 g,口服,每日 3 次。

　　鞣酸蛋白　片剂:0.25 g、0.5 g。1 次 1~2.0 g,口服,每日 3 次。

　　药用炭　片剂:1 g。口服,1 次 1~3.0 g,小儿 1 次 0.3~0.5 g。

(程　哲)

第二十七章 作用于血液和造血器官的药物

学习目标

1. 掌握抗贫血药的分类及代表药物；铁剂、维生素 K、肝素、香豆素的药理作用、临床应用、不良反应和用药护理。

2. 熟悉叶酸和维生素 B_{12} 的作用特点及临床应用；纤维蛋白溶解药的代表药物及临床应用。

3. 了解其他血液系统药物的药理作用和临床应用。

- -

血液是机体赖以生存最重要的物质之一。血液在血管内保持液态流动、血细胞数量和功能的稳定以及血容量的维持，是发挥正常生理功能的重要条件。造血物质的缺乏或造血功能障碍会出现各种贫血；血液流动性改变则可导致血栓栓塞性疾病或出血性疾病；而各种原因引起大量失血造成血容量降低，可导致休克，危及生命。

第一节 抗 贫 血 药

贫血是指单位体积循环血液中的血红蛋白含量或红细胞数低于正常值的一种病理现象。根据病因和发病机制的不同可分为：①缺铁性贫血：因制造血红蛋白的铁缺乏，使红细胞生成障碍。其特点是患者血红蛋白含量下降，红细胞体积小，染色淡，又称小细胞低色素性贫血，可通过补充铁剂进行治疗。②巨幼细胞贫血：由于体内叶酸和（或）维生素 B_{12} 缺乏或其他原因引起的 DNA 合成障碍所致的一类贫血，特点是红细胞体积大，数量少，又称大细胞高色素性贫血，由内因子缺乏导致维生素 B_{12} 吸收不良引起的恶性贫血也属此类贫血，可用叶酸和维生素 B_{12} 治疗。③再生障碍性贫血：简称再障，由感染、药物、放疗等多种因素造成骨髓造血功能衰竭所致，治疗比较困难。

一、铁制剂

临床常用的口服铁制剂有硫酸亚铁（ferrous sulfate）、葡萄糖酸亚铁（ferrous gluconate）、枸橼酸铁铵（ferric ammonium citrate）、富马酸亚铁（ferrous fumarate）等；注射用铁剂有右旋糖酐铁（iron dextran）、山梨醇铁（iron sorbitex）。

【体内过程】 铁的吸收部位主要在十二指肠和空肠上段，以 Fe^{2+} 形式吸收，Fe^{3+} 很难吸收，凡能将 Fe^{3+} 还原成 Fe^{2+} 的物质（如胃酸、维生素 C、食物中的果糖和半胱氨酸等）均有助于铁的吸收。胃酸缺乏，服用抗酸药，食物中高磷、高钙、鞣酸等易使铁沉淀，影响铁的吸收，有些药物（如四环素类）可与铁络合，不利于铁的吸收。

【药理作用】 铁是构成血红蛋白、肌红蛋白及多种酶系的主要成分。吸收到骨髓的铁进入骨髓幼红细胞,然后在线粒体内与原卟啉结合形成血红素,血红素再与珠蛋白结合成为血红蛋白,进而促进红细胞成熟。

【临床应用】　铁制剂主要用于急(慢)性失血(月经过多、消化性溃疡、痔出血、子宫肌瘤、钩虫病等)、需铁量增加或供给不足(妊娠期妇女、哺乳期妇女及儿童生长期等)、铁吸收障碍(萎缩性胃炎、胃癌、慢性腹泻等)和红细胞大量破坏(如疟疾、溶血等)等情况下引起的缺铁性贫血。用药4~5日血液中网织红细胞即可上升,10~14日达高峰;4~9周血红蛋白达到正常水平。为使体内铁贮存恢复正常,待血红蛋白正常后,尚需减半量继续服药2~3个月。

硫酸亚铁吸收良好,不良反应较少,最为常用。枸橼酸铁铵为三价铁,吸收差,因易溶于水,可制成糖浆供小儿使用。右旋糖酐铁供注射用,毒性较大,仅限于少数严重贫血而又不能口服的患者使用。

【不良反应和用药护理】

1. 口服铁剂可见恶心、呕吐、上腹不适及腹泻等刺激反应症状,Fe^{3+} 比 Fe^{2+} 明显,临床多选硫酸亚铁饭后半小时服用。

2. 由于 Fe^{2+} 与肠腔中的硫化氢结合生成硫化铁,减弱了硫化氢对肠蠕动的刺激作用,可引起便秘。

3. 急性中毒。小儿误服硫酸亚铁 1 g 以上即引起中毒,表现为坏死性肠炎,可有恶心、呕吐、血性腹泻、头痛、头晕、呼吸困难、惊厥,甚至休克,严重者可致死亡。注意妥善保管铁剂,以免小儿误服。

急救措施:用磷酸盐或碳酸盐溶液洗胃,并胃内注入特殊解毒剂去铁胺(deferoxamine)。

4. 少数患者注射铁剂时可发生注射局部疼痛肿胀,或出现过敏反应,因此右旋糖酐铁注射前应询问过敏史。

二、叶酸

叶酸(folic acid)广泛存在于动植物中,尤以酵母、动物肝脏及绿叶蔬菜中含量较高。

【药理作用】　叶酸本身无生物活性,主要在空肠上段吸收。吸收后经门静脉入肝,在二氢叶酸还原酶的作用下,生成具有活性的四氢叶酸,四氢叶酸作为一碳基团的传递体,参与体内嘌呤、嘧啶等物质的合成(图 27-1)。当叶酸缺乏时,DNA 合成受阻,蛋白质的合成也受影响,造成红细胞的发育和成熟受阻,出现巨幼细胞贫血。

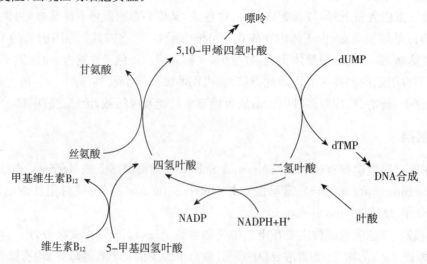

图 27-1　叶酸作用示意图

【临床应用】

1. 治疗巨幼细胞贫血　叶酸可用于各种原因所致的巨幼细胞贫血,与维生素 B_{12} 合用效果更好。对长期应用二氢叶酸还原酶抑制剂甲氨蝶呤、乙胺嘧啶、甲氧苄啶等所引起的巨幼细胞贫血，因二氢叶酸还原酶受抑制，四氢叶酸生成障碍，故补充叶酸无效，需用亚叶酸钙（甲酰四氢叶酸钙）治疗。由维生素 B_{12} 缺乏所致的"恶性贫血"，大剂量叶酸仅能纠正血象，而不能改善神经症状，应以维生素 B_{12} 为主、叶酸为辅。

2. 预防神经管畸形　妊娠前后服用叶酸可有效预防神经管畸形（如脊柱裂和无脑儿等）。

【不良反应和用药护理】　本品不良反应少，罕见过敏反应。长期服用叶酸，有些患者可能出现恶心、畏食、腹胀等胃肠道反应。大剂量应用还可出现黄色尿。

三、维生素 B_{12}

维生素 B_{12} 是一类含钴的复合物，广泛存在于动物内脏、牛奶、蛋黄中，植物性食物中几乎不含维生素 B_{12}。正常人每日需要 $1\sim2\ \mu g$，必须从外界摄取，药用者为通过微生物发酵法制得，包括氰钴胺素和羟钴胺素。

【体内过程】　口服的维生素 B_{12} 必须与胃黏膜壁细胞分泌的"内因子"结合形成复合物，在"内因子"的保护下才能避免胃液的破坏，顺利在空肠吸收。胃黏膜萎缩可引起"内因子"分泌缺乏，而影响维生素 B_{12} 的吸收，引起恶性贫血，此时应采用注射给药。

【药理作用】　维生素 B_{12} 参与机体的多种生化代谢过程，是细胞生长、发育成熟和维持神经髓鞘完整所必需的物质。故维生素 B_{12} 缺乏时，一方面出现类似叶酸缺乏所致的巨幼细胞贫血；另一方面影响正常神经髓鞘脂质合成，造成神经髓鞘结构不完整而出现神经病变。

【临床应用】　主要用于恶性贫血及巨幼细胞贫血。治疗恶性贫血时，维生素 B_{12} 与叶酸合用效果好；也可用于神经系统疾病（如神经炎、神经萎缩等）、肝疾病、白细胞减少症等辅助治疗。

【不良反应和用药护理】

1. 偶见过敏反应，甚至过敏性休克。出现过敏症状应立即停药。

2. 患者要合理调整饮食结构，不偏食。要按照医嘱用药，不能任意加大剂量。

3. 维生素 B_{12} 可促进钾离子内流，低血钾及使用强心苷的患者应注意补钾。

【点滴积累】

铁剂主要用于治疗缺铁性贫血；叶酸和维生素 B_{12} 可用于治疗巨幼细胞贫血；维生素 B_{12} 对恶性贫血所致的神经症状有效。

第二节　促凝血药和抗凝血药

正常生理情况下，血液在血管内维持循环流动，取决于凝血系统和抗凝系统所保持的动态平衡。一旦这种平衡被破坏，则可出现出血疾病或形成血栓。

血液凝固是一个复杂的蛋白质水解活化过程，此过程需体内多种凝血因子参与，最终使可溶性的纤维蛋白原变成稳定、难溶的纤维蛋白，网罗血细胞而形成血凝块（图 27 - 2）。

促凝血药是一类加速血液凝固、抑制纤维蛋白溶解或加强血小板功能而使出血停止的药物，包括促进凝血因子生成药、抗纤维蛋白溶解药、促进血小板生成药和作用于血管的止血药等。抗凝血药是一类通过干扰机体生理性凝血的某些环节而阻止血液凝固的药物，临床主要用于防治血栓栓塞性疾病。

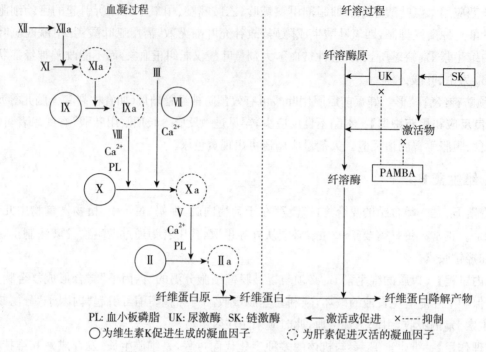

图 27-2　凝血过程、纤溶过程及药物对其影响

一、促凝血药

（一）促进凝血因子生成药

维 生 素 K

维生素 K(vitamin K)的基本结构为甲萘醌,包括维生素 K_1、维生素 K_2、维生素 K_3 和维生素 K_4。维生素 K_1 广泛存在于苜蓿、番茄和绿色蔬菜中,维生素 K_2 主要由肠道细菌产生,两者均为脂溶性物质,吸收需要胆汁协助;维生素 K_3 和维生素 K_4 为人工合成品,属于水溶性维生素,不需要胆汁协助即可吸收。

【药理作用】　维生素 K 作为羧化酶的辅酶,在肝内通过促进凝血因子 Ⅱ、Ⅶ、Ⅸ、Ⅹ,抗凝血蛋白 C 和抗凝血蛋白 S 的合成而发挥抗凝血作用。如维生素 K 缺乏,上述凝血因子的合成只能停留在无活性的前体蛋白阶段,而导致凝血障碍,使凝血酶原时间延长而引起出血。

【临床应用】

1. 防治维生素 K 缺乏引起的出血　如梗阻性黄疸、胆瘘、肝病及慢性腹泻患者,因肠道缺乏胆汁,致使肠道吸收维生素 K 受阻所致的出血;早产儿、新生儿及长期应用广谱抗生素的患者,因肠道缺乏正常菌群,维生素 K 合成不足所致的出血;长期应用香豆素类、水杨酸类等药物或其他原因导致凝血酶原过低所致的出血。

2. 其他　维生素 K_1 或维生素 K_3 肌内注射可缓解胃肠痉挛引起的疼痛,如胆石症、胆绞痛、胆道蛔虫等。大剂量维生素 K_1 可用于抗凝血类灭鼠药(如敌鼠钠等)中毒的解救。

【不良反应和用药护理】

1. 胃肠道反应　维生素 K_3、维生素 K_4 刺激性较强,口服易引起恶心、呕吐等胃肠道反应。

2. 溶血性贫血　较大剂量的维生素 K_3、维生素 K_4 可引起新生儿溶血和高胆红素血症,遗传性葡萄糖-6-磷酸脱氢酶(G-6-PD)缺乏者使用维生素 K 也可诱发急性溶血性贫血。

3. 其他　维生素 K_1 静脉注射过快,可致面部潮红、呼吸困难、胸痛、出汗甚至虚脱,故以肌内注射为宜。维生素 K_1 遇光易分解,应避光保存。

4. 中毒的解救 维生素 K 过量中毒时,可口服香豆素进行解救。

(二)抗纤维蛋白溶解药

氨 甲 苯 酸

【药理作用和临床应用】 氨甲苯酸(PAMBA)能抑制纤溶酶原激活因子,使纤溶酶原不能转变为纤溶酶,抑制纤维蛋白的溶解而达到止血效果。临床用于纤维蛋白溶解亢进所致的出血,如肺、脾、肝等富含纤溶酶原激活物脏器的外伤或手术后异常出血,子宫出血,肝硬化出血,泌尿道出血,链激酶或尿激酶过量所致的出血等。

【不良反应和用药护理】 过量可致血栓或诱发心肌梗死,使用时剂量不可过大,有血栓形成倾向者禁用。静脉注射或静脉滴注,速度不能过快,以免发生低血压或心动过缓。肾功能不全者慎用。用药期间应定期测定凝血酶原时间以确定疗效。

氨甲环酸(tranexamic acid,AMCHA) 药理作用和临床应用与氨甲苯酸相似,但作用更强。

(三)作用于血管的促凝血药

垂体后叶素(pituitrin) 是神经垂体所分泌的激素,其有效成分为加压素和缩宫素。加压素能直接收缩小动脉、小静脉和毛细血管,尤其可减少肺及肝门静脉血流量,降低肺及肝门静脉压力;用于肺咯血、门静脉高压引起的上消化道出血;并能增加肾远曲小管和集合管对水分的重吸收,发挥抗利尿作用,治疗尿崩症。本类药物需注射给药。

静脉注射过快可导致面色苍白、胸闷、心悸、恶心等,应缓慢静脉注射。偶见过敏反应,一旦出现,应立即停药,给予抗过敏治疗。高血压、冠心病及癫痫患者禁用。

(四)促进血小板生成药

酚磺乙胺(etamslate) 止血作用迅速,静脉注射 1 h 达高峰,维持 4~6 h,但作用较弱,对严重出血者疗效不佳。其作用机制为促使血小板增生,增强血小板黏附性和聚集性;促进血小板释放凝血活性物质,有利于血管破损处血液凝固;降低毛细血管通透性,增强毛细血管抵抗力;用于防止手术前后出血过多、各种内脏出血和皮肤出血,也可用于血小板减少性紫癜及过敏性紫癜。不良反应偶见恶心、头痛等,静脉注射可见过敏反应。

(五)局部止血药

凝血酶(thrombin) 可直接作用于血液中的纤维蛋白原,促使其转变为纤维蛋白而发挥止血作用,此外还有促进伤口愈合的作用;用于手术中不易结扎的小血管止血、消化道出血及外伤性出血等。本品严禁注射,如误入血管可导致血栓形成、局部坏死甚至危及生命。

- -

【点滴积累】

维生素 K 可促进凝血因子生成,用于维生素 K 缺乏所致的出血,过量时可用香豆素进行解救。

二、抗凝血药

(一)体内、体外抗凝血药

肝 素

肝素(heparin)最初由肝中提取而得名,药用肝素是从猪肠黏膜或牛肺中提取的一种黏多糖的硫酸酯,强酸性,带有大量负电荷,这与其抗凝作用有关。

【体内过程】 口服不被吸收,故口服无效。皮下注射生物利用度低,肌内注射易引起血肿,故临床多采用静脉给药。

【药理作用】 肝素在体内和体外均有迅速而强大的抗凝作用。这一作用主要通过激活抗凝血酶Ⅲ(AT-Ⅲ)来完成,AT-Ⅲ是一种生理性抗凝血物质,能与血浆中凝血酶及凝血因子Ⅸa、Ⅹa、Ⅺa、Ⅻa等含丝氨酸残基的蛋白酶结合形成复合物,使上述凝血因子失活,肝素与AT-Ⅲ结合后,使AT-Ⅲ构型改变,加强其抗凝血作用。此外,肝素还可抑制血小板黏附和聚集。肝素对已经形成的血栓无溶解作用。

【临床应用】

1. 防治血栓栓塞性疾病　如肺栓塞、脑血管栓塞、心肌梗死、血栓栓塞性静脉炎及术后血栓形成等。

2. 治疗弥散性血管内凝血(DIC)　早期应用可防止因纤维蛋白原及其他凝血因子耗竭而引起的继发性出血,但DIC晚期禁用,防止加重出血。

3. 体外抗凝　用于体外循环、心导管检查、血液透析、心血管手术及器官移植等,防止血液凝固。

【不良反应和用药护理】

1. 过量易引起黏膜、硬脑膜、伤口等自发性出血,可缓慢静脉注射硫酸鱼精蛋白对抗。硫酸鱼精蛋白是带有正电荷的强碱性蛋白质,可与肝素结合成稳定的复合物而使肝素失活。每1 mg硫酸鱼精蛋白可中和100 U肝素,但每次剂量不可超过50 mg。

2. 用药前应测定凝血酶原时间。用药期间要定期测凝血时间、凝血酶原时间、血小板,并观察皮肤及黏膜有无出血及尿便颜色。

3. 偶有过敏反应如发热、寒颤、荨麻疹、哮喘等,发生后立即停药,并进行抗过敏治疗。

对肝素过敏、出血性疾病(血小板减少症、血友病)、有出血倾向者、肝肾功能不全、消化性溃疡、严重高血压、妊娠期妇女等禁用。

低分子量肝素(low molecular weight heparin,LMWH)　是肝素经化学或酶法解聚而得到的一种短链制剂,作用与肝素相似。其特点如下:①生物利用度高,半衰期较长;②选择性高,抗凝活性较弱,抗血栓作用增强;③不良反应少,出血发生率较低,可替代肝素用于深部静脉血栓、急性心肌梗死、不稳定型心绞痛、血液透析及体外循环等抗凝。

(二) 体内抗凝血药

香 豆 素 类

香豆素类有双香豆素(dicoumarol)、华法林(warfarin)、醋硝香豆素(acenocoumarol,新抗凝)等,口服有效,又称口服抗凝血药。

【药理作用】　本类药物的化学结构与维生素K相似,为维生素K竞争性拮抗药。在肝中抑制维生素K由环氧型向氢醌型的转化,阻止其循环利用。由于维生素K是γ-羧化酶的辅酶,参与凝血因子Ⅱ、Ⅶ、Ⅸ、Ⅹ的γ-羧化过程,故其循环受阻将使上述凝血因子停留于无凝血活性的前体阶段,从而影响血液凝固过程。对于已合成的上述凝血因子无影响,因此需待体内已合成的凝血因子耗竭后,才能发挥作用。香豆素类口服至少需要12~24 h才出现作用,1~3日作用达高峰。停药后,凝血因子的合成也需要一定时间,因此抗凝维持时间长(3~5日)。体外无抗凝作用。

【临床应用】

1. 防治血栓栓塞性疾病　如心房颤动、心脏瓣膜病所致的血栓栓塞。可防止血栓形成与发展,作用维持时间长,但起效缓慢,故一般与肝素合用,经1~3日香豆素类发挥作用后再停用肝素。

2. 预防术后血栓形成　如关节固定术、人工置换心脏瓣膜等手术,可降低静脉血栓形成的发病率。

【不良反应和用药护理】

1. 过量易致自发性出血,常见鼻出血、牙龈出血、皮肤瘀斑及内脏出血,严重者可引起颅内出血,应密切观察。

2. 用药期间应检查凝血酶原时间,最好控制在 $25\sim30$ s。轻度出血减量或停药可以缓解,中度或重度出血者应缓慢注射维生素 K 治疗,必要时可输入新鲜全血。

3. 华法林可透过胎盘屏障,引起胎儿出血或畸形。

【药物相互作用】

1. 食物中维生素 K 缺乏或应用广谱抗生素(抑制肠道细菌,使维生素 K 生成减少),阿司匹林等血小板抑制剂,水合氯醛、羟基保泰松、甲磺丁脲、奎尼丁等可因置换血浆蛋白,水杨酸盐、丙米嗪、甲硝唑、西咪替丁等因抑制肝药酶,均可使本类药物作用加强。

2. 巴比妥类、苯妥英钠等因诱导肝药酶,口服避孕药因增加凝血作用,均可使本类药物作用减弱。

(三)体外抗凝血药

枸橼酸钠(sodium citrate)能与血浆中钙离子形成不易解离的可溶性络合物,降低血浆中游离钙离子浓度,使血液不易凝固。因枸橼酸根在体内易氧化,失去络合钙离子的作用,故无体内抗凝作用,仅用于体外血液保存。输入含有枸橼酸钠的血液速度过量或过快时,可引起低血钙,导致手足抽搐、心律失常、血压骤降等,一旦发生,应立即静脉注射葡萄糖酸钙等钙盐解救。

- -

【点滴积累】

1. 肝素体内体外均有抗凝作用,口服无效,过量时可采用硫酸鱼精蛋白进行解救。
2. 香豆素类仅用于体内抗凝,可口服给药,过量时可采用维生素 K 进行解救。

第三节　纤维蛋白溶解药

纤维蛋白溶解药通过促使纤溶酶原转变为纤溶酶,降解纤维蛋白和纤维蛋白原,使血栓溶解,又称为血栓溶解药(溶栓药)。此类药物的缺点是对纤维蛋白无特异性,在血栓溶解的同时常伴有严重出血,对形成已久且机化的血栓难以发挥作用。

链 激 酶

链激酶(streptokinase,SK)是从 β-溶血性链球菌培养液中提取的一种蛋白质,现可用基因重组方法制备,称为重组链激酶。

【药理作用和临床应用】　链激酶能与血中纤溶酶原形成复合物,促进纤溶酶原转变成纤溶酶,纤溶酶迅速水解血栓中的纤维蛋白,使血栓溶解。对血栓形成不超过 6 h 者疗效最佳,而对形成已久且机化的血栓效果差。临床主要用于治疗动静脉血栓栓塞性疾病,如急性肺动脉栓塞、深静脉栓塞、导管给药导致的栓塞以及急性心肌梗死早期的治疗。

【不良反应和用药护理】　主要不良反应为皮肤黏膜出血、血尿、咯血,注射部位可发生血肿。严重出血应立即停药,并用氨甲苯酸等抗纤维蛋白溶解药对抗。少数患者可发生皮疹、畏寒、药热等过敏反应。本品不能用酸性液体稀释,药液宜现用现配,否则分解失效。不做肌内注射,以免发生血肿,静脉注射后穿刺部位要加压。

尿激酶(urokinase,UK)　是由人尿或肾细胞组织培养液中提取的一种蛋白酶,现可用 DNA 重组技术合成。无抗原性,毒性小。尿激酶能直接激活纤溶酶原,使其转变为纤溶酶,使血栓溶解。尿激酶临床应用、不良反应及禁忌证同链激酶,无过敏反应。主要用于链激酶无效或过敏患者。

组织纤溶酶原激活剂(tissue type plasminogen activator,T-PA)　为生理性纤溶酶原激活物,

现已可用DNA重组技术合成。其作用机制是激活血栓中已与纤维蛋白结合的纤溶酶原,使其转变为纤溶酶而溶解血栓,对循环血液中纤溶系统几乎无影响,较少产生应用链激酶时常见的出血并发症,且对人无抗原性。组织型纤溶酶原激活剂主要用于急性心肌梗死。有出血倾向者慎用。

第四节　抗血小板药

抗血小板药又称血小板抑制药,通过抑制血小板的黏附、聚集以及释放功能,防止血栓形成和发展。用于防治心脑血管疾病及外周血栓栓塞性疾病的药物。

阿司匹林(aspirin)　是环加氧酶抑制药。小剂量阿司匹林可抑制血小板中环加氧酶的活性,减少血栓 A_2 的生成,抑制血小板的聚集,防止血栓形成。用于预防血小板功能亢进引起的血栓栓塞性疾病,如心肌梗死、脑梗死和深静脉血栓形成等,对一过性脑缺血患者可降低发生率及病死率。

噻氯匹定(ticlopidine)　为强效血小板抑制剂,可抑制ADP、胶原、凝血酶和血小板活化因子等所引起的血小板聚集和释放,防止血栓形成和发展。用于预防急性心肌再梗死、脑血管和冠状动脉栓塞性疾病,可降低脑血管病、心肌梗死的病死率,也可治疗糖尿病性视网膜病。不良反应有出血、恶心、腹泻,偶致骨髓抑制。同类药物还有氯吡格雷(clopidogrel)等,作用与噻氯匹定相似。

双嘧达莫(dipyridamole)　能抑制血小板磷酸二酯酶活性,使 cAMP 浓度升高;也可抑制红细胞对腺苷的摄取,使血浆腺苷浓度升高而激活血小板腺苷酸环化酶,使血小板内 cAMP 浓度升高;也可轻度抑制环加氧酶,减少 TXA_2 的生成。单用效果差,常与阿司匹林合用预防血栓栓塞性疾病,与华法林合用预防心瓣膜置换术后血栓的形成。常见恶心、呕吐及腹泻等不良反应。少数心绞痛患者可出现"窃流"现象,诱发心绞痛发作,低血压及心肌梗死后血流动力学不稳定者慎用。

第五节　促进白细胞增生药

非格司亭(filgrastim,G-CSF)　又称重组人粒细胞集落刺激因子,天然品是由血管内皮细胞、单核细胞、成纤维细胞合成的糖蛋白。非格司亭能促使中性粒细胞成熟,刺激成熟的粒细胞从骨髓释出,增强中性粒细胞趋化及吞噬功能。用于各种原因引起的白细胞或粒细胞减少症,如肿瘤化疗、放疗引起的骨髓抑制,也用于自体骨髓移植及再生障碍性贫血,对骨髓增生异常综合征、先天性及原发性中性粒细胞减少症等也有效。不良反应较少,患者有时略感轻度骨骼疼痛,偶有皮疹、低热、氨基转移酶升高、消化道不适等,一般停药后可消失。长期静脉滴注可引起静脉炎。应在化疗药物应用前或后 24 h 使用。

沙格司亭(sargramostim,GM-CSF)　又称重组粒细胞-巨噬细胞集落刺激因子。本品可刺激粒细胞、单核细胞、巨噬细胞和巨核细胞等多种细胞的集落形成和增生,对红细胞增生也有间接影响。对成熟中性粒细胞可增加其吞噬功能和细胞毒性作用。临床应用同非格司亭。不良反应有皮疹、发热、骨及肌肉疼痛等。首次静脉滴注时可出现颜面潮红、低血压、呼吸急促、呕吐等症状,应给予吸氧及输液处理。

第六节　血容量扩充药

大量失血或失血浆可使血容量降低,严重者可导致休克。迅速、有效地扩充血容量是治疗低血容量性休克的基本疗法。血容量扩充药是一类能提高血浆胶体渗透压,增加血容量,改善微循环的高分子物质。目前临床最常用的是右旋糖酐。

右旋糖酐（dextran）　是葡萄糖的聚合物，由于聚合的葡萄糖分子数目不同，其作用和用途也有区别。临床常用的有中分子右旋糖酐（右旋糖酐 70，平均分子量为 70 000）、低分子右旋糖酐（右旋糖酐 40，平均分子量为 40 000）和小分子右旋糖酐（右旋糖酐 10，平均分子量为 10 000）。

【药理作用和临床应用】

1. 扩充血容量　中分子右旋糖酐和低分子右旋糖酐分子量较大，静脉滴注后不易渗出血管，可使血浆胶体渗透压升高而扩充血容量，维持血压。可用于治疗失血、创伤、烧伤等引起的低血容量性休克。

2. 抗凝血作用　低分子右旋糖酐及小分子右旋糖酐可抑制红细胞、血小板和纤维蛋白的聚集，降低血液黏滞度，改善微循环，防止休克后期弥散性血管内凝血；并可降低凝血因子Ⅱ的活性，以防止血栓形成。主要用于治疗脑梗死、心绞痛、心肌梗死、血栓闭塞性脉管炎及休克后期弥散性血管内凝血等。

3. 渗透性利尿　低分子右旋糖酐及小分子右旋糖酐从肾排泄时，使肾小管管腔渗透压升高，水重吸收减少而利尿。临床上用于急性肾衰竭的防治。

【不良反应和用药护理】　偶见过敏反应，表现为发热、寒战、呼吸困难，极少数人可出现过敏性休克。首次用药应严密观察 5～10 min，发现症状后立即停药抢救。用量过大或连续应用时，少数患者可出现凝血障碍。心功能不全、肺水肿、肾功能不全者慎用，血小板减少症及出血性疾病患者禁用。

思考题

1. 哪些因素可引起缺铁性贫血？如何防治？

2. 肝素、华法林、尿激酶过量引起自发性出血，各用何药对抗？

3. 临床输血时，为防止血液凝固，为什么选用枸橼酸钠而不用华法林？

4. 患者，男性，12 岁。因出现头晕、面色苍白、乏力、易倦、注意力不集中、烦躁易怒等症状就诊，经检查被确诊为缺铁性贫血。患者经口服硫酸亚铁治疗，症状逐渐缓解。

(1) 引起缺铁性贫血的常见原因有哪些？

(2) 患者在用药过程中应如何进行定期检查？

(3) 护士对患者及家属应进行哪些饮食配合药物治疗的指导？

常用制剂和用法

硫酸亚铁　片剂：0.3 g。1 次 0.3 g，每日 3 次，饭后服。缓释片：0.45 g。1 次 0.45 g，每日 2 次。

富马酸亚铁　片剂、胶囊剂：0.2 g。1 次 0.2～0.4 g，每日 3 次，口服。

右旋糖酐铁　注射剂：元素铁 25 mg/1 ml。1 次 25～50 mg，每日 1 次，深部肌内注射。

叶酸　片剂：5 mg。1 次 5～10 mg，每日 3 次，口服。

亚叶酸钙　注射剂：3 mg/1 ml。1 次 3～6 mg，每日 1 次，肌内注射。

维生素 B_{12}　注射剂：0.05 mg/1 ml、0.1 mg/1 ml、0.25 mg/1 ml、0.5 mg/1 ml、1 mg/1 ml。每日 0.025～0.1 mg 或隔日 0.05～0.2 mg，肌内注射。治疗神经炎时用量可适当增加。

维生素 K_1　注射剂：10 mg/ml。1 次 10 mg，每日 1～2 次，肌内注射或静脉注射。静脉注射时要缓慢注射，每分钟不超过 5 mg。

维生素 K_3（亚硫酸氢钠甲萘醌）　注射剂：4 mg/1 ml。1 次 4 mg，每日 2～3 次，肌内注射。

维生素 K₄（乙酰甲萘醌）　片剂：2 mg、4 mg。1 次 4 mg，每日 3 次，口服。

氨甲苯酸　注射剂：0.1 g/10 ml。1 次 0.1～0.3 g，静脉注射或静脉滴注，每日不超过 0.6 g。

凝血酶　干粉剂：200 U、500 U、1000 U、2000 U、5000 U、10000 U。局部止血：用生理盐水溶解成每毫升中含 50～250 U 的溶液或干燥粉末，喷雾或撒于创伤表面。消化道止血：用温开水溶解成每毫升中含 10～100 U 的溶液，口服或灌注。根据出血部位及出血程度适当增减凝血酶浓度、用药次数。

垂体后叶素　注射剂：5 U/1 ml、10 U/1 ml。1 次 5～10 U，溶于 25％葡萄糖注射液 20 ml 中缓慢静脉注射，或加入 5％葡萄糖注射液 500 ml 中静脉滴注。极量：1 次 20 U。

肝素钠　注射剂：1000 U/2 ml、5000 U/2 ml、12 500 U/2 ml。1 次 5000～10 000 U，稀释后静脉注射或静脉滴注，每日总量为 25 000U。过敏体质患者先试用 1000 U，如无反应可用至足量。

双香豆素　片剂：50 mg。1 次 0.1 g，第 1 日服 2～3 次，第 2 日服 1～2 次，以后每日0.05～0.1 g。

华法林钠　片剂：3 mg、5 mg。首次 6～20 mg，以后每日 2～8 mg，口服。

醋硝香豆素　片剂：4 mg。第 1 日 1 次 16～28 mg，第 2 日起 1 次 2～10 mg，每日 1 次，口服。

枸橼酸钠　注射剂：0.25 g/10 ml。100 ml 血加本品 2.5％溶液 10 ml。

链激酶　注射剂：10 万 U、20 万 U、30 万 U、50 万 U。先导剂量为 50 万 U，溶于 100 ml 的生理盐水注射液或 5％葡萄糖注射液中静脉滴注，30 min 左右滴完。维持量为 60 万 U 溶于葡萄糖注射液 250～500 ml，另加地塞米松 1.25～2.5 mg，静脉滴注 6 h，每日 4 次。疗程长短视病情而定，一般 12 h 至 5 日。

尿激酶　注射剂：1 万 U、5 万 U、10 万 U、20 万 U、50 万 U、100 万 U、150 万 U。急性心肌梗死时，1 次 50 万～150 万 U，溶于生理盐水注射液或 5％葡萄糖注射液 50～100 ml 中，静脉滴注或20 万～100 万 U 溶于生理盐水注射液或 5％葡萄糖注射液 20～60 ml 中冠状动脉内灌注。

组织型纤溶酶原激活剂　注射剂：50 mg。首剂 10 mg，静脉注射，以后第 1 h 50 mg，第 2 h、第3 h 各 20 mg 静脉滴注。

双嘧达莫　片剂：25 mg。1 次 25～50 mg，口服，每日 3 次。

噻氯匹啶　片剂：0.25 g。胶囊剂：0.125 g、0.25 g。1 次 0.25 g，口服，每日 1～2 次。

中分子右旋糖酐　注射剂（6％溶液，内含生理盐水或含 5％葡萄糖）：500 ml。静脉滴注，用量视病情而定（一般不超过 1000 ml）。

低分子右旋糖酐　注射剂（6％或 10％溶液，内含生理盐水或含 5％葡萄糖）：100 ml、250 ml、500 ml。静脉滴注，用量视病情而定。

小分子右旋糖酐　注射剂（6％或 10％溶液，内含生理盐水或含 5％葡萄糖）：500 ml。静脉滴注，用量视病情而定。

（刘军英）

第二十八章 抗 组 胺 药

学习目标

熟悉常用 H_1 受体拮抗药的作用、临床应用、不良反应和用药护理。

组胺广泛存在于人体组织中,组织中的组胺是以无活性的结合型存在于肥大细胞及嗜碱性粒细胞中。当机体因炎症、组织损伤、神经刺激、某些药物或发生超敏反应时,可导致组胺释放。组胺通过激动组胺受体,产生相应的生物效应。

组胺受体有 H_1、H_2、H_3 三种亚型。激动 H_1 受体,有引起胃肠道和支气管平滑肌兴奋、血管扩张及毛细血管通透性增加的作用;激动 H_2 受体,有引起胃酸分泌,血管扩张、心率减慢的作用;H_3 受体存在于中枢和外周神经末梢,参与组胺的合成与释放的负反馈调节。

组胺及组胺受体激动药临床应用价值较少,组胺受体拮抗药(抗组胺药)在临床上却有重大临床价值。抗组胺药分为 H_1 受体拮抗药和 H_2 受体拮抗药。

第一节 H_1 受体拮抗药

临床常用的 H_1 受体拮抗药分为两代,第一代药物如苯海拉明(diphenhydramine)、异丙嗪(promethazine,非那根)、氯苯那敏(chlorpheniramine,扑尔敏)、赛庚啶(cyproheptadine)等,其共同特点是中枢抑制作用较强,受体特异性差,有明显的镇静和抗胆碱作用。第二代药物如西替利嗪(cetirizine,仙特敏)、阿司咪唑(astemizole,息斯敏)、特非那定(terfenadine)等,其特点是中枢抑制作用弱,无镇静作用。

【药理作用】

1. H_1 受体拮抗作用 本类药物通过拮抗 H_1 受体而对抗组胺引起的血管扩张、毛细血管通透性增加、胃肠及支气管平滑肌收缩的作用。

2. 中枢抑制作用 第一代药物可透过血-脑脊液屏障,出现不同程度的中枢抑制作用,以苯海拉明和异丙嗪最明显,表现为镇静、嗜睡。第二代药物(如阿司咪唑和特非那定)无中枢抑制作用。

3. 抗晕止吐作用 苯海拉明、异丙嗪有较强的抗晕止吐作用,这与其中枢抗胆碱作用有关。

【临床应用】

1. 皮肤黏膜超敏反应性疾病 本类药物对荨麻疹、花粉症、过敏性鼻炎等皮肤黏膜超敏反应性疾病疗效较好,对昆虫咬伤引起的皮肤瘙痒和水肿也有良效。对血清病、药疹和接触性皮炎有止痒效果。对支气管哮喘疗效差,对过敏性休克无效。

2. 晕动病及呕吐 对晕动病、妊娠呕吐及放射病呕吐有效,常用苯海拉明和异丙嗪。防治晕动病应在乘车、乘船前 30 min 服用。

3. 其他 异丙嗪可短期用于失眠,也可用于对抗某些药物(如氨茶碱)的中枢兴奋作用,还可与氯丙嗪、哌替啶组成冬眠合剂。

【知识链接】

超敏反应性疾病

超敏反应性疾病在医学上又称为过敏性疾病,是由于致敏原进入机体后引起异常反应所致的一种疾病。该病的发生与患者遗传基因所决定的体质有很大关系。就过敏体质的人而言,在过敏原的诱发下,可引起体内具有该致敏原靶细胞的不同器官发病,如致敏原的靶细胞在皮肤,致敏原进入机体后将与皮肤靶细胞结合引起一系列的生化反应,导致临床上出现荨麻疹、湿疹等各种不同的过敏性皮肤疾病;如致敏原靶细胞在呼吸道,则产生呼吸道过敏反应,临床上常见的疾病为过敏性鼻炎、支气管哮喘;如致敏原靶细胞在眼结膜,则发生过敏性眼结膜炎等。

【不良反应和用药护理】

1. 中枢神经系统反应 多见嗜睡、头晕、乏力等。应告诫患者在服药期间不宜高空作业及驾驶车船、操纵机器等,以免发生意外;也不宜饮酒,以免加重不良反应。

2. 消化道反应 可见口干、畏食、恶心、呕吐、便秘或腹泻等,宜饭后服用,但阿司咪唑应在饭前 1 h 服用,以免食物影响其吸收。

3. 其他反应 偶见粒细胞减少和溶血性贫血,近年发现阿司咪唑可引起严重的心律失常,应慎重选用。

4. 阿司咪唑禁用于妊娠期妇女和哺乳期妇女。

【点滴积累】

H_1 受体拮抗药主要用于治疗超敏反应性疾病、晕动病、呕吐等。H_1 受体拮抗药异丙嗪、苯海拉明有较强的中枢抑制作用。

第二节 H_2 受体拮抗药

本类药物选择性地拮抗 H_2 受体,对抗组胺引起的胃酸分泌增多,主要用于治疗消化性溃疡。详见第二十六章第一节。

【点滴积累】

H_2 受体拮抗药临床主要用于胃及十二指肠溃疡的治疗。

思考题

1. 常用 H_1 受体拮抗药有哪些?

2. 一位荨麻疹患者是驾驶员,急于开车执行任务,宜选用何种药物进行治疗?

3. 患者,女性,17 岁。参加了学校组织的春游一日,晚上回家后,即感觉面部皮肤瘙痒、红肿,渐加重。

(1)该患者可能出现什么问题?

(2)可采取何种药物治疗?

(3)用药过程中应注意哪些问题?

常用制剂和用法

苯海拉明　片剂:25 mg。1 次 25～50 mg,口服,每日 3 次。注射剂:20 mg/1 ml。1 次 20 mg,每日 1～2 次,肌内注射。

茶苯海明(是由苯海拉明与氨茶碱的复合物,又称晕海宁、乘晕宁)　片剂:25 mg、50 mg。1 次 25～50 mg,乘车前 30 min 服用以预防晕动病。

异丙嗪　片剂:12.5 mg、25 mg。1 次 12.5～25 mg,口服,每日 2～3 次。注射剂:50 mg/2 ml。1 次 25～50 mg,肌内注射。

氯苯那敏　片剂:4 mg。1 次 4 mg,口服,每日 2～3 次。注射剂:10 mg/1 ml、20 mg/2 ml。1 次 5～20 mg,肌内注射。

赛庚啶　片剂:2 mg、4 mg。1 次 2～4 mg,口服,每日 3 次。

阿司咪唑　片剂:3 mg、10 mg。1 次 3～10 mg,口服,每日 1 次。

特非那定　片剂:60 mg。1 次 60 mg,口服,每日 2 次。

(李志毅)

第二十九章 作用于子宫的药物

学习目标
1. 掌握缩宫素的药理作用、临床应用、不良反应和用药护理。
2. 熟悉麦角生物碱类、前列腺素类药物对子宫作用的特点。
3. 了解子宫平滑肌抑制药的临床应用。

第一节 子宫平滑肌兴奋药

一、垂体后叶素类

缩 宫 素

缩宫素(oxytocin)又称催产素,可从猪、牛的神经垂体后叶中提取,也可人工合成。我国药典规定缩宫素的效价以单位(U)计算,1 U相当于2 μg缩宫素。

【体内过程】 口服易被酸、碱和消化酶破坏,故口服无效,须注射给药。其作用快速、短暂,肌内注射3~5 min起效,维持20~30 min,静脉给药作用更快,但因作用维持时间短,需静脉滴注以维持疗效。主要经肝代谢,少部分以原形经肾排泄。

【药理作用】

1. 兴奋子宫平滑肌 激动子宫平滑肌的缩宫素受体,使子宫收缩加强,频率加快。缩宫素对子宫平滑肌的作用有以下三个特点。

(1)剂量不同,子宫收缩的性质及强度不同。小剂量(2~5 U)可引起子宫体节律性收缩,其性质类似正常分娩,有利于胎儿娩出;大剂量(10 U)可引起子宫强直性收缩,不利于胎儿娩出,并有导致胎儿窒息甚至子宫破裂的危险。

(2)对子宫不同部位平滑肌的作用不同。小剂量缩宫素可使子宫体部和底部平滑肌产生节律性收缩,而使子宫颈平滑肌松弛,利于胎儿娩出。

(3)对子宫平滑肌的作用受女性激素水平的影响。雌激素可提高子宫对缩宫素的敏感性,孕激素则降低其敏感性。妊娠早期,体内孕激素水平高,子宫对缩宫素不敏感,可保证胎儿安全发育;妊娠中后期,孕激素水平逐渐下降,雌激素水平逐渐上升,子宫对缩宫素的敏感性逐渐增高,临产时达到高峰;分娩后,子宫对缩宫素的敏感性又逐渐降低。

2. 促进排乳 激动乳腺上的缩宫素受体,引起乳腺腺泡周围的肌上皮细胞收缩,促进排乳,但不增加排乳总量。

3. 其他作用 大剂量缩宫素能松弛血管平滑肌,引起血压短暂降低;还有轻度抗利尿作用。

【临床应用】

1. 催产、引产 对于胎位和产道正常而宫缩乏力的产妇,可用小剂量缩宫素催产,以加强子宫节律性收缩,促进分娩;对于死胎、过期妊娠及妊娠合并严重疾病(如心脏病、肺结核等)需提前终止妊娠者,可用小剂量缩宫素做引产。一般每次 2.5~5 U,加入 5‰葡萄糖液 500 ml 中,先以每分钟 8~10 滴的速度静脉滴注,密切观察并根据宫缩和胎心情况调整滴速,但最快不超过每分钟 40 滴。

2. 产后止血 产后出血时,应立即肌内注射或皮下注射较大剂量(5~10 U)缩宫素,以迅速引起子宫强直性收缩,压迫肌层内血管而达到止血。因缩宫素作用持续时间短暂,常需加用作用快而持久的麦角制剂而使子宫维持收缩状态。

3. 催乳 在哺乳前 2~3 min,以滴鼻剂滴鼻,每次 3 滴,可促进乳汁排出,也可肌内注射 2~5 U催乳。

【不良反应和用药护理】

1. 偶见恶心、呕吐、心律失常等不良反应。

2. 缩宫素过量可导致子宫持续性强直性收缩,引起胎儿宫内窒息,甚至子宫破裂,因此用于催产、引产时需注意以下两项:

(1)严格掌握剂量:应严格控制静脉滴注速度,滴注过程中密切监测产妇血压、心率、宫缩和胎心情况,根据宫缩及胎心情况及时调整静脉滴注速度,避免子宫强直性收缩。

(2)严格掌握禁忌证:产道异常、胎位不正、头盆不称、前置胎盘、三胎以上经产妇及有剖宫产史者禁用,以防子宫破裂或胎儿宫内窒息。

二、麦角生物碱类

麦角是寄生在黑麦及其他禾本科植物上的一种麦角菌的干燥菌核,因其在麦穗上突出似角,故名麦角,目前已可用人工培养方法生产。其有效成分是多种麦角生物碱,包括麦角新碱、双氢麦角碱和麦角胺等。

麦 角 新 碱

麦角新碱(ergometrine)口服、皮下注射或肌内注射均吸收快而完全,代谢和排泄较快,维持时间短暂。

【药理作用】 能选择性兴奋子宫平滑肌,使子宫收缩,其作用强度与子宫的功能状态有关,妊娠子宫比未孕子宫敏感,尤以临产时和新产后的子宫最敏感。与缩宫素比较,麦角新碱的特点如下:①兴奋子宫迅速、强大而持久,剂量稍大即可引起子宫强直性收缩;②对子宫体和子宫颈的作用无明显差别,不能用于催产和引产。

【临床应用】

1. 子宫出血 用于产后、刮宫术后、月经过多等原因引起的子宫出血。常肌内注射 0.2~0.5 mg,使子宫平滑肌产生强直性收缩,机械性压迫肌层内血管而止血。

2. 产后子宫复原 本品可促进产后子宫收缩,加速子宫复原。

【不良反应和用药护理】

1. 部分患者有恶心、呕吐、头晕、冷汗、面色苍白及血压升高等反应,伴妊娠期高血压疾病的妊娠妇女慎用,偶见过敏反应。

2. 用药时要随时监控血压、脉率和子宫活动情况,如出现血压突然升高、子宫过度出血、子宫张力不足或子宫过度痉挛等情况应调整剂量。

3. 禁用于催产、引产及胎盘娩出之前,以免引起子宫破裂、胎儿宫内窒息及胎盘滞留宫内;禁用于血管硬化、冠心病患者。

双氢麦角碱（dihydroergotoxine） 又称海得琴，可拮抗 α 受体，使外周血管扩张，临床用于治疗血管痉挛性疾病。此外，还具有中枢镇静作用，可与异丙嗪、哌替啶组成冬眠合剂，用于人工冬眠疗法。

麦角胺（ergotamine） 能收缩脑血管，降低脑动脉搏动幅度，可用于偏头痛治疗，常与咖啡因配伍使用。本品久用可损害血管内皮细胞，导致肢端坏死。

三、前列腺素类

前列腺素（prostaglandins，PGs）是一类广泛存在于身体各组织和体液中的自体活性物质，可人工合成。本类药物对心血管、呼吸、消化及生殖系统等有广泛的生理和药理作用。作为子宫兴奋药，常用的主要有地诺前列酮（PGE_2，前列腺素 E_2）、地诺前列素（$PGF_{2\alpha}$，前列腺素 $F_{2\alpha}$）、卡前列素（$15-MePGF_{2\alpha}$，15-甲基前列腺素 $F_{2\alpha}$）。

【药理作用和临床应用】

1. 兴奋子宫平滑肌 对妊娠各期子宫均有明显的兴奋作用。对临产前的子宫最为敏感；对妊娠初期和中期子宫的收缩作用远比缩宫素强，可引起足以导致流产的高频率和大幅度收缩。PGE_2 引起子宫收缩的性质类似正常分娩，在增强子宫平滑肌节律性收缩的同时，也能使子宫颈部肌肉松弛，可用于足月妊娠引产和终止早期妊娠、中期妊娠。

2. 抗早孕 PGE_2能促进黄体萎缩和溶解，使血中黄体酮水平急剧下降，子宫内膜脱落形成月经，对停经 49 日内的早期妊娠妇女，催经止孕的成功率可达 95％以上。PGE_2促使子宫收缩，也能妨碍受精卵着床而发挥抗早孕作用。

【不良反应和用药护理】

1. 可见恶心、呕吐、腹痛、腹泻等胃肠反应，此为前列腺素兴奋胃肠道平滑肌所致。少数人还有头晕、发热、血压下降等，一般停药后症状随即消失。

2. 过量可导致子宫强直性收缩，故用药时应密切观察，以防宫缩过强而致子宫破裂。

3. 青光眼、支气管哮喘患者禁用。

四、其他子宫平滑肌兴奋药

米非司酮（mifepristone） 又称抗孕酮，是新型抗孕激素，为孕酮受体拮抗药，有较强的抗孕酮作用。米非司酮能兴奋子宫、软化宫颈、诱导月经和抗着床，可作为非手术性抗早孕药，与前列腺素合用可提高疗效。主要用于抗早孕、死胎引产，还可用于紧急避孕。米非司酮可有恶心、呕吐等消化道反应，有时引起大出血，有出血史者慎用，心、肝、肾疾病及肾上腺皮质功能不全者禁用。

依沙吖啶（ethacridine） 又称利凡诺，外用用于外科创伤、黏膜感染等的消毒，在羊膜腔内或羊膜腔外注射本品，可刺激子宫平滑肌收缩，并引起胎盘蜕膜变性坏死，从而产生内源性前列腺素，进一步增强宫缩和软化宫颈；用于中期妊娠引产，成功率可达 95％以上。主要不良反应为出血较多，胎膜残留；大剂量可引起肾功能损害。心功能不全、肝肾功能不全者禁用。

- -

【点滴积累】

1. 小剂量缩宫素用于催产、引产，大剂量缩宫素用于产后止血。

2. 麦角新碱用于子宫出血和产后子宫复原，不能用于催产和引产。

【知识链接】

药物流产

药物流产简称药流,是指采用注射或口服药物的方法而终止早期妊娠的药物抗早孕方法。目前常用的是米非司酮和前列腺素联合应用,米非司酮使子宫蜕膜变性坏死、宫颈软化,前列腺素使子宫收缩,促使胚胎排出,用于终止 7 周以内的妊娠,完全流产率可达 90%～95%。药流简便、有效、无创伤,避免了人流手术进宫腔操作可能造成的并发症,且痛苦小、不良反应轻、后遗症少。药流应用不当会发生严重不良反应与并发症,因此必须在有条件的医院、在医师监护和指导下进行,妊娠妇女切忌擅自在家中服药流产,否则后果不堪设想。

第二节 子宫平滑肌抑制药

子宫平滑肌抑制药又称子宫舒张药,可抑制子宫平滑肌收缩,减少子宫活动,主要用于痛经和防止早产。

利 托 君

【药理作用和临床应用】 利托君(ritodrine)为选择性 β_2 受体激动药,可兴奋子宫平滑肌 β_2 受体,使子宫平滑肌松弛,降低子宫收缩的频率和强度,对子宫自发性收缩或由缩宫素引起的收缩均有抑制作用,可减少子宫活动,延长妊娠期,推迟分娩,有利于胎儿发育成熟。

临床上主要用于防治妊娠 20～37 周内的早产。应用时先静脉滴注,然后改口服维持。

【不良反应和用药护理】 本品也可激动 β_1 受体,故可发生心悸、胸闷及心律失常等;静脉给药时还可见恶心、呕吐、震颤、头痛、焦虑不安等;还可升高血糖,降低血钾。有严重心血管疾病者及妊娠不足 20 周的妇女禁用,糖尿病患者及使用排钾利尿药者慎用。

特布他林(terbutaline) 为选择性 β_2 受体激动药,主要用于哮喘的治疗,也可激动子宫平滑肌的 β_2 受体,产生与利托君相似的松弛子宫平滑肌作用,并能增加子宫和胎盘血流量,改善宫内供氧环境,用于防治早产。同类药物还有沙丁胺醇、克伦特罗等。

硫酸镁(magnesium sulfate) 主要通过拮抗 Ca^{2+} 的作用,使子宫平滑肌松弛,并降低子宫对缩宫素的敏感性,从而抑制子宫的收缩,可用于防治早产、妊娠期高血压疾病及子痫的发作。

思考题

1. 试比较缩宫素和麦角新碱在药理作用及临床应用方面的区别。

2. 患者,女性,30 岁,于某日上午 9:00 剖宫术产 1 男婴,术中经过顺利。12:00 左右突然阴道出血,量多,伴有大血块。医师经检查后诊断为产后出血。

(1)此患者临床治疗原则是什么?

(2)应选择什么药物?

常用制剂和用法

缩宫素 注射剂:10 U/1 ml。用于引产或催产:2.5～5 U,加入 5%葡萄糖注射液 500 ml 中静脉滴注,从每分钟 8 滴的速度开始,以后根据宫缩及胎心情况而定,最快不超过每分钟 40 滴;也可用鼻腔给药法。

　　麦角新碱　片剂：0.2 mg、0.5 mg。口服，1次0.2～0.5 mg，每日1～2次。注射剂：0.2 mg/1 ml,0.5 mg/2 ml。0.2～0.5 mg,肌内注射，必要时半小时后可重复1次。极量：口服，1次1 mg,每日2 mg;肌内注射，1次0.5 mg,每日1 mg。

　　双氢麦角碱　片剂：0.25 mg、0.5 mg。1次0.5～2 mg,每日4～6次，舌下给药。注射剂：0.3 mg/1 ml。0.3～0.6 mg,肌内注射或皮下注射，每日1次或隔日1次。

　　麦角胺咖啡因　每片含酒石酸麦角胺1 mg,咖啡因100 mg。偏头痛发作时口服0.5～1片，如无效，可间隔1 h重复同剂量。

　　米非司酮　片剂：25 mg、200 mg。抗早孕：孕期7周内：1次25 mg,每日2～4次，口服，连服3～4日。妊娠期7周以上：1次100 mg,每日2次，口服，连服4日。

（王锦淳）

第三十章　甲状腺激素和抗甲状腺药

学习目标

1. 掌握硫脲类药物的药理作用、临床应用和不良反应。
2. 熟悉甲状腺激素的作用和临床应用；不同剂量碘剂的作用和临床应用。
3. 了解放射性碘、β受体拮抗药的作用和临床应用。

第一节　甲 状 腺 激 素

　　甲状腺激素(thyroid hormones)是由甲状腺滤泡上皮细胞合成和分泌，是维持机体正常生长发育、促进代谢所必需的激素，包括甲状腺素(thyroxine，T_4)和三碘甲状腺原氨酸(triiodothyronine，T_3)。正常人每日合成、释放 T_4 70～90 μg，T_3 25～30 μg，其中 T_3 是甲状腺激素主要生理活性物质，其活性为 T_4 的 4～5 倍。甲状腺激素合成、分泌减少，可引起甲状腺功能减退和黏液性水肿，需用甲状腺激素类药物治疗；甲状腺激素分泌进入血液过多，可引起甲状腺功能亢进症(甲亢)，需用抗甲状腺药物治疗。

　　药用甲状腺激素由家畜(猪、牛、羊等)的甲状腺体脱脂、干燥、研碎而得，含 T_3 和 T_4，以 T_4 为主。甲状腺激素类药物除了甲状腺激素，还有人工制剂左甲状腺素钠。

　　【甲状腺激素的合成、贮存和分泌、调节】

　　1. 合成　①碘的摄取：甲状腺具有高度摄碘和浓集碘的能力，血液循环中的碘化物被甲状腺细胞通过碘泵主动摄取。正常时，甲状腺中碘化物浓度为血浆中的 25～50 倍，甲亢时可达 250 倍。②活化与碘化：摄入的碘化物在腺泡上皮细胞被过氧化物酶氧化成活性碘(I^+)，活性碘与甲状腺球蛋白(thyroglobulin，TG)上的酪氨酸残基结合，生成一碘酪氨酸(monoiodotyrosine，MIT)和二碘酪氨酸(diiodotyrosine，DIT)。③耦联：在过氧化物酶作用下，一分子 DIT 和一分子 MIT 缩合生成 T_3，两分子 DIT 缩合生成 T_4。

　　2. 贮存和分泌　合成的 T_3、T_4 与 TG 结合贮存于滤泡腔的胶质中，在蛋白水解酶作用下，TG 分解并释放出 T_3、T_4 进入血液。

　　3. 调节　甲状腺激素的分泌受下丘脑-腺垂体-甲状腺轴调节。下丘脑分泌促甲状腺激素释放激素(thyrotropin releasing hormone，TRH)，促进腺垂体分泌促甲状腺激素(thyroid stimulating hormone，TSH)。TSH 可促进甲状腺细胞增生及 T_3、T_4 的合成和释放。血液中 T_3、T_4 的浓度对 TSH 和 TRH 的释放有负反馈调节作用(图 30-1)。

　　【体内过程】　T_3、T_4 口服易吸收，两者的血浆蛋白结合率均大于90%，T_3 的血浆蛋白结合率低于 T_4，其游离量为 T_4 的 10 倍。约35%的 T_4 脱碘转化成 T_3 后产生效应，T_3 作用快而强、维持时间短，$t_{1/2}$为2日。而T_4作用慢而弱、维持时间长，$t_{1/2}$为5日。T_3、T_4可通过胎盘和进入乳汁，故妊娠期妇女和哺乳期妇女慎用。甲状腺激素主要在肝、肾细胞线粒体内脱碘，并与葡萄糖醛酸或硫酸结合而经肾排泄。

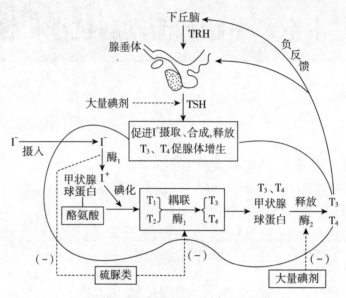

酶₁：过氧化物酶；酶₂：蛋白水解酶

图30-1　甲状腺激素合成、释放与调节及抗甲状腺药作用机制

【药理作用】

1. 维持正常生长发育　甲状腺激素为人体正常生长发育所必需，能促进蛋白质合成及骨骼、中枢神经系统的生长发育。在婴幼儿时期甲状腺激素分泌不足可导致呆小病（cretinism，克汀病），表现为身材矮小，肢体粗短，智力低下。成人甲状腺功能低下者，表现为中枢神经兴奋性降低，记忆力减退等，严重时引起水、钠潴留，细胞间液增加，大量黏蛋白沉积于皮下组织，表现为黏液性水肿。

2. 促进代谢　甲状腺激素能促进蛋白质、糖、脂肪的代谢，促进物质氧化，使耗氧量增加，基础代谢率提高，产热量增多。甲状腺功能亢进时，常有怕热、多汗、消瘦等症状。成人甲状腺功能低下时，基础代谢率降低，产热减少，患者畏寒、怕冷，其他代谢活动也降低。

3. 提高交感神经系统的敏感性　甲状腺激素能提高机体对儿茶酚胺类的敏感性。甲状腺功能亢进时，中枢神经和交感神经系统兴奋性提高，出现神经过敏、焦躁易怒、心率加快、心排血量增加及血压升高等现象。

【临床应用】　甲状腺激素主要用于甲状腺功能低下的替代补充治疗，目前常用药物为左甲状腺素钠（sodium levothyroxine，优甲乐）。

1. 呆小病　因缺碘、母体应用抗甲状腺药物等原因引起的呆小病，治疗应尽早开始，若治疗过晚，躯体虽能正常发育，但神经系统缺陷难以恢复，智力低下。治疗应从小剂量开始，个体化给药，根据机体情况随时调整剂量，有效者需终身用药。

2. 黏液性水肿　一般服用甲状腺片，从小量开始，逐渐增大至足量。对昏迷患者应立即静脉注射大剂量T_3，清醒后改为口服。对垂体功能低下的患者宜先用糖皮质激素治疗以预防急性肾上腺皮质功能不全，再给予甲状腺激素治疗。

3. 单纯性甲状腺肿　治疗取决于病因。因碘摄入不足者应予以补碘。病因不明者可给予适量甲状腺激素，既可补充内源性甲状腺激素的不足，并可抑制TSH过多分泌，缓解甲状腺组织代偿性增生、肥大。

4. 其他 甲亢患者服用抗甲状腺药时,加服 T_4 有利于减轻突眼、甲状腺肿大以及防止甲状腺功能低下;甲状腺癌术后应用 T_4 可抑制残余甲状腺组织癌变,减少复发,但用量较大;服用 T_3 还可用于鉴别单纯性甲状腺肿及甲亢,摄碘率下降大于 50% 者为单纯性甲状腺肿,否则为甲亢。

【不良反应和用药护理】 甲状腺激素过量可引起多汗、心悸、消瘦、兴奋、失眠等甲亢的临床表现,重者可出现腹泻、呕吐、发热、心律失常等。对老年人及心脏病患者可发生心绞痛和心肌梗死。一旦出现,应立即停药,用 β 受体拮抗药对抗,停药 1 周后再从小剂量开始应用。

在用药过程中,应嘱患者一定要遵医嘱每日按时用药;定期监测血压、体重及甲状腺功能,避免应用或接触碘剂。

糖尿病、冠心病、快速型心律失常患者禁用。

【点滴积累】

甲状腺激素由 T_4 和 T_3 组成,临床主要用于呆小病、黏液性水肿及单纯性甲状腺肿等的治疗。

第二节　抗甲状腺药

抗甲状腺药是一类能干扰甲状腺激素的合成与释放,缓解甲状腺功能亢进症的药物。目前常用的有硫脲类、碘化物、放射性碘及 β 受体拮抗药四类。

一、硫脲类

硫脲类是常用的抗甲状腺药,可分为两类:① 硫氧嘧啶类:包括甲硫氧嘧啶(methylthiouracil,MTU)、丙硫氧嘧啶(propylthiouracil,PTU);② 咪唑类:包括甲巯咪唑(thiamazole,他巴唑)、卡比马唑(carbimazole,甲亢平)。

【体内过程】 硫氧嘧啶类口服吸收迅速,生物利用度约为 $50\%\sim80\%$,血浆蛋白结合率约为 75%。在体内分布较广,易进入乳汁和通过胎盘屏障,在甲状腺浓集较多。硫氧嘧啶类主要在肝代谢,部分结合葡萄糖醛酸后排出。甲巯咪唑的血浆 $t_{1/2}$ 为 $4\sim7$ h,但在甲状腺组织中药物浓度可维持 $16\sim24$ h。卡比马唑为甲巯咪唑的衍生物,在体内转化成甲巯咪唑而发挥作用。

【药理作用】

1. 抑制甲状腺激素合成 通过抑制甲状腺过氧化物酶,阻止酪氨酸的碘化及碘化酪氨酸的耦联,使 T_3、T_4 的合成减少,但不抑制其从腺泡释放,且对已合成的 T_3、T_4 无对抗作用,须待已合成的 T_3、T_4 耗竭后才显效。因此,起效较慢,一般用药 $2\sim3$ 周甲亢症状开始减轻,$1\sim3$ 个月基础代谢率恢复正常。

2. 抑制外周组织 T_4 脱碘 丙硫氧嘧啶还可抑制 T_4 脱碘转化为 T_3,迅速降低血清中 T_3 水平,故可作为治疗甲状腺危象和重症甲亢的首选药物。

3. 免疫抑制作用 能轻度抑制免疫球蛋白的合成,降低血液循环中甲状腺刺激性免疫球蛋白(thyroid stimulating immunoglobulin,TSI)水平。对自身免疫性甲状腺功能亢进症除能控制高代谢症状外,尚有一定的病因治疗作用。

【临床应用】

1. 甲亢的内科治疗 适用于轻度、不宜手术、不宜用放射性碘治疗的甲亢患者,如儿童、青少年、术后复发而不适于放射性碘治疗者,也可作为放射性碘治疗的辅助疗法。开始治疗时应给予大剂量,以抑制甲状腺激素的合成。$1\sim3$ 个月后,症状明显减轻,基础代谢率接近正常时,药量即可递减至维持量,疗程1~2年,疗程过短则易复发。遇有感染或其他应激时酌加剂量。

2. 甲亢术前准备 甲亢术前应用硫脲类的目的是为减少患者在麻醉和手术后的合并症,防止术后出现甲状腺危象。故在手术前先用硫脲类药物,使甲状腺功能恢复或接近正常。由于用药后血清甲状腺激素水平下降,TSH分泌增多,使腺体增生,组织脆而充血,不利于手术进行,因此需在术前2周加服大剂量碘剂使腺体缩小、变硬,减少充血,利于手术进行。

3. 辅助治疗甲状腺危象 甲亢患者因感染、手术、外伤等应激可使大量甲状腺激素突然释放入血,导致患者出现高热、虚脱、心力衰竭、肺水肿及电解质紊乱等症状,称为甲状腺危象。对于甲状腺危象患者除应用大剂量碘剂和其他综合措施外,大剂量硫脲类可作为辅助治疗,以阻断新甲状腺激素的合成。疗程一般不超过1周,好转后改用常用量。

【不良反应和用药护理】

1. 常见皮疹、发热、荨麻疹等轻度过敏反应。

2. 有恶心、呕吐、腹痛、腹泻等胃肠道反应。

3. 粒细胞缺乏症是本类药物最严重的不良反应,老年人较易发生,多在用药后2~3个月发生,故用药期间应定期检查血象。若用药后出现咽痛、发热、感染等现象,应立即停药并做相关检查。

4. 甲状腺肿和甲状腺功能减退可能是由药物过量引起,反馈性引起TSH分泌增加,继而刺激甲状腺肿大所致。故用药期间应定期检查甲状腺功能,并及时调整用量。

5. 对于出院带药自服患者,应嘱其每日在同一时间服药,不要漏服,并不得随意减量或加倍服用。

6. 哺乳期妇女、甲状腺癌及结节性甲状腺肿合并甲状腺功能亢进症者禁用。

二、碘及碘化物

目前常用复方碘口服液(Lugol's solution,卢戈液)、碘化钾(potassium iodide)、碘化钠(sodium iodate)。

【药理作用】 碘和碘化物因剂量不同可产生不同的药理作用。

1. 小剂量碘促进甲状腺激素合成 小剂量碘是甲状腺激素合成的原料,甲状腺内含碘量约为人体总碘量的80%。当机体碘摄入量不足时,可导致单纯性甲状腺肿(地方性甲状腺肿)。

2. 大剂量碘产生抗甲状腺作用 大剂量碘能抑制蛋白水解酶,抑制甲状腺激素的释放;也可通过抑制过氧化物酶,抑制甲状腺激素的合成。此外,大剂量的碘剂能拮抗促甲状腺素,使甲状腺缩小。大剂量碘的抗甲状腺作用快而强,用药后2~7日起效,10~15日达最大效应。若继续用药,甲状腺摄碘能力反而受抑制,细胞内碘离子浓度降低,抑制甲状腺激素合成的作用消失,甲亢的症状又可复发。因此,大剂量碘剂不能单独用于甲亢的内科治疗。

【临床应用】

1. 单纯性甲状腺肿 补充小剂量碘可用于防治碘缺乏引起的单纯性甲状腺肿及呆小病。目前常在食盐中按$1/10^5$~$1/10^4$的比例加入碘化钾或碘化钠防治此病。

2. 甲状腺危象 大剂量的碘可抑制甲状腺激素的释放,消除甲状腺危象的症状,同时配合服用硫脲类药物。

3. 甲亢术前准备 在硫脲类药物控制症状的基础上,于术前2周加用大剂量碘剂,使腺体缩小、血管减少、组织变韧,利于手术进行并减少出血。

【不良反应和用药护理】

1. 过敏反应 少数患者用药后立即或几小时内出现皮疹、药热、血管神经性水肿等表现,严重者可因上呼吸道水肿及喉头水肿而窒息。因此,在用药前应询问是否有碘过敏史,碘过敏者禁用,并在用药期间密切观察和及时处理。

2. 慢性碘中毒 长期服用碘化物可出现口腔及咽喉烧灼感、鼻炎、唾液分泌增加等症状,停药即可消退,要提前向患者进行宣教。

3. 诱发甲状腺功能紊乱 久用可诱发甲亢。碘可通过胎盘屏障,并可进入乳汁引起新生儿甲状腺肿,故妊娠期妇女、哺乳期妇女慎用。

三、放射性碘

临床应用的放射性碘是^{131}I,其$t_{1/2}$为5日。

【药理作用】 利用甲状腺有高度摄碘能力,^{131}I被甲状腺摄取后,可产生β射线(99%)和γ射线(1%)。β射线在组织内射程仅0.5～2 mm,其辐射作用只局限于甲状腺内,使腺泡上皮破坏、萎缩,减少甲状腺激素的合成和分泌,引起类似切除部分甲状腺的作用,因增生组织对辐射更为敏感,损伤很少波及周围其他组织。γ射线射程远,可在体外测得,用作甲状腺摄碘功能测定。

【临床应用】

1. 甲亢的治疗 仅适用于不宜手术、手术后复发或其他药物无效者及过敏者。

2. 甲状腺摄碘功能测定 小剂量^{131}I可用于测定甲状腺摄碘功能。甲亢时摄碘率高,摄碘高峰时间前移。反之,摄碘率低,摄碘高峰时间后延。

【不良反应和用药护理】

1. 易致甲状腺功能低下,故应严格掌握剂量和密切观察有无不良反应,一旦发生甲状腺功能低下可补充甲状腺激素。

2. ^{131}I禁用于妊娠期妇女或哺乳期妇女、20岁以下及严重肝肾功能不全者。

四、β受体拮抗药

β受体拮抗药(如普萘洛尔、阿替洛尔、美托洛尔)通过阻断β受体以减轻甲状腺功能亢进症所致交感神经过度兴奋而产生的心率加快、心肌收缩力增强等症状,并减少外周组织T_4转化为T_3。临床用于不宜用抗甲状腺药、不宜手术及^{131}I治疗的甲亢、甲状腺危象辅助治疗以及甲亢术前准备。单用时其控制症状的作用有限,与硫脲类药物合用疗效迅速而显著。

用药时应监测心率,心率大于80次/min,表示甲亢未受到满意控制,可继续服用β受体拮抗药;心率在60～80次/min,表示甲亢已得到控制,可逐渐减少甚至停用β受体拮抗药;心率小于60次/min,则应立即停用β受体拮抗药。

【点滴积累】

1. 硫脲类通过抑制甲状腺过氧化物酶,阻止T_3、T_4的合成,最严重的不良反应是粒细胞缺乏症,应定期检查血象。

2. 小剂量碘可促进甲状腺激素合成,大剂量碘通过抑制蛋白水解酶和过氧化酶而产生抗甲状腺作用。

思考题

1. 甲状腺激素的用途有哪些?

2. 试述硫脲类药物的不良反应和用药护理。

3. 不同剂量碘制剂的作用和用途有何区别?

4. 硫脲类与大剂量碘在何种情况下合用？其意义是什么？

5. 患者,女性,38岁。近3个月来出现颈部增粗、心悸、体重下降、怕热多汗,来院就诊。体格检查:心率110次/min,手颤,甲状腺Ⅱ度增大,表面光滑。实验室检查 T_3、T_4 均升高。临床诊断为甲状腺功能亢进症。

可采用哪些药物治疗甲亢？各类药的用药护理是什么？

常用制剂和用法

甲状腺片　片剂:10 mg、40 mg、60 mg。片剂含碘量为 0.17%～0.23%,口服:治疗黏液性水肿:开始不超过每日 30 mg,渐增至每日 90～180 mg,分 3 次服。基础代谢率恢复到正常后,改维持量(成人每日 60～120 mg)。单纯性甲状腺肿:开始每日 60 mg,渐增至每日 120～180 mg,疗程一般为 3～6 个月。

碘塞罗宁　片剂:20 μg。成人初始剂量每日 10～25 μg,逐渐增至每日 80～100 μg,分 2～3 次服用。

丙硫氧嘧啶　片剂:50 mg、100 mg。口服:开始剂量每日 300～600 mg,分 3～4 次;维持量每日 25～100 mg,分 1～2 次服。

甲巯咪唑　片剂:5 mg。口服:开始剂量每日 20～60 mg,分 3 次服,维持量每日 5～10 mg,服药最短不能少于 1 年。

卡比马唑　片剂:5 mg。口服:每日 15～30 mg,分 3 次服,服用 4～6 周后如症状改善,改维持量每日 2.5～5 mg,分次服。

碘化钾　片剂:10 mg。口服:治疗单纯性甲状腺肿开始剂量宜小,每日 10 mg,20 日为 1 个疗程,连用 2 个疗程,疗程间隔 30～40 日;1～2 个月后,剂量可渐增大至每日 20～25 mg,总疗程 3～6 个月。

复方碘溶液　溶液剂:为含 5% 碘、10% 碘化钾的水溶液。每 1000 ml 含碘 50 g、碘化钾 100 g,口服:治疗单纯性甲状腺肿,1 次 0.1～0.5 ml,每日 1 次,2 周为 1 个疗程,疗程间隔 30～40 日。用于甲状腺功能亢进症术前准备:1 次 3～10 滴,每日 3 次,用水稀释后服用,约服 2 周。用于甲状腺危象:首次 2～4 ml,以后每 4 h 1～2 ml。静脉滴注:3～5 ml 加入 10% 葡萄糖注射液 500 ml 中。

(张子英)

第三十一章 降血糖药

学习目标

1. 掌握胰岛素及其制剂的作用、临床应用、不良反应及用药护理。
2. 熟悉磺酰脲类、双胍类、α-葡萄糖苷酶抑制剂的作用特点及临床应用。
3. 了解格列奈类、胰岛素增敏剂的作用特点。

糖尿病(diabetes mellitus)是因遗传和环境等因素引起胰岛素绝对或相对不足,导致以慢性高血糖为主要表现,伴有尿糖、多饮、多尿等的一种临床综合征。根据世界卫生组织(WHO)的标准,糖尿病分为两类:① 1 型糖尿病:又称胰岛素依赖型糖尿病(insulin dependent diabetes mellitus, IDDM),是由于胰岛 β 细胞功能障碍导致胰岛素分泌绝对减少。多见于青少年,大多发病较快,病情较重,症状明显且严重,呈酮症酸中毒倾向,必须用胰岛素治疗。② 2 型糖尿病:又称非胰岛素依赖型糖尿病(non - insulin dependent diabetes mellitus, NIDDM),为胰岛 β 细胞功能低下,胰岛素相对缺乏的糖尿病。其病因复杂,与遗传有关,受外界因素(如肥胖、缺少体育锻炼和饮食不当等)影响,发病年龄多在 30 岁以上,起病缓慢,症状较轻,但心血管及其他并发症较严重。一般对口服降血糖药有效,部分患者需用胰岛素治疗。

糖尿病治疗的目的是使患者的血糖控制在正常或接近正常范围,缓解或消除糖尿病症状,防止或延缓并发症。在饮食疗法和运动疗法的基础上,应用口服降血糖药物及胰岛素进行综合治疗。

第一节 胰 岛 素

天然胰岛素(insulin)由胰岛 β 细胞分泌。药用胰岛素的来源主要有:① 从猪、牛的胰腺中提取胰岛素;② 用苏氨酸替代猪胰岛素 B 链终末的丙氨酸,制备半合成人胰岛素,与人胰岛素结构完全一样,抗原性较弱;③ 通过重组 DNA 技术利用酵母菌或大肠埃希菌获得人胰岛素,其免疫原性小、过敏反应少、生物效价较高、不良反应少。

【体内过程】 天然胰岛素为小分子蛋白质,普通制剂易被消化酶破坏,口服无效,因此必须注射给药。皮下注射吸收快,尤以前臂外侧和腹壁明显。代谢快,$t_{1/2}$ 为 10 min,但作用可维持数小时。主要在肝和肾中灭活,由谷胱甘肽氨基转移酶还原二硫键,再由蛋白水解酶水解成短肽或氨基酸,也可被肾胰岛素酶直接水解,因此严重肝、肾功能不全者影响其灭活。

胰岛素制剂依据起效快慢和作用持续时间,分为速效、中效及长效制剂。普通胰岛素起效快,作用时间短,为短效制剂。用碱性蛋白质与普通胰岛素结合,使等电点接近体液 pH 值,再加入微量锌使之稳定,制备成中长效制剂,此类制剂经皮下注射后,吸收缓慢,作用持续时间延长,中长效制剂均为混悬剂,故不可静脉注射。常见胰岛素制剂及其作用时间如表 31-1 所示。

表 31-1 常见胰岛素制剂及其作用时间

分类	药物	注射途径	作用时间(h)			给药时间
			开始	高峰	维持	
短效	正规胰岛素	静脉注射	立即	0.5	2	急救
		皮下注射	0.5~1.0	2~3	6~8	餐前 0.5 h,每日 3~4 次
中效	低精蛋白锌胰岛素	皮下注射	2~4	8~12	18~24	早餐或晚餐前 1 h,每日 1~2 次
	珠蛋白锌胰岛素	皮下注射	2~4	6~10	12~18	早餐或晚餐前 1 h,每日 1~2 次
长效	精蛋白锌胰岛素	皮下注射	3~6	16~18	24~36	早餐或晚餐前 1 h,每日 1 次

【药理作用】

1. 糖代谢　胰岛素通过以下环节降低血糖:①促进细胞膜对葡萄糖的转运,增加外周组织对糖的摄取;②加速葡萄糖的酵解和氧化;③促进糖原合成和贮存;④抑制糖原分解和糖异生,使血糖来源减少。

2. 脂肪代谢　通过促进脂肪酸的转运,增加脂肪合成,抑制脂肪分解,减少游离脂肪酸和酮体生成。

3. 蛋白质代谢　增加氨基酸的转运,促进蛋白质合成,抑制蛋白质分解。与生长激素有协同作用。

4. 促进 K^+ 内流　激活 Na^+,K^+-APT 酶促进钾离子从细胞外液进入组织细胞内,从而纠正高钾血症和细胞内缺钾。

【临床应用】

1. 糖尿病　对各型糖尿病均有效。主要用于下列情况:①1 型糖尿病,胰岛素是治疗 1 型糖尿病最有效的药物,需终身用药;②2 型糖尿病初始治疗时需迅速降低血糖至正常水平者;③2 型糖尿病经饮食控制或用口服降血糖药未能控制者;④糖尿病发生各种急性或严重并发症者,如酮症酸中毒及糖尿病性昏迷;⑤合并重度感染、消耗性疾病、高热、妊娠、创伤以及手术的各型糖尿病。

2. 纠正细胞内缺钾　临床上将葡萄糖、胰岛素、氯化钾配成极化液(GIK),可促进钾内流,纠正细胞内缺钾,同时提供能量,用于防治心肌梗死时的心律失常。

【不良反应】

1. 低血糖症　为最常见、最重要的不良反应,多为胰岛素用量过大或用药后未按时进餐所致。表现为饥饿感、出汗、心跳加快、焦虑、震颤等症状,严重者引起昏迷、惊厥及休克,甚至脑损伤及死亡。长效胰岛素降血糖作用较慢,多见中枢神经系统功能障碍症状,如头痛、头晕、精神情绪失常及运动障碍。

2. 过敏反应　由于胰岛素制剂的抗原性使机体产生相应抗体所致。局部过敏仅为注射部位及周围出现斑丘疹、瘙痒,全身过敏可致荨麻疹、过敏性紫癜,偶见过敏性休克。可用 H_1 受体拮抗药和糖皮质激素治疗。过敏者可用其他种属动物来源的胰岛素代替,如高纯度胰岛素制剂或基因工程来源的人胰岛素较少发生过敏反应。

3. 胰岛素耐受性　机体对胰岛素的敏感性降低称为胰岛素耐受,又称胰岛素抵抗。胰岛素耐受性分为两型:①急性型:多因创伤、感染、手术、情绪激动等引起,此时血中抗胰岛素作用的物质增多,妨碍葡糖糖的转运和利用。处理方法为祛除诱因,并在短时间内加大胰岛素用量,诱因消除后,可恢复常规治疗量。②慢性型:原因较为复杂,可能与体内产生抗胰岛素受体的抗体或靶细胞膜上胰岛素受体数量减少有关,可换用高纯度胰岛素或基因工程来源的人胰岛素,并适当调整剂量或加用口服降血糖药物。

4. 其他反应　注射部位皮下脂肪萎缩,女性多于男性,经常更换注射部位及改用高纯度胰岛素可减少该反应;应用高纯度胰岛素后较少发生皮下脂肪萎缩,老年糖尿病患者可引起体重增加。

【用药护理】

1. 胰岛素注射液贮存方法　应置于冰箱内冷藏,使用时于注射前 30 min 从冰箱内取出,或用手握至其温度同体温后再用。

2. 胰岛素制剂有多种规格,使用前应仔细查看,尤其要弄清楚所要用的注射液的含量,以免因抽吸剂量错误而发生事故。

3. 预防低血糖　应教会患者熟知其前兆或轻微症状,随身携带糖类食品,以随时准备进食。发生低血糖后,轻者可口服糖水,重者应立即静脉注射 50% 葡萄糖注射液进行救治。需特别注意的是,老年患者发生低血糖时往往缺乏典型症状,迅速表现为昏迷,称为"无警觉性低血糖昏迷"。应给患者随身携带一张《急救告示卡》,并随身携带含糖食物以方便救治。

4. 其他　在用药过程中,应定期检查血糖、尿糖、酮体、血钾、肾功能、视力、眼底视网膜血管、血压及心电图,以观察治疗情况,了解病情发展,并告知患者控制饮食的重要性,避免暴饮暴食,不可随意中断用药,不可随便自行使用其他药物,并注意保护皮肤免受损伤。

- -

【知识链接】

胰岛素混合和预混胰岛素

1. 胰岛素混合　有时需要将短效胰岛素和中效胰岛素或长效胰岛素混合使用,一定要先抽短效胰岛素,后抽中效胰岛素或长效胰岛素。如果违反了这个原则,就可能使中效胰岛素或长效胰岛素进入短效胰岛素药瓶,从而导致整瓶短效胰岛素的性质发生改变。

2. 预混胰岛素　为了满足不同的需要,生产厂家把两种作用时间不同的胰岛素预先混合好,然后上市出售,给临床应用带来了方便。

- -

【点滴积累】

1. 胰岛素必须注射给药,皮下注射吸收快。

2. 胰岛素对各型糖尿病均有效。

3. 胰岛素最常见、最重要的不良反应是低血糖,应注意监护。

第二节　口服降血糖药

胰岛素需注射给药,应用不便。因此,人工合成了一些口服易吸收的降血糖药,使用方便,成为治疗 2 型糖尿病的主要药物。因口服降血糖药作用慢而弱,不能完全代替胰岛素。目前常用的口服降血糖药根据作用机制的不同,可以分为促胰岛素分泌药和非促胰岛素分泌药。

一、促胰岛素分泌药

(一)磺酰脲类

本类药物是最早使用的口服降糖药,根据上市时间分为第一代和第二代药物。第一代磺酰脲类有甲苯磺丁脲(tolbutamid,D$_{860}$,甲糖宁)、氯磺丙脲(chlorpropamide)等。第二代磺酰脲类包括格列本脲(glyburide,优降糖)、格列吡嗪(glipizide,吡磺环己脲)、格列齐特(gliclazipe,达美康)、格列美脲(glimepiride,科德平)等。第二代口服降糖药较第一代口服降糖药降糖活性明显增强,且不良反应发生率低,临床应用广泛。

【体内过程】 磺酰脲类药物口服吸收快而完全,血浆蛋白结合率高。多数药物在肝中氧化代谢,从肾排泄。常用磺酰脲类药物的药物代谢动力学特点如表 31-2 所示。

表 31-2 常用磺酰脲类药物的药物代谢动力学特点

药物	达峰时间(h)	维持时间(h)	半衰期(h)
甲苯磺丁脲	3～5	6～8	8
氯磺丙脲	10	35～60	36
格列本脲	2～6	10～24	10～16
格列吡嗪	1～2	10～24	2～4
格列齐特	2～6	24	10
格列波脲	2～4	12～24	8
格列美脲	2～3	24	5～8

【药理作用】

1. 降血糖 磺酰脲类药物的降糖作用机制如下:① 刺激胰岛的 β 细胞,增加内源性胰岛素的释放;② 增加胰岛素与靶组织及受体的结合能力,促进葡萄糖的利用以及糖原和脂肪的合成。降糖作用特点:① 可降低正常人血糖;② 对胰岛功能尚存的糖尿病患者有效,但对胰腺功能完全丧失的糖尿病患者无效。

2. 抗利尿 氯磺丙脲促进抗利尿激素分泌并增强其作用而产生抗利尿作用。

3. 影响凝血功能 第三代磺酰脲类药能使血小板黏附力减弱,减少血小板数目,促进纤溶酶原的合成,对预防或减轻糖尿病患者的微血管并发症有一定作用。

【临床应用】

1. 糖尿病 用于治疗胰岛功能尚存的 2 型糖尿病且单用饮食控制无效者,但对 1 型或胰腺切除者无效。对胰岛素产生耐受性的患者加用此类药物可刺激内源性胰岛素分泌,增强胰岛素的作用。

2. 尿崩症 氯磺丙脲可使尿崩症患者尿量明显减少。

【不良反应】

1. 胃肠道反应 较常见,表现为胃肠不适、恶心、腹痛、腹泻,餐时服可减轻。餐前 30 min 服药效果较好,每日应在同一时间服药,但不应在睡前用药。

2. 低血糖 常因药物过量或进餐延迟、剧烈体力活动所致,进食、饮用糖水通常可缓解。较严重的不良反应为持久性的低血糖症,老年人及肝肾功能不良者较易发生,应忌用。新型磺酰脲类较少引起低血糖。

3. 过敏反应 出现皮疹等过敏反应,少数人也可引起粒细胞减少、胆汁淤积性黄疸及肝损害。

4. 神经系统反应 大剂量氯磺丙脲还可引起精神错乱、嗜睡、眩晕、共济失调等症状。

【用药护理】 治疗中应定期监测患者血糖、尿糖、尿蛋白及酮体,进行血象、肝肾功能检查。原用胰岛素的患者改用口服降血糖药者,应先定好食谱,待病情稳定并检查胰腺功能后,才可换用。

(二) 格列奈类

格列奈类是一类新型促胰岛素分泌药,常用的有瑞格列奈(repaglinide)、那格列奈(nateglinide)、米格列奈(mitiglinide)等。作用和磺酰脲类相似,通过促进胰岛素分泌而起降糖作用。该类药起效快,作用时间短(2～4 h),所以需在每餐前服用,每日3次。临床用于2型糖尿病患者,尤其适用于餐后高血糖者。

该类药物安全性好,不良反应主要是低血糖,但发生率低,程度较磺酰脲类轻。

二、非促胰岛素分泌药

(一)双胍类

国内常用的双胍类有二甲双胍(metformin,甲福明)、苯乙双胍(phenformin,苯乙福明)。

【药理作用和临床应用】　双胍类降糖的作用机制如下:① 促进脂肪组织摄取葡萄糖,增加肌肉组织中糖的无氧酵解;② 减少葡萄糖在肠内的吸收;③ 抑制胰高血糖素释放;④ 增加胰岛素与受体的结合能力。降糖作用特点:① 对正常人血糖无影响;② 降糖作用与胰岛功能无关,对胰岛功能完全丧失者仍有作用。

双胍类主要用于2型糖尿病,尤适用于肥胖及单用饮食控制无效者。单用磺酰脲类不能控制血糖时,常与本类药物合用。

【不良反应和用药护理】

1. 胃肠道反应　片剂可在每餐餐前服用,如有食欲减退、恶心、腹部不适、腹泻等胃肠道反应,可在餐中或餐后服用。

2. 乳酸血症　长期使用可致危及生命的乳酸血症,尤以苯乙双胍的发生率最高(可高达50%),发生后死亡率亦高,欧美国家已停止使用。二甲双胍发生率较低,临床应用较广。

(二)α-葡萄糖苷酶抑制药

目前,临床常用的α-葡萄糖苷酶抑制药有阿卡波糖(acarbose,拜糖平)、伏格列波糖(voglibose)、米格列醇(miglitol)等。

α-葡萄糖苷酶抑制药是一类新型口服降血糖药,通过竞争性抑制小肠中α-葡萄糖苷酶,阻止1,4-糖苷键水解,使淀粉和蔗糖等分解为葡萄糖的速度减慢,吸收延缓,从而使餐后血糖降低。α-葡萄糖苷酶抑制药不增加胰岛素分泌,单独使用不引起低血糖反应。

α-葡萄糖苷酶抑制药为2型糖尿病的一线药物,临床用于轻中度2型糖尿病,尤其适用于空腹血糖正常而餐后血糖明显增高者。常与其他降糖药合用,治疗各型糖尿病,但要注意调整各药剂量。用药时要和第一口饭嚼碎同服才能取得良好的效果。由于糖在小肠中的分解、吸收障碍而在肠中的停滞时间延长,引起腹痛、腹泻、腹胀等消化道症状。

服药期间应戒酒,以防发生双硫仑反应。消化性溃疡患者慎用,妊娠期妇女、哺乳期妇女及有明显消化、吸收障碍的患者禁用。

(三)胰岛素增敏剂

胰岛素抵抗是引起2型糖尿病的主要原因之一。胰岛素增敏剂可以降低机体对胰岛素的抵抗性,有利于胰岛素发挥正常作用。噻唑烷二酮类是一类新型胰岛素增敏剂,主要包括罗格列酮(rosiglitazone)、吡格列酮(pioglitazone)、环格列酮(ciglitazone)和恩格列酮(englitazone)。

胰岛素增敏剂可增强靶细胞对胰岛素的敏感性,提高细胞对葡萄糖的利用,降低血浆胰岛素水平,并能改善脂肪代谢紊乱。对胰岛素分泌无影响,仅适用于胰岛功能尚存而胰岛素受体敏感性降低的患者。可单独使用,也可与磺酰脲类或胰岛素合用。

不良反应少,低血糖发生率低。

【点滴积累】

1. 磺酰脲类适用于治疗胰岛功能尚存且单用饮食控制无效的 2 型糖尿病患者。

2. 格列奈类尤其适用于餐后高血糖的 2 型糖尿病患者。

3. 双胍类尤其适用于肥胖及单用饮食控制无效的 2 型糖尿病患者。

4. α-葡萄糖苷酶抑制药尤其适用于空腹血糖正常而餐后血糖明显增高的 2 型糖尿病患者。

5. 胰岛素增敏剂适用于胰岛素受体敏感性降低的患者。

【知识链接】

口服降血糖药的健康教育

1. 降血糖药物应从小剂量开始,逐渐加量。调整药量主要根据血糖的高低,每次调整幅度不宜太大,以免引起血糖的大幅度波动。对于血糖的控制,不要急于求成、矫枉过正,严重低血糖的危害比高血糖更大。

2. 用药时间的选择。磺酰脲类药物应在餐前半小时服用;格列奈类应在餐前即刻服用;双胍类药物对胃肠道有刺激,最好在饭后服用(二甲双胍肠溶片对胃刺激小,也可在餐前或餐中服用);α-葡萄糖苷酶抑制药与第一口饭嚼碎同服。

3. 当服用足量口服降糖药,空腹血糖仍不小于 9.0 mmol/L,同时糖化血红蛋白仍然不能达标时,应考虑用胰岛素。补充外源性胰岛素,能使其自身的胰岛 β 细胞充分休息,达到保护胰岛 β 细胞的作用。

4. 服用降糖药期间不宜饮酒。因乙醇可损害肝功能,尤其是抑制糖异生而致低血糖。

思考题

1. 简述胰岛素的临床应用、主要不良反应和用药护理。

2. 举例说明常用口服降血糖药的分类。

3. 患者,女性,45 岁,近半年来多饮、多尿、乏力,近来症状加重,来院就诊。检查:体重超重 15%,空腹血糖和餐后 2 h 血糖均高于正常,尿糖(+)。临床诊断为 2 型糖尿病。

(1)2 型糖尿病可采取哪些治疗措施?

(2)该患者宜选用何种口服降糖药?

常用制剂和用法

胰岛素　注射剂:400 U/10 ml、800 U/10 ml。剂量和给药次数视病情而定,通常 24 h 内所排尿糖每 2～4 g 者,给胰岛素 1 U,中型糖尿病患者每日 5～10 U,重型糖尿病患者每日用量在 40 U 以上。一般在饭前半小时皮下注射,每日 3～4 次,必要时可做静脉注射或肌内注射。

氯磺丙脲　片剂:0.1 g、0.25 g。口服:治疗糖尿病,1 次 0.1～0.3 g,每日 1 次,待血糖恢复时,剂量酌减至每日 0.1～0.2 g,早饭前服 1 次。治疗尿崩症,每日 0.125～0.25 g。

格列本脲　片剂:2.5 mg。口服:开始每日早饭后服 2.5 mg,以后逐渐增加剂量,但每日不超过 15 mg,待增至每日 10 mg 时,应分早、晚 2 次服,至出现疗效后,逐渐减量至每日 2.5～5 mg。

格列齐特　片剂:40 mg、80 mg。口服:开始每日 40～50 mg,每日 1 次;随后根据情况递增至每日 160～320 mg。每日维持量超过 160 mg 时,需分 2 次服用。

格列美脲　片剂:1 mg、2 mg。口服:开始时每日 1~2 mg,每日 1 次;维持量每日 1~4 mg,每日 1 次。

二甲双胍　片剂:0.25 g。口服:1 次 0.25~0.5 g,每日 3 次,饭后服。以后根据尿糖(或血糖)情况增减。

阿卡波糖　片剂:50 mg、100 mg。口服:1 次 50 mg,每日 3 次,然后逐渐增加剂量,根据血糖反应在 6~8 周后增加到 100 mg,每日 3 次。

罗格列酮　片剂:2 mg、4 mg、8 mg。口服:1 次 2~4 mg,每日 2 次。

瑞格列奈　片剂:0.5 mg。口服:开始 1 次 0.5 mg,餐前服。

(张子英)

第三十二章　肾上腺皮质激素类药物

学习目标

1. 掌握糖皮质激素的药理作用、临床应用和不良反应。
2. 熟悉糖皮质激素的给药方法。
3. 了解促皮质素及皮质激素抑制药的作用和应用。

- -

肾上腺皮质激素（adrenocortical hormones）是肾上腺皮质所分泌的激素的总称，属甾体类化合物。肾上腺皮质激素可分为三类：① 盐皮质激素（mineralocorticoids），由球状带分泌，包括醛固酮（aldosterone）和去氧皮质酮（desoxycortone）等，主要调节机体水、盐代谢；② 糖皮质激素（glucocorticoids，GC），由束状带合成和分泌，包括氢化可的松（hydrocortisone）和可的松（cortisone）等，主要调节糖、蛋白质和脂肪代谢；③ 性激素，由网状带所分泌，包括雄激素和雌激素。

肾上腺皮质激素类药物是指具有与肾上腺皮质激素相似或相同生物活性的药物。临床常用的肾上腺皮质激素类药物主要是糖皮质激素类药物。

肾上腺皮质激素的基本结构为甾核（图 32 - 1），通过对皮质激素的结构进行改造获得了多种新型药物，提高激素类药物的临床疗效，降低不良反应。

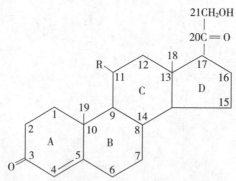

图 32 - 1　肾上腺皮质激素的基本化学结构

第一节　糖皮质激素类药物

糖皮质激素类药物作用广泛而复杂，生理情况下所分泌的糖皮质激素主要影响物质代谢过程，缺乏时，将引起代谢失调，甚至死亡；当机体处于应激状态时，机体可分泌大量的糖皮质激素，通过允许作用等，使机体能适应内外环境变化所产生的强烈刺激。超生理剂量（药理剂量）的糖皮质激素则还有抗炎、抗毒、抗免疫、抗休克等药理作用。

【体内过程】 口服、注射均可吸收。口服可的松或氢化可的松 1～2 h 后血药浓度可达高峰，1 次给药作用持续 8～12 h。主要在肝中代谢，与葡萄糖醛酸或硫酸结合，与未结合部分一起由尿排出。可的松和泼尼松在肝内分别转化为氢化可的松和泼尼松龙而生效，故严重肝功能不全的患者只宜应用氢化可的松或泼尼松龙。与肝微粒体酶诱导剂（如苯巴比妥、苯妥英钠等）合用时需加大糖皮质激素的用量。常用糖皮质激素类药物的比较如表 32-1 所示。

表 32-1 常用糖皮质激素类药物的比较

类别	药物	药理活性			等效剂量（mg）	半衰期（min）	作用持续时间(h)
		水盐代谢（比值）	糖代谢（比值）	抗炎作用（比值）			
短效	氢化可的松	1.0	1.0	1.0	20.00	90	8～12
	可的松	0.8	0.8	0.8	25.00	30	8～12
中效	泼尼松	0.8	4.0	3.5	5.00	60	12～36
	泼尼松龙	0.8	4.0	4.0	5.00	200	12～36
	甲泼尼松	0.5	5.0	5.0	4.00	180	12～36
	曲安西龙	0	5.0	5.0	4.00	>200	12～36
长效	地塞米松	0	20～30	30	0.75	100～300	36～54
	倍他米松	0	20～30	25～35	0.60	100～300	36～54

水盐代谢、糖代谢、抗炎作用的比值均以氢化可的松为 1 计；等效剂量以氢化可的松为标准计

【生理作用】

1. 糖代谢 糖皮质激素通过促进糖原异生，减慢葡萄糖分解为 CO_2 的氧化过程，减少机体组织对葡萄糖的利用，增加肝糖原、肌糖原合成，从而升高血糖。

2. 蛋白质代谢 促进淋巴、肌肉和皮肤等组织的蛋白质分解，抑制蛋白质的合成，大剂量长期应用可致儿童生长减慢、肌肉萎缩、皮肤变薄、骨质疏松、淋巴组织萎缩和伤口愈合延缓等。

3. 脂肪代谢 促进脂肪分解，抑制其合成。久用能增高血胆固醇含量，并激活四肢皮下的脂酶，使四肢脂肪分解而重新分布于面部、胸、背及臀部，形成满月脸和向心性肥胖。

4. 水和电解质代谢 有较弱的盐皮质激素作用，能潴钠排钾，但作用较弱，长期大量应用时，作用较明显。过多时还可引起低血钙，长期应用可致骨质脱钙，可能与减少小肠对钙的吸收、抑制肾小管对钙的重吸收有关。

【药理作用】

1. 抗炎作用 糖皮质激素有强大的抗炎作用。其抗炎作用有以下三个特点：① 非特异性：能对抗各种原因（如物理、化学、免疫、生物等）所引起的炎症。② 抑制炎症全过程：在炎症早期可减轻渗出、水肿、毛细血管扩张、白细胞浸润及吞噬反应，从而改善红、肿、热、痛等症状；在后期可抑制毛细血管和成纤维细胞的增生，延缓肉芽组织生成，防止粘连及瘢痕形成，减轻后遗症。③ 抗炎不抗菌：炎症反应是机体的一种防御功能，炎症后期的反应是组织修复的重要过程。糖皮质激素在抑制炎症、减轻症状的同时，可降低机体的防御功能，导致感染扩散和伤口愈合延缓。故对感染性炎症必须加用足量、有效的抗菌药。

2. 抗免疫作用 大剂量的糖皮质激素对免疫反应的多个环节都有抑制作用：① 抑制巨噬细胞对抗原的吞噬和处理。② 干扰淋巴细胞的分裂增殖。③ 促进淋巴细胞重新分布，使循环淋巴细胞减少。④ 稳定肥大细胞膜，抑制组胺、5-羟色胺、慢反应物质、缓激肽等致炎物质释放，消除免疫反应导致的炎症反应。⑤ 小剂量可抑制细胞免疫，大剂量可抑制 B 细胞转化为浆细胞，使抗体生成

减少,干扰体液免疫。

3. **抗毒作用**　提高机体对细菌内毒素的耐受力,缓解毒血症症状,不能中和、破坏细菌内毒素,也不能保护机体免受细菌内毒素的损害;对感染性毒血症所致的高热有退热作用;对细菌外毒素无效。

4. **抗休克**　超大剂量的糖皮质激素类药物已广泛用于各种严重休克,特别是感染中毒性休克的治疗,其机制除与抗炎、抗免疫、抗毒作用外,还与下列因素有关:①增强心肌收缩力。②降低血管对某些缩血管活性物质的敏感性,使微循环血流动力学恢复正常,改善休克。③稳定溶酶体膜,减少心肌抑制因子(myocardio - depressant factor,MDF)的形成。

5. **其他作用**

(1)血液与造血系统:糖皮质激素能刺激骨髓造血功能,使红细胞和血红蛋白含量增加,大剂量可使血小板增多并提高纤维蛋白原浓度,缩短凝血时间;促使中性粒细胞增多,降低中性粒细胞游走、吞噬、消化,降低糖酵解等功能,因而减弱对炎症区的浸润与吞噬活动;使血液中嗜酸性粒细胞、淋巴细胞减少。

(2)中枢神经系统:能提高中枢神经系统的兴奋性,出现欣快、激动、失眠等,偶可诱发精神失常和癫痫。儿童大剂量使用可致惊厥。

(3)消化系统:糖皮质激素能使胃酸和胃蛋白酶分泌增多,增强食欲,促进消化,但大剂量应用可诱发或加重消化性溃疡。

(4)骨骼:对抗维生素 D 对钙的吸收作用,久用易致骨质疏松。

【临床应用】

1. **严重感染或炎症**

(1)严重急性感染:主要用于中毒性感染或同时伴有休克者,如中毒性细菌性痢疾、暴发型流行性脑膜炎、中毒性肺炎、重症伤寒、猩红热及败血症等,在应用足量有效的抗菌药物治疗感染的同时,可用糖皮质激素作辅助治疗。因目前应用的抗病毒药物作用较弱,应用糖皮质激素后可降低机体的防御能力,反使感染扩散而加剧,故病毒性感染一般不用激素。严重传染性肝炎、流行性腮腺炎、严重急性呼吸道综合征(SARS)、麻疹和乙型脑炎等对机体构成严重威胁时,必须短期大剂量使用糖皮质激素类药物迅速控制症状,防止或减轻并发症。

(2)防止炎症后遗症:结核性脑膜炎、脑炎、心包炎、风湿性心瓣膜炎、损伤性关节炎、睾丸炎以及烧伤后瘢痕挛缩等,早期应用糖皮质激素可减少炎性渗出,减轻愈合过程中纤维组织过度增生及粘连,防止后遗症的发生。眼科疾病(如虹膜炎、角膜炎、视网膜炎和视神经炎等)非特异性眼炎,应用糖皮质激素后也可迅速消炎止痛,防止角膜混浊和瘢痕粘连的发生。

2. **自身免疫性疾病、过敏性疾病和器官移植排斥反应**

(1)自身免疫性疾病:如严重风湿热、风湿性心肌炎、风湿性及类风湿关节炎、系统性红斑狼疮、结节性动脉周围炎、皮肌炎、自身免疫性贫血和肾病综合征等应用糖皮质激素后可缓解症状。一般采用综合疗法,不宜单用,以免引起不良反应。

(2)过敏性疾病:如荨麻疹、花粉症、血管神经性水肿、过敏性鼻炎、支气管哮喘和过敏性休克等。此类疾病一般发作快,消失也快,治疗主要应用抗组胺药物和肾上腺素。对严重病例或其他药物无效时,可应用糖皮质激素作辅助治疗,以抑制抗原-抗体反应所引起的组织损害和炎症过程。

(3)器官移植排斥反应:异体器官移植手术后所产生的免疫性排斥反应也可使用糖皮质激素,可与环孢素 A 等免疫抑制剂合用,疗效更好。

3. **抗休克治疗**　①对感染中毒性休克,在足量、有效的抗菌药物治疗下,可及早、短时间内冲击使用大剂量糖皮质激素,待微循环改善、脱离休克状态时停用,即"急用快停"原则,且尽可能在应用抗菌药物之后使用,停药则在撤去抗菌药物之前。②对过敏性休克,糖皮质激素为次选药,可与首选药肾上腺素合用。③对低血容量性休克,在补液补电解质或输血后效果不佳者,可合用超大剂量的糖皮质激素。④对心源性休克,须结合病因治疗。

4. 血液病 糖皮质激素多用于治疗儿童急性淋巴细胞性白血病,但对于急性非淋巴细胞性白血病的疗效较差。此外,还可用于再生障碍性贫血、粒细胞减少症、血小板减少症和过敏性紫癜等疾病的治疗,停药后易复发。

5. 局部应用 对于一般性皮肤病,如湿疹、肛门瘙痒、接触性皮炎、牛皮癣等,宜采用氢化可的松或氟轻松等外用制剂局部用药;也可用于肌肉韧带或关节劳损时进行封闭治疗。

6. 替代疗法 用于急(慢)性肾上腺皮质功能不全症、脑垂体前叶功能减退及肾上腺次全切除术后皮质激素分泌不足的患者。

【不良反应和用药护理】

1. 长期大剂量应用引起的不良反应

(1)医源性肾上腺皮质功能亢进:是由于长期过量使用糖皮质激素类药物引起机体糖、蛋白质、脂肪、水、盐代谢紊乱,表现为满月脸、水牛背、向心性肥胖、皮肤变薄、多毛、水肿、低血钾、高血压、糖尿病等,又称类肾上腺皮质功能亢进综合征,停药后可自行消失。必要时可加用抗高血压药、降糖药治疗,并采用"一高、二低、三补"原则,即高蛋白饮食,低盐、低糖,适量补钾、补钙、补维生素等措施。

(2)五个诱发或加重

1)诱发或加重感染:糖皮质激素有免疫抑制作用,故长期应用可诱发感染或使体内潜在病灶扩散,特别是已降低抵抗力的白血病、再生障碍性贫血、肾病综合征等患者更易发生,还可使原来静止的结核病灶扩散恶化。护理时应注意有无延迟不愈的伤口、皮肤破损、炎症等,还需保持皮肤清洁,做好口腔、会阴护理。

2)诱发或加重消化性溃疡:糖皮质激素刺激胃酸、胃蛋白酶的分泌并抑制胃黏液分泌,降低胃肠黏膜的抵抗力,故可诱发或加剧胃及十二指肠溃疡,甚至造成消化道出血或穿孔。少数患者可诱发胰腺炎或脂肪肝,护理时应注意有无上腹部疼痛、柏油样大便等症状。

3)诱发或加重精神失常、癫痫发作:有癫痫或精神病史者禁用或慎用。

4)诱发或加重糖尿病:糖尿病患者慎用。

5)诱发或加重高血压:由于钠、水潴留和血脂升高可引起高血压和动脉粥样硬化。

(3)骨质疏松、肌肉萎缩、伤口愈合迟缓:与促进蛋白质分解、抑制其合成及增加钙、磷排泄有关。骨质疏松多见于儿童、绝经妇女和老年人,严重者可产生自发性骨折。由于抑制生长激素的分泌和造成负氮平衡,还可影响生长发育。妊娠期妇女应用,偶可引起胎儿畸形。护理时应注意有无背痛、腰痛或其他部位骨痛等。

2. 停药反应 长期使用糖皮质激素类药物,突然停药可出现以下表现。

(1)医源性肾上腺皮质功能不全:长期应用糖皮质激素的患者,减量过快或突然停药时,可引起肾上腺皮质功能不全。这是由于长期大剂量使用糖皮质激素,反馈性抑制垂体-肾上腺皮质轴所致;特别是遇到感染、创伤、手术等严重应激情况时,可发生肾上腺危象,表现为恶心、呕吐、乏力、低血压和休克等,需及时抢救。在停药过程中须缓慢减量,不可骤然停药,停用激素后需连续应用促肾上腺皮质激素7日左右;在停药1年内如遇应激情况(如感染或手术等),应及时给予足量的糖皮质激素。

(2)反跳现象:其发生原因可能是患者对激素产生了依赖性或病情尚未完全控制,突然停药或减量过快而致原发病复发或恶化;常需加大剂量再进行治疗,待症状缓解后再缓慢减量、停药。

【禁忌证】 严重的精神病和癫痫病、活动性消化性溃疡、新近胃肠吻合术、骨折、创伤修复期、角膜溃疡、肾上腺皮质功能亢进症、严重高血压、糖尿病、妊娠期妇女、抗菌药物不能控制的感染(如水痘、麻疹、真菌感染等)。

【用法及疗程】

1. 小剂量替代疗法 用于垂体前叶功能减退、艾迪生病及肾上腺皮质次全切除术后。可用可的松每日 12.5～25 mg 或氢化可的松每日 10～20 mg。

2. 一般剂量长期疗法 用于结缔组织病、肾病综合征、顽固性支气管哮喘、中心性视网膜炎、各种恶性淋巴瘤、淋巴细胞性白血病等。可用泼尼松口服 10～30 mg,每日 3 次,产生临床疗效后,逐渐减量,每 3～5 日减量 20％左右,直至最小有效维持量。

3. 隔日疗法 临床用药时对长期疗法中某些慢性病采用隔日 1 次给药法,即将每日或 2 日的总药量在隔日早晨 1 次给予。这是因为糖皮质激素的分泌具有昼夜节律性,每日上午 8:00～10:00 为分泌高潮,随后逐渐下降,午夜 24:00 为低潮,这是由促皮质素(ACTH)昼夜节律所引起。早晨正值糖皮质激素分泌高峰,此时用药与生理性负反馈时间一致,对肾上腺皮质功能的抑制较小,不仅可避免医源性肾上腺皮质功能减退症,而且疗效并不降低。临床宜选用中效糖皮质激素制剂。

4. 大剂量冲击疗法 用于严重中毒性感染及各种休克等危重患者的抢救。氢化可的松首次剂量可静脉滴注 200～300 mg,每日量可达 1 g 以上,以后逐渐减量,疗程不超过 5 日。大剂量使用时宜同用氢氧化铝凝胶,以防止急性消化道出血。

- -

【点滴积累】

1. 糖皮质激素药理作用主要有"四抗",即抗炎、抗免疫、抗毒、抗休克。

2. 糖皮质激素长期大剂量使用的不良反应,有医源性肾上腺皮质功能亢进、五个诱发、骨质疏松等。

3. 为避免停药反应,长期使用糖皮质激素者不可突然停药。

- -

【知识链接】

关于糖皮质激素类药物的名称

供药用的糖皮质激素种类很多,因为其英文名中有代表甾体结构的共同词尾 sone 或 lone,故其汉语译音多为"松"或"龙"。例如:短效的氢化可的松,中效的泼尼松、泼尼松龙,长效的地塞米松、倍他米松,局部使用的氟轻松等。

- -

第二节 促皮质素及皮质激素抑制药

一、促皮质素

促皮质素(adrenocorticotropic‐hormone,ACTH)是在下丘脑促皮质素释放激素(CRH)的作用下,由腺垂体合成、分泌的激素。ACTH 分泌具有昼夜节律性,早晨 8:00 浓度最高,血中浓度可达 22 pg/ml;晚上 24:00 最低,血中浓度为 9.6 pg/ml。

药用 ACTH 是从家畜腺垂体提取的多肽制剂,口服无效,需注射给药,一般在给药后 2 h,皮质才开始分泌氢化可的松。临床用于诊断脑垂体前叶-肾上腺皮质功能水平及长期使用皮质激素者停药前后的皮质功能水平,以防止发生皮质功能不全。此药易引起过敏反应,需注意。静脉滴注时不宜与中性及偏碱性的注射液(如氯化钠、谷氨酸钠、氨茶碱等)配伍,以免产生混浊。

二、皮质激素抑制药

皮质激素类抑制药物,如抗醛固酮类药物中的安体舒通(螺内酯)(详见第二十四章)。皮质激素抑制药可代替外科的肾上腺皮质切除术,临床常用的有米托坦和美替拉酮。

米托坦(mitotane)　能相对选择性地作用于肾上腺皮质细胞,对肾上腺皮质的正常细胞或瘤细胞都有损伤作用;尤其是选择性地作用于肾上腺皮质束状带及网状带细胞,使其萎缩、坏死,但不影响球状带,故醛固酮分泌不受影响。主要用于不宜手术切除的皮质癌、切除后复发癌以及皮质癌术后辅助治疗。可有恶心、呕吐、畏食、腹泻、皮疹、嗜睡、头痛、眩晕、乏力、中枢抑制及运动失调等反应。

美替拉酮(metyrapone,甲吡酮)　能抑制 11β -羟化反应,干扰 11 -去氧皮质酮转化为皮质酮、11 -去氧氢化可的松转化为氢化可的松,从而降低它们的血浆水平;还能反馈性地促进 ACTH 分泌,导致 11 -去氧皮质酮和 11 -去氧氢化可的松代偿性增加,故尿中 17 -羟类固醇排泄也相应增加。临床用于治疗肾上腺皮质肿瘤和产生 ACTH 的肿瘤所引起的氢化可的松过多症和皮质癌,还可用于垂体释放 ACTH 功能试验。不良反应较少,可有眩晕、消化道反应等。

思考题

1. 糖皮质激素的主要药理作用、临床应用和不良反应有哪些?
2. 为何长期使用糖皮质激素不能突然停药?
3. 患者,男性,50 岁。近几月来感觉四肢无力,下肢水肿,尿中泡沫增多,来医院就诊。实验室检查:尿蛋白 5.5 g/d,血浆白蛋白 22 g/L,总胆固醇 8.6 mmol/L,三酰甘油 4.4 mmol/L。结合其他临床表现,诊断为肾病综合征。医师给与氢氯噻嗪、卡托普利、泼尼松三种药物进行治疗。

(1)泼尼松治疗肾病综合征的机制是什么?
(2)糖皮质激素长期应用需注意什么?

常用制剂和用法

可的松　片剂:5 mg、25 mg。替代疗法:口服,每日 12.5～37.5 mg,分 2 次;药理治疗:口服,开始每日 75～300 mg,分 3～4 次,维持量每日 25～50 mg。注射剂:50 mg/2 ml、125 mg/2 ml、250 mg/10 ml。肌内注射:1 次 25～125 mg,每日 2～3 次,用前摇匀。眼膏:0.25%、0.5%、1%。每日 2～3 次,外用。

氢化可的松　片剂:10 mg、20 mg。替代疗法:口服,每日 20～30 mg,每日 2 次;药理治疗:口服,开始每日 60～120 mg,每日 3～4 次。维持量每日 20～40 mg。注射剂:10 mg/2 ml、25 mg/5 ml、100 mg/20 ml。静脉滴注:1 次 100～200 mg,每日 1～2 次,临用时以生理盐水或 5% 葡萄糖注射液 500 ml 稀释。软膏剂:0.5%～2.5%,外用。

泼尼松　片剂:5 mg。口服:开始剂量 1 次 5～15 mg,每日 3～4 次,维持量每日 5～10 mg。

泼尼松龙　片剂:5 mg。口服:开始每日 20～40 mg,分 3～4 次,维持量每日 5 mg。注射剂:10 mg/2 ml。每次 10～20 mg 加入 5% 葡萄糖溶液 500 ml 中静脉滴注。

地塞米松　片剂:0.5 mg、0.75 mg。口服:1 次 0.75～1.5 mg,每日 3～4 次,维持量每日

0.5～0.75 mg。注射剂:5 mg/ml。肌内注射或静脉注射:1次5～10 mg,每日2次。

倍他米松　片剂:0.5 mg。口服:开始每日1.5～2 mg,分3～4次,维持量每日0.5～1 mg。

氟轻松　软膏剂、洗剂、霜剂:0.01%～0.025%。外用,每日3～4次。

(张子英)

第三十三章 抗菌药物概述

学习目标

1. 掌握抗菌药物的基本概念。
2. 熟悉抗菌药物的主要抗菌机制及代表药物。
3. 了解抗菌药物耐药性产生的机制;抗菌药物合理应用的原则。

- -

针对细菌和其他病原体、寄生虫及肿瘤细胞所致疾病的药物治疗统称为化学治疗(chemother-apy),简称化疗。化学治疗的目的是研究、应用对病原体有选择毒性,而对宿主无害或损害少的药物,从而防治疾病。

抗微生物药是指用于治疗病原微生物所致感染性疾病的药物,主要包括抗菌药物、抗真菌药物和抗病毒药物等。抗菌药物是指对细菌具有杀灭或抑制作用的药物,根据来源的不同,分为抗生素和人工合成抗菌药。

在使用抗菌药物治疗疾病的过程中,要注意机体、病原微生物和抗菌药物三者之间的相互作用(图33-1)。理想的抗菌药物应具备以下特点:对病原微生物具有高度选择性;对人体无毒或毒性小;细菌不易产生耐药性;具有较好的药物代谢动力学特点;最好为强效、速效和长效的药物;使用方便、价格低廉。

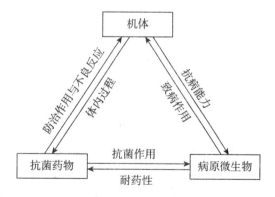

图 33-1 机体、抗菌药物、病原微生物三者之间的关系

一、抗菌药物的基本概念

1. **抗生素** 是由某些微生物(细菌、真菌和放线菌)产生的,能抑制或杀灭其他微生物的化学物质,包括天然抗生素和半合成抗生素。

2. **抗菌谱** 即抗菌药物的抗菌范围。对多种致病菌有抑制或杀灭作用的药物称为广谱抗菌药,如四环素不仅对革兰氏阳性菌和革兰氏阴性菌有效,而且对衣原体、支原体及立克次体等也有抑制作用;仅对某一种或某一菌属有抗菌作用的药物称为窄谱抗菌药,如异烟肼仅对结核分枝杆菌有效。

3. 抗菌活性　指抗菌药物抑制或杀灭病原微生物的能力。在体外实验中,能抑制细菌生长的最低药物浓度称为最低抑菌浓度(minimum inhibitory concentration,MIC),能够杀灭细菌的最低药物浓度称为最低杀菌浓度(minimum bactericidal concentration,MBC)。

4. 抑菌药和杀菌药　抑菌药是指能抑制病原菌生长繁殖但不能杀灭细菌的药物,如四环素类;杀菌药是指对病原菌有杀灭作用的药物,如青霉素类、氨基苷类等。

5. 抗菌后效应(post antibiotic effect,PAE)　抗菌后效应是指细菌与抗生素短暂接触后,当抗菌药物浓度下降,低于 MIC 或消失后,细菌生长仍然受到抑制的效应。一般来说,PAE 时间较长的药物,其抗菌活性较强,可适当延长给药间隔时间,而疗效不降。

6. 化疗指数　是评价化疗药物有效性与安全性的指标,通常以动物的半数致死量(LD_{50})与治疗病原体感染动物的半数有效量(ED_{50})之比来表示。化疗指数越大,表明药物安全性越高;但化疗指数高并不是绝对安全的,如毒性很低的青霉素仍有引起过敏性休克的可能。

7. 首次接触效应　是指抗菌药物在初次接触细菌时有强大的抗菌效应,再次接触细菌时不再出现强大的抗菌效应,需要间隔相当长的时间后才能再起作用。如氨基糖苷类有明显的首次接触效应。

二、抗菌药物的作用机制

抗菌药物的作用机制主要是特异性干扰病原体的生化代谢过程,影响其结构与功能,使其丧失生长繁殖的能力而达到抑制或杀灭病原体的作用。

1. 抑制细菌细胞壁合成　细菌细胞壁不但能维持细菌形态,还具有维持细菌细胞内渗透压及正常功能的作用。β-内酰胺类抗生素通过抑制细胞壁主要成分肽聚糖(又称黏肽)的合成,造成细菌细胞壁缺损,水分不断渗入菌体内,使菌体膨胀、变形、破裂而死亡。革兰氏阳性菌细胞壁肽聚糖含量多,而革兰氏阴性菌细胞壁肽聚糖含量低且肽聚糖层外还有外膜,因而通过抑制细菌细胞壁合成而发挥抗菌作用的药物对革兰氏阳性菌抗菌作用较强。

青霉素类、头孢菌素类、磷霉素、万古霉素等药物通过抑制细菌细胞壁合成而发挥抗菌作用。

2. 抑制细菌蛋白质合成　细菌蛋白质合成过程包括起始、肽链延伸及合成终止三个阶段,在胞质核糖体内完成。细菌核糖体为70S,可解离为50S和30S两个亚基。抗菌药可抑制细菌蛋白质合成的不同阶段而产生抗菌作用,如氨基苷类抗生素可影响细菌蛋白质合成的全过程,起到杀菌作用;四环素类可与核蛋白体30S亚基结合,大环内酯类、氯霉素和林可霉素可与50S亚基结合,从而使蛋白质合成受抑制。人体细胞核糖体为80S,可解离为60S和40S两个亚基。因此,抗菌药物在常用剂量时,选择性作用于细菌蛋白质合成而不影响人体细胞功能。

3. 改变细菌胞质膜的通透性　细菌胞质膜是一种半透膜,具有渗透屏障和运输物质的功能。影响胞质膜功能的抗菌药主要是使胞质膜通透性增加,菌体内重要成分外漏,导致细菌死亡。主要药物包括作用于革兰氏阴性菌的多肽类(多黏菌素 B、多黏菌素 E)和抗真菌的多烯类药物(制霉菌素、两性霉素 B)等。多肽类抗生素能选择性地与革兰氏阴性菌胞质膜中的磷脂结合,多烯类抗生素则是与真菌胞质膜上的麦角固醇结合,从而影响胞质膜的通透性。

4. 抑制核酸和叶酸代谢　喹诺酮类抑制细菌 DNA 回旋酶,使 DNA 复制受阻,引起细菌死亡;利福霉素类能特异性抑制 RNA 多聚酶,而影响细菌 RNA 合成,导致细菌死亡。磺胺类药物与甲氧苄啶分别抑制细菌叶酸代谢过程中二氢蝶酸合酶和二氢叶酸还原酶,抑制四氢叶酸合成,致使核酸合成受阻,从而抑制细菌生长繁殖。

三、细菌的耐药性

细菌的耐药性又称抗药性,是指细菌与抗菌药物多次接触后,对药物的敏感性下降甚至消失,使药物对耐药菌的疗效降低或无效。耐药性可分为天然耐药和获得性耐药,获得性耐药是指由于细菌和抗菌药物接触后,由质粒介导,通过改变自身的代谢途径,使其不被抗菌药物杀灭。由于抗菌药物的广泛使用,各种抗菌药物的耐药性发生率逐年增加,耐药性问题已成为社会公共卫生安全的重大威胁。

细菌耐药性产生的机制如下:

1. 细菌产生灭活酶　是使抗菌药物失活的最重要机制之一,抗菌药物在作用于细菌之前即被酶破坏结构而失去抗菌作用。产生的灭活菌主要有:①β-内酰胺酶:金黄色葡萄球菌合成β-内酰胺酶可水解β-内酰胺环,从而对β-内酰胺类抗生素产生耐药性;②氨基苷类钝化酶:铜绿假单胞菌可以合成氨基苷类钝化酶,使氨基苷类抗生素失去杀菌作用;③其他酶类:一些细菌还可以产生氯霉素乙酰转移酶而灭活氯霉素,产生酯酶灭活大环内酯类抗生素,产生核苷转移膜灭活林可霉素。

2. 降低细菌细胞膜的通透性　正常情况下细菌外膜存在非特异性跨膜通道,允许抗生素等药物分子进入菌体。当细菌和抗菌药物多次接触后,可通过菌株突变,使非特异性跨膜通道蛋白的结构基因失活,从而改变通道蛋白的数量或性质,使抗菌药物进入菌体减少,从而产生耐药性。

3. 改变抗菌药物作用靶位　主要包括以下环节:①细菌通过改变药物作用的靶位结构,降低抗菌药与靶位的亲和力,使抗菌药不能与作用靶位结合;②细菌与抗菌药物多次接触后产生一种新的靶蛋白,使药物不能与新的靶蛋白结合;③细菌靶蛋白数量增加,使药物存在时仍有足量的靶蛋白,足以维持细菌的正常功能和形态,这些改变均可以使细菌产生耐药性。如肺炎链球菌通过改变靶位结构、耐甲氧西林金黄色葡萄球菌(MRSA)通过产生多个青霉素结合蛋白,而对抗菌药物产生耐药性。

4. 改变代谢途径　细菌通过改变自身代谢途径而改变对营养物质的需要,对抗菌药物产生耐药性。如耐磺胺类药的细菌可直接利用叶酸转化为二氢叶酸,不必再利用对氨基苯甲酸及二氢蝶啶合成叶酸,也可以通过自身产生PABA合成叶酸。

- -

【知识链接】

耐甲氧西林金黄色葡萄球菌

金黄色葡萄球菌是毒性较强的细菌,自青霉素问世后,金黄色葡萄球菌引起的感染性疾病受到较大的控制。随着青霉素的广泛使用,有些金黄色葡萄球菌对青霉素出现耐药。随后,科学家研究出耐青霉素酶的半合成青霉素,即甲氧西林(methicillin),1959年应用于临床后曾有效地控制了金黄色葡萄球菌产酶株的感染。然而,1961年英国的Jevons首次发现了耐甲氧西林金黄色葡萄球菌(MRSA),MRSA从发现至今感染几乎遍及全球,已成为院内感染的重要病原菌之一。MRSA除对甲氧西林耐药外,对其他所有β-内酰胺类抗生素均耐药,同时对氨基苷类、大环内酯类、四环素类、氟喹诺酮类、磺胺类、利福平均产生不同程度的耐药,唯对万古霉素敏感。

- -

【点滴积累】

1. 化疗指数=LD_{50}/ED_{50}。

2. 抗菌药物的作用机制包括抑制细菌细胞壁合成、抑制细菌蛋白质合成、改变细菌胞质膜的通透性、抑制核酸和叶酸代谢等。

3. 金黄色葡萄球菌通过产生 β-内酰胺酶，对 β-内酰胺类抗生素产生耐药性。

四、抗菌药物的合理应用

由于抗菌药物的滥用，使耐药菌株和严重不良反应不断增加，给感染性疾病的治疗带来严重问题。因此，必须重视抗菌药物安全有效的合理使用。

1. 尽早明确病原菌　各种抗菌药物具有不同抗菌谱，要合理选用抗菌药物，必须尽早确定病原菌。尽早从患者的感染部位、血液、尿液等取样培养分离致病菌，并进行药物敏感试验，依据药物敏感试验结果有针对性地选用药物。对感染症状严重急需治疗的患者，可依据临床诊断预测最可能的致病菌，选用适当药物进行治疗；同时进行药物敏感试验，及时调整治疗方案。

2. 根据适应证和抗菌药物的作用特点选药　不同的抗菌药物具有不同的药物效应动力学和药物代谢动力学特点，要获得较好的抗菌效果，不但要求抗菌药物能有效抑制或杀灭致病菌，即抗菌谱相符，而且抗菌药物要能在感染部位达到有效药物浓度。如流行性脑脊髓膜炎可选用脑组织中浓度较高的磺胺嘧啶、青霉素；胆道感染可选用胆道浓度高的大环内酯类、喹诺酮类；骨髓炎时可选用进入骨髓较多的林可霉素、氟喹诺酮类等。

3. 根据患者的生理、病理特点合理用药　患者的性别、年龄、生理、病理及免疫功能的不同都会影响药物的作用，甚至引起不良反应。要结合患者特点合理选择药物，婴幼儿避免使用对生长发育有影响的药物，如磺胺药易致溶血，氯霉素易致灰婴综合征，氨基苷类导致耳毒性，喹诺酮类影响幼儿软骨发育，这些药物均应避免使用；老年人肝肾功能降低，红霉素、氨基苷类、磺胺类药物等也应尽量避免。

肾功能不全的患者，使用由肾排泄的抗菌药物时，应减少用药剂量或延长给药间隔，以防药物蓄积中毒；有慢性肝病或肝功能减退的患者宜避免应用或慎用在肝内代谢、具有肝肠循环或对肝有损害的抗菌药物。

4. 严格控制抗菌药物的预防应用　预防使用抗菌药物的目的是为了防止细菌可能引起的感染，但不适当地预防用药可引起病原菌高度耐药，一旦患者发生耐药菌感染则抗菌药物难以控制。因此，预防用药仅限于少数经临床证明确实有效的情况，如防止外伤、闭塞性脉管炎患者截肢手术后导致气性坏疽，预防结肠或直肠手术后的多种需氧与厌氧菌感染，预防风湿热的复发等。

5. 抗菌药物的联合应用　抗菌药物联合用药主要是为了减少药物用量、增强疗效、延缓耐药性产生和减少不良反应。联合用药指征包括病原菌未明的严重感染；单一抗菌药难以控制的严重感染或混合感染，如细菌性心内膜炎或败血症；长期用药易产生耐药性的慢性感染，如结核病；减少毒性较大抗菌药的用量，从而减轻其不良反应，如两性霉素 B 和氟胞嘧啶合用治疗深部真菌感染；药物不易渗入的部位感染，如中枢神经系统及骨组织感染。

抗菌药物按其作用性质可分为四类：①繁殖期杀菌剂（Ⅰ类抗菌药），如 β-内酰胺类；②静止期杀菌剂（Ⅱ类抗菌药），如氨基苷类、多黏菌素类；③速效抑菌剂（Ⅲ类抗菌药），如四环素类、氯霉素类、大环内酯类等；④慢效抑菌剂（Ⅳ类抗菌药），如磺胺类、甲氧苄啶等。

在体外抗菌试验和整体动物实验中证明，抗菌药物联合应用可产生以下几种可能效果：①协同：Ⅰ类＋Ⅱ类；②拮抗：Ⅰ类＋Ⅲ类；③相加：Ⅲ类＋Ⅳ类；④无关或相加：Ⅰ类＋Ⅳ类。

另外，毒性相同的同一类药物合用时，不良反应会更加严重，如氨基苷类抗生素之间联合应用，可使耳毒性增加，易导致永久性耳聋，不宜合用；大环内酯类、氯霉素类、林可霉素类因其作用机制相似，作用靶点相近，联合应用也会产生拮抗作用。

【知识链接】

警惕抗菌药物的滥用

抗菌药物是治疗感染性疾病的有效药,但是如果滥用,不仅不利于健康,还会给人体带来严重伤害。在20世纪60年代由于不合理使用四环素造成的四环素牙至今仍影响着我国的一代人,在我国近2000万听力障碍的残疾人中,多数是不合理使用氨基苷类抗菌药物造成的。滥用抗菌药还会造成过敏和肝、肾、血液系统、神经系统的损害,严重的还会导致死亡。据国家药品不良反应监测中心统计,在其监测到的病例报道中,抗菌药不良反应病例报道数接近中西药报道总数的一半,其数量和严重程度都远远排列在各类药品之首。另一方面由于抗菌药物的不合理使用和滥用,致使细菌对抗菌药物产生耐药性,大量的耐药菌产生,使有效的抗菌药物不断减效甚至失效,造成感染性疾病治疗越来越困难、治疗费用越来越高,耐药细菌引起的感染已对人类健康和生命安全造成了极大威胁。同时新型抗菌药物的开发研究,远不及细菌产生耐药的速度快。专家担忧长此以往,人类将面临没有抗菌药物可用的威胁,将回到抗菌药物发现之前的黑暗时代。

思考题

1. 什么是抗生素、抗菌谱、MIC、MBC、抗菌后效应、耐药性?
2. 请举例说明抗菌药物的作用机制。

(王 侃)

第三十四章　β-内酰胺类抗生素

学习目标

1. 掌握青霉素的抗菌作用、临床应用、不良反应及用药护理；头孢菌素类抗生素的作用特点及其临床应用。

2. 熟悉半合成青霉素类药物的作用特点、代表药物和临床应用。

3. 了解其他β-内酰胺类抗生素的作用特点及临床应用。

β-内酰胺类抗生素(β-lactam antibiotics)是指化学结构中具有β-内酰胺环的一类抗生素(图34-1)。此环与抗菌作用密切相关，β-内酰胺环被破坏，其抗菌活性消失。β-内酰胺类抗生素包括青霉素类、头孢菌素类和其他非典型β-内酰胺类抗生素。本类抗生素具有抗菌活性强、毒性低、品种多、适应证广及临床疗效好的优点，是临床最常用的一类抗菌药物。

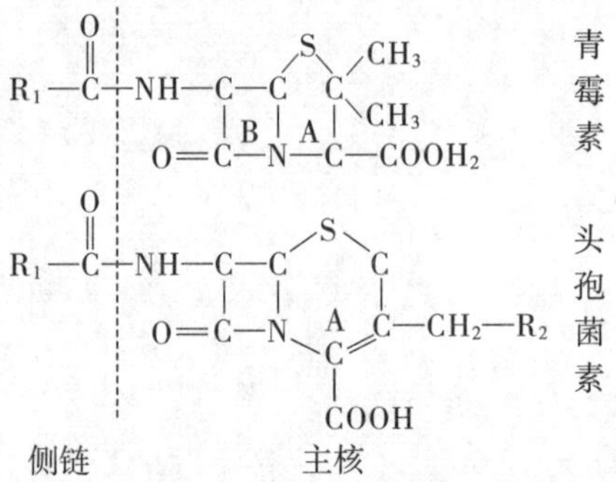

图34-1　青霉素类和头孢菌素类的基本化学结构

β-内酰胺类抗生素的作用机制相似，均能抑制细胞壁黏肽合成酶，即青霉素结合蛋白(penicillin binding proteins，PBPs)，抑制转肽酶的活性，从而阻碍细菌细胞壁肽聚糖合成，使细胞壁缺损，菌体失去渗透屏障而膨胀、破裂；同时还可激活细菌的自溶酶，促使细菌裂解而死亡。哺乳动物细胞无细胞壁，不受β-内酰胺类药物的影响，因而本类药仅具有对细菌的选择性杀菌作用，对人和动物的毒性很小。

第一节　青霉素类抗生素

青霉素类抗生素的基本结构由母核6-氨基青霉烷酸(6-aminopenicillanic acid，6-APA)和侧链(R—CO)组成，包括天然青霉素和人工半合成青霉素。天然青霉素是从青霉菌的培养液中提取的,代表药物青霉素 G 具有性质稳定、抗菌作用强、产量高的特点;半合成青霉素是用人工合成的不同基团取代天然青霉素母核上的侧链而获得的,代表药物包括苯唑西林、阿莫西林等。

一、天然青霉素

青霉素(penicillin,benzyl penicillin,苄青霉素)　是天然青霉素,因侧链为苄基故又称为苄青霉素,其自 1940 年用于临床,70 多年来一直是临床广泛应用的抗生素,其优点是杀菌作用强,毒性小,价格低廉等,迄今仍是治疗敏感菌所致各种感染的首选药物。

青霉素是一种不稳定的有机酸,常用其钠盐或钾盐,易溶于水,其干燥粉末在室温中保存数年仍有抗菌活性。水溶液极不稳定,易被酸、碱、醇、氧化剂、金属离子分解破坏,不耐热、易分解失效,在室温下放置 24 h 大部分降解失效,并产生有抗原性的致敏物质,故应在临用前新鲜配制,并立即使用,避免与各种制剂配伍使用。

【知识链接】

青霉素的发现

青霉素是第一个用于临床的抗生素,其发现者是英国微生物学家弗莱明。1928 年秋天,弗莱明偶然发现,他培养葡萄球菌的培养皿中长出了一团青霉菌,且青霉菌周围的葡萄球菌已被溶解,这意味着青霉菌的某种分泌物能抑制葡萄球菌生长。后经实验证实,放入青霉菌培养器中的葡萄球菌,几个小时后果然死亡。弗莱明据此发现了葡萄球菌的克星——青霉素。1939 年,英国牛津大学病理学家弗洛里和德国生物化学家钱恩进一步研究了青霉素的生产、提纯与临床应用。1941年,他们成功治疗了第一例葡萄球菌和链球菌混合感染患者,由此开启了抗生素治疗的新里程。1945 年,弗莱明、弗洛里和钱恩因"发现青霉素及其临床效用"而共同获得诺贝尔生理学或医学奖。

【体内过程】　青霉素不耐酸,口服后易被胃酸、消化酶破坏,故不宜口服;肌内注射吸收迅速且完全,约 0.5 h 血药浓度达峰值,必要时可静脉给药。其广泛分布于全身组织,如肝、胆、肾、肠道、精液以及各种关节腔、浆膜腔中;炎症时由于血-脑脊液屏障的通透性增加,青霉素进入脑脊液量可增加并达有效浓度。青霉素几乎全部以原形经肾排泄,约 10% 经肾小球滤过排出,90% 经肾小管分泌排出。因丙磺舒能与青霉素竞争在肾小管分泌,从而提高青霉素的血药浓度,故可与丙磺舒合用以延长其作用时间。

难溶制剂普鲁卡因青霉素(procaine benzylpenicillin,双效西林)和苄星青霉素(benzathine benzylpenicillin,bicillin,长效西林)的混悬剂肌内注射后,在注射部位缓慢吸收,作用时间较长。

【抗菌作用】　青霉素的抗菌作用强,为繁殖期杀菌药。其抗菌谱较窄,对青霉素敏感的病原菌有:①革兰氏阳性球菌:青霉素对大多数革兰氏阳性球菌,如溶血性链球菌、肺炎链球菌、草绿色链球菌、敏感金黄色葡萄球菌及多数表皮葡萄球菌等作用强,但对肠球菌的作用较差;②革兰氏阳性杆菌:如白喉棒状杆菌、炭疽芽孢杆菌及革兰氏阳性厌氧杆菌、产气荚膜杆菌、破伤风芽孢杆菌等均对青霉素敏感;③革兰氏阴性球菌:脑膜炎奈瑟菌和淋病奈瑟菌对青霉素高度敏感,但淋病奈瑟菌对青霉素耐药已相当普遍;④螺旋体:梅毒螺旋体、钩端螺旋体对青霉素高度敏感;⑤放线菌:对青霉素也敏感。

抗菌特点:①对革兰氏阳性菌作用强,对革兰氏阴性杆菌弱;②对繁殖期细菌有作用,对静止期细菌无作用;③对人体毒性低。

大多数细菌对青霉素不易产生耐药性,但金黄色葡萄球菌较易产生。细菌可产生青霉素酶(属

β-内酰胺酶），使β-内酰胺环裂解而失去抗菌活性。有的细菌还可通过改变青霉素结合蛋白的结构或细胞壁的通透性而产生耐药性。

【临床应用】　由于其高效、低毒、价廉等优点，首选用于敏感的革兰氏阳性菌、革兰氏阴性球菌、螺旋体所致的感染。

1. 革兰氏阳性球菌感染　溶血性链球菌感染（如扁桃体炎、咽炎、丹毒、猩红热、中耳炎、蜂窝组织炎、化脓性关节炎、产褥热及败血症等），草绿色链球菌引起的心内膜炎，肺炎链球菌感染（如大叶性肺炎、急慢性支气管炎、脓胸等），敏感的金黄色葡萄球菌感染（如疖、痈、骨髓炎、脓肿、败血症等）。

2. 革兰氏阳性杆菌感染　如白喉、破伤风、气性坏疽等，治疗时应配合相应的抗毒素血清。

3. 革兰氏阴性球菌感染　如脑膜炎奈瑟菌引起的流行性脑脊髓膜炎首选青霉素，一般宜与磺胺嘧啶合用；对淋病奈瑟菌引起的淋病，近年来由于耐药菌增多，可根据药物敏感试验确定是否可用。

4. 螺旋体感染　如钩端螺旋体病、梅毒、回归热等。钩端螺旋体病应早期大剂量应用，可缩短发热期，降低黄疸发病率；青霉素对梅毒的治疗有特效。

5. 放线菌感染　如放线菌引起的脓肿及肺部感染等，应大剂量、长疗程用药。

【不良反应和用药护理】　青霉素的毒性很低，不良反应较少。

1. 过敏反应　为青霉素最常见的不良反应。轻症患者表现为药疹、血清病，多在用药后1～2周出现，停药或服用H_1受体拮抗药可消失；最严重的是过敏性休克，常在用药后迅速发生，表现为胸闷、呼吸困难、面色苍白、发绀、出冷汗、血压下降、昏迷和抽搐等，如不及时抢救可危及生命，因此应用青霉素时，应高度重视防治过敏性休克。

用药护理措施：①应用青霉素类药物前应详细询问患者有无用药过敏史及超敏反应性疾病，如荨麻疹、支气管哮喘等。对β-内酰胺类抗生素过敏者禁用，有其他药物过敏史或有超敏反应疾病者慎用。②凡初次使用、用药间隔3日以上以及用药过程中更换不同批次药物时，必须做皮肤过敏试验，皮试阳性者禁用。③皮试阴性者注射青霉素后，有可能发生过敏性休克，故注射后需观察30 min，无反应者才可离去。④青霉素水溶液需在临用前新鲜配制，使用专用注射器；静脉滴注时最好选用生理盐水注射液稀释；避免患者在饥饿状态下注射青霉素；避免滥用和局部用药。⑤皮试和用药前，应准备好抢救药物和器材。

过敏性休克一旦发生，立即皮下注射或肌内注射0.1%肾上腺素0.5～1.0 ml，临床症状无改善者，30 min后重复注射；严重者可将肾上腺素稀释后静脉注射或静脉滴注；心脏停搏者，可心内注射；可酌情加用糖皮质激素、H_1受体拮抗药，以增强疗效；呼吸困难者给予吸氧或人工呼吸等措施，必要时可行气管切开。

2. 局部反应　肌内注射可出现局部刺激，如红肿、疼痛、硬结，甚至引起周围神经炎，钾盐较为严重。宜选深部肌内注射或缓慢静脉注射，且每次应更换注射部位，必要时热敷。

3. 青霉素脑病　大剂量快速静脉给药可引起肌肉痉挛、抽搐、昏迷或精神症状，偶可致癫痫样发作，称为青霉素脑病。

鞘内注射或大剂量静脉滴注青霉素时，应注意观察有无头痛、喷射性呕吐、肌震颤、惊厥、昏迷等症状出现，婴儿、老年人及肾功能不全患者尤其应注意。

4. 赫氏反应　在治疗梅毒、钩端螺旋体病或炭疽等疾病时，可出现症状加剧现象，表现为全身不适、寒战、发热、咽痛、肌痛、心跳加快等，甚至危及生命。其机制可能与大量病原体被杀死后释放的物质有关。这种反应持续时间不会超过24 h，一般不引起严重后果。

二、半合成青霉素

青霉素虽有高效、低毒等特点，但因不耐酸、不耐酶、抗菌谱窄和容易引起过敏反应等缺点，在临床应用上受到一定限制。1959年以来人们在天然青霉素的基本结构上,通过改变其侧链,合成了一些具有耐酸、耐酶、广谱特点的半合成青霉素。其抗菌机制与不良反应同青霉素相似,与青霉素之间有交叉过敏反应,用药前也需做皮肤过敏试验。目前常用的半合成青霉素分为以下五类。

1. 耐酸青霉素 包括青霉素V(phenoxyme thylpenicillin)和苯氧乙基青霉素(L-phenethicillin potassium)。抗菌谱与青霉素相同,但抗菌活性不及青霉素。耐酸、口服吸收好,但不耐酶,不宜用于严重感染。主要用于轻度敏感菌感染、恢复期巩固治疗以及防止感染复发的预防用药。

2. 耐酶青霉素 常用的有苯唑西林(oxacillin,新青霉素Ⅱ)、甲氧西林(methicillin,新青霉素Ⅰ)、氯唑西林(cloxacillin,邻氯青霉素)、双氯西林(dicloxacillin,双氯青霉素)与氟氯西林(flucloxacillin)等。本类药物具有以下特点:① 耐酸、可口服,不易通过血-脑脊液屏障,中枢作用弱;② 抗菌谱似青霉素,抗菌作用较弱;③ 耐酶,对耐药金黄色葡萄球菌有效,主要用于耐青霉素的金黄色葡萄球菌感染,如肺炎、心内膜炎、败血症等;④ 不良反应较少,除与青霉素有交叉过敏反应外,少数患者口服后可出现嗳气、恶心、腹胀、腹痛等胃肠反应。

3. 广谱青霉素 包括氨苄西林(ampicillin,氨苄青霉素)、阿莫西林(amoxycillin,羟氨苄青霉素)及匹氨西林(pivampicillin)。本类药物耐酸、可口服,对耐药金黄色葡萄球菌感染无效,对革兰氏阳性菌和革兰氏阴性菌均有杀菌作用,但对革兰氏阳性菌的作用略逊于青霉素,对铜绿假单胞菌无效。氨苄西林主要用于伤寒、副伤寒,也可用于尿路和呼吸道感染;阿莫西林对慢性支气管炎的疗效优于氨苄西林;匹氨西林主要用于泌尿系统感染。

(1)氨苄西林:既可口服又可肌内注射。对青霉素敏感的金黄色葡萄球菌等的效力不及青霉素,但对肠球菌作用优于青霉素。对革兰氏阴性菌有较强的作用,与氯霉素、四环素等相似或略强,但不如庆大霉素与多黏菌素,对铜绿假单胞菌无效。主要用于伤寒、副伤寒、败血症、肺部感染、尿路感染及胆道感染等,严重者应与氨基苷类抗生素合用。与青霉素有交叉过敏反应,另外皮疹发生率较高。

(2)阿莫西林:经胃肠道吸收良好,血中浓度约为口服同量氨苄西林的2.5倍。抗菌谱与抗菌活性与氨苄西林相似,但对肺炎球菌与变形杆菌的杀菌作用比氨苄西林强,对慢性支气管炎的疗效优于氨苄西林。

(3)匹氨西林:为氨苄西林的双酯,口服吸收比氨苄西林好,在体内能迅速水解为氨苄西林而发挥抗菌作用。

4. 抗铜绿假单胞菌广谱青霉素 常用药物有羧苄西林(carbenicillin,羧苄青霉素)、替卡西林(ticarcillin,羧噻吩青霉素)、哌拉西林(piperacillin,氧哌嗪青霉素)、磺苄西林(sulbenicillin,磺苄青霉素)、美洛西林(mezlocillin)、阿洛西林(azlocillin)等。它们具有以下特点:① 不耐酸、口服无效;② 不耐酶、对耐药金黄色葡萄球菌无效;③ 对大多数革兰氏阴性菌有效,可用于革兰氏阴性菌所致的呼吸道感染、胆道感染及泌尿道感染;④ 对铜绿假单胞菌作用强,主要用于铜绿假单胞菌所致的感染,如烧伤创面感染。

(1)羧苄西林:其抗菌谱与氨苄西林相似,特点是对铜绿假单胞菌及变形杆菌作用较强。口服吸收差,需注射给药,肾功能损害时作用延长,主要用于铜绿假单胞菌及大肠埃希菌所引起的各种感染。毒性低,偶可引起粒细胞缺乏及出血。单用时细菌易产生耐药性,常与庆大霉素合用,但不能在同一容器中混合。

(2)哌拉西林:抗菌谱广,与羧苄西林相似,而抗菌作用较强,对各种厌氧菌均有一定的作用。与氨基苷类抗生素合用对铜绿假单胞菌、某些脆弱拟杆菌及肠杆菌科细菌有协同作用。除产青霉素酶的金黄色葡萄球菌外,对其他革兰氏阴性球菌和炭疽杆菌等均很敏感。不良反应较少,可供肌内注射及静脉给药。目前在临床已广泛应用。

(3)磺苄西林:抗菌谱和羧苄西林相似,抗菌活性较强。口服无效,胆汁中药物浓度为血药浓度的3倍,尿中浓度尤高,主要用于治疗泌尿生殖道感染及呼吸道感染。不良反应为胃肠道反应,偶有皮疹、发热等。

(4)阿洛西林:抗菌谱和羧苄西林相似,抗菌活性与哌拉西林相近,强于羧苄西林。对多数肠杆菌科细菌和肠球菌以及铜绿假单胞菌均有较强的作用。对耐羧苄西林和庆大霉素的铜绿假单胞菌也有较好的作用。主要用于治疗铜绿假单胞菌、大肠埃希菌及其他肠杆菌科细菌所致的感染。

5. 主要作用于革兰氏阴性菌的青霉素　常用药物有美西林(mecillinam)、匹美西林(pivmecillinam)、替莫西林(temocillin)等。具有对革兰氏阴性菌抗菌谱广、作用强,对铜绿假单胞菌无效,对革兰氏阳性菌作用甚微,对革兰氏阴性菌产生的β-内酰胺酶稳定的特点。临床上主要用于革兰氏阴性杆菌所致的尿路感染。

【点滴积累】

1. 天然青霉素属于繁殖期杀菌剂,对革兰氏阳性菌作用强。

2. 青霉素给药前应做皮试,给药过程中一旦出现过敏性休克,首选肾上腺素进行解救。

3. 青霉素类除天然青霉素外还包括耐酸、耐酶、广谱、抗铜绿假单胞菌以及抗革兰氏阴性菌等特点的半合成青霉素。

第二节　头孢菌素类抗生素

头孢菌素类抗生素(cephalosporins,又称先锋霉素)是一类广谱半合成抗生素,其母核为7-氨基头孢烷酸(7-ACA),与青霉素类抗生素化学结构相同之处是均有一个β-内酰胺环,与青霉素相比有抗菌谱广、杀菌力强、耐酸、耐酶、过敏反应少(与青霉素仅有部分交叉过敏现象)等优点。

头孢菌素类药物根据抗菌作用特点及临床应用不同,可分为四代头孢菌素,如表34-1所示。

表 34-1　头孢菌素作用特点及临床应用

分类	代表药物	作用特点及临床应用
第一代头孢	头孢噻吩(cephalotin,先锋霉素Ⅰ) 头孢噻啶(cephaloridine,先锋霉素Ⅱ) 头孢氨苄(cephalexin,先锋霉素Ⅳ) 头孢唑啉(cephazolin,先锋霉素Ⅴ) 头孢拉定(cefradine,先锋霉素Ⅵ) 头孢羟氨苄(cefadroxil)	①对革兰氏阳性菌的作用强,对革兰氏阴性菌的作用弱,对铜绿假单胞菌无效;②对金黄色葡萄球菌产生的β-内酰胺酶较稳定,但不及第二、第三、第四代头孢菌素;③肾毒性较第二、第三、第四代大;④主要用于敏感菌所致呼吸道感染、尿路感染、皮肤感染和软组织感染
第二代头孢	头孢孟多(cefamandole) 头孢呋辛(cefuroxime) 头孢克洛(cefaclor,头孢氯氨苄)	①对革兰氏阳性菌的作用较第一代弱,对革兰氏阴性菌的作用明显增强,对部分厌氧菌有较高疗效,对铜绿假单胞菌无效;②对多种β-内酰胺酶较稳定;③肾毒性较第一代弱;④主要用于敏感菌所致呼吸道、尿路、胆道、皮肤、软组织感染,菌血症及其他组织器官感染
第三代头孢	头孢噻肟(cefotaxime) 头孢曲松(ceftriaxone,菌必治) 头孢他啶(ceftazidime,复达欣) 头孢哌酮(cefoperazone,先锋必素) 第头孢克肟(cefixine)	①对革兰氏阳性菌的作用较第一代、第二代弱,对革兰氏阴性菌包括肠杆菌类、铜绿假单胞菌及厌氧菌的作用较强;②对多种β-内酰胺酶稳定性较高;③对肾基本无毒性;④主要用于危及生命的败血症、脑膜炎、肺炎、尿路严重感染、骨髓炎及铜绿假单胞菌感染
第四代头孢	头孢唑肟(ceftizoxime) 头孢吡肟(cefepime) 头孢匹罗(cefpirome)	①对革兰氏阳性菌、革兰氏阴性菌均有强大的抗菌作用;②对多种β-内酰胺酶高度稳定;③对肾无毒性;④主要用于对第三代头孢菌素耐药的细菌感染

【体内过程】　头孢菌素类抗生素多需注射给药。头孢氨苄、头孢羟氨苄和头孢克洛能耐酸,胃肠吸收好,可口服。体内分布广,能透入各种组织中,且易透过胎盘。头孢呋辛和第三代头孢菌素多能分布于前列腺,胆汁中浓度也较高。头孢呋辛、头孢曲松、头孢噻肟、头孢他啶、头孢哌酮等可透过血-脑脊液屏障,并在脑脊液中达到有效浓度。

【抗菌作用】　头孢菌素类抗生素抗菌谱广,多数革兰氏阳性菌对之敏感,但肠球菌多耐药;多数革兰氏阴性菌极敏感,除个别头孢菌素外,铜绿假单胞菌及厌氧菌常耐药。

与青霉素类机制类似,头孢菌素类抗生素与细菌细胞膜上的 PBPs 结合,抑制黏肽的形成,阻碍细菌细胞壁合成而杀菌。

【临床应用】

1. 第一代头孢菌素　主要用于治疗耐青霉素的金黄色葡萄球菌及敏感菌所致的呼吸道、尿路、皮肤等轻中度感染,也可与氨基苷类合用治疗流行性感冒杆菌引起的脑膜炎。常用头孢噻吩、头孢拉定及头孢唑啉。

2. 第二代头孢菌素　主要用于产酶耐药革兰氏阴性杆菌感染以及敏感菌感染引起的胆道感染、肺炎、菌血症、尿路感染等。一般革兰氏阴性杆菌感染可作为首选药。

3. 第三代头孢菌素　主要用于重症耐药革兰氏阴性杆菌感染,如肠杆菌、克雷伯菌、变形杆菌、嗜血杆菌等引起的尿路、败血症、脑膜炎、肺炎等严重感染。对铜绿假单胞菌宜选用头孢他啶,是目前临床抗铜绿假单胞菌作用最强的抗生素;新生儿脑膜炎和肠杆菌属细菌所致成人脑膜炎可用头孢曲松或头孢他啶。

4. 第四代头孢菌素　最大特点是对 β-内酰胺酶稳定性更强。主要用于对第三代头孢菌素耐药的革兰氏阴性菌感染,在脑脊液中浓度高,对治疗细菌性脑膜炎疗效好,主要用于敏感菌引起的严重感染。

【不良反应和用药护理】

1. 过敏反应　多为皮疹、荨麻疹、血清样反应等,严重者可见过敏性休克,但发生率比青霉素低。与青霉素有交叉过敏现象,对有青霉素过敏史的患者应慎用。

2. 肾毒性　大剂量使用第一代头孢菌素可出现肾毒性,表现为蛋白尿、血尿、血中尿素氮升高等,甚至出现肾衰竭。第二代肾毒性小,第三代几乎无肾损害。

使用第一代头孢菌素类前,应确认患者肾功能,避免与氨基苷类等合用,并告知患者定期监测肾功能。

3. 胃肠道反应　口服此类药物可引起恶心、呕吐、腹痛、腹泻、食欲下降等反应。

口服头孢菌素类药物应在饭前 1 h 或饭后 2～3 h 服药,可避免食物影响其吸收。

4. 双硫仑样反应　服药期间饮酒或饮用含乙醇饮料可出现此反应,表现为头痛、面部潮红、恶心、呕吐、视物模糊、精神恍惚、心跳加快、血压下降、胸闷、呼吸困难等症状。

5. 其他　长期应用可出现菌群失调导致的二重感染,如肠球菌、铜绿假单胞菌和念珠菌的增殖现象。长期大剂量应用头孢孟多、头孢哌酮可出现低凝血酶原血症,与抗凝血药、水杨酸制剂等合用时,严重者可导致出血。静脉给药可发生静脉炎。

头孢菌素类药物可抑制肠道细菌合成维生素 K,应避免与抗凝血药、水杨酸制剂合用,用药期间发现患者有出血倾向应及时报告医师,酌情补充维生素 K。

【点滴积累】

头孢菌素类抗生素分为四代,第一代抗革兰氏阳性菌的作用较强,第二代抗革兰氏阴性菌的作用增强,第三代对铜绿假单胞菌及厌氧菌的作用较强,第四代对革兰氏阴性菌、阳性菌的作用均较强。

第三节 其他β-内酰胺类抗生素

一、碳青霉烯类

碳青霉烯类的化学结构与青霉素相似,有亚胺培南(imipenem,亚胺硫霉素)和美罗培南(meropenem)。本类药物抗菌谱广、抗菌作用强,对β-内酰胺酶高度稳定,且具有抑酶作用。亚胺培南在体内可被肾脱氢肽酶水解而失效,故需与肾脱氢肽酶抑制剂西司他丁(cilastatin)合用。临床使用的是亚胺培南与西司他丁按1:1组成的复方制剂亚胺培南/西司他丁,称为泰能。美罗培南对肾脱氢肽酶稳定,可单用。此类药物临床常用于多重耐药菌引起的严重感染、严重需氧菌与厌氧菌混合感染、院内感染。常见不良反应有恶心、呕吐、静脉炎、一过性氨基转移酶升高等。

二、头霉素类

本类药物化学结构与头孢菌素类相似,其对β-内酰胺酶的稳定性较头孢菌素高,主要包括头霉素(cephamycin)、头孢西丁(cefoxitin)、头孢美唑(cefmetazole)、头孢替坦(cefotetan)等。目前应用广泛的是头孢西丁,抗菌谱和抗菌活性与第二代头孢菌素相同,对厌氧菌包括脆弱拟杆菌有良好的作用,适用于盆腔感染、妇科感染及腹腔等需氧与厌氧菌混合感染。不良反应与头孢菌素类抗生素相仿,有皮疹、静脉炎、蛋白尿、嗜酸性粒细胞增多等。

三、氧头孢烯类

氧头孢烯类药物为广谱抗菌药,抗菌谱与第三代头孢菌素相似。对革兰氏阳性球菌、革兰氏阴性杆菌均有较强的抗菌活性,对厌氧菌尤其是脆弱类杆菌的作用甚至超过第三代头孢菌素,临床主要用于各种敏感菌所致的泌尿道感染、呼吸道感染、胆道感染、妇科感染及脑膜炎、败血症。不良反应以皮疹多见,偶见低凝血酶原血症和出血症状,可用维生素K预防。常用药物有拉氧头孢(latamoxef)和氟氧头孢(flomoxef)。

四、单环β-内酰胺类

氨曲南(aztreonam)是第一个成功应用于临床的单环β-内酰胺类抗生素。其抗菌谱较窄,主要对革兰氏阴性菌有强大的杀菌作用,并且有低毒、耐酶、与青霉素无交叉过敏反应等优点。临床常用于革兰氏阴性杆菌(如大肠埃希菌、肺炎克雷伯菌、流行性感冒嗜血杆菌、铜绿假单胞菌等)所致的下呼吸道感染、软组织感染、尿路感染、脑膜炎、败血症等,尤其是常见产酶耐药菌株所致的各种感染。不良反应少且轻,主要为胃肠道不适、皮疹、氨基转移酶升高等。

第四节 β-内酰胺酶抑制剂及其复方制剂

临床上主要包括克拉维酸(clavulanic acid,棒酸)、舒巴坦(sulbactam,青霉烷砜)、他唑巴坦(tazobactam,三唑巴坦)等。本类药物本身没有或只有很弱的抗菌活性,但其可抑制β-内酰胺酶,常与β-内酰胺类抗生素合用发挥增效作用。

1. 克拉维酸　由链霉菌产生,为广谱β-内酰胺酶抑制剂,抗菌活性很弱。已上市的复方制剂有克拉维酸/阿莫西林(奥格门汀)、克拉维酸/替卡西林(替门汀)。临床常用于耐药金黄色葡萄球菌引起的感染。

2. 舒巴坦　为半合成β-内酰胺酶抑制剂,已上市的复方制剂有舒巴坦/氨苄西林(优立新,舒他西林)、舒巴坦/头孢哌酮,主要用于混合性腹内感染以及盆腔感染。

3. 他唑巴坦　为舒巴坦的衍生物,已上市的制剂有他唑巴坦/哌拉西林等,其对金黄色葡萄球菌产生的青霉素酶和革兰氏阴性杆菌产生的β-内酰胺酶均具较强抑制作用,抑酶作用优于克拉维酸和舒巴坦。临床用于腹腔感染、软组织感染及菌血症等。

【点滴积累】

克拉维酸、舒巴坦可抑制β-内酰胺酶,常与β-内酰胺类抗生素合用发挥增效作用。

思考题

1. 青霉素的抗菌谱及临床应用有哪些?

2. 试述半合成青霉素的分类及代表药物。

3. 简述青霉素的主要不良反应及其防治方法。

4. 四代头孢菌素的抗菌特点和临床应用有哪些?

5. 患者,25岁,患急性腭扁桃体炎,医嘱青霉素皮试,皮试5 min后患者出现胸闷、气急、面色苍白、出冷汗、脉细速、血压下降、烦躁。

(1)患者出现上述症状的可能原因是什么?

(2)应采取哪些抢救措施?

常用制剂和用法

青霉素　注射剂:40万U、80万U、100万U。临用前配成溶液,一般1次40万~80万U,每日2次,肌内注射;小儿每日2.5万~5万U/kg,分2~4次肌内注射。严重感染每日4次肌内注射或静脉给药,静脉滴注时,每日160万~400万U;小儿每日5万~20万U/kg。

青霉素 V　片剂:0.25 g(相当于40万U)。1次0.5 g,小儿1次0.25 g,每日3~4次,口服。

苯唑西林　胶囊剂:0.25 g。1次0.5~1 g,每日4~6次;小儿每日50~100 mg/kg,分4~6次,口服。宜在饭前1 h或饭后2 h服用,以免食物影响其吸收。注射剂:0.5 g、1 g。1次1 g,每日3~4次肌内注射或1次1~2 g溶于100 ml输液内静脉滴注0.5~1 h,每日3~4次;小儿每日50~100 mg/kg,分3~4次滴注。

氯唑西林　胶囊剂:0.25 g。1次0.25~0.5 g,每日2~3次;小儿每日30~60 mg/kg,分2~4次服。注射剂:0.25 g、0.5 g。1次0.5~1 g,每日3~4次,肌内注射或静脉滴注。

双氯西林　胶囊剂:0.25 g。每日1~3 g,分4次服。片剂:0.25 g。口服,1次0.25~0.5 g,每日4次;小儿每日30~50 mg/kg,分4~6次服。

氟氯西林　片剂:0.125 g。1次0.125~0.25 g,每日4次,口服。胶囊剂:0.125 g、0.25 g。1次0.125 g,每日4次;或1次0.5~1 g,每日3次,口服。注射剂:500 mg、1000 mg,1次250~500 mg,每日3~4次,肌内注射;或1次500 mg,每日4次,静脉注射;每日量不超过8 g。

氨苄西林　胶囊剂:0.25 g,1次0.25~1 g,每日4次服。片剂:0.25 g。1次0.25~1 g,每日4次服;小儿每日50~80 mg/kg,分4次服。注射剂:0.5 g、1 g。1次0.5~1 g,每日4次,肌内注射;或1次1~2 g溶于100 ml输液中滴注,每日3~4次,必要时4 h1次。小儿每日100~

150 mg/kg,分次给予。

阿莫西林　胶囊剂:0.25 g。1 次 0.5～1 g,每日 3～4 次服;小儿每日 50～100 mg/kg,分 3～4 次服。片剂的剂量用法同胶囊剂。

羧苄西林　注射剂:0.5 g、1 g。1 次 1 g,每日 4 次,肌内注射。严重铜绿假单胞菌感染时,每日 10～20 g,静脉注射。小儿每日 100 mg/kg,分 4 次肌内注射,或每日 100～400 mg/kg 静脉注射。

磺苄西林　注射剂:1 g、2 g。每日 4～8 g,分 4 次肌内注射或静脉注射,也可静脉滴注。肌内注射时需加利多卡因 3 ml 以减轻疼痛。小儿每日 40～160 mg/kg,分 4 次注射。

替卡西林　注射剂:0.5 g、1 g。肌内注射或静脉注射,剂量同羧苄西林。

呋布西林　注射剂:0.5 g。每日 4～8 g,小儿每日 50～150 mg/kg,分 4 次静脉注射或静脉滴注。

哌拉西林　注射剂:1 g、2 g。每日 4～5 g,小儿每日 80～100 mg/kg,分 3～4 次肌内注射。每日 8～16 g,小儿每日 100～300 mg/kg,分 3～4 次静脉注射或静脉滴注。

阿洛西林　粉针剂:2 g、3 g、4 g。每日 150～200 mg/kg,重症感染每日 200～300 mg/kg,小儿每日 50～150 mg/kg,分 4 次肌内注射、静脉注射或静脉滴注。

美洛西林　粉针剂:1 g。每日 50～100 mg/kg 或 1 次 3 g,每日 4 次;重症感染每日 50～100 mg/kg 或 1 次 3 g,每日 6 次,肌内注射、静脉注射或静脉滴注。

美西林　注射剂:0.5 g、1 g。每日 1.6～2.4 g,小儿每日 30～50 mg/kg,分 4 次静脉注射或肌内注射。

匹美西林　片剂或胶囊剂:0.25 g。轻症:1 次 0.25 g,每日 2 次,口服,必要时可用 4 次,重症加倍。

替莫西林　注射剂:0.5 g、1 g。1 次 0.5～2 g,每日 2 次,肌内注射,为减轻疼痛,可用 0.25%～0.5%利多卡因注射液作溶剂。

头孢噻吩　注射剂:0.5 g、1 g。1 次 0.5～1 g,每日 4 次,肌内注射或静脉注射。严重感染时,每日 2～6 g,分 2～3 次稀释后静脉滴注。

头孢氨苄　片剂或胶囊剂:0.25 g。每日 1～2 g,分 3～4 次服;小儿每日 25～50 mg/kg,分 3～4次服。

头孢唑啉　注射剂:0.5 g。1 次 0.5～1 g,每日 3～4 次,肌内注射或静脉注射。小儿每日 20～40 mg/kg,分 3～4 次给药。

头孢拉定　胶囊剂:0.25 g、0.5 g。每日 1～2 g,分 4 次服;小儿每日 25～50 mg/kg,分 3～4 次服。注射剂:0.5 g、1 g。每日 2～4 g,分 4 次肌内注射、静脉注射或静脉滴注;小儿每日 50～100 mg/kg,分 4 次注射。

头孢羟氨苄　胶囊剂:0.125 g、0.25 g。1 次 1 g,每日 2 次;小儿每日 30～60 mg/kg,分 2～3 次服。

头孢孟多　注射剂:0.5 g、1 g、2 g。每日 2～6 g,小儿每日 50～100 mg/kg,分 3～4 次肌内注射。严重感染时,每日 8～12 g,小儿每日 100～200 mg/kg,分 2～4 次静脉注射或静脉滴注。

头孢呋辛　注射剂:0.25 g、0.5 g、0.75 g、1.5 g。1 次 0.75 g,每日 3 次,肌内注射;小儿每日 30～60 mg/kg,分 3～4 次,肌内注射。严重感染时,每日 4.5～6 g,小儿每日 50～100 mg/kg,分 2～4 次,静脉注射。

头孢克洛　胶囊剂:0.25 g。每日 2～4 g,分 4 次服;小儿每日 20 mg/kg,分 3 次服。

头孢噻肟　注射剂:0.5 g、1 g。每日 2～6 g,小儿每日 50～100 mg/kg,分 3～4 次,肌内注射。

每日 2～8 g,小儿每日 50～150 mg/kg,分 2～4 次静脉注射。

头孢曲松 注射剂:0.5 g、1 g。1 次 1 g,每日 1 次,溶于 1％利多卡因 3.5 ml 中深部肌内注射,或每日 0.5～2 g 溶于生理盐水注射液或 5％葡萄糖注射液中静脉滴注,30 min 内滴完。

头孢他啶 注射剂:0.5 g、1 g、2 g。1 次 0.5～2 g,每日 2～3 次;小儿 1 次 25～50 mg/kg,每日 2 次,静脉注射或肌内注射。静脉滴注时以生理盐水注射液 500 ml 稀释后 30 min 滴完,肌内注射一般溶于 1％利多卡因 0.5 ml,深部注射。

头孢哌酮 注射剂:0.5 g、1 g、2 g。每日 2～4 g,小儿每日 50～150 mg/kg,肌内注射、静脉注射或静脉滴注。严重感染时,每日 6～8 g,分 2～3 次肌内注射或静脉注射。

头孢吡肟 注射剂:0.5 g、1 g。1 次 1～2 g,每日 2 次,肌内注射或静脉滴注。

头孢匹罗 注射剂:0.5 g、1 g、2 g。1 次 1～2 g,每日 1～2 次,肌内注射或静脉滴注。

亚胺培南-西司他丁 注射剂:0.25 g、0.5 g、1 g(以亚胺培南计量,其中含有等量的西司他丁钠)。1 次 0.25～1 g,每日 2～4 次肌内注射或静脉滴注。

美罗培南 注射剂:0.25 g、0.5 g。1 次 0.5～1 g,每日 3～4 次肌内注射或静脉滴注。

氨曲南 注射剂:0.5 g、1 g。每日 1.5～6 g,分 3 次肌内注射、静脉注射或静脉滴注,静脉滴注时加入生理盐水注射液 100 ml 中,于 30 min 内滴完。

拉氧头孢 注射剂:0.25 g、0.5 g、1 g。1 次 0.5～1 g,每日 2 次,肌内注射、静脉注射或静脉滴注,重症加倍。小儿每日 40～80 mg/kg,分 2～4 次,静脉注射或静脉滴注。

氟氧头孢 注射剂:0.5 g、1 g、2 g。每日 1～2 g,小儿每日 60～80 mg/kg,分 2 次静脉注射或静脉滴注;重症每日 4 g,小儿每日 150 mg/kg,分 2～4 次静脉注射或静脉滴注。

舒他西林 片剂:0.375 g。1 次 0.375 g,每日 2～4 次,饭前 1 h 或饭后 2 h 服用。注射剂:0.75 g、1.5 g。1 次 0.75 g,每日 2～4 次,肌内注射;1 次 1.5 g,每日 2～4 次静脉注射或静脉滴注。

奥格门汀 片剂:0.375 g、0.625 g。1 次 0.375～0.625 g,每日 3～4 次,口服。

(王 侃)

第三十五章　大环内酯类、林可霉素类和多肽类抗生素

学习目标

1. 掌握红霉素的抗菌谱、临床应用、不良反应和用药护理。
2. 熟悉其他大环内酯类抗生素的作用特点及临床应用；林可霉素的抗菌谱、临床应用及不良反应。
3. 了解多肽类抗生素的抗菌谱、临床应用及不良反应。

第一节　大环内酯类抗生素

大环内酯类抗生素（macrolides）是一类具有 14～16 元大环内酯结构的抗生素。1952 年问世的红霉素是第一代大环内酯类抗生素的代表，广泛应用于呼吸道、皮肤、软组织感染，疗效确切。由于存在抗菌谱窄、生物利用度低以及耐药性等问题，临床应用受限。20 世纪 70 年代问世的麦迪霉素、乙酰螺旋霉素、吉他霉素、乙酰吉他霉素等药物，虽对红霉素耐药菌有作用，但存在肝毒性。第二代大环内酯类抗生素于 20 世纪 90 年代上市，代表药物包括克拉霉素、罗红霉素、阿奇霉素，其特点是抗菌活性增高，抗菌谱扩大，对支原体、衣原体的作用也明显增强，且不易被胃酸破坏，生物利用度高，血药浓度高，半衰期延长，不良反应也相应减少，已成为临床治疗呼吸道感染的主要药物。新近研发的第三代大环内酯类抗生素，如泰利霉素、噻霉素等，可用于治疗耐红霉素类的肺炎链球菌引起的感染。

本类药物抗菌机制是与细菌核蛋白体的 50S 亚基结合，抑制转肽作用和 mRNA 的移位，从而阻碍细菌的蛋白质合成，是静止期快效抑菌剂。本类药物间存在着不完全交叉耐药性。

红　霉　素

红霉素（erythromycin）是从链丝菌培养液中分离而得，盐类易溶于水。在酸性环境下易被破坏，碱性条件下抗菌作用增强。为避免被胃酸破坏，临床一般将红霉素制成肠溶片或酯化物。常用的红霉素制剂有红霉素肠溶片、琥乙红霉素、依托红霉素及静脉滴注的乳糖酸红霉素。

【体内过程】　红霉素口服吸收少，常服肠溶片或酯化物。红霉素吸收后可迅速分布于组织和腺体等，不易透过血-脑脊液屏障。药物在体内大部分经肝代谢，胆汁中浓度高，约为血浆浓度的 30倍，仅少量药物（12％）以原形由肾排出。

【抗菌作用】　红霉素抗菌谱与青霉素大致相似且略广。对革兰氏阳性球菌（如耐药金黄色葡萄球菌、肺炎球菌）和革兰氏阳性杆菌（如白喉棒状杆菌等）均有较强的抗菌作用；对革兰氏阴性菌（如脑膜炎奈瑟菌、淋病奈瑟菌、布氏杆菌、流行性感冒嗜血杆菌、百日咳鲍特菌及军团菌等）高度敏感；对厌氧菌（除脆弱拟杆菌和梭杆菌属以外）、螺旋体、肺炎支原体及螺杆菌、立克次体、衣原体等也有效。

大部分金黄色葡萄球菌对红霉素易产生耐药性,连用不宜超过1周,停药数月后,又可恢复其敏感性。

【临床应用】

1. 主要用于对青霉素过敏的患者以及耐青霉素的革兰氏阳性菌,如金黄色葡萄球菌、肺炎链球菌所致的呼吸道、软组织、泌尿道等感染,但效力不及青霉素。

2. 对军团菌肺炎、白喉带菌者、弯曲杆菌所致败血症或肠炎、支原体肺炎、沙眼衣原体所致的婴儿肺炎及结肠炎,本品可作为首选药。

3. 可用于百日咳、厌氧菌和需氧菌引起的口腔感染以及其他革兰氏阳性杆菌感染,如炭疽、气性坏疽等。

【不良反应和用药护理】

1. 局部刺激性 大剂量口服可出现胃肠道反应,如恶心、呕吐、腹痛、腹泻等。本类药物一般在进食前后间隔1 h为宜,肠溶片应整片吞服。注射剂不宜肌内注射,静脉滴注其乳糖酸盐可引起血栓性静脉炎。

乳糖酸红霉素静脉滴注时,应先用注射用水配制成5%的溶液,再用5%葡萄糖注射液作溶媒稀释后滴注。不宜使用生理盐水注射液,否则可析出沉淀。

2. 肝损害 主要表现为氨基转移酶升高、肝大及胆汁淤积性黄疸等,一般于停药后数日可恢复。

本品如长期使用,应定期监测肝功能,如有异常立即通知医师。肝功能不全、妊娠期妇女及哺乳期妇女慎用。

3. 少数患者偶可见过敏性药疹、药物热、耳鸣、暂时性耳聋等。

乙酰螺旋霉素(acetylspiramycin) 耐酸,可口服给药。其抗菌活性与红霉素接近,主要用于防治敏感菌引起的呼吸道感染、泌尿道感染、皮肤感染和软组织感染,也可用于军团菌和弓形虫病的治疗,尤其是不能耐受红霉素的患者。不良反应较红霉素轻,大剂量应用也能产生胃肠道反应。

吉他霉素(kitasamycin) 抗菌谱与红霉素相似,但其抗菌活性不如红霉素,金黄色葡萄球菌对其也可产生耐药性,但较红霉素慢。其临床应用与红霉素相同,主要用于耐红霉素或耐青霉素的革兰氏阳性菌感染,还可用于治疗百日咳、白喉、猩红热、胆道感染及支原体肺炎等。不良反应较少,口服可发生胃肠道反应,偶见皮疹和瘙痒。

罗红霉素(roxithromycin) 口服吸收好,体内分布广泛,在腭扁桃体、中耳、肺、前列腺及泌尿生殖组织可达有效治疗浓度。临床用于敏感菌所致的呼吸道感染、泌尿生殖系统感染、皮肤感染、软组织感染、耳鼻咽喉部位的感染,以及支原体肺炎、军团菌肺炎及沙眼衣原体感染等疾病,也可作为对青霉素过敏者的替代药物。不良反应发生率低,胃肠道反应比红霉素轻,偶见皮疹、皮肤瘙痒、头痛、头晕等症状。

克拉霉素(clarithromycin) 对酸稳定,口服吸收迅速而完全。抗菌谱与红霉素相近,对葡萄球菌、肺炎球菌、链球菌、肺炎支原体等有抗菌作用,对幽门螺杆菌也有良好的抗菌作用。临床用于敏感菌所致的咽炎和腭扁桃体炎、急性鼻窦炎、小儿中耳炎、慢性支气管炎急性发作、单纯性皮肤软组织感染,并可与其他药物合用于幽门螺杆菌感染,以及肺炎支原体感染所致的支原体肺炎的治疗。不良反应主要有胃肠反应,偶可见皮疹、皮肤瘙痒及头痛等。妊娠期妇女禁用。

阿奇霉素(azithromycin) 是第二代大环内酯类抗生素,对酸稳定,降低了对胃肠道的刺激,口服吸收分布广泛,生物利用度高。半衰期可长达68~76 h,每日仅需给药1次,为长效大环内酯类。抗菌谱和红霉素相近,敏感菌包括革兰氏阳性菌、多数革兰氏阴性菌、厌氧菌及支原体、衣原体、螺旋体等。对革兰氏阴性菌的抗菌作用强于红霉素,对肺炎支原体的作用是大环内酯类中最强的。主要用于敏感菌所致的呼吸道感染、泌尿生殖系统感染、皮肤感染、软组织感染的治疗,也适用于沙眼衣原体感染等。不良反应发生率较红霉素低,有胃肠道反应,绝大多数患者均能耐受;偶见肝功能异常与外周白细胞下降等,对轻至中度肝、肾功能不良者可以应用。

【点滴积累】

1. 红霉素是军团菌肺炎、白喉带菌者、弯曲杆菌所致败血症或肠炎、支原体肺炎、沙眼衣原体所致的婴儿肺炎及结肠炎的首选药。

2. 阿奇霉素是长效大环内酯类药物,对肺炎支原体作用最强。

第二节 林可霉素类抗生素

林可霉素类抗生素主要包括林可霉素(lincomycin,洁霉素)和克林霉素(clindamycin,氯洁霉素),两者具有相同的抗菌谱。由于克林霉素抗菌作用更强、口服吸收好且毒性较小,故临床较为常用。

【体内过程】 林可霉素与克林霉素口服吸收迅速完全,在体内分布广泛,在大多数组织内可达有效浓度,骨组织和关节中药物浓度尤其高。

【抗菌作用】 两者对葡萄球菌、各型链球菌、肺炎球菌等革兰氏阳性球菌及各类厌氧菌具有强大的抗菌作用,对白喉棒状杆菌、产气荚膜杆菌、支原体、沙眼衣原体、多数放线菌等也有抑制作用。

【临床应用】 临床主要用于对 β-内酰胺类抗生素无效或对青霉素过敏的金黄色葡萄球菌感染,特别是由金黄色葡萄球菌所致的急(慢)性骨髓炎、关节感染以及各种厌氧菌或与需氧菌的混合感染。

【不良反应和用药护理】 两药口服或肌内注射均可引起胃肠道反应,以口服较为常见,一般反应轻微,仅为食欲下降,恶心、呕吐、胃部不适和腹泻,也可出现严重的假膜性肠炎,可用万古霉素、甲硝唑治疗。偶见皮疹、一过性中性粒细胞减少和血小板减少、黄疸等。红霉素与林可霉素能互相竞争结合部位,而呈拮抗作用,故不宜合用。

林可霉素类,应空腹或饭后 2 h 口服,用药期间多饮水;静脉滴注时不应与其他药物配伍,静脉滴注速度不应过快;克林霉素大剂量静脉快速滴注可引起血压下降、心电图变化;用药期间如出现腹泻或便中带血,应立即停药,并向医师报告。

【点滴积累】

林可霉素类药物主要对革兰氏阳性球菌作用强,克林霉素是金黄色葡萄球菌引起的骨髓炎的首选药。

第三节 多肽类抗生素

一、糖肽类

糖肽类包括万古霉素(vancomycin)、去甲万古霉素(norvancomycin)和替考拉宁(teicoplanin)。三者抗菌作用、作用机制均相似。糖肽类抗生素口服难吸收,肌内注射可引起局部剧烈疼痛甚至组织坏死,只宜静脉给药。体内分布较广,可进入各组织和体液,能透过胎盘,不易透过血-脑脊液屏障,但脑膜有炎症时,脑脊液中可达有效浓度,主要以原形经肾排泄。

【抗菌作用】 糖肽类抗菌机制为阻碍细菌细胞壁合成,属快效杀菌剂。对革兰氏阳性菌及对青霉素和多种抗生素耐药的金黄色葡萄球菌有强大的杀菌作用,但对革兰氏阴性菌无效,为窄谱抗生素。细菌不易产生耐药性,且与其他抗生素之间无交叉耐药性。

【临床应用】 糖肽类仅用于严重的革兰氏阳性菌感染,尤其是对其他抗生素耐药和疗效差的金黄色葡萄球菌引起的感染,如败血症、心内膜炎、脑膜炎、肺炎、骨髓炎、呼吸道感染等。口服可有效治疗抗生素(尤其是林可霉素类)引起的假膜性肠炎。

【不良反应和用药护理】 糖肽类抗生素毒性较大,耳肾毒性严重,大剂量应用、肾功能不全和老年人尤易发生。静脉滴注时可发生恶心、寒战、药热、血栓性静脉炎等不良反应,静脉滴注过快可引起红人综合征,是由于本品引起组胺释放所致,因此药液浓度不宜过高,注药速度不宜过快。听力减退、肾功能不全者禁用。

用药期间应注意监测听力,一旦出现耳鸣应立即停药;同时监测肾功能。疗程一般不超过14日。糖肽类应避免与氨基苷类抗生素及高效能利尿药合用,以免增加耳肾毒性。万古霉素与碱性溶液有配伍禁忌,遇重金属可发生沉淀,因此给药时避免与碱性溶液一起使用。

二、多黏菌素类

多黏菌素类(polymyxins)是一组从多黏杆菌培养液中提取的多肽类抗生素。临床上用得最多的是多黏菌素 B(polymyxin B)和多黏菌素 E(polymyxin E,抗敌素)。口服不易吸收,适合肌内注射。吸收后在肝、肾的浓度最高,主要经肾排泄。

【抗菌作用】 多黏菌素类药物抗菌谱较窄,仅对革兰氏阴性杆菌,如大肠埃希菌、肺炎克雷伯杆菌、流行性感冒嗜血杆菌、百日咳鲍特菌等有杀灭作用,特别是对铜绿假单胞菌作用显著,对革兰氏阴性球菌、革兰氏阳性菌和真菌等无作用。

本类药物使细胞膜通透性增加,细菌细胞内重要营养物质外漏,导致细菌死亡,为慢效杀菌剂。

【临床应用】 本类药物毒性大,临床少用,主要用于对其他抗生素耐药而难以控制,但仍对本品敏感的铜绿假单胞菌感染及其他革兰氏阴性杆菌感染。局部用于敏感铜绿假单胞菌所致的创面、皮肤及五官感染。

【不良反应和用药护理】

1. 肾毒性 肾损害表现为蛋白尿、血尿等,严重者可引起急性肾衰竭,肾功能不全者应减量使用。

2. 神经毒性 轻者表现为头晕、面部麻木和周围神经炎;重者出现意识混乱、昏迷、共济失调,停药后可消失;大剂量、快速静脉滴注可引起神经肌肉阻滞而导致呼吸抑制。

3. 超敏反应 包括瘙痒、皮疹、药热等超敏反应。

4. 局部反应 肌内注射可致局部疼痛,静脉给药可引起静脉炎。

多黏菌素类抗生素应缓慢静脉滴注。不宜与肌松药合用,不宜与其他肾毒性药物同用。用药期间应注意药物对神经系统和肾的损害,如出现眩晕、视物模糊、运动失调等症状时,应立即停药;用药期间应监测肾功能,如出现蛋白尿、血尿、管型尿等,应及时停药。禁用于对本品过敏者,妊娠期妇女、肾功能不全及重症肌无力患者慎用。

【点滴积累】

1. 万古霉素对革兰氏阳性球菌有强大的杀菌作用,不易耐药,有耳肾毒性。

2. 多黏菌素类对革兰氏阴性杆菌,特别是对铜绿假单胞菌作用较强。

思考题

1. 红霉素的抗菌谱、临床应用、不良反应有哪些?

2. 林可霉素类能否与大环内酯类抗生素合用?

3. 患者,男性,8岁,5日前受凉后出现间断性发热,伴鼻塞、流涕3日,近1日出现剧烈咳嗽,少痰,咽部稍红,双侧颈部、颌下淋巴结增大。经检查确诊为支原体肺炎。

可考虑给予哪些药物进行治疗?

常用制剂和用法

　　红霉素　肠溶片剂:0.125 g、0.25 g。口服,1次0.25~0.5 g,每日3~4次,小儿每日30~50 mg/kg,分3~4次服。注射剂(乳糖酸盐):0.25 g、0.3 g。每日1~2 g,小儿每日30~50 mg/kg,分3~4次静脉滴注。

　　依托红霉素　片剂:0.125 g(按红霉素计);胶囊剂:0.05 g、0.125 g(按红霉素计);颗粒剂:0.075 g。每日1~2 g,小儿每日30~50 mg/kg,分3~4次,口服。

　　琥乙红霉素　片剂:0.1 g、0.125 g(按红霉素计)。1次0.25~0.5 g,口服,每日4次。小儿每日30~40 mg/kg,分3~4次服。

　　乙酰螺旋霉素　片剂或胶囊剂:0.1 g、0.2 g。1次0.2~0.3 g,每日4次;小儿每日20~30 mg/kg,分4次服。

　　罗红霉素　片剂:0.15 g。1次0.15 g,每日2次,餐前服。颗粒剂、悬浮剂:0.05 g。1次0.15 g,每日2次;小儿1次2.5~5 mg/kg,每日2次。

　　阿奇霉素　片剂:125 mg、250 mg。口服,1次0.5 g,每日1次,小儿1次10 mg/kg,每日1次,连续3日。注射剂:0.5 g。重症患者静脉滴注:1次0.5 g,每日1次。

　　克拉霉素　片剂:0.2 g。口服,每日0.25~0.5 g,小儿每日7.5 mg/kg,分2次服。

　　林可霉素　片剂或胶囊剂:0.25 g、0.5 g。口服,1次0.5 g,每日3~4次,饭后服;小儿每日30~60 mg/kg,分3~4次服。注射剂:0.2 g、0.6 g。1次0.6 g,每日2~3次,肌内注射,或1次0.6 g溶于100~200 ml输液中缓慢静脉滴注,每日2~3次;小儿每日15~40 mg/kg,分2~3次肌内注射或静脉滴注。

　　克林霉素　胶囊剂:0.075 g、0.15 g。1次0.15~0.3 g,每日3~4次,小儿每日10~20 mg/kg,分3~4次服。注射剂:0.15 g。每日0.6~1.8 g,分2~4次肌内注射或静脉滴注。

　　万古霉素　粉针剂:0.5 g。每日1~2 g,分3~4次静脉注射或静脉滴注。每日量不超过4 g,小儿每日40 mg/kg,分3~4次静脉注射或静脉滴注。静脉注射速度应慢,持续时间不少于1 h。

　　去甲万古霉素　粉针剂:0.4 g。每日0.8~1.6 g,1次或分次静脉滴注。小儿每日16~24 mg/kg,1次或分次静脉滴注。静脉滴注速度应慢。

　　硫酸黏菌素　片剂:50万U、100万U、300万U。每日150万~300万U,分3~4次,口服。

　　多黏菌素B　注射剂:50万U、100万U(含丁卡因者供肌内注射,不含丁卡因者供静脉滴注用)。每日100万~150万U,小儿每日1.5万~2.5万U/kg,分2~3次肌内注射。静脉滴注时,每日50万~100万U,分2次,小儿每日1.5万~2.5万U/kg,分1~2次静脉滴注。

(王　侃)

第三十六章　氨基苷类抗生素

学习目标

1. 掌握氨基苷类抗生素的共性特点。

2. 熟悉链霉素、庆大霉素的抗菌作用、临床应用及不良反应；阿米卡星的抗菌作用及临床应用。

3. 了解其他氨基苷类药物的作用特点及临床应用。

氨基苷类抗生素（aminoglycosides）是由 2～3 个氨基糖分子和非糖部分的苷元连接而成的苷类抗生素，主要有链霉素、庆大霉素、卡那霉素、妥布霉素、阿米卡星、奈替米星等。

第一节　氨基苷类抗生素的共性

由于本类药物结构基本相似，因此它们在药物代谢动力学、抗菌作用及不良反应等方面有许多共同特性。

【体内过程】　氨基苷类抗生素均为碱性化合物，常用其易溶于水的硫酸盐，性质较稳定。口服难吸收，仅用于肠道感染，治疗全身感染时必须注射给药。约 90% 以原形经肾排泄，可用于治疗泌尿道感染。在碱性环境中抗菌作用增强，因此可通过服用碳酸氢钠碱化尿液来提高其抗菌活性。

【抗菌作用】　氨基苷类抗生素对多数需氧革兰氏阴性杆菌有强大的抗菌作用，如大肠埃希菌、克雷伯菌属、肠杆菌属、变形杆菌属、志贺菌属等；对沙门菌属也有一定抗菌活性；对革兰氏阴性球菌（如淋病奈瑟菌、脑膜炎奈瑟菌）疗效差；对耐药金黄色葡萄球菌有较好的抗菌活性，对其他革兰氏阳性球菌（如链球菌）无效；部分药物对结核杆菌有效，如链霉素、卡那霉素；阿米卡星对铜绿假单胞菌和结核杆菌都有效。

【抗菌机制】

1. 氨基苷类抗生素为静止期杀菌药　其作用机制是阻碍细菌蛋白质的合成，包括：① 抑制核蛋白体 70S 亚基始动复合物的形成；② 选择性地与核蛋白体 30S 亚基上的靶蛋白结合，导致合成异常的蛋白质；③ 阻止肽链释放因子进入 A 位，使已合成的肽链不能释放，最终使核蛋白体循环受阻。

2. 使胞膜缺损，通透性增加　本品能破坏细菌细胞膜的完整性，使通透性改变而杀菌。

【耐药性】　多数细菌对本类抗生素可产生不同程度的耐药性，各药之间存在部分或完全交叉耐药性。

【不良反应和用药护理】

1. **耳毒性**　本类抗生素能在内耳淋巴液中蓄积，可损害第Ⅷ对脑神经，包括前庭神经和耳蜗神经损害。前庭神经损害可引起眩晕、恶心、呕吐、眼球震颤和共济失调，耳蜗神经损害可引起耳鸣、听力下降，甚至永久性耳聋。

用药期间应注意询问患者有无耳鸣、眩晕等早期症状，并定期进行听力检测，一旦出现早期症状，应立即停药；避免与有耳毒性的药物，如万古霉素、高效利尿药呋塞米及脱水药甘露醇合用；H_1 受体拮抗药可掩盖其耳毒性，避免合用。老年人、儿童、哺乳期妇女慎用，妊娠期妇女禁用。

2. **肾毒性**　本类抗生素主要经肾排泄，损害肾小管上皮细胞，表现为蛋白尿、管型尿、血尿等，严重者可产生氮质血症、肾功能减退甚至无尿。

用药期间应定期检查肾功能，一旦出现肾功能损害，应调整剂量或立即停药；应避免与第一代头孢菌素、万古霉素、多黏菌素等合用，防止肾毒性的发生。老年人、新生儿、婴幼儿及肾功能不全患者慎用。

3. **神经-肌肉麻痹**　本类抗生素可阻滞神经-肌肉的传导，产生肌肉麻痹作用，常见于大剂量胸膜内、腹膜内给药或静脉滴注过快时，偶见于肌内注射后，可引起四肢无力、血压下降、呼吸困难甚至呼吸停止，一旦发生可用葡萄糖酸钙或新斯的明抢救。本类药能增强骨骼肌松弛药及全身麻醉药引起的肌肉松弛作用，可导致呼吸抑制，应避免联合使用。

4. **超敏反应**　表现为嗜酸性粒细胞增多、皮疹、药热等过敏症状，也可引起严重的过敏性休克，尤其是链霉素引起的过敏性休克发生率仅次于青霉素，防治方法同青霉素。用药前询问患者有无氨基糖苷类药物过敏史，对一种氨基糖苷类药物过敏者，可对另一种也过敏。

【点滴积累】

1. 氨基苷类抗生素为静止期杀菌剂，主要用于革兰氏阴性菌引起的感染。
2. 氨基苷类抗生素的不良反应包括耳毒性、肾毒性、神经-肌肉阻滞、过敏反应等。

第二节　常用氨基苷类抗生素

链 霉 素

链霉素（streptomycin）是由链丝菌培养液提取而得，常用其硫酸盐，性质稳定，水溶液在室温可保存 1 周。口服不吸收，肌内注射吸收快，主要分布于细胞外液，大部分经肾排泄。

【抗菌作用】　链霉素是临床上最早使用的氨基苷类抗生素，曾广泛用于多数革兰氏阴性杆菌和某些敏感的革兰氏阳性球菌的感染。由于长期应用，因其毒性与耐药性问题，致使临床应用逐渐减少。

【临床应用】　目前临床主要用于治疗鼠疫与兔热病，可作为首选药；其次作为最早的抗结核药，现仍为一线用药，但必须与其他抗结核药联合应用，以延缓耐药性的发生；与青霉素合用用于治疗溶血性链球菌、草绿色链球菌、肠球菌引起的心内膜炎。

【不良反应和用药护理】　链霉素常见的不良反应有头痛、头晕、呕吐、耳鸣、平衡失调和眼球震颤等。耳毒性多见，甚至可致永久性耳聋。肾毒性比庆大霉素少见，但肾功能不全者仍应慎用。易引起过敏反应及过敏性休克，链霉素用药前需做皮试，一旦发生过敏性休克，防治的方法同青霉素，首选钙剂抢救，次选肾上腺素。

庆 大 霉 素

庆大霉素(gentamicin)口服吸收很少,水溶液稳定,水针剂常做肌内注射或静脉滴注给药。药物主要以原形经肾排泄,在肾皮质中积聚的药物可比血浆浓度高出数倍,停药20日后仍能在尿中检测到本品。部分经胆汁进入肠腔,胆汁药物浓度可达血药浓度的60%~80%。

【抗菌作用和临床应用】

庆大霉素是治疗各种革兰氏阴性杆菌感染的主要抗菌药物,尤其对沙雷菌属作用更强,为氨基苷类中的首选药。常与其他抗生素合用,协同治疗严重的肺炎球菌、铜绿假单胞菌、肠球菌、葡萄球菌或草绿色链球菌感染。例如,对于病因未明的革兰氏阴性杆菌混合感染,与广谱半合成青霉素类(羧苄西林或哌拉西林等)或头孢菌素联合应用可以提高疗效;与青霉素或氨苄西林联合可用于治疗肠球菌引起的心内膜炎。口服可用于肠道感染或肠道术前准备。

【不良反应和用药护理】

1. 用药过程中可能引起听力减退、耳鸣等耳毒性,但较链霉素少见,还应注意观察有无步履不稳、眩晕等前庭神经损害症状。

2. 肾毒性较多见,可能引起血尿、少尿、食欲减退、极度口渴等。

3. 少数患者出现过敏反应,偶见荨麻疹、过敏性休克,静脉滴注过快或浓度过大可引起神经-肌肉传导阻滞,甚至引起呼吸麻痹。

4. 与羧苄西林合用时两药不可同时混合滴注。

阿米卡星(amikacin)　又称丁胺卡那霉素,抗菌谱为本类药物中最广的,对革兰氏阴性杆菌和金黄色葡萄球菌均有较强的抗菌活性。其突出的优点是对细菌所产生的钝化酶稳定,因而广泛用于治疗对其他氨基苷类耐药菌株(包括铜绿假单胞菌)引起的尿道感染、呼吸道感染、肺部感染和妇科感染,如对庆大霉素、卡那霉素耐药菌株引起的尿路、肺部感染,与羧苄西林或头孢噻吩合用用于铜绿假单胞菌、变形杆菌所致的败血症。连续静脉滴注治疗中性粒细胞减少或其他免疫缺陷者感染,可获得满意效果。耳毒性、肾损害较小。

妥布霉素(tobramycin)　抗菌作用和药理特性与庆大霉素相似,对铜绿假单胞菌的作用比庆大霉素强。主要用于铜绿假单胞菌和各种严重的革兰氏阴性杆菌感染,如感染性心内膜炎、菌血症、骨髓炎、肺炎等,但不作为首选药。其耳毒性较庆大霉素略低,但仍应警惕。

西索米星(sisomicin)　抗菌谱及体内过程与庆大霉素很相似,对铜绿假单胞菌的作用比庆大霉素强而不如妥布霉素,临床用于金黄色葡萄球菌、克雷伯菌属、球菌属、大肠埃希菌、变形杆菌和化脓性球菌引起的感染。毒性约比庆大霉素大2倍,主要有轻度的耳毒性和肾毒性。偶见呼吸困难、软弱无力等神经-肌肉阻滞作用及皮疹、过敏性休克等过敏反应。

奈 替 米 星

奈替米星(netilmicin)又称乙基西索霉素,是新的广谱氨基苷类抗生素。

【抗菌作用】 奈替米星对革兰氏阴性杆菌,如大肠埃希菌、克雷伯杆菌、沙雷杆菌、各型变形杆菌和铜绿假单胞菌等都具有较强抗菌活性,对流行性感冒嗜血杆菌、沙门菌、志贺菌和奈瑟菌也有效。其特点是不被大多数钝化酶灭活,故对耐其他氨基苷类的革兰氏阴性杆菌及耐青霉素类的金黄色葡萄球菌也有效。此外,与β-内酰胺类抗生素合用对金黄色葡萄球菌、铜绿假单胞菌、肺炎杆菌和肠球菌属有协同作用。

【临床应用】 临床上适用于敏感菌所致的尿路、肠道、呼吸道、皮肤软组织、骨和关节、腹腔及创口部分的感染,也与β-内酰胺类抗生素合用于儿童及成人粒细胞减少伴发热者和病因未明发热患者的治疗。

【不良反应和用药护理】 本品耳、肾毒性是氨基苷类抗生素中最低的,但仍应注意。常表现为前庭及听力受损症状,如出现头晕、听觉异常等,偶尔出现头痛、心悸、皮疹、发热、呕吐和腹泻等。

新霉素(neomycin) 肌内注射吸收快,毒性大,易引起永久性耳聋和肾损害,不宜注射给药。常口服用于肠道感染和肠道消毒。局部外用治疗皮肤黏膜浅表感染,如脓疮、疖溃疡及烧伤等。局部应用易引起接触性皮炎等不良反应。

卡那霉素(kanamycin) 由链丝菌培养液获得。卡那霉素体内过程与链霉素、庆大霉素基本相同。其抗菌谱与链霉素相似,但稍强,对多数常见的革兰氏阴性菌及结核杆菌有效,但对铜绿假单胞菌无效。卡那霉素由于毒性及耐药菌较多见,故其在临床的应用已被庆大霉素等其他氨基苷类药所取代。

大观霉素(spectinomycin) 又称淋必治,是新型特效专治淋病的抗生素。主要对淋球菌有高度抗菌活性,血浆半衰期约为 2.5 h,药物主要经肾排泄。

临床上主要用于淋球菌所致的尿道炎、急性淋病、直肠炎、子宫炎等,适用于对青霉素、四环素等耐药者或对青霉素过敏的患者。妊娠期妇女、新生儿、肾功能不全者禁用。

【点滴积累】

庆大霉素是治疗各种革兰氏阴性杆菌感染的主要抗菌药物。

思考题

1. 试述氨基苷类抗生素的共同特点。

2. 患者,女性,34 岁。因寒战、高热、恶心、呕吐、腰痛、尿频、尿急、尿痛入院。经诊断为急性肾盂肾炎,尿培养大肠埃希菌生长。医嘱为肌内注射硫酸庆大霉素注射液,8 万 U,每日 2 次。静脉滴注碳酸氢钠。

(1)该患者为什么选择庆大霉素,并合用碳酸氢钠治疗?

(2)使用庆大霉素时,应注意哪些问题?

常用制剂和用法

链霉素 片剂:0.1 g、0.5 g。口服,1 次 0.25~0.5 g,每日 3~4 次;小儿每日 60~80 mg/kg,分3~4次服。注射剂:0.5 g、0.75 g。1 次 0.5 g,每日 2 次,或 1 次 0.75 g,每日 1 次;小儿每日15~25 mg/kg,分 2 次肌内注射。

庆大霉素 片剂:2 万 U、4 万 U。1 次 8 万~16 万 U,每日 3~4 次,口服。注射剂:2 万 U、

4 万 U、8 万 U。每日 16 万～24 万 U,小儿每日 3000～5000 U/kg,分 2～3 次肌内注射。静脉滴注剂量同上。滴眼液:4 万 U/8 ml,1 次 1～2 滴,每日 3～4 次滴眼。

　　阿米卡星　注射剂:0.1 g、0.2 g。每日 0.2～0.4 g,小儿每日 4～8 mg/kg,分 1～2 次肌内注射,静脉滴注剂量同肌内注射,不可静脉注射。

　　妥布霉素　注射剂:40 mg、80 mg。成人或小儿 1 次 1.5 mg/kg,每 8 h 1 次,肌内注射或静脉滴注,疗程不超过 10 日。

　　奈替米星　注射剂:150 mg。每日 3～6.5 mg/kg,分 2 次肌内注射。小儿每日 5～8 mg/kg,分 2～3 次肌内注射。

　　大观霉素　注射剂:2 g。1 次 2 g 溶于 0.9% 苯甲醇溶液 3.2 ml 中,深部肌内注射,一般 1 次即可,必要时每日 2 次,即总量 4 g。

（王　侃）

第三十七章　四环素类和氯霉素类抗生素

学习目标

1. 熟悉四环素类、氯霉素类抗生素代表药物及主要不良反应。
2. 了解四环素类、氯霉素类抗生素的抗菌谱及临床应用。

- -

　　四环素类和氯霉素类抗生素的抗菌谱广,对革兰氏阳性和阴性菌均有快速抑菌作用,同时对立克次体、衣原体、支原体、螺旋体有抑制作用,四环素类甚至对阿米巴原虫也有抑制作用,两者均属于广谱抗生素。

第一节　四环素类抗生素

　　四环素类抗生素的化学结构中具有共同的基本母核(氢化骈四苯),仅取代基有所不同。在碱性水溶液中易破坏,在酸性水溶液中较稳定,故临床一般用其盐酸盐。

　　四环素类的抗菌谱、抗菌作用机制和临床应用均较相似,可分为天然品与半合成品两类。较为常用的天然品有四环素(tetracycline)、土霉素(oxytetracycline)和金霉素(aureomycin),半合成品有多西环素(doxycycline,强力霉素)、美他环素(metacycline)和米诺环素(minocycline,二甲胺四环素)。

一、天然四环素

　　天然四环素有金霉素、土霉素、四环素、地美环素等。由于四环素类抗生素有抗菌谱广、口服有效、应用方便等特点,曾广泛应用于临床。近年来,由于耐药菌株逐渐增多,疗效下降,不良反应等问题,本类药物已不作为细菌感染的临床首选药物。

　　【体内过程】　口服易吸收。同服牛奶、奶制品以及含多价阳离子(如 Mg^{2+}、Ca^{2+}、Fe^{2+}、Al^{3+})的食物,可形成络合物,使药物吸收减少;酸性药物(如维生素 C)可促进四环素吸收;碱性药物、H_2 受体拮抗药和抗酸药可降低四环素的溶解度而影响吸收。吸收后,药物广泛分布于各组织和体液中,可沉积于骨与牙组织内。胆汁中的药物浓度可达血药浓度的 $10\sim20$ 倍。主要以原形经肾排泄,碱化尿液可增加药物的排泄。

　　【抗菌作用】　本类药物抗菌谱广,对革兰氏阴性菌中的脑膜炎球菌、痢疾杆菌、大肠埃希菌、流行性感冒嗜血杆菌、布氏杆菌等及某些厌氧菌都有效。对革兰氏阳性菌中的肺炎球菌、溶血性链球菌、草绿色链球菌及部分葡萄球菌、破伤风杆菌和炭疽杆菌等有效。其对革兰氏阳性菌作用不如青霉素和头孢菌素类,对革兰氏阴性菌作用则不如氨基苷类和氯霉素。此外,对肺炎支原体、立克次体、螺旋体、放线菌也有抑制作用,还能间接抑制阿米巴原虫。对铜绿假单胞菌、病毒与真菌无效。

四环素类属快速抑菌剂,在高浓度时也有杀菌作用。其抗菌机制主要为,与细菌核糖体 30S 亚单位结合,抑制细菌蛋白质合成,还可使细菌细胞膜通透性改变,导致胞内核苷酸等重要物质外漏,从而抑制细菌 DNA 的复制。

细菌对四环素类的耐药性的形成为渐进型,近年来耐药菌日渐增多,本类药物之间有交叉耐药性。

【临床应用】 四环素类药物首选用于下列非细菌性感染:立克次体感染(斑疹伤寒、Q 热、恙虫病等)、支原体感染(支原体肺炎和泌尿生殖系统感染等)、衣原体感染(鹦鹉热、沙眼和性病性淋巴肉芽肿等)以及某些螺旋体感染(回归热等)。四环素类还可首选用于治疗鼠疫、霍乱、幽门螺杆菌感染等。

【不良反应和用药护理】

1. 局部刺激 是本类药物常见的不良反应。口服后可引起恶心、呕吐、上腹不适、腹胀、腹泻等胃肠症状,宜饭后服药;不宜肌内注射,因可引起局部剧痛、红肿、硬结,甚至坏死;静脉注射可引起静脉炎和血栓。

四环素类应饭后服用或与食物同服以减轻其胃肠道反应,不宜与牛乳、乳制品同服,与抗酸药同服应间隔 $2\sim3$ h 为宜。

2. 二重感染 正常人的口腔、鼻咽、胃肠道等处有多种微生物寄生,菌群间维持平衡的共生状态。广谱抗生素长期应用,使敏感菌受到抑制,而不敏感菌株乘机在体内生长繁殖,形成了新的感染,称为二重感染,又称菌群交替症。多见于老年人、幼儿和体质衰弱、抵抗力低的患者,特别是合并应用肾上腺皮质激素、抗肿瘤药而导致免疫功能下降者更易发生。

常见的二重感染有白色念珠菌引起的鹅口疮、肠炎等,一旦出现,应立即停药并用抗真菌药治疗。对四环素耐药的难辨梭菌引起的假膜性肠炎,是由于其产生的外毒素,导致肠壁坏死、体液渗出、剧烈腹泻,甚至失水或休克等症状,有引起死亡的危险。此时必须停药并口服万古霉素或甲硝唑治疗。年老体弱、免疫功能低下、合用糖皮质激素者慎用。

3. 对骨骼和牙齿的影响 四环素类药物能与新形成的骨和牙齿中的钙离子相结合,沉积在骨骼、牙齿中,造成恒牙黄染。妊娠 6 个月以上的妇女和幼儿服用这类抗生素,可使幼儿乳牙釉质发育不全并出现黄色沉积,引起牙齿畸形或生长抑制,故妊娠后期、哺乳期妇女及 8 岁以下的儿童禁用。

4. 其他 长期大剂量口服或静脉给药(每日超过 1 g)可造成严重肝损害,甚至坏死。肾功能不全者也可加重肾损害,因此肝肾功能不全者慎用。偶见药热和皮疹等过敏反应。

四环素(tetracycline) 由链霉菌培养液分离获得,临床常用其盐酸盐。口服易吸收但不完全,空腹吸收好,食物中的 Mg^{2+}、Ca^{2+}、Fe^{2+}、Al^{3+} 等易与本品形成络合物而抑制其吸收;抗酸药、H_2 受体拮抗药可降低药物的溶解度而妨碍其吸收。

四环素对革兰氏阳性菌的抑制作用不如青霉素类和头孢菌素类,对革兰氏阴性菌的作用不如氨基苷类及氯霉素类,极高浓度时才具有杀菌作用,主要用于非细菌性感染;对伤寒杆菌、副伤寒杆菌、铜绿假单胞菌、结核分枝杆菌、真菌和病毒无效。

二、半合成四环素

多 西 环 素

多西环素(doxycycline)又称强力霉素,是土霉素的脱氧物。

【体内过程】 口服吸收迅速而完全,且不受食物的影响。分布于全身,脑脊液中浓度较高。药物大部分经胆汁排入肠腔,存在肝肠循环,肠道中的药物主要以结合或络合的无活性代谢产物存在,故很少引起二重感染,另有少量药物经肾排泄。血浆半衰期达 20 h,每日仅需用药 1 次。

【抗菌作用】　多西环素抗菌谱和四环素相似,但抗菌活性比四环素强 2～10 倍,具有强效、速效、长效的特点,对土霉素或四环素的耐药金黄色葡萄球菌仍有效。

【临床应用】　多西环素作为四环素类的首选药物,常用于呼吸道感染如老年慢性气管炎、肺炎,也用于泌尿道感染及胆道感染等,特别对伴肾功能不全的肾外感染者也可使用;对产肠毒素的大肠埃希菌所致的腹泻也有效,但应慎用。

【不良反应和用药护理】　多西环素不良反应常见有胃肠道刺激性症状,除有恶心、呕吐、腹泻等外,还有舌炎、口腔炎及肛门炎等,应饭后服药。皮疹及二重感染少见。

米 诺 环 素

【体内过程】　米诺环素(minocycline)口服吸收迅速,不受食物的影响,但抗酸药或重金属离子仍可影响其吸收。米诺环素脂溶性高,组织穿透力强,分布广泛,在脑脊液中浓度高于其他四环素类。药物在体内长时间存留于脂肪组织,给药后 10 日尿中仍可检测出一定浓度的药物。

【抗菌作用和临床应用】　米诺环素的抗菌活性是四环素类中最强的,其抗菌谱和四环素相近,对四环素耐药的金黄色葡萄球菌、链球菌和大肠埃希菌对本品仍敏感。临床用于对四环素或青霉素耐药菌引起的尿路感染、胃肠道感染、呼吸道感染、脓皮病、骨髓炎、眼耳鼻喉部感染等。因其极易穿透皮肤,尤其适用于痤疮的治疗。此外对疟疾也有一定的效果。

【不良反应和用药护理】　不良反应与其他四环素类基本相同,但能引起可逆性前庭反应,表现为恶心、呕吐、眩晕及运动失调等症状,常在开始服药时出现,停药后 24～48 h 可消失。用药期间不宜从事高空作业、驾驶和机械操作。

【点滴积累】

1. 四环素类抗生素为广谱速效抑菌剂,主要作为立克次体、衣原体、支原体、某些螺旋体等非细菌性感染的首选药。

2. 四环素类抗生素主要不良反应有二重感染,影响骨和牙的生长。

3. 多西环素是四环素类的首选药物。

第二节　氯霉素类抗生素

氯　霉　素

氯霉素(chloramphenicol,chloromycin)是由委内瑞拉链丝菌产生的抗生素。

【体内过程】　氯霉素广泛地分布于各组织和体液中,脑脊液中的浓度达血药浓度的 45%～99%,肌内注射吸收较慢,但维持时间较长。其原形药及代谢物迅速经尿排出。

【抗菌作用】　氯霉素为广谱、速效抑菌剂,高浓度时有杀菌作用。对革兰氏阴性菌抑制作用比对革兰氏阳性菌作用强。氯霉素对伤寒沙门菌、副伤寒沙门菌、铜绿假单胞菌、流行性感冒嗜血杆菌、副流行性感冒杆菌和百日咳杆菌的作用比其他抗生素强,对立克次体、衣原体、支原体有抑制作用,但对革兰氏阳性球菌的作用不及青霉素和四环素。对结核分枝杆菌、真菌、原虫和病毒无效。

抗菌作用机制是与核糖体 50S 亚基结合,抑制肽酰基转移酶,从而抑制蛋白质合成。

【临床应用】　氯霉素曾广泛用于治疗各种敏感菌感染,由于对造血系统产生严重的不良反应,一般已不作为首选药,必须严格掌握适应证,仅用于治疗威胁生命的感染。氯霉素可用于伤寒、副伤寒和立克次体病等及敏感菌所致的严重感染。氯霉素在脑脊液中浓度较高,也常用于治疗其他药物疗效较差的脑膜炎患者,必要时可静脉滴注给药。凡有其他合适的抗菌药物替代者,不主张使用氯霉素。局部滴眼可用于各种敏感菌所致的眼内感染、全眼球感染、沙眼和结膜炎。

【不良反应和用药护理】

1. 抑制骨髓造血功能 是氯霉素最严重的不良反应。有两种表现：一种是可逆的各类血细胞减少，尤其是粒细胞减少，该毒性与剂量和疗程有关，一旦发现，应及时停药，可以恢复；另一种是不可逆的再生障碍性贫血，虽然少见，但病死率很高。为了防止造血系统的不良反应，应避免滥用，应用时应勤查血象。

2. 灰婴综合征 主要发生在新生儿与早产儿，当使用剂量过大时可出现腹胀、呕吐、进行性灰白、发绀、循环衰竭等，这是由于新生儿与早产儿肝发育不全，肾排泄能力差，导致药物在体内蓄积而致。因此，早产儿、新生儿、2 岁以下婴幼儿、妊娠末期及哺乳期的妇女禁用。

3. 其他 氯霉素也可产生胃肠道反应和二重感染。此外，少数患者可出现皮疹及血管神经性水肿等过敏反应，但都比较轻微。

- -

【点滴积累】

氯霉素为广谱、速效抑菌剂，不良反应包括抑制骨髓造血功能、灰婴综合征等。

- -

思考题

1. 四环素的抗菌作用、临床应用和不良反应有哪些？
2. 应用四环素类药物时，应注意哪些用药护理事项？
3. 简述广谱抗生素四环素类、氯霉素"广谱窄用"的原因。

常用制剂和用法

四环素 片剂或胶囊剂:0.25 g。1 次 0.5 g，每日 3~4 次，口服。软膏剂:5 g。眼膏剂:2.5 g、10 g。外用。

土霉素 片剂:0.125 g、0.25 g。1 次 0.5 g，每日 3~4 次，口服。

多西环素 片剂或胶囊剂:0.1 g。首次 0.2 g，以后每日 0.1 g~0.2 g，分 1~2 次，口服;8 岁以上小儿首剂 4 mg/kg，以后 1 次 2~4 mg/kg，每日 1~2 次。

米诺环素 片剂:0.1 g。1 次 0.1 g，每日 2 次，口服，首剂加倍。

氯霉素 片剂或胶囊剂:0.25 g。1 次 0.25~0.5 g，每日 3~4 次，口服。眼膏、滴眼液、滴耳液:局部外用。

（陈跃玲）

第三十八章 人工合成抗菌药

学习目标

1. 掌握喹诺酮类药物的抗菌作用、临床应用及不良反应。
2. 熟悉磺胺类、硝基咪唑类的抗菌作用、临床应用及不良反应。
3. 了解硝基呋喃类的抗菌作用、临床应用及不良反应。

第一节 喹诺酮类药物

喹诺酮类(quinolones)是以含 4-喹诺酮为基本结构的人工合成类抗菌药,对敏感菌的 DNA 螺旋酶具有选择性抑制作用。萘啶酸是 20 世纪 70 年代初第一个用于临床的第一代喹诺酮类药物,因其抗菌谱窄,口服吸收差,不良反应多,现已被淘汰。随后,第二代喹诺酮类吡哌酸等问世,抗菌活性比萘啶酸强,口服少量吸收,不良反应较萘啶酸少,可用于敏感菌引起的泌尿道感染和肠道感染。1980 年合成诺氟沙星(norfloxacin,氟哌酸),随后又合成一系列含氟的新喹诺酮类药,包括依诺沙星、培氟沙星、氧氟沙星、环丙沙星等称为第三代喹诺酮类,统称为氟喹诺酮类。氟喹诺酮类生物利用度高,抗菌谱广,抗菌作用强,不良反应少,尤其是对铜绿假单胞菌及厌氧菌有强大抗菌作用,为临床所重视。加替沙星和莫西沙星的上市标志着第四代喹诺酮类药物开始应用于临床。现在除吡哌酸还在应用外,临床上应用的几乎均是氟喹诺酮类。

一、喹诺酮类药物的共性

【体内过程】 喹诺酮类药物口服吸收好,体内分布广,组织穿透力强,与血浆蛋白结合率低,血浆半衰期相对较长。多数经肾排泄,尿中浓度高。

【抗菌作用机制】 喹诺酮类通过抑制细菌 DNA 回旋酶,使 DNA 复制受阻,导致 DNA 降解及细菌死亡。由于其独特的抗菌作用机制,故具有抗菌作用强、抗菌谱广、口服吸收好、组织分布广、毒性低等优点。

【抗菌作用】 喹诺酮类药物抗菌谱广、作用强,对多数革兰氏阴性菌,如肠杆菌科细菌、克雷伯杆菌、变形杆菌属、伤寒沙门菌属、志贺菌属、流行性感冒嗜血杆菌、部分大肠埃希菌、铜绿假单胞菌、淋球菌等有较强的抗菌活性;第三代、第四代除了对革兰氏阴性菌有强大作用外,对部分革兰氏阳性菌(如葡萄球菌、肺炎球菌等)也有良好的抗菌作用,某些药对结核杆菌、支原体、衣原体、军团菌及厌氧菌也有效。

【耐药性】 本类药物与其他抗菌药间没有交叉耐药性,常见的耐药菌有金黄色葡萄球菌、肠球菌、大肠埃希菌和铜绿假单胞菌等,喹诺酮类药物之间有交叉耐药。

【临床应用】　喹诺酮类药物适用于敏感菌所致的泌尿道、胃肠道、呼吸道、骨关节、皮肤软组织等感染，以及前列腺炎、淋球菌性尿道炎或宫颈炎的治疗，还可用于衣原体、支原体感染。

【不良反应和用药护理】

1. 胃肠反应　常见有恶心、呕吐、食欲减退、便秘或腹泻。

2. 神经系统反应　主要表现为头痛、眩晕、中枢兴奋、失眠，甚至惊厥。本类药物不宜用于既往有中枢神经系统疾病的患者，尤其是有癫痫史的患者。不宜与非甾体抗炎药物合用，因能使兴奋中枢神经系统作用增强，甚至引起惊厥。

3. 影响软骨发育　在未成年动物中可引起软骨发育异常，在儿童中引起关节痛及肿胀，故不宜用于幼儿、妊娠期妇女及哺乳期妇女。

4. 过敏反应　可出现皮疹、血管神经性水肿、白细胞计数降低，少数患者出现过敏性皮炎。用药期间应避免暴露在阳光下。

5. 泌尿系统反应　本类药物主要以原形经肾排泄，肾功能不全或血容量不足的患者可引起血尿素氮、肌酐升高，出现结晶尿，严重者可致血尿，但为可逆性。肾功能减退者应用主要经肾排泄的药物(如氧氟沙星和依诺沙星)时应减量。

6. 喹诺酮类药物不能在生理盐水或其他含氯离子的溶剂中使用。

【药物相互作用】

1. 喹诺酮类药物可抑制茶碱类、咖啡因、华法林等药物在肝中的代谢，使它们的血药浓度增高而引起不良反应。糖尿病患者在服用喹诺酮类药物的同时并用口服降糖药或胰岛素，通常会引起高血糖或低血糖等血糖紊乱症。因此，在治疗期间应严密监测糖尿病患者的血糖变化。

2. 碱性药物、抗胆碱药、H_2受体拮抗药均可降低胃液酸度而使本类药物的吸收减少，应避免同服。碱性药物可减少喹诺酮类药物在尿中的溶解度。当尿液 pH 值在 7 以上时易发生结晶尿和肾毒性，为防止结晶尿，每日饮水量应在 1200 ml 以上。

3. 喹诺酮类药物应避免与含镁、钙、氢氧化物的抗酸药或硫糖铝、硫酸亚铁、含锌的维生素合用，因为多价阳离子会使喹诺酮类药物的吸收和生物利用度降低。如不能避免时，在应用这些含金属阳离子的药物前 9 h 给予本类药，可使这一作用减轻。

【知识链接】

小儿为什么不能服用氟哌酸

氟喹诺酮类药物可影响软骨发育，引起关节痛，使儿童生长发育变慢。女孩 12 岁以前，男孩 14～15 岁以前，骨骺细胞十分活跃，身体长高。儿童服用诺氟沙星后，骨骺线提前，骨化长骨不能长长，易出现身材矮小，故儿童不宜服用氟喹诺酮类药物。

二、常用喹诺酮类药物

除了临床使用的第二代喹诺酮类药物吡哌酸外，目前常用的是氟喹诺酮类药物，主要有诺氟沙星、培氟沙星、氧氟沙星、环丙沙星、洛美沙星、司帕沙星、左氧氟沙星、氟罗沙星等。

吡哌酸(pipemidic acid)　对革兰氏阴性菌的抗菌作用较萘啶酸强，对大肠埃希菌、奇异变形杆菌、痢疾志贺菌等有良好的抗菌作用，对革兰氏阳性菌和部分铜绿假单胞菌有一定的作用。尿中浓度高，主要用于治疗泌尿道感染、胆道感染和肠道感染。

诺氟沙星(norfloxacin)　又称氟哌酸，是第一个氟喹诺酮类药物，抗菌谱广，抗菌作用强，对革兰氏阳性菌(如金黄色葡萄球菌)和革兰氏阴性菌(包括铜绿假单胞菌、大肠埃希菌、肺炎克雷伯菌、奇异变形菌、沙门菌属、淋病奈瑟菌等)均有良好的抗菌活性,作用明显优于吡哌酸。口服吸收易受食物影响,空腹比饭后服药的血药浓度高2～3倍,体内分布广,组织中浓度高。主要用于泌尿道感染、呼吸道感染、肠道感染及淋病等。

氧氟沙星(ofloxacin) 又称氟嗪酸,抗菌活性强,对革兰氏阳性菌(包括耐甲氧西林药金黄色葡萄球菌,MRSA)和革兰氏阴性菌(包括铜绿假单胞菌)均有较强的作用;对支原体、奈瑟菌、厌氧菌、结核杆菌及衣原体也有一定抗菌活性。口服吸收快而完全,组织穿透性强,血药浓度高而持久,药物在体内分布广,尤以痰中浓度较高。药物主要经肾排泄,48 h尿中药物浓度仍可达到对敏感菌的杀菌水平,主要用于治疗泌尿生殖道感染、淋病等,也可用于敏感菌所致的呼吸道、胆道、肠道、皮肤软组织、盆腔和耳鼻咽喉等部位的感染。与异烟肼、利福平联合用于结核病的治疗。

左氧氟沙星(levofloxacin) 又称左旋氧氟沙星,是氧氟沙星的左旋体。其体外抗菌作用是氧氟沙星的2倍,药代动力学特性与氧氟沙星相似,不良反应较少。对敏感菌引起的各种急(慢)性感染、难治性感染均有良好的效果。

依诺沙星(enoxacin) 又称氟啶酸,抗菌谱与抗菌活性和诺氟沙星相似,对厌氧菌作用较差。口服吸收好,不受食物影响,主要经肾排泄。不良反应以消化道反应为主,偶见中枢神经系统毒性反应。

培氟沙星(pefloxacin) 又称甲氟哌酸,抗菌谱与诺氟沙星相似,抗菌活性略逊于诺氟沙星,对军团菌及MRSA有效,对铜绿假单胞菌的作用不及环丙沙星。口服吸收好,血药浓度高而持久,体内分布广泛,还可通过炎症脑膜进入脑脊液。

环丙沙星(ciprofloxacin) 又称环丙氟哌酸,抗菌谱广,体外抗菌活性强,对耐药铜绿假单胞菌、MRSA、产青霉素酶淋球菌、产酶流行性感冒杆菌等均有良好效果,对肺炎军团菌及弯曲菌亦有效,一些对氨基苷类、第三代头孢菌素等耐药的革兰氏阴性菌和革兰氏阳性菌对本品仍然敏感。口服后生物利用度低,血药浓度较低,静脉滴注可弥补此缺点。药物吸收后体内分布广泛,在多数组织中浓度高,有利于骨髓炎、前列腺炎及深部组织感染的治疗。环丙沙星是临床抗肠道菌和铜绿假单胞菌最有效的药物之一,常用于肠道感染、呼吸道感染、泌尿道感染、皮肤软组织感染等。

洛美沙星(lomefloxacin) 抗菌谱广,体内抗菌活性比诺氟沙星与氧氟沙星强,但不及氟罗沙星。本品可口服或注射给药,口服吸收完全,血药浓度高而持久,体内分布广,药物经肾排泄。洛美沙星对小鼠皮肤具有光致癌作用,故在用药期间应避免日光照射。

氟罗沙星(fleroxacin) 又称多氟沙星,可口服或注射给药,吸收完全,体内分布广,药物主要以原形由肾排泄。口服同剂量(400 mg)的血药浓度比环丙沙星高2～3倍,具有广谱、高效、长效的特点。

司帕沙星(sparfloxacin) 对革兰氏阳性菌、铜绿假单胞菌、厌氧菌、军团菌、支原体、衣原体、结核杆菌等均有良好的抗菌活性。血浆半衰期长达16 h以上,主要经胆汁和肾排泄。在氟喹诺酮类中对呼吸系统、泌尿系统、生殖系统、皮肤软组织、眼、耳、鼻、喉部、口腔等各种部位感染的疗效最高,不良反应少。对支原体、衣原体引起的感染都有效,可作为目前治疗非淋球菌性尿道炎首选药物之一,也是继利福平之后又一重要抗结核药。

莫西沙星(moxifloxacin) 抗菌谱广,对青霉素敏感或耐药的肺炎链球菌、肺炎支原体、结核分支杆菌、衣原体、肺炎军团菌、厌氧菌等均有较强的抗菌活性。临床可用于治疗上述敏感菌所致的急(慢)性支气管炎、社区获得性肺炎、急性鼻窦炎和上呼吸道感染,也可用于泌尿生殖系统和皮肤软组织感染等。该药不良反应少。

加替沙星(gatifloxacin) 对革兰氏阳性菌和革兰氏阴性菌均有强大的作用,对革兰氏阳性菌的活性为环丙沙星和氧氟沙星的 2~16 倍,对大部分革兰氏阴性菌的抗菌活性与环丙沙星和氧氟沙星相当。对产酶的金黄色葡萄球菌、流行性感冒嗜血杆菌、淋病奈瑟菌均有效,对肺炎军团菌、支原体、衣原体等也有较强的抗菌活性。口服生物利用度高。临床用于敏感菌所致的各种感染性疾病,包括急(慢)性支气管炎、社区获得性肺炎、急性鼻窦炎、单纯性及复杂性尿路感染、急性肾盂肾炎等均有效。不良反应主要有恶心、头痛、中枢兴奋等,静脉注射可见注射部位局部反应。显著特点是几乎没有潜在的光敏性。

- -

【点滴积累】

1. 喹诺酮类药物具有抗菌作用强、抗菌谱广、口服吸收好、组织分布广、毒性低等优点。

2. 喹诺酮类药物对革兰氏阴性杆菌作用强,部分药物对革兰氏阳性球菌、肠杆菌、铜绿假单胞菌等也有效,可用于敏感菌引起的呼吸道感染、生殖道感染、泌尿道感染等。

3. 喹诺酮类的典型不良反应有胃肠反应、光敏反应、软骨损害等。

第二节　磺胺类药物与甲氧苄啶

一、磺胺类药物的共性

磺胺类药是人工合成的氨苯磺胺衍生物,是最早发现的能有效防治全身性细菌感染的化疗药物,目前在临床上已大部分被抗生素及喹诺酮类药所取代。由于磺胺药对某些特定感染性疾病疗效良好,故在抗感染药物中仍占有一席之地。磺胺类药物具有抗菌谱广、疗效确切、性质稳定、使用方便及易于生产等优点。与甲氧苄啶合用可增强其抗菌效能,延缓耐药性的产生。

【药物分类】　根据药代动力学特点和临床用途,本类药物可分为以下三类。

1. **抗全身性感染药**　该类药物口服吸收好,血药浓度较高,适合于全身感染用药。如短效制剂磺胺异噁唑,中效制剂磺胺嘧啶、磺胺甲噁唑和长效制剂磺胺多辛等。

2. **抗肠道感染药**　口服不易吸收,肠道药物浓度高,如柳氮磺吡啶。

3. **局部用药**　如磺胺嘧啶银、醋酸磺胺米隆、磺胺醋酰钠等。

【抗菌作用】　磺胺类药物抗菌谱广,对革兰氏阳性菌和阴性菌(如淋球菌、肺炎球菌、流行性感冒杆菌、大肠埃希菌等)都有抑制作用,对少数真菌、沙眼衣原体、原虫也较敏感。磺胺嘧啶、磺胺甲噁唑脑膜通透性好,脑脊液内药物浓度高。

【作用机制】　磺胺药是抑菌药,它通过干扰细菌的叶酸代谢而抑制细菌的生长繁殖。与人和哺乳动物细胞不同,对磺胺药敏感的细菌不能直接利用周围环境中的叶酸,只能利用对氨苯甲酸(PABA)和二氢蝶啶为原料,在细菌体内经二氢蝶酸合酶的催化合成二氢叶酸,再经二氢叶酸还原酶的作用形成四氢叶酸。四氢叶酸在嘌呤和嘧啶核苷酸形成过程中起重要的传递作用。磺胺类药物的化学结构和 PABA 相似,能竞争二氢蝶酸合成酶,妨碍二氢叶酸的合成,抑制核酸和蛋白质的合成,从而抑制细菌的生长繁殖。

【耐药性】　细菌对各种磺胺药间有交叉耐药性,主要通过基因突变或质粒介导产生耐药性,因此对某一种磺胺药耐药时,不宜换用另一种磺胺药。

【不良反应和用药护理】

1. **肾损害**　磺胺类药物溶解度小,多数乙酰化产物的溶解度更小,易在酸性和中性尿液中析出结晶,在肾小管集合管形成沉淀,引起血尿、尿少、尿闭,甚至尿毒症。

防治措施：①同服等量碳酸氢钠,碱化尿液,增加磺胺药及乙酰化物的溶解度;②多喝水,降低药物浓度,加速排泄;③长期用药应定期做尿液检查,注意观察尿量、尿色等,发现结晶尿应及时停药。

2. 血液系统反应　偶见粒细胞缺乏症、再生障碍性贫血及血小板减少症;对葡萄糖-6-磷酸脱氢酶(G-6-DP)缺乏者可致急性溶血性贫血。

长期用药应检查血常规,并嘱患者注意有无喉痛、发热、全身乏力、苍白等反应,有反应者需立即停药。葡萄糖-6-磷酸脱氢酶(G-6-DP)缺乏者禁用。

3. 过敏反应　较多见,表现为皮疹、药热及血清病样反应,严重者可出现剥脱性皮炎,极少数患者可发生渗出性多形红斑。磺胺药有交叉过敏反应,使用磺胺药前要询问过敏史,对一种磺胺药过敏者原则上禁用其他磺胺药。

4. 其他　可有消化道反应和头痛、乏力、眩晕等中枢神经系统症状。

二、常用磺胺类药物

磺胺异噁唑(sulfafurazole,SIZ)　又称菌得清,是短效磺胺药,尿中浓度最高,适于治疗泌尿道感染。

磺胺嘧啶(sulfadiazine,SD)　属于中效类磺胺药,口服易吸收。抗菌力强,易透过血-脑脊液屏障,可用于治疗流行性脑脊髓膜炎,也适用于治疗泌尿道感染。在尿中易析出结晶,需注意对肾的损害。

磺胺甲噁唑(sulfamethoxazole,SMZ)　又称新诺明,是目前应用最多的中效磺胺药。抗菌作用与 SIZ 相似。尿中浓度虽不及 SIZ,但与 SD 接近,故也适用于大肠埃希菌等引起的泌尿道感染。在酸性尿液中可析出结晶而损害肾,需注意碱化尿液。

磺胺多辛(sulfadoxine,SDM)　又称周效磺胺,是长效磺胺药。在体内维持时间最长,可每 3~7 日服药 1 次。抗菌力较弱,适用于轻症感染及预防链球菌感染。

柳氮磺吡啶(sulfasalazine)　口服吸收较少,对结缔组织有特殊的亲和力,并从肠壁结缔组织中释放出磺胺吡啶和 5-氨基水杨酸而具有抗菌、抗炎和免疫抑制作用。SASP 口服或灌肠用于治疗急性或慢性溃疡性结肠炎,长期服用可预防发作。长期用药时,易发生恶心、呕吐、皮疹及药热等不良反应。

磺胺嘧啶银(sulfadiazine silver)　能发挥 SD 及硝酸银两者的抗菌作用,抗菌谱广,对铜绿假单胞菌抑制作用强大,尚有收敛作用,能促进创面愈合,适用于Ⅱ°或Ⅲ°烧伤。

磺胺米隆(sulfamylon,SML)　又称甲磺灭脓,其抗菌作用不受脓液和坏死组织的影响。对铜绿假单胞菌、金黄色葡萄球菌及破伤风梭菌有效,能迅速渗入创面及焦痂,并能提高植皮成活率,适用于烧伤和大面积创伤后感染。

三、甲氧苄啶

甲氧苄啶(trimethoprim,TMP)　又称磺胺增效剂,抗菌谱和磺胺药相似,属于抑菌药,对大多数革兰氏阳性和阴性细菌敏感。单用易引起细菌耐药性。

TMP 能选择性抑制细菌二氢叶酸还原酶,使二氢叶酸不能还原成四氢叶酸,从而阻止细菌核酸的合成。因此,在临床上与磺胺药合用,可使细菌的叶酸代谢遭到双重阻断,增强磺胺药的抗菌作用达数倍至数十倍,甚至出现杀菌作用,而且可减少耐药菌株的产生,对磺胺药已耐药的菌株也可被抑制,故又称其为磺胺增效剂。TMP 对哺乳动物的二氢叶酸还原酶的抑制作用较弱,故对人的毒性较小。TMP 常与 SMZ 制成复方制剂,治疗呼吸道感染、泌尿道肠道感染、脑膜炎、败血症等。TMP 还可增强多种抗生素(如四环素、庆大霉素等)的抗菌作用。

口服吸收迅速而完全,迅速分布于全身组织、体液、肺、肾和痰液中。大部分以原形由肾排泄,尿中浓度约高出血浆浓度 100 倍,血浆半衰期和 SMZ 相近。

TMP 常见的不良反应有恶心、过敏性皮疹等。大剂量(每日 0.5 g 以上)、长期用药可致轻度可逆性血象变化(如白细胞减少、巨幼细胞贫血等),故用药期间应注意检查血象,必要时可注射四氢叶酸钙治疗。该药可能致畸,故妊娠期妇女禁用。早产儿、新生儿、哺乳期妇女、骨髓造血功能不全及严重肝、肾功能不全者禁用。

- -

【点滴积累】

1. 磺胺增效剂甲氧苄啶与磺胺药合用能增强抗菌作用,延缓耐药性的产生。
2. 肾损害是磺胺类药物最典型的不良反应。

第三节 其他人工合成抗菌药

一、硝基呋喃类

本类药物抗菌谱广,且不易产生耐药性,对多数革兰氏阳性菌和阴性菌均有效,主要用于治疗泌尿道感染。

呋喃妥因(nitrofurantoin) 又称呋喃坦啶,为杀菌剂。口服吸收迅速而完全,给药后以原形迅速自肾排出,尿中浓度高,对大肠埃希菌、金黄色葡萄球菌、肠球菌属均有抗菌作用,主要用于敏感菌所致的尿路感染。酸化尿液可增强其抗菌活性。不良反应以消化道反应较常见,如恶心、呕吐及腹泻;剂量过大或肾功能减退时易引起头痛、头晕、嗜睡等,严重者造成周围神经炎,表现为末梢感觉异常、疼痛、乏力、肌肉萎缩和腱反射消失。偶见皮疹、药热等过敏反应。对于葡萄糖-6-磷酸脱氢酶(G-6-DP)缺陷者可引起溶血性贫血,应禁用;肾衰竭者禁用。

呋喃唑酮(furazolidone) 又称痢特灵,抗菌谱与呋喃妥因相似,口服吸收少,肠内浓度高,主要用于肠炎和细菌性痢疾,与制酸剂等合用治疗幽门螺杆菌所致的胃窦炎。不良反应同呋喃妥因。

二、硝基咪唑类

甲 硝 唑

【药理作用和临床应用】

1. 抗阿米巴 甲硝唑(metronidazole)对肠内、肠外阿米巴滋养体均有强大杀灭作用,是治疗阿米巴痢疾、阿米巴肝脓肿的首选药。药物口服吸收迅速,在肠腔内浓度较低,主要用于肠外组织阿米巴感染;单用于肠内阿米巴病时,复发率高,应与其他抗肠腔内阿米巴药合用。

2. 抗滴虫 口服甲硝唑后,药物可分布到阴道分泌物、精液和尿中,对阴道滴虫有直接杀灭作用,是治疗阴道滴虫的特效药,故对女性和男性泌尿生殖道滴虫感染都有良好疗效。

3. 抗贾第鞭毛虫 甲硝唑是目前治疗贾第鞭毛虫病最有效的药物。

4. 抗厌氧菌作用 甲硝唑对革兰氏阳性或革兰氏阴性厌氧杆菌和球菌都有较强的抗菌作用,对脆弱杆菌感染尤为敏感。主要用于厌氧菌引起的败血症、盆腔感染、口腔感染、腹膜炎、骨髓炎等。

【不良反应和用药护理】

1. 胃肠道反应 为甲硝唑最常见的不良反应,主要表现为食欲下降、恶心和口腔金属味,偶见呕吐、腹泻和腹痛，停药后可消失。

2. 神经系统反应 表现为头痛、头晕、四肢麻木和感觉异常等症状，严重者甚至出现共济失调和惊厥，一旦出现应立即停药。

3. 其他 甲硝唑会干扰乙醛代谢，如服药期间饮酒，则易导致急性乙醛中毒，引起腹部不适、恶心、呕吐、头痛和味觉改变等，故服药期间和停药 1 周内禁饮酒；还有过敏、白细胞减少、致畸和致癌等作用，妊娠期妇女、哺乳期妇女禁用。

替 硝 唑

与甲硝唑相比，替硝唑(tinidazole)血浆半衰期更长，口服 1 次，有效血药浓度可维持 72 h。对阿米巴痢疾和肠外阿米巴病的疗效与甲硝唑相当而毒性略低，也可用于阴道滴虫病。

- -

思考题

1. 请说出喹诺酮类药物的抗菌作用、临床应用和不良反应。
2. 磺胺类药物与甲氧苄啶合用有何优点?

常用制剂和用法

吡哌酸 片剂或胶囊剂：0.25 g、0.5 g。1 次 0.5 g，口服，每日 3～4 次。小儿每日 15 mg/kg，分 2 次服。

诺氟沙星 片剂或胶囊剂：0.1 g。1 次 0.1～0.2 g，口服，每日 3～4 次。1％软膏剂：10 g。外用。0.3％滴眼液：8 ml。外用。

氧氟沙星 片剂：0.1 g。口服，每日 0.2～0.6 g，分 2 次服。注射剂：0.4 g。1 次 0.4 g，每日 2 次静脉滴注。

左氧氟沙星 片剂：0.1 g。1 次 0.1 g，口服，每日 3 次。注射剂：0.1 g。每日 0.4 g，分 2 次静脉滴注。

环丙沙星 片剂：0.25 g、0.5 g、0.75 g。1 次 0.25～0.5 g，口服，每日 2 次。注射剂：0.1 g、0.2 g。每次 0.1～0.2 g 溶于生理盐水注射液或 5％葡萄糖注射液中静脉滴注，静脉滴注时间不少于 30 min，每日 2 次。

莫西沙星 片剂：0.4 g。1 次 0.4 g，口服，每日 1 次。注射剂：0.4 g。1 次 0.4 g，每日 1 次。

加替沙星 片剂：0.1 g、0.2 g、0.4 g。1 次 0.2～0.4 g，口服，每日 1 次。注射剂：0.1 g、0.2 g、0.4 g。每次 0.2～0.4 g，每日 1 次。

磺胺甲噁唑 片剂：0.5 g。每次 0.5～1 g，口服，每日 2 次，首次剂量加倍。大剂量长期应用时，需服等量的碳酸氢钠。小儿每次 25 mg/kg，每日 2 次。

磺胺嘧啶 片剂：0.5 g。1 次 1 g，口服，每日 2 次。治疗脑膜炎时，1 次 1 g，每日 4 次。注射剂：0.4 g、1 g。1 次 1～1.5 g。每日 3～4.5 g。小儿一般感染每日 50～75 mg/kg，分 2 次用；用于流行性脑膜脑炎时按每日 100～150 mg/kg。

柳氮磺吡啶 片剂：0.25 g。1 次 1～1.5 g，口服，每日 3～4 次，症状好转后改为 1 次 0.5 g。栓剂：0.5 g。1 次 0.5 g，每日 1～1.5 g，直肠给药。

磺胺嘧啶银 1％软膏：涂敷创面或用软膏油纱布包扎创面。粉剂可直接撒布于创面。

磺胺嘧啶锌 软膏、散剂。用法同磺胺嘧啶银。

磺胺米隆 5％～10％软膏：外用。5％～10％溶液：湿敷。

磺胺醋酰钠 15％滴眼液：5 ml、10 ml。1 次 1～2 滴，每日 3～5 次滴眼。6％眼膏：4 g。外用。

复方新诺明　片剂:每片含磺胺甲噁唑 0.4 g、甲氧苄啶 0.08 g。口服,成人:1 次 2 片,每日 2 次,首剂 2~4 片;儿童:每片含磺胺甲噁唑 0.1 g,甲氧苄啶 0.02 g,2~6 岁 1 次 1~2 片,6~12 岁 1 次 2~4 片,每日 2 次,服药期间多饮水。

甲硝唑　片剂:0.2 g。口服,阿米巴痢疾:1 次 0.4~0.8 g,每日 3 次,5~7 日为 1 个疗程;滴虫感染:1 次 0.2 g,每日 3 次,7 日为 1 个疗程;厌氧菌感染:1 次 0.2~0.4 g,每日 3~4 次。注射剂:50 mg/10 ml、100 mg/20 ml、500 mg/250 ml。厌氧菌感染:1 次 500 mg,静脉滴注,于 20~30 min 内滴完,8 h1 次,7 日为 1 个疗程。小儿每次 7.5 mg/kg。

替硝唑　片剂:0.5 g。阿米巴病:成人每日 2 g,2~3 日,口服;儿童每日 50~60 mg/kg,连服 5 日。滴虫病:1 次 2 g,必要时重复 1 次;或 1 次 0.15 g,每日 3 次,连用 5 日,须男女同治以防再次感染;儿童 1 次 50~75 mg/kg,必要时重复 1 次。厌氧菌感染:每日 2 g,每日 1 次。非特异性阴道炎:每日 2 g,连服 2 日。鞭毛虫病:1 次 2 g。注射剂:400 mg/200 ml、800 mg/400 ml(含葡萄糖 5.5%)。重症厌氧菌感染:每日 1.6 g,分 1~2 次静脉滴注,于 20~30 min 滴完。

(陈跃玲)

第三十九章　抗真菌药和抗病毒药

学习目标

1. 掌握抗真菌药的分类及代表药物;浅部真菌感染及深部真菌感染的用药选择。
2. 熟悉抗真菌药物的不良反应。
3. 了解抗病毒药的代表药物及临床应用。

第一节　抗　真　菌　药

真菌感染包括浅部真菌感染和深部真菌感染。浅部感染常由各种癣菌引起,主要侵犯皮肤、毛发、指(趾)甲等体表部位,发病率高,危害性较小;深部感染常由念珠菌和隐球菌侵犯内脏器官和深部组织而造成的,发病率虽低,但危害性大,常可危及生命。近年来深部真菌感染发病率持续升高,这与不合理使用抗菌药物、免疫抑制剂和肾上腺糖皮质激素密切相关。抗真菌药包括抗生素类抗真菌药、唑类抗真菌药、嘧啶类抗真菌药和丙烯胺类抗真菌药四类。

一、抗生素类抗真菌药

抗生素类抗真菌药包括多烯类抗生素(如两性霉素 B、制霉菌素等)和非多烯类抗生素(如灰黄霉素),其中两性霉素 B 抗真菌活性最强,是唯一可用于深部真菌感染的多烯类抗生素,其他多烯类仅用于治疗浅部真菌感染。

两性霉素 B(amphotericin B)　又称庐山霉素,是从链霉菌的培养液中分离的一种多烯类抗深部真菌药。两性霉素 B 可选择性地与真菌胞质膜中的麦角固醇结合,改变胞质膜的通透性,从而抑制真菌的繁殖。口服生物利用度低,肌内注射难吸收,一般静脉给药,不易透过血-脑脊液屏障,体内消除缓慢,停药数周后,仍可在尿中检出。本品几乎对所有真菌都有抗菌活性,为广谱抗真菌药,对新型隐球菌、白色念珠菌及组织胞质菌等有强大抑制作用,高浓度有杀菌作用。静脉滴注用于治疗深部真菌感染,如真菌性肺炎、心内膜炎、脑膜炎及尿路感染等,但因毒性较大,限制了其广泛应用。两性霉素 B 不良反应较多,毒性大,静脉滴注过程中可发生寒战、高热、头痛、恶心和呕吐等症状,严重时可引起不同程度的肝肾功能损害及血液系统不良反应,需在医院监护使用。

制霉菌素(nystatin)　为多烯类抗真菌药,抗真菌作用及作用机制与两性霉素 B 相似,但因毒性更大,仅口服用于防治胃肠道真菌感染,或者局部用药治疗口腔念珠菌感染、皮肤念珠菌感染、阴道念珠菌感染和阴道滴虫病。局部用药不良反应少见,较大剂量口服可引起恶心、呕吐、腹泻等症状。

二、唑类抗真菌药

唑类(azoles)抗真菌药包括咪唑类(imidazoles)和三唑类(triazoles)。咪唑类包括酮康唑、咪康唑、益康唑、克霉唑等,酮康唑是治疗浅部真菌感染的首选药物之一;三唑类包括伊曲康唑、氟康唑和伏立康唑等,是治疗深部真菌感染的首选药物。唑类抗真菌药通过干扰麦角固醇的合成从而影响胞质膜的通透性。与咪唑类相比,三唑类抗真菌药对人体细胞色素 P_{450} 的亲和力低,而对真菌细胞色素 P_{450} 亲和力高,因此毒性较小,且抗真菌活性更高,是目前应用最多的一类抗真菌药。

克霉唑(clotrimazole) 为广谱抗真菌药,对深部真菌作用不及两性霉素 B。口服吸收差,血药浓度较低,不良反应多见,目前仅局部用于治疗浅部真菌病或皮肤黏膜的念珠菌感染。

咪康唑(miconazole) 又称双氯苯咪唑、霉可唑,抗菌谱和抗菌活性与克霉唑相似。口服生物利用度低,静脉给药毒性较大。主要局部用药治疗皮肤黏膜、阴道或指甲等浅部真菌感染,疗效优于克霉唑和制霉菌素。因皮肤黏膜不易吸收,局部用药不良反应少见。

益康唑(econazole) 又称氯苯咪唑,抗菌谱、抗菌活性和临床应用与咪康唑相似。

酮康唑(ketoconazole) 是第一个广谱抗真菌药,口服可以治疗深部、皮下及浅表真菌感染,也可局部用药治疗浅部真菌感染,疗效与灰黄霉素、两性霉素 B 和咪康唑相当。口服不良反应较多,常见如恶心、呕吐等胃肠道反应,偶见严重肝毒性及过敏反应,极少数人会发生内分泌紊乱,常表现为男性乳房发育。

伊曲康唑(itraconazole) 口服吸收良好,抗真菌谱比酮康唑广、抗菌活性更强。主要适用于深部、皮下及浅表真菌感染,目前是治疗罕见真菌(如组织胞质菌)感染和芽生菌感染的首选药物。不良反应发生率低,主要有胃肠道反应,少见有头痛、头晕、低血钾、高血压、水肿和皮肤瘙痒等。

氟康唑(fluconazole) 抗菌谱与酮康唑相似,体内抗真菌活性比酮康唑强 5~20 倍。口服易吸收且分布广,作用强,毒性小。主要用于念珠菌、隐球菌病及各种真菌引起的脑膜炎等,是治疗艾滋病患者隐球菌性脑膜炎的首选用药,与氟胞嘧啶合用可增强疗效。不良反应少见,常见有轻度消化系统反应、头痛、头晕、失眠和过敏反应等。

伏立康唑(voriconazole) 抗菌活性是氟康唑的 10~500 倍,对多种耐氟康唑、两性霉素 B 的真菌深部感染有显著抗菌作用。伏立康唑可以口服和静脉给药,体内分布广,在肝代谢,代谢产物主要经肾排泄。不良反应发生率较氟康唑低,主要为胃肠道反应。

三、嘧啶类抗真菌药

氟胞嘧啶(flucytosine) 是人工合成的广谱抗真菌药,对隐球菌、念珠菌和拟酵母菌等均具有较高的抗菌活性,本品为抑菌剂,高浓度时具有杀菌作用。作用机制为药物进入真菌细胞内后,代谢为氟尿嘧啶,影响 DNA 合成,从而阻断核酸合成。临床上用于念珠菌和隐球菌感染,单用效果不如两性霉素 B,且易产生耐药性,常与两性霉素 B 合用。不良反应有胃肠道反应、一过性氨基转移酶升高、白细胞减少、血小板减少等。用药期间注意检查血象和肝肾功能,妊娠期妇女禁用。

四、丙烯胺类抗真菌药

丙烯胺类抗真菌药包括萘替芬和特比萘芬,为鲨烯环氧酶抑制剂,阻止鲨烯转化为羊毛固醇和麦角固醇,继而影响真菌细胞膜的结构和功能。

特比萘芬(terbinafine) 是在萘替芬的基础上进行结构改造得到的新型丙烯胺类药物,活性更高、毒性更低。口服吸收快,在毛囊、毛发、皮肤和甲板等处浓度较高。可以外用或者口服治疗甲癣和其他一些浅部真菌感染。对深部真菌感染,联合咪唑类或者两性霉素 B,可获得良好疗效。不良反应轻微,常见胃肠道反应。

【知识链接】

新型抗真菌药——利拉萘酯

利拉萘酯(liranaftate)属于硫代氨基甲酸类,为角鲨烯环氧化酶抑制剂型抗真菌药,其主要机制为通过抑制真菌细胞的角鲨烯环氧化反应,阻止真菌细胞麦角固醇的合成,从而发挥抗真菌作用。利拉萘酯的活性是第一代硫代氨基甲酸类抗真菌药物托萘酯的8倍,抗皮肤癣菌明显优于克霉唑,尤其对毛发癣菌属、小孢子菌属和絮状表皮癣菌特别有效,对一些致病酵母菌也有很好的活性。在Ⅱ期临床研究报道中,患者接受本品涂擦每日1次治疗脚癣、股癣或体癣感染,真菌学治愈率分别为82%和90%。同时,利拉萘酯毒性小,可口服,在用药过程中不会诱导胆固醇的生物合成,不会产生明显的耐药性。

【点滴积累】

1. 两性霉素B是唯一用于深部真菌感染的多烯类抗生素,但毒性大,需监护用药。

2. 酮康唑是治疗浅部真菌感染的首选药物之一;伊曲康唑是目前治疗罕见真菌感染的首选药物。

3. 氟康唑是治疗艾滋病患者隐球菌性脑膜炎的首选用药,常与氟胞嘧啶合用。

第二节 抗 病 毒 药

病毒包括DNA病毒和RNA病毒,利用宿主细胞代谢系统进行核酸和蛋白质合成,然后在胞质内装配为成熟的感染性病毒体,并从细胞内释放出来而感染其他细胞。抗病毒感染的途径很多,如直接抑制或杀灭病毒、干扰病毒吸附、阻止病毒穿入细胞、抑制病毒生物合成、抑制病毒释放或增强宿主抗病毒能力等。

常用抗病毒药物的作用机制包括:①阻碍病毒穿入和脱壳,如金刚烷胺干扰RNA病毒穿入宿主细胞而抑制其复制;②阻碍病毒的生物合成,如无环鸟苷抑制DNA多聚酶、碘苷抑制胸腺嘧啶核苷合成酶、阿糖腺苷抑制DNA聚合酶,从而阻止DNA合成;阿昔洛韦可被病毒基因编码的酶磷酸化,可阻止病毒DNA合成;③增强宿主抗病毒能力,如干扰素能够激活宿主细胞的某些酶,降解病毒mRNA,抑制蛋白质合成、翻译和装配。

阿 昔 洛 韦

阿昔洛韦(acyclovir)又称无环鸟苷,是人工合成的核苷类衍生物,是目前临床上应用最多、安全有效的抗疱疹病毒药物。同类药物还有伐昔洛韦和更昔洛韦。

【体内过程】 阿昔洛韦口服吸收差,生物利用度低,血浆蛋白结合率很低,体内分布广。主要经肾小球滤过和肾小管分泌排泄,血浆半衰期为2~4 h。局部应用在疱疹损伤部位可达到较高浓度。

【药理作用】 阿昔洛韦是广谱高效的抗病毒药,对单纯疱疹病毒、带状疱疹病毒、水痘和EB病毒等其他疱疹病毒均有效,是目前抗单纯疱疹病毒最有效的药物。药物在细胞内经病毒胸苷激酶和细胞激酶催化,生成三磷酸无环鸟苷,抑制病毒DNA多聚酶,阻止病毒DNA的合成。

【临床应用】 阿昔洛韦是单纯疱疹病毒感染的首选药物,也用于单纯疱疹性脑炎、生殖器疱疹和乙型肝炎等。局部滴眼治疗单纯性疱疹性角膜炎或用霜剂治疗带状疱疹等疗效均佳。

【**不良反应和用药护理**】 常见不良反应有胃肠道功能紊乱、头痛等。静脉注射可致静脉炎。与青霉素类、头孢菌素类和丙磺舒合用可升高血药浓度。有致畸作用,妊娠期妇女禁用。

阿糖腺苷(vidarabine) 为核苷类抗 DNA 病毒药,血浆半衰期为 $3\sim4$ h,主要经肾排出。该药能抑制 DNA 复制,对疱疹病毒与痘病毒均有作用。临床静脉滴注用于治疗单纯疱疹性脑炎、局部外用治疗疱疹病毒角膜炎、新生儿单纯疱疹、艾滋病患者合并带状疱疹等。不良反应有消化道反应及血栓静脉炎,剂量过大可引起骨髓抑制,偶见血清氨基转移酶升高。

利巴韦林(ribavirin) 又称三氮唑核苷、病毒唑,为广谱抗病毒药。能抑制病毒核苷酸的合成,对 RNA 和 DNA 病毒均有抑制作用。用于流行性感冒、副流行性感冒、麻疹、腮腺炎、水痘的治疗和甲型肝炎、丙型肝炎等的防治。不良反应少,偶见口干、大便性状改变和白细胞减少等,停药后可恢复,动物实验有致畸作用,妊娠期妇女禁用。

金刚乙胺(rimantsdine) 是金刚烷胺(amantadine)的衍生物,金刚乙胺的抗病毒谱和活性更强。两者均能特异性地抑制 A 型流行性感冒病毒,大剂量也可抑制 B 型流行性感冒病毒、风疹和其他病毒。主要作用于病毒复制早期,防止 RNA 病毒穿入宿主细胞,干扰病毒脱壳及核酸的释放,口服用于预防亚洲 A 型流行性感冒病毒的感染和流行性感冒的早期治疗。金刚烷胺还具有抗帕金森病的作用。不良反应包括有紧张、焦虑、失眠、共济失调等,金刚乙胺脂溶性低,不易透过血-脑脊液屏障,故中枢神经不良反应少见。妊娠期妇女和哺乳期妇女禁用。

齐多夫定(zidoudine)和拉米夫定(lamivudine) 是核苷类抗病毒药,齐多夫定是第一个上市的抗人类免疫缺陷病毒(HIV)药,也是治疗艾滋病的首选药。齐多夫定能降低 HIV 感染患者的发病率,并延长生存期,还可以降低 HIV 感染妊娠妇女的母婴传播率;还能用于治疗 HIV 诱发的痴呆和血栓性血小板减少症。拉米夫定对体外及实验性感染动物体内的乙型肝炎病毒(HBV)有较强的抑制作用,能迅速抑制 HBV 复制,同时使血清氨基转移酶降至正常,主要用于乙型肝炎的治疗。长期应用可显著改善肝坏死炎症性病变,并减轻或阻止肝纤维化的进展。

- -

【**知识链接**】

磷酸奥司他韦

磷酸奥司他韦(oseltamivir phosphate)的活性代谢产物(奥司他韦羧酸盐)是强效的选择性流感病毒神经氨酸酶抑制剂,可抑制 A 型和 B 型流感病毒的神经氨酸酶,从而抑制病毒从被感染的细胞中释放,减少甲型或乙型流感病毒的传播。是目前治疗流感的常用药物之一,也是抗禽流感甲型 H_1N_1 病毒安全有效的药物之一。常见不良反应有恶心、呕吐,一般为一过性症状。

- -

干扰素(interferon) 能激活宿主细胞的某些酶,降解病毒 mRNA,抑制蛋白质合成、翻译和装配,在病毒感染的各个阶段都有作用。对多种病毒性疾病,如慢性乙型肝炎、丙型肝炎、口腔溃疡、HIV 的患者都有一定疗效,对生殖器疱疹也有效。全身用药后可出现一过性发热、恶心、呕吐、肢体麻木感,严重者会发生骨髓抑制,停药后即消失。

- -

【**点滴积累**】

1. 阿昔洛韦是单纯疱疹病毒感染的首选药物。
2. 金刚烷胺有抗帕金森病和特异性抑制 A 型、B 型流行性感冒病毒的作用。
3. 齐多夫定是治疗艾滋病的首选药。

思考题

1. 常用抗真菌药物有哪些? 各自的代表药物是什么?

2. 试述常用的抗病毒药物及其临床应用。

3. 患者,男性,73 岁,糖尿病合并双下肢皮肤溃疡。长期服用各类抗生素,近日来咽部出现白色薄膜,咳嗽。X 线胸片示左肺底部大片状阴影,痰涂片中查到念珠菌发芽的酵母细胞菌丝。诊断为真菌性肺炎。医嘱:两性霉素 B,50 mg 静脉滴注,每日 1 次。

护士在给患者用药时需要注意观察患者哪些变化?

常用制剂和用法

两性霉素 B　粉针剂:5 mg、25 mg、50 mg。50 mg 静脉滴注时溶于 5% 葡萄糖液中(禁用生理盐水,以防发生沉淀)稀释为 0.1 mg/ml,必要时可在滴注液中加入地塞米松。成人与儿童剂量均按体重计算。

制霉菌素　片剂:1 万 U。口服:成人每次 50～100 万 U,每日 3 次,小儿每日按 5～10 万 U/kg 分 3～4 次服。

克霉素　软膏、霜剂(3% 或 5%)、栓剂等,供外用。

酮康唑　片剂:0.2 g。每次 0.2 g,口服,每日 2 次。

氟康唑　片剂、胶囊剂:50 mg、100 mg、150 mg、200 mg。注射剂:200 mg。口腔、咽部感染,首日 0.2 g 顿服,以后每日 0.1 g,至少连用 2 周至症状缓解。

伊曲康唑　片剂 0.1 g、0.2 g。注射剂:250 mg。每次 0.1～0.2 g,每日 1 次,3 个月为 1 个疗程。

氟胞嘧啶　片剂:0.125 g、0.25 g。注射剂:2.5 g。片剂:每次 1.0～1.5 g,每日 3～4 次。注射剂:0.1～0.15 g/kg,每日分 2～3 次,静脉滴注速度 4～10 ml/min。

特比萘芬　片剂:0.125 g、0.25 g。乳膏剂:1%。片剂:甲癣:每次 0.125 g,每日 2 次,或夜间服 0.25 g。脚、手癣,每次 0.25 g,每日 2 次。体癣,局部外用 1% 霜剂,每日 4 次。

阿昔洛韦　胶囊剂:0.2 g。注射剂 0.4 g。胶囊剂:每次 0.2 g,每 4 h 1 次。注射剂:5 mg/kg,加入溶液中,1 h 内滴完,每日 3 次,疗程为 7 日。治疗疱疹病毒脑炎时剂量加倍。另有眼膏、霜剂供外用。

利巴韦林　片剂:50 mg、100 mg。注射剂:0.1 g、0.25 g。片剂:每次 0.1～0.2 g,每日 3～4 次。注射剂:10～15 mg/kg,每日分 2 次肌内注射或静脉滴注,静脉滴注宜缓慢。

拉米夫定　片剂:100 mg、150 mg。每次 0.1 g,口服,每日 1 次。

干扰素　注射剂:100 万 U、300 万 U、500 万 U。治疗慢性活动性乙型肝炎,每次 300 万～500 万 U,皮下注射,每日或隔日 1 次,3 个月为 1 个疗程。

(陈跃玲)

第四十章　抗结核病药

学习目标

1. 掌握异烟肼和利福平的抗菌作用、临床应用和不良反应。
2. 熟悉乙胺丁醇、吡嗪酰胺、链霉素的抗菌作用、临床应用和不良反应。
3. 了解其他抗结核药及结核病的治疗原则。

结核病是一种严重危害人民健康的慢性传染病,由结核分枝杆菌感染所引起。抗结核病药是一类能抑制或杀灭结核分枝杆菌的药物,根据其临床疗效及作用特点的不同,可分为一线抗结核病药,如异烟肼、利福平、乙胺丁醇、吡嗪酰胺和链霉素等,这类药物疗效高、不良反应少,患者较易接受;二线抗结核病药,如对氨基水杨酸、丙硫异烟胺和卡那霉素等,与一线药物相比抗菌作用弱、毒性较大,仅在对一线药耐药时或与一线药配伍使用。

【知识链接】

世界防治结核病日

1882 年 3 月 24 日,德国科学家科赫氏在柏林宣布发现了结核菌。当时结核病正在欧洲和美洲猖獗流行,科赫氏发现结核菌,为以后结核病研究和控制工作提供了重要的科学基础,为可能消除结核病带来了希望。1982 年纪念科赫氏发现结核菌 100 周年时,世界卫生组织和国际防结核和肺病联合会共同倡议将 3 月 24 日作为"世界防治结核病日",以提醒公众加深对结核病的认识。

一、常用抗结核病药

异　烟　肼

异烟肼(isoniazid)又称雷米封,性质稳定、易溶于水,具有疗效高、毒性小、口服方便、价廉等特点,是一线抗结核病药。

【体内过程】　口服吸收快而完全,1~2 h 后血药浓度达高峰。分布广、穿透力强、易通过血-脑脊液屏障,可透入细胞内、关节腔、胸腔积液、腹水以及纤维化或干酪化的结核病灶中。异烟肼在肝中被代谢为乙酰异烟肼和异烟酸等,异烟肼乙酰化的速度有明显的人种和个体差异,根据代谢特点可分为快代谢和慢代谢两类,慢代谢型者肝中缺少乙酰化酶,服药后血药浓度较高,显效较快,但易发生不良反应。

【抗菌作用】　异烟肼对结核杆菌有高度选择性,对其他细菌无效,抗菌力强,对繁殖期结核分枝杆菌有杀菌作用,对静止期结核分枝杆菌有抑菌作用,单用易产生耐药性,联合其他抗结核病药能延缓耐药性的发生并增强疗效。抗菌机制可能与抑制结核杆菌细胞壁分枝菌酸的生物合成有关。

【临床应用】　异烟肼对各种类型结核病患者均为首选用药。除早期轻症肺结核或预防用药时可以单独用药外,必须与其他抗结核病药物联合应用,对急性粟粒型肺结核和结核性脑膜炎应增大剂量,必要时采用静脉滴注。

【不良反应和用药护理】　异烟肼不良反应发生率与剂量有关,治疗量时不良反应少而轻。

1. 周围神经炎　多见于剂量过大、维生素 B_6 缺乏及慢乙酰化型患者,表现为四肢麻木、肌肉麻木、反应迟钝、共济失调,严重者肌肉萎缩,同服维生素 B_6 可治疗及预防。

2. 肝毒性　35 岁以上患者及快代谢型患者较多见,可见暂时性氨基转移酶升高,用药时应定期检查肝功能,肝病患者慎用。

3. 中枢神经系统反应　常因用药过量所致,出现昏迷、惊厥、神经错乱,偶见有中毒性脑病或中毒性精神病,癫痫、精神病史者慎用。

利　福　平

利福平(rifampicin)又称甲哌利福霉素,是人工半合成的利福霉素类衍生物,呈砖红色结晶性粉末,具有高效低毒、口服方便等优点。

【体内过程】　利福平口服吸收迅速而完全,但食物可影响其吸收,应空腹服药,对氨基水杨酸可影响其吸收,两药服用时间要间隔 6～8 h。利福平分布广、穿透力强,能进入细胞、结核空洞、痰液及胎儿体内。脑膜炎时,脑脊液中浓度可达血药浓度的 20%。主要在肝内代谢,胆汁排泄,原形药物及代谢产物可使患者的尿、粪、泪液、痰等染成橘红色或棕红色,应预先告知患者。

【抗菌作用】　利福平抗菌谱广,对结核分枝杆菌、麻风分枝杆菌、革兰氏阳性球菌特别是产酶的金黄色葡萄球菌、革兰氏阴性菌(如大肠埃希菌、变形杆菌)都有很强的杀菌作用,对某些病毒和沙眼衣原体也有抑制作用。单用易产生耐药性,常与异烟肼、乙胺丁醇等合用,能提高抗结核菌效果,并能延缓耐药性的产生。抗菌机制是特异性地抑制细菌 DNA 依赖性 RNA 多聚酶,阻碍 RNA 合成,对动物细胞的 RNA 多聚酶无影响。

【临床应用】　利福平主要与其他抗结核病药合用,治疗各种类型的结核病,对耐药性金黄色葡萄球菌及其他细菌所致的感染也有效,还可用于治疗麻风病。

【不良反应和用药护理】

1. 胃肠道反应　常见恶心、呕吐、腹痛、腹泻及食欲下降等,停药即好转。

2. 肝损害　少数患者可出现黄疸、肝大、氨基转移酶升高等,严重者可导致死亡。与异烟肼合用时,老年人、慢性肝病者尤易发生,用药期间应定期检查肝功能,严重肝病、胆道阻塞患者禁用。

3. 流行性感冒样综合征　大剂量间隔疗法时,患者表现为寒战、发热、头痛、肌肉酸痛等类似流行性感冒样的症状,发生频率与用药剂量和间隔时间关系密切,间隔疗法现已不用。

4. 其他　如皮疹、药热等过敏症状,出现过敏反应时立即停药;利福平是肝药酶诱导剂,使皮质激素、雌激素、双香豆素和甲苯磺丁脲等的代谢加速,疗效降低,合并使用时注意调整剂量;动物实验显示有致畸胎作用,妊娠早期禁用。

利福喷汀(rifapentine)和利福定(rifandin)　是利福霉素衍生物,抗菌谱同利福平,但抗菌活性比利福平强;与其他抗结核药联合治疗各种类型的结核病。此外,对革兰氏阳性菌与革兰氏阴性菌也有较强大的抗菌活性。

乙　胺　丁　醇

【抗菌作用和临床应用】　乙胺丁醇(ethambutol)仅对结核分枝杆菌有较强的杀菌作用,对其他细菌无效,对其他抗结核菌药耐药的结核杆菌,本品仍有效。单用也可产生耐药性,但较缓慢。

主要与利福平或异烟肼合用治疗各种类型结核病,抗菌机制可能是与 Mg^{2+} 结合,干扰细菌 RNA 的合成。

【不良反应和用药护理】　球后视神经炎是乙胺丁醇最主要的不良反应,表现为视力下降、视野缩小,出现中央及周围盲点,红绿色盲。多发生在服药后 2～6 个月内,反应发生率与剂量、疗程有关。用药期间应定期测定视力和视野,以便早日发现并及时停药,数周至数月可自行消失。偶见胃肠道反应、过敏反应、肝功能损害等。

吡嗪酰胺(pyrazinamide)　口服易吸收,分布广,细胞内和脑脊液中的浓度较高,酸性环境下对结核分枝杆菌有较强的抑制和杀灭作用。吡嗪酰胺单用易产生耐药性,与利福平和异烟肼合用有协同作用。

长期、大剂量使用可产生严重的肝损害,表现为氨基转移酶升高、黄疸,甚至肝坏死,用药期间应定期检查肝功能,肝功能不全者慎用。此外,吡嗪酰胺还能抑制尿酸盐的排泄,诱发痛风。

链霉素(streptomycin)　是第一个有效的抗结核病药,但疗效不及异烟肼和利福平,结核杆菌对链霉素易产生耐药性,一般与其他抗结核病药物合用。

抗菌机制和不良反应详见第三十六章。

【点滴积累】

1. 抗结核一线用药包括异烟肼、利福平、乙胺丁醇、吡嗪酰胺和链霉素。

2. 异烟肼的特点是高效、特效、低毒、穿透力强,对细胞内外的结核杆菌都有抑菌作用,易产生耐药性;同服维生素 B_6 可防治异烟肼引起的周围神经炎。

3. 利福平为广谱抗菌药。

4. 球后视神经炎是乙胺丁醇最主要的不良反应。

二、结核病的化学治疗原则

1. **早期用药**　结核病早期病灶内结核菌生长旺盛,大多数细菌处于繁殖期,对药物敏感,同时病灶部位血液供应丰富,药物易于渗入病灶内,药物浓度高,可获得良好的疗效。

2. **联合用药**　可提高疗效、降低毒性、延缓耐药菌株的产生。通常根据疾病的严重程度、以往用药情况而选择二联、三联或四联药物联合应用,一般是在异烟肼的基础上加用其他抗结核病药。

3. **规律用药**　坚持全程规律用药,不能随意更换药物或改变药物剂量,以保证疗效;不规则用药或不坚持全程用药,是结核病化疗失败的重要原因,而且容易导致耐药菌的产生。目前,常采用的短期疗法(6～9 个月)是一种强化疗法,疗效好,已被广泛采用。主要是利福平和异烟肼联合,大多用于单纯性结核病的初治。如病灶广泛、病情严重则应采用三联甚至四联疗法。常用的有最初 2 个月每日给予异烟肼、利福平与吡嗪酰胺,以后 4 个月每日给予异烟肼和利福平,即 2HRZ/4HR 方案。异烟肼耐药时在上述三联与二联的基础上分别增加链霉素与乙胺丁醇,即 2SHRZ/4HRE 方案。

4. **全程督导**　是当今控制结核病的首选策略,即患者的病情、治疗方案、用药、复查等都应在医务人员的监督下规范治疗。

【知识链接】

我国结核病防治政策

我国实行由结核病防治专业机构防治结核病,负责执行包括结核病免费政策在内的结核病防控政策。我国省、地、县三级都设有结核病防治专业机构,包括结核病防治所、疾病预防控制中心和结核病定点医院。在各地的结核病防治专业机构,为初次就诊的肺结核可疑症状者或疑似肺结核患者提供免费胸部 X 线平片和痰涂片检查,为初次确诊并治疗的肺结核患者和复治涂阳肺结核患者提供免费抗结核治疗药品(包括国家标准化疗方案中规定的抗结核药品、注射器和注射用水)。

思考题

1. 试述异烟肼的抗菌作用特点。

2. 一线抗结核病药有哪些?

3. 患者,女性,25 岁,午后发热 3 周,咳嗽、胸痛、咳少量白色黏痰,来医院就诊。体格检查:左肩胛间区闻及少量湿性啰音。血常规:红细胞沉降率 40 mm/h(正常值 0～2 mm/h),白细胞计数 9.6×10^9/L,中性粒细胞 0.73;胸部 X 线平片示左第 2 前肋斑片状浸润阴影。结合患者症状和体征,临床诊断为结核病。

(1)医师可以为该患者选择哪些药物?

(2)在应用这些药物时需要注意什么?

常用制剂和用法

异烟肼　片剂:0.1 g。①预防:成人每日 0.3 g,顿服;儿童每日 10 mg/kg,最高 0.3 g,顿服。②治疗:与其他抗结核药合用,成人每日 5 mg/kg,儿童每日 10～20 mg/kg,最高 0.3 g,顿服。某些严重结核病(如结核性脑膜炎),每日可高达 30 mg/kg(最高 500 mg),但要注意肝功能损害和周围神经炎的发生。

利福平　胶囊:0.15 g。每日 0.45～0.6 g,口服,空腹顿服,1 日不超过 1.2 g,口服。注射剂:0.45 g。1 次 10 mg/kg,每日 1 次,1 日剂量不超过 0.6 g。

利福喷丁　胶囊:150mg。1 次 0.6 g,每日 1 次,口服,空腹时(餐前 1 h)用水送服。

乙胺丁醇　片剂:0.25 g。结核初治,15 mg/kg,每日 1 次顿服;结核复治,25 mg/kg,每日 1 次顿服,连续 60 日,继以按 15 mg/kg,每日 1 次顿服。

(陈跃玲)

第四十一章　抗寄生虫病药

学习目标

1. 掌握抗疟药物的作用环节和分类。
2. 熟悉氯喹、青蒿素、伯氨喹、乙胺嘧啶的药理作用及临床应用。
3. 了解常用抗肠蠕虫药的驱虫谱;抗阿米巴病、抗血吸虫病药的代表药物和临床应用。

第一节　抗肠蠕虫药

肠道蠕虫是最常见寄生虫,包括线虫(蛔虫、蛲虫、钩虫、鞭虫)、绦虫和吸虫等,尤以线虫感染最为多见。不同蠕虫对药物敏感性不同。因此,必须针对寄生蠕虫的类型正确选药。近年来,高效、低毒、广谱的抗肠蠕虫药问世,使肠蠕虫感染得到较好的预防和控制。

甲苯达唑(mebendazole)　为广谱、高效、低毒的抗肠蠕虫药。能特异性结合线虫微管蛋白,抑制微管聚集和细胞器运动;抑制虫体对葡萄糖的摄取,减少 ATP 生成,妨碍虫体生长发育。甲苯达唑对蛔虫、蛲虫、鞭虫、钩虫、绦虫所致的感染均有效(90%以上),尤其适用于上述肠蠕虫的混合感染;同时对上述肠蠕虫虫卵有杀灭作用,对控制传播有重要意义。本品口服吸收少,首关消除明显,不良反应轻微。少数病例可见短暂腹痛、腹泻,大剂量时偶见过敏反应、脱发、粒细胞减少等。妊娠期妇女、2 岁以下婴幼儿、肝肾功能不全者和对本品过敏者禁用。

阿苯达唑(albendazole)　又称丙硫咪唑、肠虫清,作用与甲苯达唑相似,但疗效更优,用于多种线虫的混合感染。该药对肠道外寄生虫病,如棘球蚴病(包虫病)、囊虫病以及华支睾吸虫病、肺吸虫病等也有较好的疗效。药物不良反应少,偶见消化道反应和头晕、嗜睡、头痛等,多在数小时内自行缓解。治疗囊虫症和棘球蚴病时,由于囊尾蚴解体后释出异体蛋白,可致头痛、发热、皮疹、肌肉酸痛。禁忌证同甲苯达唑。

哌嗪(piperazine)　其枸橼酸盐称为驱蛔灵,对蛔虫和蛲虫有较强的驱除作用。其作用机制主要是改变虫体肌细胞膜对离子的通透性,使肌细胞超极化,抑制神经-肌肉传递,致虫体弛缓性麻痹而随粪便排出。主要用于驱除肠道蛔虫,治疗蛔虫导致的肠道梗阻和早期胆道蛔虫症。本品不易吸收,不良反应少见,过量可致短暂性震颤、共济失调等神经系统反应。肾功能不全、神经系统疾病者禁用。

噻嘧啶(pyrantel)　其枸橼酸盐称为驱虫灵,为广谱驱线虫药,对蛔虫、钩虫、蛲虫和毛圆线虫感染均有较好疗效,但对鞭虫无效。主要作用机制是抑制虫体胆碱酯酶,导致虫体发生痉挛性麻痹而随粪便排出,用于治疗蛔虫、钩虫、蛲虫单独及混合感染。本品口服不易吸收,不良反应轻且短暂,主要为胃肠不适,偶有头晕、发热。

氯硝柳胺(niclosamide)　又称灭绦灵,对多种绦虫均有杀灭作用,如牛肉绦虫、猪肉绦虫、阔节裂头绦虫和短膜壳绦虫等,尤其是牛肉绦虫,但对虫卵无作用。当猪肉绦虫死亡节片被消化后,释出的虫卵逆流入胃,有引起囊虫症的危险。因此,不主张用氯硝柳胺治疗猪肉绦虫症。本品对血吸虫尾蚴也有杀灭作用,可以防治血吸虫病。不良反应少,多表现为胃肠不适、腹痛、头晕等。

【点滴积累】

甲苯哒唑、阿苯达唑为抗蠕虫药;氯硝柳胺为抗绦虫药。

第二节　抗疟药

抗疟药(antimalarial drugs)是防治疟疾的重要手段。疟原虫生活史十分复杂,现有抗疟药中尚无对疟原虫生活史的各个环节都有杀灭作用的药物,各种抗疟药主要通过作用于疟原虫生活史的不同环节而起效。因此,必须了解疟原虫生活史,才能根据不同目的正确选择药物。

一、疟原虫的生活史和抗疟药的作用环节

疟原虫的生活史可分为雌按蚊体内的有性生殖阶段和人体内的无性生殖阶段(图 41-1)。抗疟药作用于疟原虫生活史的不同环节,预防或治疗疟疾。

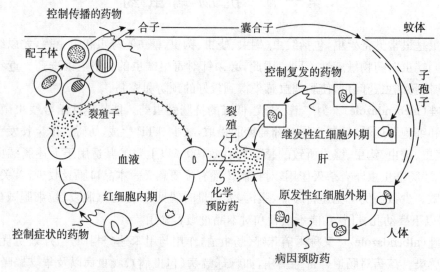

图 41-1　疟原虫生活史和各类抗疟药的作用部位

(一) 人体内的无性生殖阶段

1. **原发性细胞外期**　受感染按蚊叮咬人时,子孢子随唾液进入人体,随血液侵入肝细胞中,并开始其红细胞前期发育和裂体增殖,经过 10~14 日,生成大量裂殖子。此期无症状,为疟疾的潜伏期。对此期有杀灭作用的药物,可起病因预防作用,如乙胺嘧啶。

2. **红细胞内期**　原发性红细胞外期时在肝细胞内生成的大量裂殖子破坏肝细胞而进入血液,侵入红细胞,经滋养体发育成裂殖体,破坏红细胞,释放出大量裂殖子及其代谢产物,再加上红细胞破坏产生的大量变性蛋白,刺激机体,引起寒战、高热等症状。从红细胞内逸出的裂殖子又可以进入红细胞进行发育,如此周而复始,每完成一个无性生殖周期,引起 1 次症状发作。对此期疟原虫有杀灭作用的药物,如氯喹、奎宁、青蒿素等,能有效控制症状发作。

3. **继发性红细胞外期**　间日疟原虫的子孢子有速发型子孢子和迟发型子孢子两种类型。它们同时进入肝细胞中,速发型子孢子在肝细胞内完成原发性红细胞外期后,全部由肝细胞释放,进

入红细胞内期,引发疟疾症状;而迟发型子孢子在相当长的时间内处于休眠状态,称为休眠子,然后才开始其红细胞外期裂体增殖,并向血液释放裂殖子,引起间日疟复发。能杀灭继发性红细胞外期的药物,如伯氨喹,对间日疟有根治(阻止复发)作用。恶性疟和三日疟原虫无继发性红细胞外期,故无须用药进行根治。

(二)雌按蚊体内的有性生殖阶段

疟原虫在红细胞内期不断进行裂体增殖的同时,也产生雌配子体、雄配子体。按蚊在吸血时,雌配子体、雄配子体随血液进入蚊体内进行有性生殖,成为疟疾传播的根源。能抑制雌、雄配子体在蚊体内发育的药物,如乙胺嘧啶,则有控制疟疾传播和流行的作用。

二、常用抗疟药

(一)主要用于控制症状的抗疟药

此类药物是主要杀灭红细胞内期疟原虫的药物。

氯 喹

氯喹(chloroquine)是人工合成的 4-氨喹啉类衍生物。

【药理作用和临床应用】

1. 抗疟作用 氯喹对红细胞内期的裂殖体有杀灭作用,是控制临床症状的首选药。具有疗效高、起效快、作用持久等特点,能迅速治愈恶性疟,有效地控制间日疟的症状发作,也可用于症状抑制性预防。

2. 抗肠道外阿米巴病作用 氯喹能杀灭阿米巴滋养体,在肝组织内浓度比血药浓度高数百倍,对阿米巴肝脓肿有效;肠道内药物浓度低,对阿米巴痢疾无效。

3. 免疫抑制作用 大剂量氯喹能抑制免疫反应,用于治疗自身免疫性疾病,如类风湿关节炎、肾病综合征、系统性红斑狼疮等。

【不良反应和用药护理】 氯喹用于治疗疟疾时,不良反应较少,仅有轻度头晕、头痛、胃肠不适和皮疹等,停药后消失。大剂量、长期用药可引起视力障碍、视网膜病变,以及肝肾损害。

奎 宁

奎宁(quinine)是从金鸡纳树皮中提得的一种生物碱。

【药理作用和临床应用】 奎宁对各种疟原虫的红细胞内期滋养体有杀灭作用,能有效缓解临床症状,但疗效不及氯喹且毒性较大。主要用于耐氯喹或耐多药的恶性疟,静脉注射可用于严重的脑型疟患者。

【不良反应和用药护理】

1. 金鸡纳反应 当奎宁血浆浓度超过 30 μmol/L 时,表现为恶心、呕吐、耳鸣、头痛、听力下降和视力减退,甚至发生暂时性耳聋,停药后一般可以恢复。

2. 心肌抑制作用 奎宁可降低心肌收缩力、减慢传导和延长心肌不应期;静脉注射时可致血压下降和致死性心律失常。用于危重患者时,仅可缓慢静脉滴注。

3. 特异质反应 少数恶性疟患者即使应用很小剂量奎宁也能引起急性溶血,发生寒战、高热、背痛、血红蛋白尿(黑尿)和急性肾衰竭,甚至死亡。

4. 子宫兴奋作用 奎宁对妊娠子宫有兴奋作用,故妊娠期妇女忌用,月经期慎用。

青蒿素(artemisinin) 为从黄花蒿中提取的一种倍半萜内酯过氧化物,是我国根据"青蒿截疟"的记载而研发出的新型抗疟药。由于对耐氯喹的疟原虫有效,青蒿素受到国内外广泛重视。

青蒿素对红细胞内期的裂殖体有杀灭作用,具有高效、速效、低毒等特点,用于治疗间日疟和恶性疟。青蒿素可透过血-脑脊液屏障,常用于脑型疟疾的抢救。青蒿素治疗疟疾最大的缺点是复发率高,常与伯氨喹合用,可降低复发率。

青蒿素不良反应少见,有轻度恶心、呕吐、腹泻等,偶见四肢麻木感和心动过速。大剂量应用可见骨髓抑制和肝损害,有胚胎毒性,妊娠期妇女禁用。

蒿甲醚(artemether)　青蒿素的 12 - β-甲基二氢衍生物,抗疟活性比青蒿素强,近期复发率比青蒿素低,与伯氨喹合用,可进一步降低复发率。不良反应较青蒿素轻微。

【知识链接】

青蒿素的提取

东晋·葛洪《肘后备急方》记载"青蒿一握,以水二升渍,绞取汁服",治疗疟疾。为何记载认为:青蒿治疟有效,如何从青蒿中提取有效抗疟成分? 我国中医科学院研究员屠呦呦带领的研究团队进行大量的实验,于 1971 年 10 月 4 日终于获得突破,从青蒿中获得的中性提取物,对鼠疟、猴疟疟原虫有100%的抑制率。1972 年 11 月 8 日,又分离提取得到抗疟有效单体,命名为青蒿素。2004 年5月,世界卫生组织(WHO)正式将疟疾"克星"青蒿素类药物列为治疗疟疾的首选药物,此类药物对恶性疟疾的治愈率达到97%。2011 年 9 月,屠呦呦因对青蒿素的研究获得美国拉斯克医学大奖。2015 年 10 月,屠呦呦获得诺贝尔生理学或医学奖。

(二)主要用于控制复发和传播的抗疟药

伯氨喹(primaqunine)　是目前根治间日疟和控制疟疾传播最有效的药物。对间日疟红细胞外期子孢子(或休眠子)和各种疟原虫的配子体有较强的杀灭作用,对红细胞内期无效,不能控制疟疾症状的发作。通常需与氯喹等合用,控制疟疾复发和发作。疟原虫对此药很少产生耐药性。本品毒性较大,治疗量即可引起头晕、恶心、呕吐、发绀、腹痛等,停药后可消失;少数特异质者由于红细胞内缺乏葡萄糖-6-磷酸脱氢酶(G-6-PD)而发生急性溶血性贫血和高铁血红蛋白血症,一旦发生,应立即停药。目前尚无合适药物可以取代伯氨喹。

(三)主要用于病因性预防的抗疟药

乙胺嘧啶(pyrimethamine)　是目前用于病因性预防的首选药。

乙胺嘧啶对原发性红细胞外期有抑制作用,服药 1 次,预防作用可维持 1 周以上。对红细胞内期的未成熟裂殖体也有抑制作用,对已成熟的裂殖体则无效,常需在用药后第二个无性增殖期才能显效,故用于控制临床症状时起效慢,常用于病因性预防。此药并不能直接杀灭配子体,但含药血液随配子体被按蚊吸入后,能阻止疟原虫在蚊体内的发育增殖,起控制传播的作用。本品不良反应发生较轻,表现为恶心、呕吐、发热、发绀、惊厥,严重者可致死亡。成人长期大量服用时,可因二氢叶酸还原酶受抑制而引起巨幼细胞贫血,应及时停药或用甲酰四氢叶酸治疗。

【点滴积累】

1. 控制疟疾症状选用氯喹、奎宁和青蒿素;控制疟疾复发和传播选用伯氨喹;预防性用药选用乙胺嘧啶。

2. 氯喹除了可以抗疟疾外,还具有抗阿米巴原虫和免疫抑制作用。

第三节　抗阿米巴病药和抗滴虫病药

一、抗阿米巴病药

阿米巴病由溶组织内阿米巴原虫感染所致。人经口感染阿米巴包囊,在消化道内发育为滋养体,滋养体可以溶解宿主细胞,侵袭黏膜下组织,引起肠道阿米巴病;也可经血流到达肝和其他器官,引起阿米巴炎症和脓肿,称为肠外阿米巴病;还有部分滋养体在肠道内转变成包囊,此时感染者并无症状,但可以排出包囊,是重要的传染源。

根据药物作用部位将抗阿米巴病药分为以下三类。

(一)抗肠内、肠外阿米巴病药

甲硝唑(metronidazole)　又称灭滴灵,为人工合成的咪唑衍生物。甲硝唑对肠内、肠外阿米巴滋养体均有强大的杀灭作用,是治疗阿米巴痢疾、阿米巴肝脓肿的首选药。在肠腔内浓度较低,主要用于肠外组织阿米巴感染;单用于肠内阿米巴病时,复发率高,必须与其他抗肠腔内阿米巴药联合应用。

替硝唑(tinidazole)　与甲硝唑相比,替硝唑的血浆半衰期更长,口服1次有效血药浓度可维持72 h。替硝唑对阿米巴痢疾和肠外阿米巴病的疗效与甲硝唑相当而毒性略低。

其他药理作用、临床应用及不良反应详见第三十八章。

(二)抗肠内阿米巴病药

二氯尼特(diloxanide)　是目前最有效的杀包囊药,口服后能有效杀灭阿米巴原虫的囊前期,对无症状或仅有轻微症状的排包囊者有良好疗效;对急性阿米巴痢疾疗效不佳,用甲硝唑控制症状后再用二氯尼特肃清肠腔内的小滋养体,可有效地预防复发,对肠外阿米巴病无效。不良反应轻微,偶见呕吐和皮疹等。大剂量时可致流产,但无致畸作用。

卤化喹啉类　包括喹碘方(chiniofon)、双碘喹啉(diiodhydroxyquinoline)和氯碘羟喹(clioquinol)。此类药物口服吸收少,肠腔内药物浓度高,可直接杀灭阿米巴原虫,曾广泛用于肠腔内抗阿米巴病,用于排包囊者,或与甲硝唑合用于急性阿米巴痢疾的治疗。不良反应较大,可引起腹泻及其他胃肠道反应。剂量较大、疗程较长或为儿童用药时,则危险性较大。这类药物现已少用。

(三)抗肠外阿米巴病药

依米丁(emetine)　是从吐根中提得的一种生物碱,又称吐根碱。其衍生物去氢依米丁(dehydroemetine)抗阿米巴作用更强,毒性略低。依米丁和去氢依米丁主要对组织中的阿米巴滋养体有直接杀灭作用,治疗阿米巴肝脓肿和急性阿米巴痢疾。药物选择性低,毒性较大,仅用于甲硝唑治疗无效或禁用者。药物主要不良反应表现为强刺激性,口服可致呕吐,只能深部肌内注射;还会导致严重心脏毒性,表现为心前区疼痛、心动过速,甚至心力衰竭。患者必须住院,在严密监护下给药。

氯喹(chloroquine)　为抗疟药,也有杀灭阿米巴滋养体的作用。口服后肝中浓度比血浆浓度高数百倍,而肠壁的分布量很少,对肠阿米巴病无效,仅用于甲硝唑治疗无效或禁忌的阿米巴肝炎或肝脓肿患者。

二、抗滴虫病药

滴虫病主要指阴道滴虫病,但滴虫也可引起尿道炎和前列腺炎。甲硝唑是治疗滴虫病的首选药物,但遇到对甲硝唑耐药时,可选择乙酰胂胺局部给药。

乙酰胂胺(acetarsal)　为五价胂剂,其复方制剂称为滴维净。以其片剂置于阴道穹隆部能直接杀灭滴虫。此药有轻度局部刺激作用,可使阴道分泌物增多。

阴道毛滴虫可通过性传播和公共浴厕间接传播,治疗时应夫妻同时用药,并注意个人卫生。

- -

【点滴积累】

对肠内、肠外阿米巴病均有效的药物是甲硝唑;仅对肠内阿米巴病有效的药物是二氯尼特和卤化喹啉类;仅对肠外阿米巴病有效的是依米丁和氯喹。

255

第四节 抗血吸虫病药和抗丝虫病药

一、抗血吸虫病药

最早治疗血吸虫的特效药是酒石酸锑钾,但该药毒性大、疗程长,必须静脉注射,现已少用。20世纪70年代发现吡喹酮能够杀死血吸虫,且高效、毒性小、疗程短、口服有效,是血吸虫病防治史上的一个重大突破,已完全取代酒石酸锑钾。

吡 喹 酮

吡喹酮(praziquantel)为广谱抗吸虫药和驱绦虫药,尤其对血吸虫作用强。本品对血吸虫成虫有迅速而强效的杀灭作用,对幼虫也有弱效,对线虫和原虫感染无效。

【药理作用和临床应用】 吡喹酮除对血吸虫有杀灭作用外,对其他吸虫,如华支睾吸虫、姜片吸虫、肺吸虫也有显著杀灭作用,对各种绦虫感染和其幼虫引起的囊虫症、包虫病都有不同程度的疗效。临床首选用于治疗各种血吸虫病,也可用于华支睾吸虫、肺吸虫和绦虫病的治疗。

【不良反应和用药护理】 本品不良反应轻微且短暂。可在服药后短期内发生腹部不适、腹痛、恶心,以及头晕、头痛、肌束颤动等,服药期间避免驾驶等高危作业;少数患者出现心电图改变。有增加妊娠妇女流产的概率,妊娠期妇女禁用。

二、抗丝虫病药

乙胺嗪(diethylcarbamazine) 又称海群生,口服吸收迅速,分布广,主要在肾排泄。服用乙胺嗪后,血液中班氏丝虫和马来丝虫均可被杀灭,对微丝蚴的作用强于成虫,是抗丝虫病的首选药;同时对淋巴系统中的成虫也有杀灭作用,但需较大剂量或较长疗程。乙胺嗪本身毒性轻微,常见不良反应有畏食、恶心、呕吐、头痛、乏力等,持续时间短暂。因丝虫成虫和蚴虫死亡释出大量异体蛋白引起的过敏反应则较明显,表现为皮疹、淋巴结增大、血管神经性水肿、畏寒、发热、心率加快、胃肠功能紊乱等,使用地塞米松可以缓解症状。

【点滴积累】
吡喹酮为抗血吸虫病药,乙胺嗪为抗丝虫病药。

思考题

1. 控制疟疾症状发作首选哪些药物?

2. 患者,男性,27岁,畏寒,寒战,高热6日,隔日发作1次,热退后活动正常,疑为疟疾,服氯喹及伯氨喹后症状立即控制,继续服药,5日后感腰背疼痛,小便如酱油样、量少。诊断为黑尿热(红细胞大量溶解所致)。

该患者患病的可能原因是什么?该如何处理?

常用制剂和用法

甲苯达唑 片剂0.1 g。口服,成人和2岁以上儿童服用同样剂量。蛲虫症:200 mg,顿服,2周后再服1剂;蛔虫、钩虫、鞭虫感染:100 mg,早晚各1剂,连服3日;绦虫病:300 mg,每日3次,连服3日。

阿苯达唑　片剂 0.1 g、0.2 g。蛔虫、钩虫、鞭虫感染:400 mg,顿服;绦虫病:300 mg,每日3 次,连服 3 日;囊虫症:200～300 mg,每日 3 次,10 日为 1 个疗程,一般给予 2～3 个疗程,疗程间隔 15～21 日。

枸橼酸哌嗪　片剂:0.25 g、0.5 g。蛔虫:每日 75 mg/kg,极量每日 4 g,顿服;儿童每日 75～150 mg/kg,极量每日 3 g,空腹顿服,连服 2 日。蛲虫症:成人每次 1.0～1.2 g,每日 2 次;儿童每日 60 mg/kg,分 2 次给予,连用 7 日。

噻嘧啶　片剂:0.3 g。钩虫症:5～10 mg/kg,睡前顿服,连服 2～3 日;蛔虫症:剂量同前,用药1 次;蛲虫症:剂量同前,连服 1 周。

氯硝柳胺　片剂:0.5 g。猪肉绦虫症、牛肉绦虫症:清晨空腹服 1 g,顿服,1 h 后再服 1 剂,1～2 h 后服硫酸镁导泻;短膜壳绦虫症:清晨空腹嚼服 2 g,1 h 后再服 1 剂,连服 7～8 日。

氯喹　片剂:0.25 g。疟疾:第 1 日服 1.0 g,8 h 后再服 0.5 g,第 2、3 日各 0.5 g;预防:每次0.5 g,每周 1 次。肠外阿米巴病:每次 0.25 g,每日 3～4 次,儿童酌减,3～4 周为 1 个疗程,必要时可适当延长疗程。

奎宁　片剂:0.3 g。每次 0.3～0.6 g,每日 3 次,连服 5～7 日。静脉滴注:每次 0.25～0.5 g,用 5% 葡萄糖液稀释成每毫升含 0.5～1 mg 后,静脉缓慢滴注。切忌静脉注射。

青蒿素　片剂:50 mg、100 mg。成人首剂 1 g,6～8 h 后再服 0.5 g,第 2、3 日各服 0.5 g,疗程3 日,总量 2.5 g;小儿 15 mg/kg,按上述方法 3 日内服完。

蒿甲醚　油剂:肌内注射,第 1、2 日各 200 mg,第 3、4 日各 100 mg,总剂量 600 mg。

伯氨喹　片剂:13.2 mg、26.4 mg。4 日疗法:每日 52.8 mg(4 片),连服 4 日。8 日疗法:每日39.6 mg(3 片),连服 8 日。14 日疗法:每日 26.4 mg(2 片),连服 14 日。

乙胺嘧啶　片剂:6.25 mg、25 mg。口服,预防疟疾:每次 25 mg,每周 1 次或每次 50 mg,每2 周 1 次。

甲硝唑　片剂:0.2 g。口服,阿米巴痢疾:每次 0.4～0.8 g,每日 3 次,5～7 日为 1 个疗程;滴虫感染:每次 0.2 g,每日 3 次,7 日为 1 个疗程;厌氧菌感染:每次 0.2～0.4 g,每日 3～4 次。注射剂:50 mg/10 ml、100 mg/20 ml、500 mg/250 ml。厌氧菌感染:1 次 500 mg,静脉滴注,于 20～30 min 内滴完,8 h 1 次,7 日为 1 个疗程。小儿每次 7.5 mg/kg。

替硝唑　片剂:0.5 g。口服,成人每日 2 g,儿童每日 50 mg/kg,清晨 1 次,连服 3 日。

二氯尼特　片剂:0.25 g、0.5g。每次 0.5 g,口服,每日 3 次,共 10 日。

喹碘方　片剂:0.25 g。每次 0.25～0.5 g,口服,每日 3 次,共 10 日。

双碘喹啉　片剂:0.2 g、0.6 g。每次 0.6g,口服,每日 3 次,共 14～21 日。

氯碘羟喹　片剂:0.25 g。每次 0.25～0.5 g,口服,每日 3 次,共 10 日。

依米丁　注射剂:30 mg、60 mg。口服,阿米巴痢疾:每日 1～1.5 mg/kg,极量 90 mg,每日1 次,深部肌内注射,连用 5 日;儿童也按上述方法计算剂量,每 12 h 各给半量。重复疗程时,宜间隔 30 日。

吡喹酮　片剂:0.2 g。口服,治疗血吸虫病:每次 10 mg/kg,每日 3 次。急性血吸虫病:连服4 日;慢性血吸虫:连服 2 日。

乙胺嗪　片剂:50 mg、100 mg。每日疗法:1.5 g,1 次或分 3 次服用;7 日疗法:每次 0.2 g,每日 3 次,连服 7 日。

(陈跃玲)

第四十二章 抗恶性肿瘤药

学习目标

1. 掌握抗恶性肿瘤药的分类、代表药物及不良反应。
2. 熟悉常用抗恶性肿瘤药的药理作用、临床应用、不良反应和用药护理。
3. 了解常用抗恶性肿瘤药的作用机制。

恶性肿瘤又称癌症,是严重威胁人类健康的常见病、多发病,其病因和发病机制并未完全阐明,目前尚无满意的防治措施,仍然是世界各国医学科学领域中的重大科研课题。治疗恶性肿瘤的方法包括手术切除、放射治疗和化学治疗,化学治疗仍为临床治疗的重要方法。抗恶性肿瘤药对癌细胞和人体正常细胞的选择性差别不大,因而应用过程中的不良反应广泛而严重。此外,易产生耐药性也是治疗难题之一。近年来,在分子生物学、细胞动力学以及免疫学的理论指导下,免疫治疗、基因治疗、细胞分化诱导剂、生物反应调节剂、肿瘤细胞凋亡剂等新的治疗手段和有效药物在临床得以应用,恶性肿瘤化学治疗的疗效有了显著的提高,并减少了不良反应及耐药性的发生。

第一节 概 述

一、肿瘤细胞增殖周期

正常组织细胞以指数分裂方式进行增殖,细胞从一次分裂结束到下一次分裂完成,称为细胞增殖周期。根据肿瘤细胞生长增殖特点,将肿瘤细胞群分为三类。

1. 增殖细胞群 是肿瘤细胞中按指数分裂增殖的细胞,生长代谢活跃,由于新的细胞不断产生,瘤体将不断增大。增殖细胞群与全部肿瘤细胞群之比称为生长比率(growth fraction,GF)。增长迅速的肿瘤(如急性白血病等),GF 值较大,接近 1,对药物最敏感,药物疗效也好;增长慢的肿瘤(如多数实体瘤),GF 值较小,为 0.50~0.01,对药物敏感性低,疗效较差。同一种肿瘤早期的 GF 值较大,药物的疗效也较好。

按细胞内 DNA 含量变化,细胞增殖周期可分为四期:DNA 合成前期(G_1 期)、DNA 合成期(S 期)、DNA 合成后期(G_2 期)、有丝分裂期(M 期)。

2. 静止细胞群 主要是 G_0 期细胞,这类细胞具备增殖能力,但暂时不进行分裂,药物对此期细胞不敏感。当增殖细胞群被大量消灭后,处于 G_0 期的非增殖细胞可进入增殖期。G_0 期细胞对药物的敏感性低,是肿瘤复发的根源。

3. 无增殖能力的细胞 将会衰老和死亡,无需药物治疗。

二、抗恶性肿瘤药的作用机制和分类

(一) 按细胞增殖周期分类

1. 细胞周期非特异性药物 对增殖周期各期细胞都有杀灭作用,对非增殖周期细胞群的作用较弱或几乎无作用,如烷化剂、铂类、抗肿瘤抗生素等。

2. 细胞周期特异性药物 仅对增殖周期中的某一期有较强的作用,如抗代谢药物对 S 期作用显著,长春碱类药物主要作用于 M 期。

【知识链接】

周期非特异性药物与周期特异性药物

周期非特异性药物对癌细胞的作用强大,在机体能耐受的毒性限度内,其杀伤能力随剂量的增加而增加,高浓度时能迅速杀灭癌细胞。周期特异性药物需要一定时间才能发挥其杀伤作用,很小的剂量即可达到最大杀灭能力,治疗时不需要太大的剂量。根据二者各自的特点不同,周期非特异性药物多选用静脉 1 次注射,而周期特异性药物则以缓慢滴注、肌内注射或口服方式给药。

(二) 按化学结构和来源分类

1. 烷化剂 如氮芥类、乙烯亚胺类、亚硝脲类等。

2. 抗代谢物 如叶酸、嘧啶、嘌呤类似物等。

3. 抗肿瘤抗生素 如蒽环类抗生素、丝裂霉素、博来霉素、放线菌素类等。

4. 抗肿瘤植物药 如长春碱类、喜树碱类、三尖杉生物碱类等。

5. 其他 如铂类配合物和酶等。

(三) 按作用机制分类

抗恶性肿瘤药物的主要作用机制如图 42-1 所示。

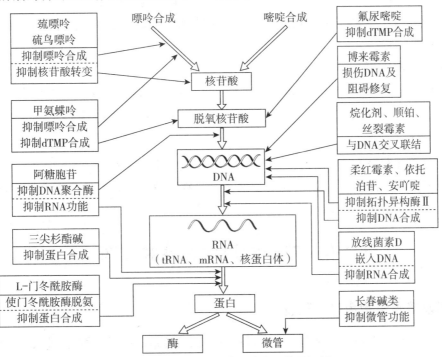

图 42-1 抗恶性肿瘤药物的主要作用机制

1. 影响核生物合成的药物 如氟尿嘧啶、巯嘌呤、甲氨蝶呤、阿糖胞苷、羟基脲等。

2. 影响 DNA 结构和功能的药物 如烷化剂、抗肿瘤抗生素类、铂类等。

3. 干扰转录过程和阻止 RNA 合成的药物 如放线菌素 D、柔红霉素、多柔比星等。

4. 抑制蛋白质合成的药物 如长春碱类、三尖杉酯碱、L-门冬酰胺酶等。

5. 激素类药物 如糖皮质激素、雄激素、雌激素等。

三、抗恶性肿瘤药的常见不良反应和用药护理

大多数抗恶性肿瘤药的选择性较低,在抑制或杀灭肿瘤细胞的同时,对机体生长旺盛的细胞,如骨髓造血细胞、胃肠道黏膜上皮细胞、皮肤细胞、淋巴组织细胞、毛囊等也有一定的杀伤作用,从而引起相应的不良反应。

（一）近期不良反应

1. 骨髓抑制 大多数抗恶性肿瘤药都有较强的骨髓抑制作用,导致骨髓造血功能低下,红细胞、白细胞、血小板均减少,部分患者甚至可出现再生障碍性贫血。

服药期间应定期检查血象,骨髓抑制严重者应给予抗生素预防感染。

2. 消化道反应 胃肠道黏膜对化疗药比较敏感,常见食欲减退、恶心、呕吐,严重者可出现广泛性溃疡,引发腹痛、腹泻、出血等。

宜饭后或睡前用药,并同服镇静、止吐药,严重时补液或补充电解质。

3. 脱发 大多数药物损伤毛囊上皮细胞,引起不同程度的脱发,常于用药后 1～2 周出现,1～2 个月最明显,但停药后毛发可再生。

4. 内脏器官和神经系统损害 部分药物长期大量应用可引起局部组织损害,如多柔比星、丝裂霉素、三尖杉酯碱对心脏有明显毒性,博来霉素可引起肺纤维化,甲氨蝶呤、巯嘌呤引起肝毒性,环磷酰胺可引起急性出血性膀胱炎,长春新碱、顺铂可引起外周神经系统功能紊乱。

应用具有肝肾毒性的药物期间,应注意监测肝肾功能,治疗后 12 h 内要记录患者摄水量及排尿量;有心肌毒性的药物,在治疗前、治疗中、治疗后均应做心功能检查。

5. 免疫抑制 长期大量使用抗肿瘤药,可使机体免疫细胞数量和功能下降,导致机体抗病能力减弱,易继发感染。

（二）远期不良反应

远期不良反应主要见于长期生存的患者,引起第二原发性恶性肿瘤、不育和畸形等。

- -

【点滴积累】

1. 抗恶性肿瘤药分为细胞周期特异性药物和细胞周期非特异性药物。

2. 骨髓抑制、消化道反应、脱发、免疫抑制是抗恶性肿瘤药物最常见的不良反应,部分药物还可产生内脏器官毒性和神经系统损害。

第二节　常用抗恶性肿瘤药

一、影响核酸生物合成的药物

本类药物又称抗代谢药,主要是一类与叶酸、嘌呤、嘧啶结构相似的物质,进入体内后与机体代谢产物竞争靶物质,抑制酶的功能,从而阻碍肿瘤细胞 DNA、RNA 以及蛋白质的合成。该类物质

主要作用于细胞增殖周期的 S 期。

甲 氨 蝶 呤

【体内过程】 甲氨蝶呤(methotrexate,MTX)口服吸收良好,1~5 h 血药浓度达到高峰,大部分以原形经肾排出,少部分经肝代谢由胆汁排出。

【药理作用】 甲氨蝶呤为二氢叶酸还原酶抑制剂,化学结构与叶酸相似,可较强地抑制二氢叶酸还原酶,从而抑制四氢叶酸的合成,使嘌呤核苷酸与嘧啶核苷酸合成受阻,从而影响肿瘤细胞DNA 的合成。

【临床应用】 临床主要用于治疗儿童急性白血病、绒毛膜上皮癌、侵蚀性葡萄胎、乳腺癌、淋巴瘤等,鞘内注射可治疗中枢神经系统白血病。

【不良反应和用药护理】 常见胃肠道反应、肝肾功能损害,骨髓抑制明显,妊娠早期应用还可导致畸胎或死胎,妊娠期妇女禁用。

氟 尿 嘧 啶

【体内过程】 氟尿嘧啶(fluorouracil,5-FU)是尿嘧啶的衍生物,口服吸收差,个体差异大,多采用静脉给药。主要在肝分解代谢,大部分经呼吸道排出体外,少数以原形经肾排出体外,大剂量时可透过血-脑脊液屏障。

【药理作用】 氟尿嘧啶为胸苷酸合成酶抑制剂,体内转变为氟尿嘧啶脱氧核苷酸,抑制胸腺嘧啶核苷酸的合成,从而抑制 DNA 的合成。

【临床应用】 主要用于治疗消化系统恶性肿瘤、乳腺癌、卵巢癌、宫颈癌等。

【不良反应和用药护理】 常见骨髓抑制和胃肠道症状,还可引起脱发、肝肾损害等。

阿糖胞苷(cytarabine,Ara-C) 为 DNA 多聚酶抑制剂,可以抑制 DNA 多聚酶,干扰嘧啶的代谢,从而抑制 DNA 的合成。临床主要用于治疗成人急性粒细胞性白血病、单核细胞性白血病和恶性淋巴瘤。不良反应有严重的骨髓抑制和胃肠道反应,静脉注射可引起静脉炎,偶见肝肾损害。

巯嘌呤(mercaptopurine,6-MP) 为嘌呤核苷酸合成抑制剂。在体内转变成巯代肌苷酸,抑制肌苷酸转变为腺苷酸和鸟苷酸,干扰腺嘌呤和鸟嘌呤的合成,从而抑制 DNA 的合成。临床主要用于儿童急性淋巴细胞白血病的维持治疗,大剂量用于绒毛膜上皮癌,对恶性葡萄胎、恶性淋巴瘤和多发性骨髓瘤也有一定的疗效;也可用于自身免疫性疾病的治疗。长期应用可产生耐药性。常见不良反应为骨髓抑制、胃肠道反应、肝肾损害等。

羟基脲(hydroxycarbamide,HU) 为核苷酸还原酶抑制剂,可以阻止核苷酸还原为脱氧核苷酸,能选择性地抑制 DNA 的合成,还可直接损伤肿瘤细胞 DNA。临床主要用于治疗慢性粒细胞性白血病,疗效显著;对黑素瘤有暂时缓解作用。主要不良反应为骨髓抑制、胃肠道反应,其次为肾损害、高尿酸血症、致畸,妊娠期妇女禁用。

二、影响 DNA 结构和功能的药物

本类药物可直接与 DNA 以共价键相结合,从而破坏 DNA 的结构和功能,属于细胞周期非特异性药物,包括烷化剂、铂类化合物、抗生素及拓扑异构酶抑制剂等。

(一)烷化剂

环 磷 酰 胺

环磷酰胺(cyclophosphamide,CTX)又称癌得星。

【体内过程】 环磷酰胺口服吸收完全,可迅速分布到全身,也可静脉注射。不易通过血-脑脊液屏障,主要经肾排泄。

【药理作用】　环磷酰胺本身无抗肿瘤活性，必须进入体内经肝微粒体细胞色素 P_{450} 氧化成中间产物醛磷酰胺，醛磷酰胺进入肿瘤细胞内分解出磷酰胺氮芥而发挥作用。属细胞周期非特异性药物。同类药物中选择性高、抗瘤谱广、毒性低，是目前临床最常用的烷化剂。

【临床应用】　对恶性淋巴瘤疗效好，对多发性骨髓瘤、淋巴细胞性白血病、肺癌、乳腺癌、卵巢癌、神经母细胞瘤、睾丸瘤等均有一定疗效。

【不良反应和用药护理】　常见骨髓抑制、脱发、胃肠道反应，大剂量可引起泌尿系统症状，如尿频、尿急、尿痛、血尿（血尿主要是由出血性膀胱炎引起，化疗的同时应用美司钠可预防）等，多饮水可减轻症状，偶见肝毒性，有致畸、致突变作用，妊娠期妇女和哺乳期妇女禁用。

塞替派（thiotepa，TSPA）　属广谱抗肿瘤药，选择性较高，刺激性较小。主要用于治疗恶性淋巴瘤、肝癌、乳腺癌、卵巢癌、膀胱癌、胃肠道癌等。不良反应主要为骨髓抑制，胃肠道反应轻。

卡莫司汀（carmustine，BCNU）　又称卡氮芥，对 DNA、蛋白质、RNA 都有烷化作用。脂溶性高，可透过血-脑脊液屏障。临床常用于脑瘤、恶性淋巴瘤、骨髓瘤等。不良反应为骨髓抑制、胃肠道反应、肺部毒性及致畸胎作用，妊娠期妇女禁用。

白消安（busulfan）　又称马利兰。口服吸收好，在体内迅速分布，解离后才起烷化作用，代谢物大部分经肾排出。白消安主要用于慢性粒细胞性白血病的慢性期，而对急性期无效，也可以用于治疗原发性血小板增多症、真性红细胞增多症等。主要不良反应为骨髓抑制，长期应用可引起肺纤维化、高尿酸血症、睾丸萎缩、闭经等。

（二）铂类化合物

顺铂（cisplatin，DDP）　又称顺氯氨铂，属于细胞周期非特异性药物，其阳离子水解物具有烷化作用，能与 DNA 碱基对形成交叉联结，破坏 DNA 结构和功能，抑制细胞分裂增殖，可杀灭细胞周期中的各期细胞。抗瘤谱广，与博来霉素、长春新碱联用可根治睾丸肿瘤，对卵巢癌、肺癌、鼻咽癌、淋巴癌、膀胱癌等疗效较好。不良反应主要有胃肠道反应、骨髓抑制，大剂量或连续用药可引起严重而持久的肾毒性。

卡铂（carboplatin，CBP）　又称碳铂，为第二代铂类药物，其机制同顺铂，抗恶性肿瘤作用强，毒性低。主要用于小细胞肺癌、头颈部鳞癌、卵巢癌及睾丸癌。主要不良反应为骨髓抑制。

（三）抗生素类

丝裂霉素（mitomycin，MMC）　又称自力霉素，通常静脉给药，不透过血-脑脊液屏障，在肝内转化，主要经肾排泄。丝裂霉素的作用机制类似于氮芥，有烷化作用，能与 DNA 双链交叉联结，抑制肿瘤细胞 DNA 的复制，也能使部分 DNA 断裂。对肿瘤细胞的 G_1 期和 S 期最敏感。

丝裂霉素抗瘤谱广，临床主要用于胃癌、肺癌、乳腺癌、肝癌、胰腺癌、食管癌、结肠癌、直肠癌、卵巢癌等疾病的治疗。最常见的不良反应是骨髓抑制，多明显而持续，其次是胃肠道反应，偶见肝肾毒性、局部刺激等。

博来霉素（bleomycin，BLM）　口服无效，需肌内注射或静脉注射给药。注射后可迅速分布到肝、脾、肾等组织中，以皮肤和肺药物浓度较高，部分药物可透过血-脑脊液屏障。博来霉素属于细胞周期非特异性药物，通过阻止 DNA 复制，干扰细胞分裂繁殖而发挥作用，对肿瘤细胞的 G_2 期作用最强。

临床主要用于治疗鳞状上皮癌（头、颈、口腔、食管、阴茎、外阴、宫颈等鳞状上皮癌），也可用于淋巴瘤和睾丸癌的治疗。最严重的不良反应是肺毒性，可引起肺纤维化、间质性肺炎及肺功能损害，其他可见骨髓抑制、发热、脱发、过敏性休克等。

三、干扰转录过程和阻止 RNA 合成的药物

多 柔 比 星

多柔比星(doxorubicin,ADM)又称阿霉素。

【体内过程】　仅供静脉给药,进入体内后迅速分布于全身组织,但不能透过血-脑脊液屏障。主要在肝代谢,大部分代谢产物经胆汁排泄,少量从尿液中排出。

【药理作用】　多柔比星能直接嵌入 DNA 双螺旋结构中,阻止双链分解,抑制 DAN 复制及 RNA 合成,对免疫功能也有较强的抑制作用。

多柔比星属于强效广谱抗肿瘤药,对肿瘤细胞各期均有作用,对 S 期作用最敏感,M 期次之,G_1 期最不敏感。

【临床应用】　主要用于对常用抗恶性肿瘤药耐药的急性白血病、恶性淋巴瘤、乳腺癌、小细胞性肺癌、胃癌、肝癌、膀胱癌等的治疗。

【不良反应和用药护理】　最严重的不良反应是心脏毒性,可引起迟发性心力衰竭,心脏毒性与累积剂量相关,常见有脱发(见于 90% 的患者)、骨髓抑制和胃肠道反应。

放线菌素 D(dactinomycin,DACT)　又称更生霉素。放线菌素 D 为多肽类抗恶性肿瘤抗生素,能嵌入 DNA 双螺旋链中,并与 DNA 结合成复合体,干扰转录过程,阻止 RNA 的合成。放线菌素 D 属细胞周期非特异性药物,抗瘤谱窄,对 G_1 期作用最强,能阻止细胞增殖周期 G_1 期向 S 期的转变。临床主要用于侵蚀性葡萄胎、绒毛膜癌、霍奇金淋巴瘤、恶性淋巴瘤、肾母细胞瘤、神经母细胞瘤及骨骼肌肉瘤等疾病的治疗。常见不良反应有胃肠道反应和骨髓抑制,少数患者可出现脱发、皮炎等。

柔红霉素(daunorubicin,DNR)　机制同多柔比星,临床主要用于各种类型急性白血病、红白血病、慢性粒细胞性白血病、恶性淋巴瘤等。主要不良反应为胃肠道反应、心脏毒性、骨髓抑制等。

四、抑制蛋白质合成的药物

长 春 碱 类

长春碱(vinblastine,VLB)、长春新碱(vincristine,VCR)是夹竹桃科植物长春花所含的生物碱;长春地辛(vindesine,VDS)、长春瑞宾(vinorelbine,NVB)是长春碱的衍生物。

【体内过程】　口服吸收差,静脉注射后迅速分布至各组织,很少透过血-脑脊液屏障。在肝代谢,主要通过胆汁排泄,少数经尿排泄。

【药理作用】　长春碱类属于细胞周期特异性药物,主要作用于 M 期细胞,抑制微管聚合和纺锤丝的形成,使肿瘤细胞的有丝分裂终止。长春碱作用强于长春新碱,还可干扰蛋白质合成和 RNA 多聚酶,对 G_1 期细胞也有作用。

【临床应用】　长春碱主要用于治疗急性白血病、恶性淋巴瘤和绒毛上皮癌。长春新碱对儿童急性淋巴细胞白血病疗效好。长春地辛主要用于肺癌、乳腺癌、恶性淋巴瘤、食管癌、黑素瘤和白血病等。长春瑞宾主要用于肺癌、乳腺癌、卵巢癌和淋巴瘤等。

【不良反应和用药护理】　主要有神经系统毒性、骨髓抑制、胃肠道反应、脱发、血栓性静脉炎等,其中长春新碱骨髓抑制轻,外周神经毒性大。

药用紫杉醇(paclitaxel)　是从紫杉和红豆杉中分离出来的有效成分,也可人工合成。口服无效,只能静脉给药,在肝代谢,大部分经胆汁排出,少量从尿中排出。紫杉醇是新型的抗微管药,通过促进微管蛋白的聚合,抑制微管的解聚,影响纺锤体的功能,从而终止细胞有丝分裂。紫杉醇对卵巢癌和乳腺癌效果独特。对肺癌、食管癌、大肠癌、黑素瘤、淋巴瘤、脑瘤等也有一定的疗效。不

良反应主要有骨髓抑制、过敏反应、周围神经毒性、心脏毒性等。

三尖杉酯碱（harringtonine）和**高三尖杉酯碱**（homoharringtonine）　是三尖杉属植物所含有的生物碱，主要抑制肿瘤细胞蛋白质合成的起始阶段，使多聚核糖体解聚，干扰核糖体并终止有丝分裂。属于细胞周期非特异性药物，对细胞 G_1 期和 G_2 期作用最强，对 S 期作用较小。静脉注射后骨髓内浓度最高，在肝代谢，主要经肾和胆道排泄。对急性粒细胞性白血病、急性单核细胞性白血病疗效较好，还可用于骨髓增生异常综合征等的治疗。不良反应为骨髓抑制、心脏毒性、消化道反应、低血压等。

L-门冬酰胺（L-asparaginase）　是重要的氨基酸，某些肿瘤细胞不能自行合成，需从细胞外摄取。L-门冬酰胺酶可水解血清中的门冬酰胺而使肿瘤细胞缺乏门冬酰胺供应，导致其生长受抑制。主要用于急性淋巴细胞白血病的治疗。不良反应主要有胃肠道反应、精神症状，偶见过敏反应。

五、调节体内激素平衡的药物

某些恶性肿瘤，如睾丸癌、前列腺癌、乳腺癌、子宫内膜癌等，它们的生长与激素密切相关，激素水平的高低直接决定了这类肿瘤的大小和症状，甚至转移早晚的时间。因此，使用某些激素或者激素拮抗剂，可以调控肿瘤的生长。激素类药与其他抗肿瘤药相比，不良反应轻微，对部分类型患者效果特别明显。

糖 皮 质 激 素

常用的糖皮质激素（glucocorticoids）有可的松（cortisone）、地塞米松（dexamethasone）、泼尼松（prednison）、泼尼松龙（prednisolone）等，主要是抑制淋巴组织，诱导淋巴细胞溶解，临床主要用于急性淋巴细胞性白血病及恶性淋巴瘤，疗效较好，但易耐药；也可与其他抗肿瘤药联合用于慢性淋巴细胞性白血病、霍奇金淋巴瘤或非霍奇金淋巴瘤。糖皮质激素的免疫抑制作用能促进肿瘤的扩散或并发感染等。

雌 激 素

常用的雌激素（estrogens）为己烯雌酚（diethylatilbestrol），可以抑制雄激素的生成，对抗由雄激素支持的恶性肿瘤的生长。主要用于治疗前列腺癌，以及绝经 5 年后的乳腺癌。不良反应有恶心、呕吐、水肿、高钙血症等。

雄 激 素

常用的雄激素（androgens）有二甲基睾酮（methyltestosterone）、丙酸睾酮（testosterone propionate）和氟羟酮（fluosymesterone）。雄激素可间接抑制卵巢释放雌激素，也能直接对抗雌激素的作用。主要用于晚期乳腺癌的治疗，尤其是伴有骨转移者疗效较佳。不良反应常有恶心、水肿、高钙血症等。

他莫昔芬（tamoxifen）　为雌激素拮抗剂，可以抑制雌激素与肿瘤组织的结合，主要用于乳腺癌的治疗。不良反应为恶心、水肿、面部发红等。

戈舍瑞林（goserelin）　是促黄体生成素释放激素的一种类似物，主要用于治疗前列腺癌、乳腺癌和子宫内膜异位症等。长期应用可出现面部潮红、性欲下降、头痛、轻度皮疹等。

- -

【点滴积累】

环磷酰胺易引起出血性膀胱炎；博来霉素易引起肺纤维化；多柔比星易引起心脏毒性。

思考题

1. 试述抗恶性肿瘤药的分类及代表药。

2. 举例说明周期特异性药物及周期非特异性药物。

3. 举例说明抗恶性肿瘤药物的典型不良反应。

4. 患者,49岁,因子宫内膜癌入院接受化疗。医师制订联用环磷酰胺、氟尿嘧啶、多柔比星的治疗方案。患者在治疗期间,出现脱发、剧烈呕吐、口腔溃疡、白细胞计数下降。

(1)患者还可能会出现哪些不良反应?

(2)针对已经出现的上述不良反应,作为护士该如何向患者解释?

(3)该采取哪些护理措施来缓解患者的不适?

常用制剂和用法

环磷酰胺　片剂:50 mg。口服2～3 mg/(kg·d)。注射剂:100 mg、200 mg。静脉注射按1次500 mg/m²,每周1次,2～4周为1个疗程。

甲氨蝶呤　片剂:2.5 mg。注射剂:5 mg。口服,每次10～15 mg,每周1～2次;肌内注射或静脉注射,每次15～50 mg,每周1～2次;鞘内注射,每次10～15 mg,每3～7日1次,注射速度宜慢,注入量不能超过抽出脑脊液量。

氟尿嘧啶　注射剂:10 ml:0.25 g。静脉滴注,每次0.5～1 g,每3～4周连用5日。浆膜腔内注射,尽量抽尽积液,注入500～1000 mg,每7～10日重复1次,连用3～5次为1个疗程。

阿糖胞苷　注射剂:50 mg、100 mg。静脉注射,1～3 mg/(kg·d),10～14日为1个疗程。鞘内注射,每次10～25 mg,每周2次,共约5次。

巯嘌呤　片剂:50 mg。白血病:开始,2.5 mg/(kg·d),每日1次,疾病缓解后用原剂量的1/3～1/2维持。绒毛膜上皮癌:6～6.5 mg/(kg·d),分2次口服,10日为1个疗程,疗程间歇为3～4周。

羟基脲　片剂:0.5 g。开始20～30 mg/(kg·d),分次口服,4～6周为1个疗程。

柔红霉素　注射剂:10 mg、20 mg。静脉滴注,30～60 mg/m²,用0.9%氯化钠注射液250 ml溶解后滴注,1 h内滴完,每周1次,也可每日1次,连用3日。

多柔比星　注射剂:10 mg、20 mg、50 mg。静脉注射,主张间断给药,40～50 mg/m²,每3周1次,也可给予20～30 mg/m²,每周1次,连用2次。总量不宜超过450 mg/m²。

长春新碱　注射剂:1 mg。静脉注射,1次0.02～0.04 mg/kg,每周1次,1个疗程总量20 mg。

紫杉醇　注射剂:30 mg。常用135～200 mg/m²,每3周重复1次。联合用药需减少用量,一般为135～175 mg/m²,静脉滴注3 h,3周为1个周期,3个周期为1个疗程。

高三尖杉酯碱　注射剂:1 ml:1 mg、2 ml:2 mg。静脉滴注,每日1～4 mg,4～6日为1个疗程,间歇1～2周后重复用药;肌内注射,每日1～2 mg,4～6个月为1个疗程,间歇1～2周重复用药。

他莫昔芬　片剂:10 mg。口服,每次20 mg,每日1次。

戈舍瑞林　注射剂:3.6 mg。腹部皮下注射,每次3.6 mg,每28日1次。

（王　蕾）

第四十三章　调节免疫功能的药物

学习目标
1. 熟悉环孢素、环磷酰胺、干扰素、左旋咪唑的临床应用和不良反应。
2. 了解其他免疫调节药的作用特点和临床应用。

免疫系统包括参与免疫反应的各种细胞、组织和器官,如胸腺、淋巴结、脾、腭扁桃体以及分布在全身体液和组织中的淋巴细胞和浆细胞。这些组分及其正常功能是机体免疫功能的基本保证,任何一方面的缺陷都将导致免疫功能障碍,丧失抵抗感染能力或形成免疫性疾病,如超敏反应、自身免疫性疾病、免疫缺陷病和免疫增殖病等,此时应该应用影响免疫功能的药物以调节机体的免疫过程。

影响免疫功能的药物有两类:免疫抑制药(immunosuppressive drugs)能抑制免疫活性过强者的免疫反应;免疫增强药(immunopotentiating drugs)能扶持免疫功能低下者的免疫功能。

第一节　免疫抑制药

临床常用的免疫抑制药有环孢素、他克莫司、抗淋巴细胞球蛋白、肾上腺皮质激素类、烷化剂和抗代谢药等。主要用于器官移植后的抗排斥反应、自身免疫性疾病、结缔组织病及过敏反应等。多数免疫抑制药都缺乏选择性和特异性,对正常和异常的免疫反应均呈抑制作用。故长期应用后,除了各药的特有毒性外,易出现机体抵抗力降低而诱发感染、肿瘤发生率增加及影响生殖系统功能等不良反应。

环孢素

环孢素(ciclosporin,CsA)是从霉菌(tolypocladium inflatum)代谢产物中提取的,现在已经可以人工合成。

【体内过程】　环孢素口服吸收不完全,其生物利用度仅 20%~50%。口服后 2~4 h 血浆浓度达峰值。有 40% 的药物存在于血浆,50% 在红细胞,10% 在白细胞。在血浆中与蛋白的结合率为 95%。在体内几乎全部被代谢,代谢产物主要通过胆汁排出,少量可经肾排泄。$t_{1/2}$ 约 16 h。

【药理作用】　环孢素可选择性地作用于 T 淋巴细胞活化初期,抑制增殖因子白细胞介素-2(interleukin-2,IL-2)生成;还能抑制淋巴细胞生成干扰素。由于环孢素仅抑制 T 细胞介导的细胞免疫,因此不会显著影响机体的一般防御能力。

【临床应用】　临床主要用于治疗难治性自身免疫性疾病(如弥漫性结缔组织病、系统性红斑狼疮、类风湿关节炎、银屑病、肾病综合征等),也可以用于器官移植后抗排斥反应。

【不良反应和用药护理】　在用药最初的 4 个月,10%~40% 的患者可出现肾毒性,表现为肾小球滤过率下降、血肌酐升高,停药后可自行恢复。其他不良反应包括胃肠道反应、肝损害、高血压、震颤、牙龈增生、多毛症等。

肾上腺皮质激素类

常用的有地塞米松、泼尼松、泼尼松龙等。三者对免疫反应的多个环节均有影响,主要是抑制巨噬细胞对抗原的吞噬和处理;也可阻碍淋巴细胞 DNA 合成和有丝分裂,破坏淋巴细胞,使外周淋巴细胞数明显减少,并损伤浆细胞,从而抑制细胞免疫和体液免疫,缓解超敏反应对人体的损害。

临床用于器官移植的抗排斥反应和各种自身免疫性疾病。长期大剂量使用引起的不良反应较多,可引起糖尿病、消化性溃疡、库欣综合征、并发感染等。

烷 化 剂

常用的烷化剂有环磷酰胺、白消安、塞替派等。

烷化剂能选择性地抑制 B 淋巴细胞,大剂量也能抑制 T 淋巴细胞,还可抑制免疫母细胞,从而阻断体液免疫和细胞免疫反应。环磷酰胺作用明显,不良反应较小,且可口服,故常用。临床主要用于系统性红斑狼疮、类风湿关节炎、器官移植时的抗排斥反应等。最常见的不良反应为骨髓抑制,其他还有心脏毒性、生殖系统毒性、继发肿瘤及感染、高尿酸血症以及严重的出血性膀胱炎等。

抗 代 谢 类 药

常用抗代谢类药有巯嘌呤、硫唑嘌呤和甲氨蝶呤。

抗代谢类药主要抑制 DNA、RNA 和蛋白质合成。硫唑嘌呤的毒性较小,故较常用。本类药物对 T 细胞的抑制较明显,并可抑制两类母细胞,故兼能抑制细胞免疫和体液免疫反应,但不抑制巨噬细胞的吞噬功能。临床上用于器官移植后抗排斥反应以及多系统自身免疫性疾病,如类风湿关节炎和系统性红斑狼疮等,常与糖皮质激素合用。不良反应常见骨髓抑制,还有过敏反应、继发感染、肝毒性、胃肠道反应等。

抗淋巴细胞球蛋白(antilymphocyte globulin,ALG) 是直接抗淋巴细胞的抗体,现已用单克隆抗体技术生产,特异性高,对 T 淋巴细胞、B 淋巴细胞均有破坏作用,能有效地抑制各种抗原引起的初次免疫应答,安全性高。临床主要用作器官移植的抗排斥反应,常与糖皮质激素合用提高疗效。过敏反应发生率高,多在其他免疫抑制药无效时应用。

他克莫司(tacrolimus,FK506) 可口服及静脉给药,属于新一代高效、低毒的免疫抑制药,作用强大,其作用机制与环孢素相似。临床主要用于器官移植的抗排斥反应以及其他免疫抑制药无法控制的自身免疫性疾病。不良反应多见,最常见肾毒性及神经毒性,其他不良反应还有心脏毒性、血液毒性等。

第二节 免疫增强药

大多数免疫增强药可使过高或过低的免疫功能调节到正常水平,故免疫增强药又称免疫调节药。临床主要用其免疫增强作用,治疗免疫缺陷疾病、慢性感染和作为肿瘤的辅助治疗。近年来发现,许多中药及其提取物(如人参、黄芪、五味子、枸杞子、党参、冬虫夏草、灵芝和银耳多糖等)具有增强免疫功能的作用。

卡介苗(bacillus calmette-guerin,BCG) 是牛结核分枝杆菌减毒活菌苗,为非特异性免疫增强剂,能刺激多种免疫活性细胞,如巨噬细胞、T 细胞、B 细胞、自然杀伤细胞等,促进抗体的生成,增强机体的非特异性免疫能力,具有免疫佐剂的作用。

主要用于预防结核病,也可用于白血病、黑素瘤、肺癌等的辅助治疗,灭活卡介苗还可用于预防小儿感冒。不良反应较多,可见注射部位红肿、硬结、溃疡,也可出现寒战、高热、全身不适等,瘤内注射偶见过敏性休克,可致死。剂量过大时可抑制免疫功能,诱发感染或促使恶性肿瘤细胞扩散,故在使用时注意剂量控制。

左旋咪唑(levamisole,LMS) 为口服有效的免疫恢复剂和调节剂,能使受抑制的巨噬细胞和T细胞功能恢复正常。对免疫功能低下者,可促进抗体生成,提高机体免疫力;另外,还能增强巨噬细胞的趋化和吞噬功能。

临床主要用于免疫功能低下者,恢复免疫功能后,可增强机体的抗病能力。肺癌手术合用左旋咪唑可延长无瘤期,降低复发率及肿瘤死亡率。对鳞癌疗效较好,可减少远处转移。多种自身免疫性疾病,如类风湿关节炎、系统性红斑狼疮等用药后均可得到改善。不良反应主要有胃肠道反应,少见发热、头痛、乏力、光过敏等,偶见肝功能异常、血小板减少、白细胞减少等。

白细胞介素-2(interleukin-2,IL-2) 又称T细胞生长因子(T cell growth factor,TCGF),由T辅助细胞产生,可促进B细胞、自然杀伤细胞(NK细胞)、抗体依赖性杀伤细胞和淋巴因子激活的杀伤(LAK)细胞等的分化增殖。主要用于抗恶性肿瘤、免疫缺陷病和自身免疫性疾病的治疗和诊断。

白细胞介素-3(interleukin-3,IL-3) 由激活的T细胞产生,可刺激某些细胞分化为成熟的T细胞,还能刺激骨髓造血干细胞和各系统细胞分化、增殖,可促进自然细胞毒细胞的杀瘤活性。

近年来从激活的T细胞的产物中还分离出白细胞介素-4(IL-4)、白细胞介素-5(IL-5)、白细胞介素-6(IL-6)。

干扰素(interferon,IFN) 是一类机体经诱导而产生的糖蛋白,主要包括α、β、γ三种类型,具有抗病毒、抑制细胞增殖、调节免疫及抗肿瘤作用。

临床主要用于上呼吸道感染的预防,乙型肝炎、丙型肝炎、带状疱疹等病毒感染的治疗;还可用于肝癌、乳腺癌、肾细胞癌、卡波西肉瘤、多毛细胞白血病等疾病的治疗,对骨肉细胞瘤疗效较好。不良反应包括发热、白细胞减少、头痛、关节痛、恶心、疲乏、骨髓抑制、肝功能损害等。

【知识链接】
普通干扰素与长效干扰素
普通干扰素半衰期短,有效血药浓度维持时间短,血药浓度波动大,对病毒的作用效果较差,每周需给药2~3次,用药不方便,但价格相对低;长效干扰素半衰期长,血药稳态浓度时间长,效果较好,对普通干扰素无效的病毒性肝炎也具有一定的疗效,每周给药1次,使用方便,并且不良反应与普通干扰素相当,但价格很高。

转移因子(transfer factor,TF) 是从健康人或动物的淋巴细胞或淋巴组织、脾、腭扁桃体等处提取制备的一种核酸肽,本身无抗原性,可将供体细胞免疫作息转移给受者的淋巴细胞,使之转化、增殖、分化为致敏淋巴细胞,从而获得持久的供体样免疫力,仅限于细胞免疫,对体液免疫无效。

临床主要用于先天性或获得性细胞免疫缺陷病的补充治疗,还可用于某些难以控制的病毒性或真菌性感染,以及恶性肿瘤的辅助治疗。不良反应少,多为一过性,少数患者可出现注射部位酸胀、皮疹、皮肤瘙痒、肝功能损伤、发热等。

胸腺素(thymosin) 又称胸腺肽,是从胸腺中分离的一组小分子活性多肽,常用的有牛胸腺素和猪胸腺素。胸腺素主要作用是促进T细胞的分化成熟,增加成熟T细胞对抗原或其他刺激的免疫反应;还可增强免疫排斥和移植物抗宿主反应。主要针对细胞免疫,对体液免疫影响较小。

临床主要用于细胞免疫缺陷的疾病、某些自身免疫和晚期肿瘤。不良反应常见发热,少数人可有过敏反应。

【点滴积累】

环孢素是常用免疫抑制药,干扰素是常用免疫调节药。

思考题

1. 简述环孢素的药理作用和临床应用。

2. 常用免疫增强药有哪些?

3. 患者,女性,28岁,因"反复双膝关节疼痛6年,尿少2周"入院。4年前无明显诱因出现双膝关节疼痛,伴颜面部水肿。经检查,医师诊断为系统性红斑狼疮、狼疮性肾炎。治疗方案:泼尼松十环磷酰胺。

患者在使用了上述药物后,可能会出现哪些不良反应?

常用制剂和用法

环孢素 胶囊:25 mg、100 mg。口服,10～15 mg/(kg·d),在器官移植前3 h开始应用并维持2周,然后逐渐减至维持量5～10 mg/kg。注射剂:100 ml/10mg。静脉滴注可将50 mg以注射用生理盐水或5%葡萄糖注射液200 ml稀释后于2～6 h缓慢滴注,剂量为口服剂量的1/3。

他克莫司 胶囊:1 mg、0.5 mg。口服,成人150～250 μg/(kg·d),儿童200～300 μg/(kg·d),分3次服。注射剂:1 ml/5 mg。静脉注射成人25～50 μg/(kg·d),儿童50～100 μg/(kg·d)。

环磷酰胺 片剂:50 mg。口服,2～3 mg/(kg·d)。器官移植:静脉注射,0.2 g,1日1次或隔日1次,总量8～10 g为1个疗程。口服,50～150 mg/d。注射剂:100 mg、200 mg。弥漫性结缔组织病:静脉注射,按每次500～1000 mg/m²,每3～4周1次,用药期间多饮水。

硫唑嘌呤 片剂:50 mg。成人器官移植,口服或静脉注射,开始2～5 mg/(kg·d),依临床需要调整至维持量,通常为0.5～3 mg/(kg·d),肝功能减退者减量。成人自身免疫性疾病,起始剂量1～3 mg/(kg·d),疗效明显时减至最小有效维持量,如3个月无改善者停用。

卡介苗 混悬液:1 ml/10 mg。口服,每次75～150 mg,每周1～2次,1个月后改为每周或2周1次,第3个月后每月1次,直至1年,也可用于皮肤划痕、皮内注射或瘤内注射。

左旋咪唑 片剂:25 mg、50 mg。治疗肿瘤:每2周用药3日或者每周用药2日,每日3次,每次50 mg。自身免疫性疾病:每周2～3次,每次50 mg,连续用药。

转移因子 2 ml/U。肌内注射,每次2 ml,相当于10⁸个淋巴细胞,每周1～2次。

猪胸腺素 注射液:2 ml/2 mg。肌内注射,每次2～10 mg,1日或隔日1次。

(王 蕾)

269

第四十四章　解　毒　药

学习目标

1. 熟悉重金属及类金属中毒机制及解毒药的特点。
2. 了解常见农药中毒的解救方法;氰化物的中毒机制及其解毒药的特点。

第一节　常见农药的中毒和解毒药

杀虫农药按照化学结构分类除有机磷酸酯类外,还有有机氯类、有机氮类(氨基甲酸酯类、甲脒类、酰胺、脲、胍及苯胺类)、有机硫类(二硫代氨基甲酸酯类、沙蚕毒素类)、拟除虫菊酯类、杂环类(噻二唑类、联吡啶类)和其他复方农药(如无机农药、氟制剂、砷制剂、有机金属农药、植物性农药及其他生物性农药)等。各类农药,包括有机磷酸酯类在内,中毒的机制、表现以及解救方法各不相同,但解救的原则有一定的共性。

1. 清除毒物　包括清洗接触部位,催吐、导泻、洗肠等。强化利尿是加速农药排泄的重要措施之一,通常采用的方法为静脉补液后,给予静脉注射呋塞米 20～40 mg,也可选用其他利尿剂。利尿排毒时要注意防止电解质紊乱。

2. 给予支持与对症治疗　包括吸氧、降温、透析等。

3. 使用特效解毒剂拮抗　有机磷酸酯类的解毒剂为阿托品和胆碱酯酶复活药。某些农药为有特效的拮抗剂,如阿托品和亚甲蓝解有机氮类农药中毒、烟酰胺解噻二唑类敌枯双中毒、维生素 B₁解吡啶类农药中毒、巯基类络合物(如半胱氨酸、二巯丙醇及二巯丁二酸钠等)可有效解除沙蚕毒素类中毒。乙酰胺(解氟灵)是目前治疗氟乙酰胺中毒的有效解毒剂,毒性低,使用安全。

【知识链接】

特效解毒剂的使用注意事项

1. 抓紧时间,使用适时。对毒物本身的不良反应和解毒剂的局限性必须要有充分的认识,有机磷和氨基甲酸酯中毒时解毒药应尽快使用,但汞中毒用巯基类络合剂的治疗时机要恰当,过分积极反而可能加强汞的肾毒性。

2. 注意剂量,适宜地使用解毒剂,既不能用量不足,也不能过量造成解毒剂中毒。

3. 掌握解毒剂的适应证和禁忌证,根据不同情况正确使用。

第二节　金属及类金属中毒解毒药

常见的金属和类金属（如铅、汞、铜、铬、银、砷、锑、铋、磷等）能与机体细胞某些活性基团（—SH、—NH$_2$、—COOH、—OH 等）相结合，抑制某些酶的活性或导致细胞物质代谢功能障碍，引起人体中毒。

二 巯 丁 二 钠

【药理作用】　二巯丁二钠（sodium dimercaptosuccinate，Na－DMS）的化学结构中含有两个活泼巯基，能与金属离子结合成不易解离的无毒化合物，由尿排出，从而防止含巯基的酶与金属离子结合，使这些酶的活性免受抑制。应用原则为早期、反复用药。

【临床应用】　主要用于解救锑中毒，效果较好；对汞、砷、铅中毒有明显作用；对铜、钴、镍、镉等中毒也有效；还首选用于治疗肝豆状核变性病。

【不良反应和用药护理】　毒性较小，注射后可有口臭、头痛、头晕、恶心、乏力及四肢酸痛等，减慢注射速度可减轻症状。偶见过敏反应。

二 巯 丙 磺 钠

【药理作用和临床应用】　二巯丙磺钠（sodium dimercaptopropane sulfonate）分子中的两个巯基不但能与金属离子络合，形成不易解离的无毒化合物，由肾排出，而且还能夺取已经与酶结合的金属离子，恢复酶的活性。二巯丙磺钠是治疗汞、砷中毒的首选药；对铬、铋、铅、铜及锑中毒有一定疗效；还可用于灭鼠药毒鼠强中毒的解救。

【不良反应和用药护理】　静脉注射过快可引起恶心、头晕、口唇麻木、面色苍白及心悸等。少数人可发生皮疹、发热等过敏反应，个别人可发生剥脱性皮炎或过敏性休克。

依 地 酸 钙 钠

依地酸钙钠（calcium disodium edetate）又称解铅乐。

【药理作用】　能与多种金属离子（如铅、钴、铬、铜、镍、锰等）及放射性物质（镭、铀、钚、钍等）形成可溶性的络合物，随尿排出，产生解毒作用。本品对铅中毒疗效最好，对钴、铬、铜、镍、锰等中毒以及放射物质（镭、铀、钚、钍等）对机体的损害也有效，但对汞中毒无效。

【临床应用】　用于铅、锰、铜、镉等中毒，尤以铅中毒疗效好，也可用于镭、钚、铀、钍等放射性物质中毒的解救。

【不良反应和用药护理】　可有短暂的头晕、恶心、腹痛。用药期间应做尿常规检查，如有异常应停药，肾病患者禁用。

青 霉 胺

【药理作用和临床应用】　青霉胺（penicillamine）可与金属离子铜、汞、铅等络合成可溶性的络合物，由尿液迅速排出。临床主要用于铜、汞、铅中毒的解毒，也可治疗肝豆状核变性病，还可用于类风湿关节炎、硬皮病等。

【不良反应和用药护理】　偶见头痛、咽痛、乏力、恶心、腹痛。对肾有刺激，对骨髓有抑制作用。青霉素过敏者禁用。

- -

【知识链接】

肝豆状核变性病

肝豆状核变性病又称威尔逊病，是一种常染色体隐性遗传性铜代谢障碍性疾病。因铜在体内蓄积损害肝及大脑等而致病,临床主要表现为进行性加剧的肢体震颤、肌张力增高、智力减退等。

去铁胺(deferoxamine) 与 Fe^{3+} 形成稳定的无毒复合物由肾排出,还能进入肝细胞和肾小管细胞,除去铁蛋白及含铁血黄素中过量的铁离子,而对正常机体内铁离子无明显作用。临床主要用于治疗急性铁中毒。肌内注射局部可出现疼痛,静脉注射速度过快时可引起面部潮红、低血压等。

第三节 氰化物中毒及解毒药

氰化物是作用迅速的剧毒物质。常见的氰化物有氢氰酸、氰化钾及氰化钠等。另外桃仁、杏仁、枇杷核仁、梅仁及樱桃核仁和木薯、高粱秆中含有各种氰苷,人畜大量误服也可引起中毒。

【中毒机制】 氰化物进入体内释放出 CN^-,与细胞色素氧化酶的 Fe^{3+} 结合,形成氰化高铁细胞色素氧化酶,从而失去细胞色素氧化酶在细胞生物氧化过程中传递氧的功能,使组织不能利用氧,引起细胞缺氧窒息。中枢神经对缺氧最为敏感,若抢救不及时可因呼吸中枢麻痹而死亡。

常用的氰化物解毒药有高铁血红蛋白形成剂(如亚硝酸钠、亚甲蓝)和供硫剂(如硫代硫酸钠)。

亚 硝 酸 钠

【药理作用】 亚硝酸钠(sodium nitrite)在体内可使含 Fe^{2+} 的血红蛋白氧化为高铁血红蛋白,高铁血红蛋白对 CN^- 具有较强的亲和力,可与其牢固结合,从而清除血液中游离的 CN^- 并能夺取氰化细胞色素氧化酶中的 CN^-,从而保护或恢复细胞色素氧化酶的活性,发挥解毒作用。

【临床应用】 主要用于解救氰化物中毒,作用慢而持久。

【不良反应和用药护理】 静脉注射速度过快可引起恶心、呕吐、眩晕、头痛及低血压等;大剂量可引起高铁血红蛋白血症。

亚 甲 蓝

亚甲蓝(methylene Blue)又称美蓝。

【药理作用和临床应用】 亚甲蓝为氧化还原剂,剂量不同药理作用也不同。

1. 还原作用 小剂量(1~2 mg/kg)亚甲蓝在还原型辅酶 I 脱氢酶(NADPH)作用下,还原成还原型亚甲蓝,可将高铁血红蛋白还原为血红蛋白。主要用于高铁血红蛋白血症。

2. 氧化作用 大剂量(5~10 mg/kg)亚甲蓝进入机体后,还原型辅酶 I 脱氢酶不能使亚甲蓝全部转变为还原型亚甲蓝,氧化型亚甲蓝多,从而使血红蛋白氧化为高铁血红蛋白。主要与硫代硫酸钠交替使用,用于解救氰化物中毒,其机制与亚硝酸盐相同,但作用较亚硝酸钠弱。

【不良反应和用药护理】 大剂量静脉注射时可出现全身发蓝。禁止皮下、肌内注射,以免引起组织坏死。

硫 代 硫 酸 钠

硫代硫酸钠(sodium thiosulfate)又称大苏打。

【药理作用】 硫代硫酸钠具有活泼的硫原子,在转硫酶的作用下,可与体内游离的氰离子或与高铁血红蛋白结合的氰离子相结合,形成无毒的硫氰酸盐由肾排出而解毒;硫代硫酸钠在血液中可生成亚硫酸根离子,与钡离子结合为无毒的亚硫酸钡,从肾排出。

【临床应用】 主要用于氰化物中毒,常与亚硝酸钠合用以提高疗效。硫代硫酸钠也是钡盐中毒的特效解毒药,临床用于解救钡中毒。硫代硫酸钠还能与砷、汞、铋、碘形成低毒硫化物,也用于砷、汞、铋、碘中毒的解救。

【不良反应和用药护理】 偶有头晕、乏力、恶心、呕吐等。

思考题

1. 重金属及类金属中毒的解毒药有哪些？简述其解毒机制。

2. 氰化物中毒的机制是什么？常用解毒药的特点是什么？

3. 患者，男性，32岁，2 h前口服50％敌敌畏60 ml，现患者出现呕吐、大汗、双侧瞳孔1～2 mm，肠鸣音亢进，胸前有肌震颤，全血 AChE 活力30％。

除给以洗胃和氯解磷定治疗外，还应立即注射何种药物抢救？

常用制剂和用法

二巯丁二钠　注射剂：0.5 g、1 g。每次0.5 g，肌内注射，每日2次，可加2％普鲁卡因防止疼痛。用于急性中毒：每次1 g，首剂加倍，每小时1次，共4次。

二巯丙磺酸钠　注射剂：0.25 g/5 ml。用于急性中毒：每次250 mg，静脉注射，每4～5 h 1次；第2日起每日2～3次，以后每日1～2次；7日为1个疗程。

依地酸钙钠　注射剂：1 g/5 ml，片剂：0.5 g。用于铅中毒：每日0.5～1.0 g，静脉注射、静脉滴注或肌内注射，连用3～4日，再停用3～4日，为1个疗程。一般用3～5个疗程。

青霉胺　片剂：0.1 g。每日0.5～1.5 g，口服，分3～4次。

亚硝酸钠　注射剂：0.3 g/10 ml。静脉注射，成人：3％溶液，每次10～15 ml；儿童：6～10 mg/(kg·d)。

亚甲蓝　注射剂：20 mg/2 ml、50 mg/5 ml、100 mg/10 ml。1～2 mg/kg，加入25％葡萄糖20 ml中缓慢静脉注射，必要时1～2 h可重复给药1次。每次不超过0.2 g，每日不超过0.6 g。

乙酰胺　注射剂：2.5 g。肌内注射，每次2.5～5 g，每日2～4次。一般在中毒早期给予足量，首剂须达日剂量的50％；也可用50％乙酰胺5 ml肌内注射，每6～8 h 1次，连续注射5～7日。

硫代硫酸钠　注射剂：0.5 g/10 ml、1 g/20 ml。解氰化物中毒：每次12.5～25 g，静脉注射。其他中毒：每次0.5～5 g，每日1次，静脉注射。

（韩　蕾）

第四十五章　消毒防腐药

学习目标

1. 熟悉消毒防腐药的分类及其代表药物。
2. 了解常用消毒药的作用机制、临床应用及最适浓度。

　　消毒防腐药包括消毒药和防腐药两类,都是用化学的方法达到抑菌、杀菌或防腐的目的。消毒药是指能够快速杀灭病原微生物的药物。防腐药是指能够抑制病原微生物生长繁殖的药物。消毒药和防腐药之间无绝对的分界线,很多药物在低浓度的时候有抑菌作用,在高浓度时却有杀菌功能,因此将它们统称为消毒防腐药。这类药物对于病原体和机体细胞无明显的选择性,一般不全身用药,临床主要用于体表部位(皮肤、黏膜、伤口创面)、器械、排泄物和环境的消毒。

　　常用消毒防腐剂的代表药物及其作用特点,如表 45-1 所示。

表 45-1　常用消毒防腐剂的代表药物及其作用特点

药物分类	代表药物	特点
酚类	苯酚	临床主要用于外科器械的消毒、皮肤杀菌、止痒及中耳炎
醇类	乙醇	目前最常用的消毒防腐剂,主要用于注射、穿刺或手术前的皮肤消毒;20%~30% 乙醇可用于高热降温;40%~50%乙醇用于预防压疮等
醛类	甲醛	主要用于保存疫苗和固定标本,以及器械、房间等消毒,还可用于龋齿
酸类	过氧乙酸	属于强氧化剂,有腐蚀性和漂白作用,对细菌、真菌、病毒、芽胞等各种病原微生物均具有强大的杀灭作用。主要用于消毒室内地面、病房用品、非金属类医疗器械、水果、蔬菜、餐具、皮肤等
卤素类	碘伏	属于广谱杀菌剂,对细菌、病毒、芽胞、真菌和原虫都有杀灭作用。常用于皮肤感染和消毒,治疗烫伤、滴虫性阴道炎和真菌性阴道炎等
氧化剂	高锰酸钾	属于强氧化剂,具有杀菌和抑菌作用,主要用于急性皮肤炎症、急性湿疹、溃疡、脓肿、伤口,也可用于水果、餐具的消毒。反复使用有一定的腐蚀性和刺激性
表面活性剂	苯扎溴铵	广谱快速杀菌剂。对多数细菌、真菌及部分病毒有效,但对芽胞、结核杆菌和铜绿假单胞梭形杆菌无效。主要用于皮肤、黏膜、伤口及烧伤创面的消毒,也可用于手术器械的消毒和保存

第一节　酚　　类

　　酚类消毒剂能够使蛋白质凝固变性而抗菌,对细菌和真菌有效,但对芽胞和病毒无效。

　　苯酚(phenol)　又称石炭酸,浓度不同作用和用途亦不同:0.5%~1%的苯酚水溶液或 2%的苯酚软膏主要用于皮肤止痒；1%～2%的苯酚甘油溶液用于治疗外耳炎及中耳炎；3%～5%的苯酚溶液主要用于手术器械、房屋及创面脓液、分泌物或排泄物的消毒。5%以上的水溶液对皮肤黏膜具有较强的腐蚀性和刺激性，可引起新生儿黄疸，6 个月以下的小儿禁用，皮肤破损处禁用。误服苯酚引起肝衰竭可致死。

甲酚（cresol）　又称煤酚，机制同苯酚，作用较苯酚强 3 倍以上，但腐蚀性和毒性低。临床常配制成不同浓度的皂溶液 Lysol（又称来苏儿），用于皮肤、橡胶手套（<2%）、器械（浸泡半小时）、金属、木质家具、房屋、空气（3%～5%）、厕所及排泄物（5%～15%）的消毒。

第二节　醇　类

醇类药物能够使蛋白质脱水、凝固变性而抗菌，对芽胞和病毒无效。

乙醇（alcohol）　又称酒精，是目前最常用的消毒防腐剂，临床常用 75%的乙醇溶液（即医用酒精），可在 2 min 内将皮肤表面 90%的细菌杀死，用于注射、穿刺或手术前的皮肤消毒；20%～30%浓度的乙醇可用于高热患者皮肤的降温；40%～60%浓度的乙醇用于预防压疮。

乙醇对皮肤黏膜有一定的刺激性，不宜用于皮肤破损、糜烂及眼等处；消毒时不做大面积涂擦以防引起体温降低；一般不用于手术和牙科器械的消毒。偶见过敏反应，误服可引起急性中毒。配制和使用各浓度乙醇均须使用"药用乙醇"，并防止挥发。

苯氧乙醇（phenoxyethanol）　对铜绿假单胞菌有强大的杀灭作用，对革兰氏阳性菌和其他革兰氏阴性菌的作用相对较弱，临床常用 1%～2%的苯氧乙醇水溶液（其中加 10%乙醇）治疗烧烫伤及其他皮肤铜绿假单胞菌感染。不良反应和禁忌与乙醇相似。

第三节　醛　类

醛类药物能使蛋白质沉淀变性，为高效消毒剂，可杀灭细菌、真菌、芽胞及病毒。

甲醛（formaldehyde）　又称蚁醛，40%甲醛水溶液称为福尔马林。10%的甲醛溶液可以保存疫苗和固定生物标本；2%的甲醛溶液可用做器械消毒（需浸泡 1～2 h）；甲醛蒸气可用于空气消毒；牙科还将甲醛配成干髓剂，用于龋齿做充填髓洞，使牙髓失活。甲醛刺激性大，尤其是对眼和鼻黏膜，大量吸入可引起中枢神经系统毒性，甚至死亡。

戊二醛（glutaraldehyde）　杀菌作用是甲醛的 2～10 倍，且抗菌谱广，对革兰氏阳性、革兰氏阴性菌及结核杆菌、某些真菌和病毒，包括乙型肝炎病毒和艾滋病病毒均有杀灭作用，对芽胞也有缓慢的杀菌作用。2%戊二醛碱性水溶液或异丙嗪溶液用于医疗器械和设备的浸泡消毒，5%～10%戊二醛溶液用于面部以外寻常疣的治疗，10%戊二醛溶液可治疗多汗症。不良反应和禁忌与甲醛相似。碱性溶液可腐蚀铝制品。

第四节　酸　类

酸类药物的酸性可改变细菌生长环境，使病原微生物的蛋白质变性沉淀，从而发挥消毒作用。

过氧乙酸（peracetic acid）　又称过醋酸，具有强氧化性，对细菌、真菌、病毒、芽胞等各种病原微生物均具有强大的杀灭作用。0.04%过氧乙酸溶液喷洒或熏蒸用于餐具、空气、地面、墙壁、家具等的消毒；0.1%～0.2%过氧乙酸溶液用于洗手消毒（需浸泡 1 min）；0.3%～0.5%过氧乙酸溶液用于手术器械消毒；1%过氧乙酸溶液用于衣物、被单的消毒（浸泡 2 h）。过氧乙酸具有强酸性，对皮肤黏膜有刺激性,对有色织物有漂白作用,对金属用品有腐蚀性,性质不稳定,易挥发,需现用现配。

苯甲酸(benzoic acid) 又称安息香酸,同时具有抗真菌和抗细菌作用,在酸性环境下作用较强。0.05%～0.1%的苯甲酸溶液用于食品和药物的防腐;6%～12%的苯甲酸水杨酸酊剂或软膏,用于皮肤浅部真菌感染,如手癣、足癣、体癣等的二线用药。苯甲酸毒性小,外用可引起接触性皮炎。

硼酸(boric acid) 是弱性防腐剂,临床常用3%的硼酸溶液用于眼、口腔、膀胱、子宫等的冲洗,10%硼酸软膏局部外用治疗化脓性皮炎。硼酸刺激性小,但大面积创面、湿疹或婴儿使用含硼酸过多的扑粉均可透皮吸收而中毒。

冰醋酸(acetic acid) 外用于各种皮肤浅部真菌感染、鸡眼和疣的治疗,30%的冰醋酸溶液还可治疗灰指甲。冰醋酸常引起刺激性疼痛。

乳酸(lactic acid) 抗菌作用弱,不同浓度的溶液可用于空气消毒、食物防腐以及滴虫性阴道炎(5%乳酸阴道栓)的治疗。高浓度对皮肤黏膜有刺激性和腐蚀性。

第五节 卤 素 类

卤素类药物主要通过卤化和氧化菌体原浆蛋白,使蛋白质变性而杀菌。对细菌、真菌、芽胞、病毒等微生物都有较强大的杀灭作用。

次氯酸钠(sodium hypochlorite) 是一种高效、广谱的消毒剂,对各种细菌、病毒、芽胞均有杀灭作用,对肝炎病毒有特效。常加入不同类型的表面活性剂、稳定剂制成84消毒液、清洗消毒液,用于医疗器械、排泄物、周围环境、生活用品、不锈钢餐具、水果、蔬菜等的消毒,浓度按消毒物不同配置。次氯酸钠有一定的刺激性、腐蚀性和漂白作用,使用时应戴手套,吸入过多可引起咳嗽甚至窒息。

含氯石灰(chlorinated lime) 又称漂白粉,是次氯酸钙、氯化钙和氢氧化钙的混合物,具有消毒杀菌作用。0.03%～0.15%溶液用于饮水消毒,0.5%溶液用于消毒用具,1%～3%喷洒用于厕所、浴室等室内消毒,10%～20%的乳液或干粉用于排泄物(如粪便、尿液)和分泌物的消毒。由含氯石灰和硼酸配置而成的优锁消毒剂主要用于伤口的消毒,一般不灌洗。含氯石灰刺激性强,误服可引起消化道黏膜刺激、腐蚀反应,重者可致昏迷。禁用于金属制品和有色织物。应现用现配。

碘(iodine) 具有强大的抗菌活性,对细菌、芽胞、真菌、病毒、阿米巴原虫均有强大的杀灭作用,对皮肤刺激性强,2%碘酊(又称碘酒)主要作为完整皮肤的消毒,杀菌活性可持续15 min,也可用于小伤口或擦伤的治疗以及饮水的消毒。碘甘油局部用于治疗口腔黏膜感染、牙龈炎等口腔疾病。复方碘溶液作为咽喉涂剂治疗咽喉炎和滤泡性腭扁桃体炎。皮肤消毒后均需用酒精脱碘。误服可致循环衰竭、喉头水肿,重者可因窒息而死亡。对碘过敏者禁用。

碘伏(iodophors) 又称碘附、强力碘,临床上常用的碘伏类物质是聚维酮碘(PVP－iodine)。碘伏杀菌力强、抗菌谱广、刺激性小、药效持久,能杀灭细菌、真菌、病毒、芽胞和原虫。主要用于术前皮肤、黏膜消毒,以及公共卫生和食品餐具的消毒,也可用于治疗烫伤、滴虫性阴道炎或真菌性阴道炎。

第六节 氧 化 剂

氧化剂药物遇到有机物后可释放新生态氧,使菌体内活性基团氧化而杀菌。

高锰酸钾(potassium permanganate,PP) 又称灰锰氧,属强氧化剂,具有杀菌和抑菌作用,杀菌力强于过氧化氢,其消毒效力易受外界条件的干扰。0.1%溶液可用于水果、食物、餐具的消毒及冲洗溃疡或脓肿;0.025%～0.01%溶液用于急性皮肤炎症或急性湿疹的湿敷和冲洗,面积广者可湿浴;0.01%～0.02%溶液用于药物中毒时洗胃;1%溶液治疗腋臭、足部浅部真菌感染,以及处理毒蛇咬伤的伤口。高锰酸钾浓溶液有腐蚀性,稀释液反复使用也有一定的腐蚀性和刺激性;可使衣物、皮肤、指(趾)甲染色;禁与碘化物等还原剂配伍,各浓度溶液现用现配。

过氧化氢(hydrogen peroxide)　又称双氧水,为强氧化剂,杀菌力弱,作用时间较短,对厌氧菌较敏感,具有消毒、防腐、除臭及清洁的作用。1.5%～3%双氧水常用于治疗口腔溃疡或炎症、白喉,以及化脓性外耳炎、中耳炎、腭扁桃体炎的辅助治疗;外科清创换药亦广泛使用。双氧水对黏膜或创面有轻度的刺激。

第七节　表 面 活 性 剂

表面活性剂通过改变细菌胞质膜通透性,使菌体内容物外泄而杀菌。

苯扎溴铵(benzalkonium bromide)　又称新洁尔灭,是季铵类阳离子表面活性剂,是一种广谱快速杀菌剂。低浓度时对各类细菌有杀菌作用;较高浓度对革兰氏阳性菌敏感,对真菌及部分病毒有效,对芽胞、结核杆菌和铜绿假单胞菌无效。乙醇可加强本品的杀菌效果。将5%的苯扎溴铵稀释成0.1%或0.05%溶液,用于皮肤、黏膜、伤口及烧伤创面的消毒;为防止生锈加0.5%亚硝酸钠用于手术器械的消毒和保存;0.02%～0.05%溶液用于阴道灌洗;0.005%溶液用于膀胱和尿道灌洗。避免用于膀胱镜、眼科器械和合成橡胶的消毒。苯扎溴铵浓溶液具有腐蚀性,与皮肤接触可造成损伤甚至坏死;冲洗体腔应防止吸收中毒。

氯己定(chlorhexidine)　又称洗必泰,属于广谱杀菌作用的阳离子表面活性剂,作用较苯扎溴铵强,对革兰氏阳性菌作用强于革兰氏阴性菌,尤其在中性和酸性环境中抗菌作用更强,且细菌不易产生耐药性;对真菌和部分病毒(如HIV、HBV)也具备杀灭能力,室温下对芽胞无效。0.5%氯己定乙醇溶液用于手术区皮肤消毒;0.5%氯己定乳膏用于烧伤、烫伤感染;0.01%氯己定溶液常作为滴眼液的防腐剂;0.05%氯己定溶液可滴耳或冲洗伤口;0.02%氯己定溶液膀胱灌洗及术前泡手;0.5%醋酸氯己定或葡萄糖酸氯己定乙醇溶液用于器械的消毒。氯己定可引起过敏性皮炎或接触性皮炎,高浓度对中耳及眼有一定的刺激性。

第八节　染　料　类

染料有酸性和碱性两类,它们的阳离子或阴离子可以与蛋白质的羧基或氨基结合,从而影响细菌的代谢而达到抗菌目的。

依沙吖啶(ethacridine)　又称雷佛奴尔或利凡诺,主要针对革兰氏阳性菌及少数革兰氏阴性菌。0.1%～0.2%依沙吖啶溶液常用于外科创伤、皮肤黏膜糜烂感染创面的冲洗和湿敷,也用于口腔黏膜溃疡、牙龈炎、牙周炎的辅助治疗;0.05%～0.10%依沙吖啶溶液用于冲洗一般创面及含漱,也可用于妊娠中期引产。一般治疗浓度无组织刺激性;水溶液不稳定,遇光变色失效;禁与含氯溶液、苯酚、碘制剂及碱性药物配伍。

甲紫(methylrosaniline chloride)　又称龙胆紫,属三苯甲烷类抗菌性染料,主要针对革兰氏阳性菌尤其是葡萄球菌有杀菌作用,对致病性念珠菌也有效,能与坏死组织结合形成保护膜并有收敛作用。0.25%～2%甲紫溶液外用于皮肤、黏膜的化脓杆菌和真菌性感染,也可用于口腔及唇部溃疡、糜烂、疱疹及白色念珠菌性口炎;0.1%～1%甲紫溶液用于烧伤、烫伤局部涂擦。动物实验表明,甲紫有致癌性,故有伤口处禁用,有部分国家已停止用于黏膜及开放性伤口;外用可引起接触性皮炎;局部吸收后有胃肠道反应,故不宜长期使用。

【知识链接】

硝酸银的临床应用及其中毒解救

硝酸银(silver nitrate)杀菌力和腐蚀性都很强,常用棒剂腐蚀过度生长的肉芽组织或疣,还可配成0.25%～0.5%溶液用于治疗眼部感染,也可配成5%～10%溶液用于黏膜溃疡面的烧灼。

硝酸银过量误服会引起中毒,表现为口腔黏膜出现白色病损,恶心、呕吐、胸骨后及上腹部灼痛、腹泻、呼吸困难、抽搐,严重者可因休克、肺水肿、窒息而死亡。急救处理:用大量食盐水洗胃,使可溶性银盐变为不溶性氯化银;内服黏膜保护剂及牛奶、蛋清等;根据不同症状对症处理。

思考题

1. 简述消毒防腐药的分类及其代表药物。

2. 常用酸类消毒防腐药有哪些?简述其临床应用及主要不良反应。

3. 常用卤素类消毒防腐药有哪些?简述其临床应用及主要不良反应。

4. 患者,25岁,右前臂皮肤浅Ⅱ度烫伤1 h,创面外露。在进行清创换药时,有哪些消毒剂可供选择?

常用制剂和用法

苯酚　1%～5%溶液:用于器械消毒及排泄物处理;2%软膏:皮肤杀菌及止痒;1%～2%苯酚甘油:用于中耳炎滴耳。

甲酚　配成皂溶液,1%～2%:用于手消毒;5%～10%:用于器械和环境消毒。

乙醇　75%:外用;无水乙醇注射液:10 ml,作为神经破坏剂使用。

戊二醛　2%溶液:用于器械消毒;10%溶液:用于多汗症及寻常疣。

过氧乙酸　0.25%～0.05%溶液:用于消毒室内地面、病房用品、非金属类医疗器械、水果、蔬菜、餐具、皮肤等。

碘酊　2%溶液:完整皮肤消毒,用后需70%乙醇脱碘,还可用于小伤口和擦伤。

碘伏　0.25%～0.5%溶液:用于外科洗手、手术部位及注射部位皮肤的消毒;0.05%～0.1%溶液:用于口腔黏膜及创口创面擦拭;0.025%溶液:阴道黏膜及伤口创面冲洗。

高锰酸钾　片剂:0.1 g。0.025%溶液:用于急性皮肤病或急性湿疹伴感染的湿敷,每次0.5～1 h,每日重复3～5次,面积大者也可药浴。0.1%溶液:用于冲洗溃疡或脓疡,处理蛇咬伤及水果食物消毒。

过氧化氢　溶液:1.5%～3%,外用皮肤、黏膜、创面、外耳道感染及中耳炎等。

苯扎溴铵　0.1%溶液:用于皮肤、黏膜消毒,术前泡手,手术器械消毒和保存;0.01%溶液:用于创面消毒;0.02%～0.05%溶液:用于阴道灌洗;0.005%溶液:用于膀胱和尿道灌洗。

氯己定　0.05%溶液:用于创伤、烧伤、皮肤损伤等的消毒;0.5%的醋酸氯己定溶于70%的乙醇溶液:用于手术区皮肤准备,还可用于医疗器械紧急消毒,浸泡2 min即可;0.05%的醋酸氯己定水溶液:用于洁净器械的保存和消毒,浸泡30 min,并加入0.1%的亚硝酸钠以防止金属生锈。0.02%和0.05%溶液:用作灌洗液。

依沙吖啶　0.1%～0.2%溶液:用于皮肤、黏膜、创面的消毒。

(王　蕾)

英汉名词对照

α-methyltyrosine　α-甲基酪氨酸

A

acarbose　阿卡波糖

acebutolol　醋丁洛尔

acenocoumarol　醋硝香豆素

paracetamol　对乙酰氨基酚

acetarsol　乙酰胂胺

acetazolamide　乙酰唑胺

acetylcysteine　乙酰半胱氨酸

acetylspiramycin　乙酰螺旋霉素

acipimox　阿西莫司

acyclovir　阿昔洛韦（无环鸟苷）

vidarabine　阿糖腺苷

adrenaline,AD　肾上腺素

adrenoceptor　肾上腺素受体

adrenoceptor agonists　肾上腺素受体激动药

adrenoceptor blocking drugs　肾上腺素受体拮抗药

adriamycin　阿霉素

affinity　亲和力

agonist　激动药

albendazole　阿苯达唑

albuterol　沙丁胺酸

alfenoxynol　烷苯醇醚

alphaprodine　阿法罗定

amantadine　金刚烷胺

amikacin　阿米卡星

amiloride　阿米洛利

aminophylline　氨茶碱

amiodarone　胺碘酮

amitriptyline　阿米替林

amlodipine　氨氯地平

ammonium chloride　氯化铵

amoxycillin　阿莫西林

amphotericin B　两性霉素 B

ampicillin　氨苄西林

anadol　安那度

anesthetic ether　麻醉乙醚

anesthetics　麻醉药

anisodamine　山莨菪碱

antagonist　拮抗药

anticoagulant drugs　抗凝血药

antiplatelet drugs　抗血小板药

antithombinⅢ,AT Ⅲ　抗凝血酶Ⅲ

aramine　阿拉明

artemether　蒿甲醚

artemisinin　青蒿素

aspirin　阿司匹林

astemizole　阿司咪唑

atenolol　阿替洛尔

atracurium　阿曲库铵

atropine　阿托品

autonomic nervous system　自主神经系统

azasetron　阿扎司琼

azathioprine　硫唑嘌呤

azithromycin　阿奇霉素

azlocillin　阿洛西林

aztreonam　氨曲南

B

barbiturates　巴比妥

beclomethasone　倍氯米松

bemegride　贝美格

benactyzine　贝那替秦

bendroflumethiazide　苄氟噻嗪

benserazide　苄丝肼

benzatropine　苯扎托品

benzhexol　苯海索

benzodiazepines,BZ　苯二氮䓬

benzonatate　苯佐那酯

bisacodyl　比沙可啶

bismuth potassium citrate　枸橼酸铋钾

bismuth subcarbonate　次碳酸铋

bleomycin,BLM　博来霉素

blocker　阻滞药

bromhexine　溴己新

bromocriptine　溴隐亭

buclizine　布克利嗪

bumetanide　布美他尼

bupivacaine　布比卡因

busulfan　白消安

C

caffeine 咖啡因

caffeine and sodium benzoate 苯甲酸钠咖啡因,安钠咖

calcium leucovorin 甲酰四氢叶酸钙

captopril 卡托普利

carbachol 卡巴胆碱

carbamazepine 卡马西平

carbamylcholine 氨甲酰胆碱

carbenicillin 羧苄西林

carbidopa 卡比多巴

carbimazole 卡比马唑

carboplatin,CBP 卡铂

carvedilol 卡维地洛

catecholamines 儿茶酚胺类

catechol-O-methyltransferase,COMT 儿茶酚氧位甲基转移酶

cefaclor 头孢克洛

cefadroxil 头孢羟氨苄

cefamandole 头孢孟多

cefazolin 头孢唑林

cefepime 头孢吡肟

cefoperazone 头孢哌酮

cefotaxime 头孢噻肟

cefoxitin 头孢西丁

cefpirome 头孢匹罗

cefradine 头孢拉定

ceftazidime 头孢他啶

cefuroxime 头孢呋辛

celecoxib 塞来昔布

central stimulants 中枢兴奋药

cephalexin 头孢氨苄

cephaloridine 头孢噻啶

cephalothin 头孢噻吩

cephamycin 头霉素

chiniofon 喹碘方

chloral hydrate 水合氯醛

chloramphenicol 氯霉素

chloripramine 氯米帕明

chlormadinone 氯地孕酮

chloroquine 氯喹

chlorothiazide 氯噻嗪

chlorpheniramine 氯苯那敏

chlorpromazine 氯丙嗪

chlorpropamide 氯磺丙脲

chlorprothixene 氯普噻吨

cholestyramine 考来烯胺

choline acetylase 胆碱乙酰化酶

cholinergic nerve 胆碱能神经

cholinesterase reactivators 胆碱酯酶复活药

cholinesterase 胆碱酯酶

cholinoceptor agonists 胆碱受体激动药

cholinoceptor blocking drugs 胆碱受体拮抗药

cholinoceptor 胆碱受体

chondroitine sulfate 硫酸软骨素

ciclosporin,CsA 环孢素

ciglitazone 环格列酮

cilastatin 西司他丁

cimetidine 西咪替丁

ciprofloxacin 环丙沙星

cisplatin,DDP 顺铂

clarithromycin 克拉霉素

clavulanic acid 克拉维酸

clenbuterol 克伦特罗

clindamycin 克林霉素

clioquinol 氯碘羟喹

clofazimine 氯法齐明

clomiphene 氯米芬

clonazepam 氯硝西泮

clonidine 可乐定

clotrimazole 克霉唑

cloxacillin 氯唑西林

clozapine 氯氮平

coagulants 促凝血剂

codeine 可待因

competitive muscular relaxants 竞争型肌松药

cortisone 可的松

coumarin 香豆素类

cyclopenthiazide 环戊噻嗪

cyclophosphamide,CTX 环磷酰胺

cyproheptadine 赛庚啶

cytarabine,Ara-C 阿糖胞苷

D

dactinomycin,DACT 放线菌素 D

dapsone 氨苯砜

dehydrocholic acid 去氢胆酸

dehydroemetine 去氢依米丁

dermatan sulfate 硫酸皮肤素

desipramine 地昔帕明

dextran 右旋糖酐

dextromethorphan　右美沙芬

diazepam　地西泮

diclofenac　双氯芬酸

dicloxacillin　双氯西林

dicoumarol　双香豆素

dicyclomine　双环维林

diethylcarbamazine　乙胺嗪

diethylstilbestrol　己烯雌酚

dihydralazine　双肼屈嗪

dihydrochlorothiazide　氢氯噻嗪

dihydroetorphine　二氢埃托啡

diiodhydroxyquinoline　双碘喹啉

diloxanide　二氯尼特

dimefline　二甲弗林

dioctahedral smectite　双八面体蒙脱石

diphenhydramine　苯海拉明

diphenoxylate　地芬诺酯

diponium bromide　地泊溴铵

dipterex　敌百虫

dipyridamole　双嘧达莫

disopyramide　丙吡胺

disseminated intravascular coagulation,DIC　弥散性血
　管内凝血

dobutaimine　多巴酚丁胺

domperidone　多潘立酮

donepezil　多奈哌齐

dopa　多巴

dopamine,DA　多巴胺

doxazosin　多沙唑嗪

doxepin　多塞平

doxycycline　多西环素

droperidol　氟哌利多

D‐tubocurarine　筒箭毒碱

E

econazole　益康唑

efferent nervous system　传出神经系统

efficacy　效能

emetine　依米丁

enalapril　依那普利

endothelium‐dependent relaxing factor,EDRF　内皮
　依赖性舒张因子

enflurane　恩氟烷

enoxacin　依诺沙星

ephedrine　麻黄碱

epinephrine　肾上腺素

erythromycin　红霉素

eserine　依色林

esmolol　艾司洛尔

estazolam　艾司唑仑

estradiol　雌二醇

estradiol valerate　戊酸雌二醇

estriol　雌三醇

etacrynic acid　依他尼酸

etamsylate　酚磺乙胺

ethambutol　乙胺丁醇

ethinylestradiol　炔雌醇

ethosuximide　乙琥胺

etidocaine　依替卡因

etynodiol diacetate　双醋炔诺酮

eucatropine　尤卡托品

exocytosis　胞裂外排

F

famciclovir　泛昔洛韦

famotidine　法莫替丁

fenofibrate　非洛贝特

fentanyl　芬太尼

ferric ammonium citrate　枸橼酸铁铵

ferrous sulfate　硫酸亚铁

fibrinolytic drugs　纤维蛋白溶解药

filgrastim,G‐CSF　非格司亭

flavoxate　黄酮哌酯

fleroxacin　氟罗沙星

flucloxacillin　氟氯西林

flucytosine　氟胞嘧啶

flumazenil　氟马西尼

fluorouracil　氟尿嘧啶

fluoxetine　氟西汀

fluphenazine　氟奋乃静

flurazepam　氟西泮

folic acid　叶酸

fosinopril　福辛普利

furazolidone　呋喃唑酮

furosemide　呋塞米

G

galanthamine　加兰他敏

gallamine triethiodide　戈拉碘铵

ganciclovir　更昔洛韦

ganglionic blocking drugs　神经节阻滞药

gatifloxacin　加替沙星

gentamicin　庆大霉素

gliclazide　格列齐特

glimepiride　格列美脲

glutethimide　格鲁米特

glyburide　格列本脲

glycerin　甘油

glycopyrronium bromide　格隆溴铵

gossypol　棉酚

granisetron　格拉司琼

granulocyte colony stimulating factor,G‑CSF　粒细胞集落刺激因子

granulocyte‑macrophage colony stimulating factor,GM‑CSF　粒细胞/巨噬细胞集落刺激因子

H

haloperidol　氟哌啶醇

halothane　氟烷

harringtonine　三尖杉酯碱

hemicholine　芯胆碱

heparan sulfate　硫酸乙酰肝素

heparin　肝素

high molecular weight kininogen,HMWK　高分子激肽原

histamine　组胺

homatropine　后马托品

hydralazine　肼屈嗪

hydrochlorothiazide　氢氯噻嗪

hydroxyurea,HU　羟基脲

I

ibuprofen　布洛芬

imipenem　亚胺培南

imipramine　丙米嗪

indapamide　吲哒帕胺

indomethacin　吲哚美辛

interferon,IFN　干扰素

interleukin‑2,IL‑2　白细胞介素-2

interleukin‑3,IL‑3　白细胞介素-3

inteinsic activity　内在活性

intrinsic sympathomimetic activity,ISA　内在拟交感活性

ipratropium bromide　异丙托溴铵

irbesartan　伊贝沙坦

iron dextran　右旋糖酐铁

isoniazid　异烟肼

isoprenaline,ISO　异丙肾上腺素

isopropamide Iodide　异丙碘铵

isosorbide dinitrate　硝酸异山梨酯

isosorbide mononitrate　单硝酸异山梨醇酯

itraconazole　伊曲康唑

K

kanamycin　卡那霉素

ketamine　氯胺酮

ketoconazole　酮康唑

ketotifen　酮替芬

kitasamycin　吉他霉素

L

labetalol　拉贝洛尔

lactasin　乳酶生

lamivudine　拉米夫定

levamisole,LMS　左旋咪唑

levodopa,L‑dopa　左旋多巴

levofloxacin　左氧氟沙星

lidocaine　利多卡因

lincomycin　林可霉素

liquid paraffin　液状石蜡

lisinopril　赖诺普利

lithium carbonate　碳酸锂

lobeline　洛贝林

lomefloxacin　洛美沙星

lorazepam　劳拉西泮

losartan　氯沙坦

lovastatin　洛伐他汀

M

madopar　美多巴

magnesium sulfate　硫酸镁

malathion　马拉硫磷

mannitol　甘露醇

maprotiline　马普替林

mebendazole　甲苯达唑

mecamylamine　美卡拉明

medecamycin　麦迪霉素

medroxyprogesterone　甲羟孕酮

megestrol　甲地孕酮

megimide　美解眠

melatonin　褪黑素

meleumycin　麦白霉素

meloxicam　美洛昔康

membrane stabilization　膜稳定作用

menfegol　孟苯醇醚

meprobamate,6‑MP　甲丙氨酯

mercaptopurine　巯嘌呤

mesterolone　美睾酮

metandienone　美雄酮

metaraminol　间羟胺

metformin 甲福明

methadone 美沙酮

methaqualone 甲喹酮

methotrexate 甲氨蝶呤

methylphenidate 哌醋甲酯

methyltestosterone 甲睾酮

methylthiouracil,MTU 甲硫氧嘧啶

metoclopramide 甲氧氯普胺

metoprolol 美托洛尔

metronidazole 甲硝唑

metyrapone 美替拉酮

mexiletine 美西律

mianserin 米安色林

miconazole 咪康唑

mifepristone 米非司酮

miglitol 米格列醇

minocycline 米诺环素

minoxidil 米诺地尔

miocamycin 米欧卡霉素

misoprostol 米索前列醇

mitomycin,MMC 丝裂霉素

mitotane 米托坦

mivacurium 米库铵

mono - amine oxidase,MAO 单胺氧化酶

morphine 吗啡

moxonidine 莫索尼定

muscarine 毒蕈碱

N

nadolol 纳多洛尔

naloxone 纳洛酮

naltrexone 纳曲酮

nandrolone phenylpropionate 苯丙酸诺龙

naproxen 奈普生

neomycin 新霉素

neostigmine 新斯的明

neo-synephrine 新福林

niclosamide 氯硝柳胺

nicorandil 尼可地尔

nicotinic muscle,N_M 骨骼肌细胞膜 N 胆碱受体

nicotinic neuronal,N_N 神经节 N 胆碱受体

nifedipine 硝苯地平

nikethamide 尼可刹米

nimesulide 尼美舒利

nitecapone 硝替卡朋

nitrazepam 硝西泮

nitroglycerin 硝酸甘油

sodium nitroprusside 硝普钠

nitrous oxide,N_2O 氧化亚氮

nizatidine 尼扎替丁

noradrenaline,NA 去甲肾上腺素

noradrenergic nerve 去甲肾上腺素能神经

norepinephrine,NE 去甲肾上腺素

norethisterone 炔诺酮

norfloxacin 诺氟沙星

norgestrel 炔诺孕酮

norvancomycin 去甲万古霉素

nystatin 制霉菌素

O

obidoxime 双复磷

ofloxacin 氧氟沙星

omeprazole 奥美拉唑

ondansetron 昂丹司琼

opioid 阿片

organophosphates 有机磷酸酯类

oseltamivir phosphate 磷酸奥司他韦

oxacillin 苯唑西林

oxybutynin 奥昔布宁

oxyphenbutazone 羟基保泰松

oxyphencyclimine 羟苄利明

oxyphenonium bromide 奥芬溴铵

oxytocin 缩宫素

P

paclitaxel 紫杉醇

p - aminomethylbenzoic acid,PABA 氨甲苯酸

pancreatin 胰酶

pancuronium bromide 泮库溴铵

parathion,1605 对硫磷

pefloxacin 培氟沙星

penciclovir 喷昔洛韦

penfluridol 五氟利多

penicillin 青霉素

pentazocine 喷他佐辛

penthienate bromide 喷噻溴铵

pentoxyverine 喷托维林

pepsin 胃蛋白酶

perindopril 培哚普利

pemoline 匹莫林

perphenazine 奋乃静

pethidine 哌替啶

pharmacodynamics 药物效应动力学

pharmacokinetics 药物代谢动力学

pharmacology 药理学

phenformin 苯乙福明

phenobarbital 苯巴比妥

phenolphthalein 酚酞

phenoxybenzamine 酚苄明

phentolamine 酚妥拉明

phenylbutazone 保泰松

phenylephrine 去氧肾上腺素

physostigmine 毒扁豆碱

pilocarpine 毛果芸香碱

pindolol 吲哚洛尔

pioglitazone 吡格列酮

pipemidic acid 吡哌酸

pipenzolate bromide 溴哌喷酯

piperacillin 哌拉西林

piperazine 哌嗪

pipotiazine 哌泊噻嗪

pirenzepine 哌仑西平

piroxicam 吡罗昔康

potency 效价强度

pralidoxime chloride,PAM-Cl 氯解磷定

pralidoxime iodide,PAM 碘解磷定

praziquantel 吡喹酮

prazosin 哌唑嗪

prekallikrein,Pre-K 前激肽释放酶

prescription drugs 处方药

primaquine 伯氨喹

primidone 扑米酮

procainamide 普鲁卡因胺

procaine 普鲁卡因

proglumide 丙谷胺

promethazine 异丙嗪

propafenone 普罗帕酮

propantheline bromide 溴丙胺太林

propranolol 普萘洛尔

propylthiouracil,PTU 丙硫氧嘧啶

prostacyclin,PGI_2 前列环素

protamine sulfate 硫酸鱼精蛋白

pyrantel 噻嘧啶

pyrazinamide 吡嗪酰胺

pyridostigmine 吡斯的明

pyrimethamine 乙胺嘧啶

Q、R

quinapril 喹那普利

quinine 奎宁

ramipril 雷米普利

ranitidine 雷尼替丁

receptor 受体

repaglinide 瑞格列奈

reserpine 利血平

ribavirin 利巴韦林

rifampicin 利福平

rifapentine 利福喷汀

ritalin 利他林

risperidone 利培酮

rogor 乐果

rosiglitazone 罗格列酮

rotundine 罗通定

roxatidine 罗沙替丁

roxithromycin 罗红霉素

S

salbutamol 沙丁胺醇

sulfasalazine 柳氮磺吡啶

sargramostim,GM-CSF 沙格司亭

sarin 沙林

succinylcholine 司可林

scopolamine 东莨菪碱

selegiline 司来吉兰

sisomicin 西索米星

skeletal muscular relaxants 骨骼肌松弛药

sodium citrate 枸橼酸钠

sodium cromoglycate 色甘酸钠

sodium phenytoin 苯妥英钠

sodium sulfate 硫酸钠

sodium valproate 丙戊酸钠

soman 索曼

somatic motor nervous system 运动神经系统

sorbitol 山梨醇

sotalol 索他洛尔

sparfloxacin 司帕沙星

spectinomycin 大观霉素

spironolactone 螺内酯

stanozolol 司坦唑醇

streptokinase,SK 链激酶

streptomycin 链霉素

succinylcholine 琥珀胆碱

sucralfate 硫糖铝

sulbactam 舒巴坦

sulbenicillin 磺苄西林

sulfadiazine silver　磺胺嘧啶银

sulfadiazine,SD　磺胺嘧啶

sulfafurazole,SIZ　磺胺异噁唑

sulfamethoxazole,SMZ　磺胺甲噁唑

sulpiride　舒必利

synapse　突触

systox,E1059　内吸磷

T

tabun　塔崩

tacrine　他克林

tamoxifen　他莫昔芬

tannalbin　鞣酸蛋白

tazobactam　三唑巴坦

teicoplanin　替考拉宁

telenzepine　替仑西平

terbutaline　特布他林

terfenadine　特非那定

testosterone　睾酮

tetracaine　丁卡因

theophylline　茶碱

therapeutic index　治疗指数

thiamazole　甲巯咪唑

thienamycin　硫霉素

thiopental sodium　硫喷妥钠

thioridazine　硫利达嗪

thiotepa　塞替派

thrombolytic drugs　血栓溶解药

thymosin　胸腺素

ticarcillin　替卡西林

ticlopidine　噻氯匹啶

tienam　泰能

timolol　噻吗洛尔

tinidazole　替硝唑

tobramycin　妥布霉素

tolazoline　妥拉唑林

tolbutamide,D_{860}　甲苯磺丁脲

tolerance　耐受性

tramadol　曲马多

tranexamic acid　氨甲环酸

transfer factor,TF　转移因子

transmitter　递质

tranylcypromine　反苯环丙胺

trazodone　曲唑酮

triamterene　氨苯蝶啶

trifluoperazine　三氟拉嗪

trihexyphenidyl　苯海索

trimetaphan camsilate　樟磺咪芬

trimetazidine　曲美他嗪

trimethoprim　甲氧苄啶

troglitazone　曲格列酮

tropicamide　托吡卡胺

tropisetron　托烷司琼

U、V、W、Y、Z

urapidil　乌拉地尔

urokinase,UK　尿激酶

valaciclovir　伐昔洛韦

valsartan　缬沙坦

vancomycin　万古霉素

vecuronium bromide　维库溴铵

verapamil　维拉帕米

vinblastine,VLB　长春碱

vitamin B_{12}　维生素 B_{12}

vitamine K　维生素 K

voglibose　伏格列波糖

warfarin　华法林

xanomeline　古诺美林

yohimbine　育亨宾

zafirlukast　扎鲁司特

zolpidem　唑吡坦

参 考 文 献

[1] 杨宝峰. 药理学. 9 版. 北京:人民卫生出版社,2018.

[2] 葛均波,徐永健. 内科学. 8 版. 北京:人民卫生出版社,2013.

[3] 肖顺贞. 护理药理学. 3 版. 北京:北京大学医学出版社,2008.

[4] 苏定冯. 心血管药理学. 4 版. 北京:科学出版社,2011.

[5] 秦红兵. 护理药理学. 2 版. 北京:人民卫生出版社,2013.

[6] 罗月娥. 护理药理. 2 版. 北京:高等教育出版社,2011.

[7] 陈新谦. 新编药物学. 17 版. 北京:人民卫生出版社,2011.

[8] 吕延杰,乔国芬. 护理药理学. 北京:人民卫生出版社,2011.

[9] 王开贞,李卫平.药理学.8 版.北京:人民卫生出版社,2019.

[10] 动脉高血压管理指南. 欧洲高血压学会(ESH)/欧洲心脏病学会(ESC),2013.

[11] 国家药典委员会. 中国药品通用名称增补. 北京:化学工业出版社,2005.

[12] 菲尔斯坦编著(美). 粟占国,唐福林主译. 凯利风湿病学. 8 版. 北京:北京大学医学出版社，2011.

[13] Brunton LL. Goodman and Gilman's The Pharmacological Basis of Therapeutics 12th[ed]. New York. McGraw - Hill, 2011.

[14] Rang HP. , Dale MM, Ritter JM, et al. Rang and Dale's Pharmacology, 7th[ed]. Elsevier Pte Ltd,2011.